# 生殖遗传学基础与临床研究新进展

许　蓬　朱伟杰　主编

科学出版社

北　京

## 内 容 简 介

生殖和遗传是生命的基本属性。近20年来，生殖医学与遗传学的有机结合、相互渗透，使人类生殖在生育、节育和不育的基础研究和临床实践中发生了革命性变化，取得了很多令人瞩目的成绩。本书汇集生殖遗传相关综述文章52篇，内容涉及生殖遗传学的多个方面，包括疾病、机制、检测、预防、治疗、新技术等基础或临床研究进展，其中重点吸收了生殖遗传学在基础研究、临床诊治及实验技术方面的新成果，如精子、卵子发生与成熟的基因调控，畸形精子发生的遗传因素，不育症表观遗传，遗传因素所致受精障碍的分子机制，高龄生育相关遗传风险，单基因及线粒体遗传病的诊疗，植入前遗传学诊断新技术等，有助于读者了解生殖遗传学的当前学术动态和发展趋势。

本书对生殖医学、遗传学、男科学、妇产科学和生殖生理学等方面的广大医务工作者、科研人员、高等院校尤其医学院校师生有参考价值。

**图书在版编目（CIP）数据**

生殖遗传学基础与临床研究新进展/许蓬，朱伟杰主编. —北京：科学出版社，2019.10

ISBN 978-7-03-062034-7

Ⅰ.①生… Ⅱ. ①许… ②朱… Ⅲ. ①医学遗传学 Ⅳ. ①R394

中国版本图书馆 CIP 数据核字(2019)第 166836 号

责任编辑：岳漫宇 田明霞 / 责任校对：郑金红
责任印制：吴兆东 / 封面设计：茗轩堂

科学出版社 出版
北京东黄城根北街 16 号
邮政编码：100717
http://www.sciencep.com
北京厚诚则铭印刷科技有限公司印刷
科学出版社发行 各地新华书店经销
*
2019 年 10 月第 一 版 开本：787×1092 1/16
2025 年 1 月第三次印刷 印张：21 1/4
字数：504 000

**定价：198.00 元**

(如有印装质量问题，我社负责调换)

# 《生殖遗传学基础与临床研究新进展》编委会

**主　编**　许　蓬　朱伟杰

**编　委**（按姓氏笔画排序）

朱伟杰　暨南大学生命科学技术学院

刘　双　沈阳东方菁华医院

江　欢　深圳市龙岗区妇幼保健院

江小华　中国科学技术大学附属第一医院

许　蓬　沈阳东方菁华医院

李春义　沈阳东方菁华医院

李彩虹　沈阳东方菁华医院

汪李虎　广东省妇幼保健院

张欣宗　广东省计划生育科学技术研究所

张学红　兰州大学第一医院生殖医学专科医院

陈　曦　北京大学人民医院

欧建平　中山大学附属第三医院

钟兴明　广东省计划生育科学技术研究所

夏　薇　广州市第一人民医院

郭廷超　辽宁省计划生育科学研究院

曹东华　大连市妇幼保健院

# 前　言

生殖和遗传是生命的基本属性。随着 1978 年世界上第一例“试管婴儿”的诞生，人类体外受精（IVF）、单精子卵细胞质内注射（ICSI）、配子和胚胎冷冻保存等辅助生殖技术得到了蓬勃发展和广泛应用。与此同时，遗传学和现代生物技术的巨大进步，为深入阐明生殖活动基本规律提供了理论依据和试验新手段。近 20 年来，生殖医学与遗传学的有机结合、相互渗透，使人类生殖在生育、节育和不育的基础研究和临床实践中发生了革命性变化，取得了很多令人瞩目的成绩。当前人们在生殖遗传学领域深入进行精卵发生、受精、着床、胚胎发育的基因调控机制研究，揭示遗传和环境因素对出生缺陷风险的效应，重视发展避免遗传性疾病发生和传递的新措施，积极解决遗传因素介导生殖障碍临床诊疗的实际问题，并不断加强从基础到临床的转化医学、精准医学发展。

本书编委会组织编写并汇集生殖遗传相关综述文章 52 篇，内容涉及生殖遗传学的多个方面，包括疾病、机制、检测、预防、治疗、新技术等方面的基础或临床研究进展，也结合辅助生殖、生殖生理等相关学科的问题，尤其重点吸收了生殖遗传学在基础研究、临床诊治及实验技术方面的新成果，如精子、卵子发生与成熟的基因调控，畸形精子发生的遗传因素，不育症表观遗传，遗传因素所致受精障碍的分子机制，高龄生育相关遗传风险，单基因及线粒体遗传病的诊疗，植入前遗传学诊断新技术等，有助于读者了解生殖遗传学的当前学术动态和发展趋势。由于生殖遗传学涉及的领域广泛，且发展迅猛，尚有诸多方面问题有待总结，本书收集的文章难以全面地介绍，因此难免出现欠妥之处，敬请读者、同行指正。

许　蓬　朱伟杰

2019 年 6 月 16 日

# 目　　录

# 圆头精子症的研究进展

江　欢[1]　朱伟杰[2*]

1 深圳市龙岗区妇幼保健院，深圳

2 暨南大学生命科学技术学院，广州

**摘　要**　圆头精子症是一种罕见但严重的畸形精子症，其发病机制未明。研究人员对圆头精子症患者的精液参数变化仍有不同见解，其精子主要形态学特征包括顶体缺失或严重畸形、染色质浓缩异常、DNA 碎片增加等。圆头精子严重影响男性生育力而导致不育，单精子卵细胞质内注射（ICSI）联合卵母细胞激活技术是这些患者的一种治疗选择，但其远期安全性需进一步关注和评价。

**关键词**　圆头精子症，发病机制，男性不育，临床策略

世界范围内在育龄夫妇中不育症的发病率约为 15%，其中男方因素约占 50%（Ouyang et al.，2015）。畸形精子症是引起男性不育的原因之一。圆头精子症是一种严重的畸形精子症，此类患者的精子顶体发育异常，引起精子结构性缺陷。圆头精子症临床上较少见，其发病机制迄今尚未明确。由于顶体内含有精子在受精过程中穿透卵透明带所必需的酶类，因此圆头精子症患者生育力严重受损。深入认识圆头精子症的临床病理特征及发病机制对男性不育的病因学研究有重要的指导意义，本文拟对此作一综述。

## 1　圆头精子的形态学特征

圆头精子症由 Schirren 等于 1971 年首次报道，以精子顶体完全缺失，精子头部呈圆形样变为特征（Sen et al.，1971）。常规光镜下检查精液标本，可见圆头精子的头部均为圆形，无顶体，头部核深色、浓染。在透射电镜下其形态学特征更为清晰，呈现较大的圆形细胞核，核膜分离，顶体结构缺失，出现核内空泡及细胞质弥散，伴精子尾部卷曲（Ricci et al.，2015）。

目前报道的圆头精子症有两种分型：I 型是指光镜和电镜下所见，所有精子头部均为圆形，且无顶体结构存在；II 型是指光镜检查患者精液标本，80%为圆头精子，电镜下显示精子还残留剩余顶体，细胞核和顶体周围残留有较多细胞质（Dam et al.，2007a）。然而在多数情况下，圆头精子症患者的精子形态学表现更为复杂。部分 II 型圆头精子症患者，其少量精子在电镜下可观察到残余的顶体结构（Kamiyama et al.，2012；Jiang

*通讯作者：tzhuwj@jnu.edu.cn

et al.，2015）。因此，为方便临床工作，按圆头精子所占比例将圆头精子症分为以下两种亚型：Ⅰ型——完全圆头精子症，光镜下所见精液标本中100%精子的头部均为圆形；Ⅱ型——部分圆头精子症，80%以上精子头部为圆形（Modarres et al.，2019）。

# 2　圆头精子的功能特征

## 2.1　精子活力

与生育力正常的男性相比，圆头精子症患者各活力等级的精子数量均明显下降，包括前向运动精子、非前向运动精子和不活动精子（Ghasemzadeh et al.，2015；Dehghanpour et al.，2017）。钙通道是调控精子运动的重要途径之一，钙离子是精子获能、超活化和顶体反应的基本调节因子。适当水平的钙离子浓度有助于增加精子尾部的节律性摆动频率，提高精子活力（Pereira et al.，2017）。圆头精子的钙通道缺失，钙离子调节能力下降（Kamiyama et al.，2012；Kamali-Dolat Abadi et al.，2016），细胞内钙离子浓度不足可能是抑制圆头精子前向运动的机制之一。也有报道，个别病例圆头精子的活力与正常精子无显著性差异（Vicari et al.，2002；Demir et al.，2008；Kochhar and Ghosh，2018），纳入样本量过少可能是造成结果偏倚的主要原因。

## 2.2　精子浓度

圆头精子症是否影响不育男性的精子浓度仍有争议。有研究报道，圆头精子症男性的精液体积和精子浓度无显著改变(Ghasemzadeh et al.，2015；Kochhar and Ghosh，2018)。对 30 例完全圆头精子症患者的精液标本进行检测，结果表明，圆头精子症患者的精子浓度显著低于生育力正常的男性（Eskandari et al.，2018）。部分圆头精子症患者的精液检查结果也显示，其精子浓度明显降低（Talebi et al.，2018）。精子浓度取决于精子发生过程中精原干细胞的分裂增生和精子凋亡两者间的相互平衡，有研究认为，圆头精子症患者精子发生过程的减数分裂障碍（Ghedir and Braham，2019）、精子凋亡指数增加（Talcbi ct al.，2018），导致精子浓度下降。圆头精子症患者精子的主要特征为缺乏顶体结构，因此，更多的研究主要集中于顶体发生与精子圆头畸形的相关性方面，关于圆头精子症患者精液常规参数特征仍需大样本量的研究。

## 2.3　染色质或 DNA 异常

圆头精子症患者相关致病基因缺陷，精子发生的减数分裂过程阻滞，染色质浓缩障碍，非整倍体发生率明显增高（Braham and Ghedir，2019；Ghedir and Braham，2019）。采用三维荧光原位杂交技术，结合激光扫描共聚焦显微镜，观察到圆头精子症患者精子核内染色质的空间组织结构发生改变，其中心组织受损，中心体数目增加(Abdelhedi et al.，2019)。对完全圆头精子症、部分圆头精子症和生育力正常男性的精子进行对比分析，结果显示，与正常对照组精子参数相比，圆头精子症患者精子细胞核内鱼精蛋白缺乏，其染色质浓缩异常的发生率和 DNA 碎片率明显升高，此外，精子凋亡指数也显著增加（Eskandari et al.，2018；Talebi et al.，2018）。但完全圆头精子症患者与部分圆头精子症患者相比，两组的DNA碎片率和精子凋亡指数无显著性差异（Talebi et al.，2018），提示圆头精子的形态学分型与其精子的临床功能损伤程度可能并无直接关系。

表观遗传修饰机制在精子发生和精子成熟过程中发挥着重要作用（Gu et al.，2011）。5-羟甲基胞嘧啶（5-hydroxymethylcytosine，5hmC）是DNA去甲基化过程的关键中间体，其高度有序的改变对生精细胞的分化成熟具有重要意义（Gan et al.，2013）。研究表明，全基因组的甲基化程度与染色质内鱼精蛋白的表达水平存在正相关关系（Olszewska et al.，2017）。*5hmC* 基因缺失破坏了精子发生过程的DNA甲基化修饰环节，导致精子核浓缩障碍，与精子圆头畸形的发生密切相关（Wang et al.，2015）。因此，异常的 *5hmC* 相关基因有可能成为圆头精子症患者异常精液参数的潜在生物标志物。

# 3 圆头精子症的发病机制

圆头精子症的确切发病机制迄今未明。有研究报道，圆头精子症有家族聚集性发病倾向，提示其发生可能与分子遗传学机制有关（Kilani et al.，2004；Dam et al.，2007b）。目前研究表明，圆头精子症的相关致病基因包括精子发生相关基因16（spermatogenesis associated 16，*SPATA16*）、蛋白激酶C相互作用蛋白1（protein interacting with C kinase 1，*PICK1*）基因、与高尔基体有关的包含PDZ和卷曲盘旋的蛋白（Golgi-associated PDZ and coiled-coil motif containing protein，*GOPC*）基因、HIV-1转动结合蛋白（HIV-1 Rev binding protein，*Hrb*）基因、酪蛋白激酶Ⅱα亚基（alpha subunit of casein kinase Ⅱ，*Csnk2α*）基因和 *bs* 基因等，这些基因主要参与调控顶体形成、精子头部成形和高尔基体功能维持等环节（Modarres et al.，2019）。

精子核浓缩异常和顶体发生缺陷是圆头精子症的两个主要特征，相关致病基因可能通过下述4种机制引发圆头精子症：①高尔基体生成的顶体小泡融合缺陷，导致顶体碎裂。顶体由反式高尔基体生成的前顶体小泡融合而成（Berruti，2016）。高尔基体功能障碍时，前顶体小泡停止发育并附着在精子核膜上，核膜蛋白组装异常，顶体发育不良或从核膜脱离被清除，这种碎裂可导致精子核延伸和线粒体鞘形成缺陷，生成圆头精子（Xiao et al.，2009；Alvarez Sedo et al.，2012；Han et al.，2017）。②精子的细胞骨架结构异常。精子尾部的微管蛋白和微丝蛋白可将某些大分子物质和小泡转运至中心体和精子头部，参与调控精子核的形成过程（Wu et al.，2007）。高尔基体功能调控蛋白表达缺失时，小鼠精子微丝和微管排列杂乱无章，细胞骨架结构发生改变，继而引起精子核浓缩障碍，形态学观察可见精子圆头畸形（Han et al.，2017）。③精子发生过程中生精细胞的异常分化。圆头精子症可能起源于精子发生，精子发生过程特有的表观遗传修饰机制影响了精子头部延长和顶体形成阶段，导致精子发育障碍，头部呈圆形样变（Gan et al.，2013；Wang et al.，2015）。④精子发生减数分裂过程阻滞。圆头精子症的致病基因可能作用于精子生成的减数分裂阶段，染色体不分裂导致精子染色质浓缩异常，精子头部呈圆形样改变，甚至出现两个或多个圆头畸形（Ghedir and Braham，2019）。

# 4 圆头精子症生育问题的临床策略

## 4.1 完全圆头精子症

完全圆头精子症患者的精子均缺乏顶体结构和顶体酶，精子虽然可穿透宫颈黏液，但无法溶解卵透明带，不具备自然受精能力。单精子卵细胞质内注射（intracytoplasmic sperm injection，ICSI）是治疗完全圆头精子症患者不育的一种有效方法。但早期完全圆头精子症患者在接受传统ICSI治疗后，受精率低，胚胎质量差（Kahraman et al.，1999），随着研究的深入，发现主要原因在于卵母细胞激活失败。卵母细胞的激活包括一系列生理事件，可使静止于MⅡ期的卵母细胞继续发育为受精卵。在哺乳动物中，精子与卵母细胞融合后，细胞内钙离子浓度增加，诱发卵母细胞恢复减数分裂（Vanden Meerschaut et al.，2013）。圆头精子症男性的精子在完成卵母细胞注射后，无法触发强烈的钙离子振荡，因此不能有效激活卵母细胞（Tejera et al.，2008）。1997年，使用钙离子载体对卵母细胞进行人工辅助激活被首次报道（Rybouchkin et al.，1997），通过提高细胞膜的钙离子通透性以增加细胞外钙离子内流，模拟诱发卵母细胞激活的生理信号。近年来，随着卵母细胞体外激活技术的成熟，ICSI联合卵母细胞激活已广泛应用于人工辅助生殖领域，可明显提高完全圆头精子症患者的受精率（Kochhar and Ghosh，2018）。

## 4.2 部分圆头精子症

对于部分圆头精子症患者，其精液标本中除了高比例的圆头精子外，还包括部分小顶体精子和少量正常形态的精子。尽管部分圆头精子症患者残留少量形态正常的精子，但其在接受体外受精（*in vitro* fertilization，IVF）或ICSI等人工助孕方式时，其受精率仍明显低于精子形态正常的男性，其中ICSI的受精率要高于IVF，且ICSI的受精率与精液标本中圆头精子、小顶体精子和正常形态精子的比例无关（Jiang et al.，2015）。因此，对部分圆头精子症患者实行人工助孕时，ICSI仍应作为首选方案。部分圆头精子症患者的精子，包括圆头畸形的精子，仍含有一定量的卵母细胞激活物质，因此，常规ICSI也能激活部分卵母细胞（Kamiyama et al.，2012）。对于反复受精失败或受精率低下的患者，在条件允许的情况下，ICSI联合卵母细胞人工激活亦可作为部分圆头精子症患者的人工助孕首选方案，有助于进一步提高卵母细胞受精率，获得高质量的胚胎（Kamiyama et al.，2012）。

# 5 结 语

圆头精子症的病因和发病机制尚未完全阐明，基因突变被认为是圆头精子症的首要致病原因，但仍不能完全排除环境因素对精子发生的潜在影响。目前，对圆头精子症分子遗传学病因的研究仍处于初级阶段，随着分子生物学和遗传工程技术的发展，更多致病基因组合的发现为深入认识圆头精子症积累了有力证据，有助于全面揭示圆头精子症的发病分子机制，为该病的基因诊断、基因治疗提供前提基础和可能性。现今辅助生殖技术的发展为圆头精子症患者提供了生育机会，但是，对于这种罕见而严重的精子头部畸形，应用辅助生殖技术的长远安全性仍需进一步探讨和关注。

## 参考文献


Abdelhedi F, Chalas C, Petit J M, et al. 2019. Altered three-dimensional organization of sperm genome in DPY19L2-deficient globozoospermic patients. J Assist Reprod Genet, 36(1): 69-77.

Alvarez Sedo C, Rawe V Y, Chemes H E. 2012. Acrosomal biogenesis in human globozoospermia: immunocytochemical, ultrastructural and proteomic studies. Hum Reprod, 27(7): 1912-1921.

Berruti G. 2016. Towards defining an 'origin'-the case for the mammalian acrosome. Semin Cell Dev Biol, 59: 46-53.

Braham A, Ghedir H. 2019. Nuclear sperm quality in total polymorphic teratozoospermia and its impact on intracytoplasmic sperm injection outcome. Andrologia, 51(5): e13252.

Dam A H, Feenstra I, Westphal J R, et al. 2007a. Globozoospermia revisited. Hum Reprod Update, 13(1): 63-75.

Dam A H, Koscinski I, Kremer J A, et al. 2007b. Homozygous mutation in spata16 is associated with male infertility in human globozoospermia. Am J Hum Genet, 81(4): 813-820.

Dehghanpour F, Tabibnejad N, Fesahat F, et al. 2017. Evaluation of sperm protamine deficiency and apoptosis in infertile men with idiopathic teratozoospermia. Clin Exp Reprod Med, 44(2): 73-78.

Demir B, Bozdag G, Sargon M, et al. 2008. P-599: two siblings with complete globozoospermia. Fertil Steril, 86(3): S356.

Eskandari N, Tavalaee M, Zohrabi D, et al. 2018. Association between total globozoospermia and sperm chromatin defects. Andrologia, 50(2): e12843.

Gan H, Wen L, Liao S, et al. 2013. Dynamics of 5-hydroxymethylcytosine during mouse spermatogenesis. Nat Commun, 4: 1995.

Ghasemzadeh J, Talebi A R, Khalili M A, et al. 2015. Sperm parameters, protamine deficiency, and apoptosis in total globozoospermia. Iran J Reprod Med, 13(8): 495-502.

Ghedir H, Braham A. 2019. Comparison of sperm morphology and nuclear sperm quality in *spata16*- and *dpy19L2*-mutated globozoospermic patients. Andrologia, 51(6): e13277.

Gu T P, Guo F, Yang H, et al. 2011. The role of tet3 DNA dioxygenase in epigenetic reprogramming by oocytes. Nature, 477(7366): 606-610.

Han F, Liu C, Zhang L, et al. 2017. Globozoospermia and lack of acrosome formation in gm130-deficient mice. Cell Death Dis, 8(1): e2532.

Jiang L Y, Yang L Y, Tong X M, et al. 2015. Intracytoplasmic sperm injection fertilization rate does not depend on the proportion of round-headed sperm, small-acrosomal sperm, or morphologically normal sperm in patients with partial globozoospermia. Chin Med J (Engl), 128(12): 1590-1595.

Kahraman S, Akarsu C, Cengiz G, et al. 1999. Fertility of ejaculated and testicular megalohead spermatozoa with intracytoplasmic sperm injection. Hum Reprod, 14(3): 726-730.

Kamali-Dolat Abadi M, Tavalaee M, Shahverdi A, et al. 2016. Evaluation of PLCζ and PAWP expression in globozoospermic individuals. Cell J, 18(3): 438-445.

Kamiyama H, Shimizu T, Oki T, et al. 2012. Successful delivery following intracytoplasmic sperm injection with calcium ionophore a23187 oocyte activation in a partially globozoospermic patient. Reprod Med Biol, 11(3): 159-164.

Kilani Z, Ismail R, Ghunaim S, et al. 2004. Evaluation and treatment of familial globozoospermia in five brothers. Fertil Steril, 82(5): 1436-1439.

Kochhar P K, Ghosh P. 2018. Intracytoplasmic sperm injection with assisted oocyte activation resulting in successful pregnancies and live birth in couples with globozoospermia: a report of two cases. J Hum

Reprod Sci, 11(1): 72-74.

Modarres P, Tavalaee M, Ghaedi K, et al. 2019. An overview of the globozoospermia as a multigenic identified syndrome. Int J Fertil Steril, 12(4): 273-277.

Olszewska M, Barciszewska M Z, Fraczek M, et al. 2017. Global methylation status of sperm DNA in carriers of chromosome structural aberrations. Asian J Androl, 19(1): 117-124.

Ouyang B, Zhao Y, Geng Q. 2015. Introduction to european association of urology (eau) male infertility guidelines(2013). Reproduction & Contraception, 35(1): 9-14.

Pereira R, Sa R, Barros A, et al. 2017. Major regulatory mechanisms involved in sperm motility. Asian J Androl, 19(1): 5-14.

Ricci G, Andolfi L, Zabucchi G, et al. 2015. Ultrastructural morphology of sperm from human globozoospermia. Biomed Res Int, 2015: 798754.

Rybouchkin A V, van der Straeten F, Quatacker J, et al. 1997. Fertilization and pregnancy after assisted oocyte activation and intracytoplasmic sperm injection in a case of round-headed sperm associated with deficient oocyte activation capacity. Fertil Steril, 68(6): 1144-1147.

Sen C G S, Holstein A F, Schirren C. 1971. über die Morphogenese rundköpfiger Spermatozoen des Menschen: On the cytomorphology of round-headed human spermatozoa/La morphogenèse des spermatozoides humains ayant tête ronde. Andrologia, 3(3): 117-125.

Talebi A R, Ghasemzadeh J, Khalili M A, et al. 2018. Sperm chromatin quality and DNA integrity in partial versus total globozoospermia. Andrologia, 50(1): e12823.

Tejera A, Molla M, Muriel L, et al. 2008. Successful pregnancy and childbirth after intracytoplasmic sperm injection with calcium ionophore oocyte activation in a globozoospermic patient. Fertil Steril, 90(4): 1202.e1-1202.e5.

Vanden Meerschaut F, Leybaert L, Nikiforaki D, et al. 2013. Diagnostic and prognostic value of calcium oscillatory pattern analysis for patients with icsi fertilization failure. Hum Reprod, 28(1): 87-98.

Vicari E, Perdichizzi A, De Palma A, et al. 2002. Globozoospermia is associated with chromatin structure abnormalities: case report. Hum Reprod, 17(8): 2128-2133.

Wang X X, Sun B F, Jiao J, et al. 2015. Genome-wide 5-hydroxymethylcytosine modification pattern is a novel epigenetic feature of globozoospermia. Oncotarget, 6(9): 6535-6543.

Wu A T, Sutovsky P, Xu W, et al. 2007. The postacrosomal assembly of sperm head protein, PAWP, is independent of acrosome formation and dependent on microtubular manchette transport. Dev Biol, 312(2): 471-483.

Xiao N, Kam C, Shen C, et al. 2009. PICK1 deficiency causes male infertility in mice by disrupting acrosome formation. J Clin Invest, 119(4): 802-812.

# *SUN5* 基因突变致无头精子症研究进展

李彩虹　李春义　许　蓬*

沈阳东方菁华医院，沈阳

**摘　要**　无头精子症是一种严重的精子畸形，是导致男性不育的原因之一。SUN5 蛋白位于精子头尾连接处，是连接鞭毛与头部最内部的元件，是整个鞭毛的根基。*SUN5* 突变能引起人类精子头尾分离，是无头精子症一个重要的遗传因素，其突变的遗传符合常染色体隐性遗传规律。通过建立 *Sun5*$^{-/-}$小鼠模型，可以了解 *Sun5* 基因的功能及作用机制。*Sun5*$^{-/-}$小鼠精子尾部虽然具有运动能力，但不携带遗传物质，使用携带遗传物质但没有运动能力的精子头部作单精子卵细胞质内注射（ICSI），可以生出健康子代。这为 *SUN5* 突变分子机制的研究、无头精子症患者的临床诊治提供了参考资料。

**关键词**　SUN5 蛋白，基因突变，无头精子症

目前，世界范围内不育症的发生率约为 15%，其中男性因素占一半左右（Mascarenhas et al.，2012）。精子质量是反映男性生育力的重要且直接指标。很多男性不育只表现为精液检测异常，不能查明病因，临床上称为不明原因不育。在男性不育分类时，除了查明有肯定原因而按病因分类外，主要按照精液检查结果分类，如少精子症、无精子症、畸形精子症及死精子症等。正常人类精子是一种高度特化的细胞，长 50～60μm，外形似蝌蚪，其形态结构与功能相适应，可大致分为头、颈、尾三部分。畸形精子是指头、颈、尾的形态发生变异，头部畸形有巨大头、无定形、双头等；颈部畸形有颈部粗大、折裂、不完整等；尾部畸形有卷尾、双尾、缺尾等。

## 1　无头精子症

畸形精子症是指精液中正常形态精子百分率低于 4%，其是男性不育的一个主要原因。无头精子症是一种严重的精子畸形，对其致病机制的了解还十分有限（Rondanino et al.，2015）。患有这种无头精子症的不育男性，其精子几乎显示出 100%的形态异常，具体表现为大部分精子头尾分离，同时也伴随一些头尾连接异常的完整精子。这种形态异常可以很容易地通过检测无头和具有异常头尾连接的精子来识别（Toyama et al.，2000）。在电子显微镜下观察这种无头精子，能看到精子头尾连接处缺乏植入窝和基板（Chemes

*通讯作者：2285852636@qq.com

et al.，1999）。大部分精子头尾分离，头部呈长形，内含细胞核，有或无典型的顶体结构；尾部含有正常排列的近端中心粒等成分。少部分完整精子的头尾连接异常，头部不与精子中轴呈直线排列，而是位于中轴两边，头尾之间经常成 90° ～180° 角（Chemes et al.，1999；Porcu et al.，2003）。

## 2 *SUN5* 突变致无头精子症

无头精子症一直以来被认为是一种遗传性疾病，在不同患者中重复出现，并具有家族聚集性。然而，已观察的一系列能导致小鼠无头精子症的基因突变（*Hook1*、*Prss21*、*Oaz3*、*Cntrob*、*Ift88*、*Odf1*、*Spata6*），在男性不育患者中尚未检测到相应的表型（Netzel-Arnett et al.，2009；Tokuhiro et al.，2009；Yang et al.，2012；Yuan et al.，2015），这可能与人和小鼠之间的基因异质性或功能/分子机制不同有关（Vogt，2004）。为确定引起人类无头精子症的相应基因突变，2016 年曹云霞课题组分别对两名无头精子症患者进行全外显子组测序，通过分析比对，检测到 *SUN5* 纯合及复合杂合突变能引起人类无头精子症（Zhu et al.，2016）。随后又对 15 例无头精子症患者的外周血进行基因测序，发现 *SUN5* 突变符合常染色体隐性遗传规律，其功能缺失突变会引起无头精子症表型。

## 3 SUN 结构域蛋白

SUN 结构域蛋白因同时含有 Sad1 和 UNC84 同源序列而被命名（Malone et al.，1999），前者是分裂酵母纺锤体上一种重要的组成成分（Hagan and Yanagida，1995），后者是一种核膜蛋白，介导线虫的核定位（Malone et al.，1999）。哺乳动物中至少已观察到 5 种 SUN 结构域蛋白，其中 3 种蛋白的编码基因在小鼠中分别被命名为 *Sun1*、*Sun2*、*Sun3*（Malone et al.，1999）；另外两种 SUN 结构域蛋白最初被称为大鼠精子相关抗原 4（SPAG4）（Tarnasky et al.，1998）和 SPAG4 类似物（SPAG4L）（Shao et al.，1999），之后其基因按照排序依次被命名为 *Sun4* 和 *Sun5*。

SUN 结构域蛋白包含一个 N 端的跨膜结构域和一个保守的 C 端 SUN 结构域（Mans et al.，2004）。N 端跨膜结构域插入核膜内部，N 端面向核质，N 端跨膜结构域与核纤层蛋白结合，使核膜与核质之间的连接更紧密。C 端的 SUN 结构域与核膜外各种成分（主要是含有 KASH 结构域的细胞骨架相关蛋白）结合（Starr and Han，2002）。

SUN1、SUN2 两种蛋白在发生有丝分裂和减数分裂的细胞中广泛表达。SUN1 通过位于核外膜的 Nesprine1/2 与 F-肌动蛋白丝相连接，以稳定核锚定并保持核膜完整性（Yu et al.，2011），此外，SUN1 还参与哺乳动物 mRNA 的核输出（Li and Noegel，2015）。SUN2 与 SUN1 的作用相似，在维持核膜完整性和端粒附着等方面发挥作用（Lei et al.，2009）。SUN3、SUN4 和 SUN5 在睾丸组织中特异性表达（Hiraoka and Dernburg，2009）。最初发现 SUN5 定位于精子头部顶体对侧的核膜上，推测其参与顶体的发生或将顶体附着在核膜上（Frohnert et al.，2011）。然而，观察到在 *Dpy19l2* 基因敲除小鼠中 SUN5 的表达和定位均未改变，证实 SUN5 与顶体和核膜间的相互作用无关，而是位于精子头尾连接处（Yassine et al.，2015）。

## 4 *Sun5* 突变小鼠模型的研究

应用 CRISPR/Cas9 技术构建了 *Sun5* 基因敲除小鼠，发现 *Sun5* 功能缺失不影响雌鼠的生育力，却能导致雄鼠不育（Shang et al.，2017）。附睾中未见到正常形态精子，大部分都是圆头精子，仅见少部分似正常的精子头部均与尾部分离。对 $Sun5^{-/-}$ 雄鼠精子超微结构的研究表明，头尾连接器在精子发生早期可以成功组装，但在精子变态过程中 *Sun5* 功能缺失会导致头尾连接处的植入窝和基板分离。更重要的是，使用 $Sun5^{-/-}$ 雄鼠的精子头部作单精子卵细胞质内注射（ICSI），可以生出健康子代（Shang et al.，2017）。对 *SUN5* 发生功能缺失突变的患者，使用其精子头部作 ICSI 也可以成功生育后代（Fang et al.，2018）。

在无头精子症的研究过程中，第一个引起精子几乎 100%无头的小鼠模型是 *Spata6* 基因敲除模型。Spata6 蛋白在睾丸中特异性表达，并位于头尾连接处。*Spata6* 表达缺失，精子头尾连接异常，所有精子在生成晚期发生头尾分离。SUN5 蛋白则不同，它位于精子内侧核膜上，*Sun5* 基因敲除后精子的头尾连接器可以正常组装，只是不能进一步与核膜连接。因此，SUN5 蛋白是精子鞭毛与头部连接最内部的元件，是整个鞭毛的根基。

由于 SUN 结构域的存在，最初认为 SUN5 与 SUN1 和 SUN2 类似，在减数分裂过程中发挥作用。然而在 $Sun5^{-/-}$ 模型中发现，*Sun5* 与小鼠减数分裂、顶体发生或细胞核重构无关，而是专门破坏精子完整性，最终造成无头精子症。$Sun5^{-/-}$ 小鼠精子发生异常的解释：首先，在 $Sun5^{-/-}$ 小鼠附睾中很少出现精子头，因为在精子发生过程中，大多数精子头与鞭毛分离时仍保留在生精上皮中。其次，在精子发生晚期鞭毛失去有效锚定，最后一部分细胞质尚未脱落，因此，所有 $Sun5^{-/-}$ 精子鞭毛顶部都携带一部分细胞质。此外，由于鞭毛缺乏正常锚定和稳定的定位，其线粒体鞘排列不合理，同时也影响轴索的组装。

正常精子的尾部可附有细胞质，然而精子尾部中段存在大量的细胞质，会影响精子的运动功能。$Sun5^{-/-}$ 小鼠精子尾部残留了大量细胞质，这不仅是精子变态障碍的结果，也是造成不育的原因。所有 $Sun5^{-/-}$ 小鼠及人类 *SUN5* 突变患者的精子活动能力都比野生型差，从结构上分析，突变精子尾部的线粒体排列异常，以及大量细胞质残留在精子尾部是影响精子运动功能的原因之一。

## 5 人类 *SUN5* 基因突变的研究

与 $Sun5^{-/-}$ 小鼠模型不同，人类携带 *SUN5* 突变时多表现为“大头钉”状精子。可能的原因是一些突变类型仅造成 *SUN5* 功能部分缺失，而 $Sun5^{-/-}$ 小鼠模型中 *Sun5* 功能完全缺失，因此表型更严重（Shang et al.，2017）。携带有 *SUN5* 突变的患者，在精子的头尾连接处未检测到 SUN5 蛋白表达，而正常对照组中 SUN5 蛋白的表达和分布都正常，

因此排除了 *SUN5* 缺失是由精子头尾连接处被破坏所引起的。进一步检测发现，在 *SUN5* 发生错义突变的患者中，其 C 端结构域被破坏导致精子头尾连接器形成异常，头尾易分离（Zhu et al.，2016）。

一项包含 17 名无头精子症患者的研究中，47.06%的受试者都携带有 *SUN5* 基因突变（Zhu et al.，2016）。2018 年一项针对福建省共 15 名无头精子症患者 *SUN5* 基因突变情况的分析表明，33.3%的受试者携带有 *SUN5* 基因突变（Sha et al.，2018）。目前，检测到 *SUN5* 发生 p.Trp72*、p.Gly114Arg、p.Val128Serfs*7、p.Met162Lys、p.Val261Met、p.Thr275Met、p.Ser284*、p.Asn348Ile、p.Arg356Cys 和 c.425+1G>A 纯合或复合杂合突变（无义突变、移码突变、剪切突变、错义突变）时，能导致无头精子症。

对携带有 *SUN5* 突变的患者，使用精子头部行 ICSI 助孕能生出正常的后代（Fang et al.，2018）。在这类患者的诊治过程中有两点很重要：①*SUN5* 发生无义突变的患者其精子尾部形态与圆头精子相似，且这类无头的精子尾部具有运动能力，容易与圆头精子混淆。因此，对于圆头精子，需要仔细辨别其头部是否含有遗传物质，只有真正携带有遗传物质的头部才能用于受精。②如果男方被诊断为携带有 *SUN5* 突变，需在 ICSI 助孕前对其配偶的 *SUN5* 基因进行遗传学检测，避免因其配偶携带有相同位点突变而导致后代发生隐性纯合突变。

## 6 结　语

尽管无头精子症的发生较为罕见，但其仍然是男性不育的原因之一。SUN5 蛋白位于精子的头尾连接处，是鞭毛与精子头部连接的内部元件，是整个鞭毛的根基。*SUN5* 突变能引起精子头、尾分离，是无头精子症的遗传因素，其突变的遗传符合常染色体隐性遗传规律。*Sun5*$^{-/-}$小鼠模型的建立，有利于阐明 *SUN5* 突变导致无头精子症的分子机制，为这类患者的诊治提供了参考资料。对于头、尾分离的精子，其尾部虽然具有运动能力，但不携带遗传物质，因此选择真正的头部（含有遗传物质）行 ICSI 才可能获得妊娠结局。

**致　谢**　本项工作得到了国家重点研发计划重点专项课题（2016YFC1000601）的资助，谨此致谢！

## 参 考 文 献

Chemes H E, Puigdomenech E T, Carizza C, et al. 1999. Acephalic spermatozoa and abnormal development of the head-neck attachment: a human syndrome of genetic origin. Hum Reprod, 14(7): 1811-1818.

Fang J, Zhang J, Zhu F, et al. 2018. Patients with acephalic spermatozoa syndrome linked to *SUN5* mutations have a favorable pregnancy outcome from ICSI. Hum Reprod, 33(3): 372-377.

Frohnert C, Schweizer S, Hoyer-Fender S. 2011. SPAG4L/SPAG4L-2 are testis-specific SUN domain proteins restricted to the apical nuclear envelope of round spermatids facing the acrosome. Mol Hum Reprod, 17(4): 207-218.

Hagan I, Yanagida M. 1995. The product of the spindle formation gene *sad1*$^+$ associates with the fission yeast spindle pole body and is essential for viability. J Cell Biol, 129(4): 1033-1047.

Hiraoka Y, Dernburg A F. 2009. The SUN rises on meiotic chromosome dynamics. Dev Cell, 17(5): 598-605.

Lei K, Zhang X, Ding X, et al. 2009. SUN1 and SUN2 play critical but partially redundant roles in anchoring nuclei in skeletal muscle cells in mice. Proc Natl Acad Sci USA, 106(25): 10207-10212.

Li P, Noegel A A. 2015. Inner nuclear envelope protein SUN1 plays a prominent role in mammalian mRNA export. Nucleic Acids Res, 43(20): 9874-9888.

Malone C J, Fixsen W D, Horvitz H R, et al. 1999. UNC-84 localizes to the nuclear envelope and is required for nuclear migration and anchoring during *C. elegans* development. Development, 126(14): 3171-3181.

Mans B J, Anantharaman V, Aravind L, et al. 2004. Comparative genomics, evolution and origins of the nuclear envelope and nuclear pore complex. Cell Cycle, 3(12): 1612-1637.

Mascarenhas M N, Flaxman S R, Boerma T, et al. 2012. National, regional, and global trends in infertility prevalence since 1990: a systematic analysis of 277 health surveys. PLoS Med, 9(12): e1001356.

Netzel-Arnett S, Bugge T H, Hess R A, et al. 2009. The glycosylphosphatidylinositol-anchored serine protease PRSS21 (testisin) imparts murine epididymal sperm cell maturation and fertilizing ability. Biol Reprod, 81(5): 921-932.

Porcu G, Mercier G, Boyer P, et al. 2003. Pregnancies after ICSI using sperm with abnormal head-tail junction from two brothers: case report. Hum Reprod, 18(3): 562-567.

Rondanino C, Duchesne V, Escalier D, et al. 2015. Evaluation of sperm nuclear integrity in patients with different percentages of decapitated sperm in ejaculates. Reprod Biomed Online, 31(1): 89-99.

Sha Y W, Xu X, Ji Z Y, et al. 2018. Genetic contribution of *SUN5* mutations to acephalic spermatozoa in Fujian China. Gene, 647: 221-225.

Shang Y, Zhu F, Wang L, et al. 2017. Essential role for SUN5 in anchoring sperm head to the tail. Elife, 6: e28199.

Shao X, Tarnasky H A, Lee J P, et al. 1999. Spag4, a novel sperm protein, binds outer dense-fiber protein Odf1 and localizes to microtubules of manchette and axoneme. Dev Biol, 211(1): 109-123.

Starr D A, Han M. 2002. Role of ANC-1 in tethering nuclei to the actin cytoskeleton. Science, 298(5592): 406-409.

Tarnasky H, Gill D, Murthy S, et al. 1998. A novel testis-specific gene, *SPAG4*, whose product interacts specifically with outer dense fiber protein ODF27, maps to human chromosome 20q11.2. Cytogenet Cell Genet, 81(1): 65-67.

Tokuhiro K, Isotani A, Yokota S, et al. 2009. OAZ-t/OAZ3 is essential for rigid connection of sperm tails to heads in mouse. PLoS Genet, 5(11): e1000712.

Toyama Y, Iwamoto T, Yajima M, et al. 2000. Decapitated and decaudated spermatozoa in man, and pathogenesis based on the ultrastructure. Int J Androl, 23(2): 109-115.

Vogt P H. 2004. Molecular genetics of human male infertility: from genes to new therapeutic perspectives. Curr Pharm Des, 10(5): 471-500.

Yang K, Meinhardt A, Zhang B, et al. 2012. The small heat shock protein ODF1/HSPB10 is essential for tight linkage of sperm head to tail and male fertility in mice. Mol Cell Biol, 32(1): 216-225.

Yassine S, Escoffier J, Abi N R, et al. 2015. Dynamics of Sun5 localization during spermatogenesis in wild type and *Dpy19l2* knock-out mice indicates that Sun5 is not involved in acrosome attachment to the nuclear envelope. PLoS One, 10(3): e118698.

Yu J, Lei K, Zhou M, et al. 2011. KASH protein Syne-2/Nesprin-2 and SUN proteins SUN1/2 mediate nuclear migration during mammalian retinal development. Hum Mol Genet, 20(6): 1061-1073.

Yuan S, Stratton C J, Bao J, et al. 2015. *Spata6* is required for normal assembly of the sperm connecting piece and tight head-tail conjunction. Proc Natl Acad Sci USA, 112(5): E430-E439.

Zhu F, Wang F, Yang X, et al. 2016. Biallelic *SUN5* mutations cause autosomal-recessive acephalic spermatozoa syndrome. Am J Hum Genet, 99(6): 1405.

# 精子头部畸形与基因异常相互关系的研究进展

张文红*

广州医科大学附属第三医院，广州

**摘　要**　精子形态是评估男性生育能力的重要指标之一。近年男性不育患者增多，其中一部分患者的精子形态异常率高。目前众多研究从分子水平上探讨了畸形精子症的发生机制。本文回顾了近年来引起精子头部畸形的研究报道，阐述了可能引起精子头部畸形的基因，如 *SPATA16*、*DPY19L2*、*PICK1*、*SIRT1*、*SPATA6*、*SUN5* 基因等，旨在为畸形精子症患者的基因诊断及治疗提供参考资料。

**关键词**　人精子，头部畸形，基因异常

在不育夫妇辅助生殖治疗过程中，男性不育原因的确诊手段和治疗方法仍相当有限。在精子发生过程的变态阶段，由于受外在异常微环境或内在异常基因结构的影响，精子头部、中段和尾段常出现各种形态的异常。随着单精子卵细胞质内注射（ICSI）技术的广泛应用，精子形态异常患者可以借助于辅助生殖技术治疗，但是由遗传因素引起的精子畸形对后代生殖健康有影响。通过分子水平的大量研究，发现了一些与畸形精子症相关的基因，近年来对精子形态异常与基因异常的相互关系研究逐渐深入。本文围绕与精子头部畸形存在联系的相关基因，综述了引起圆头精子症、精子核空泡、无头精子症的相关基因研究进展。

## 1　圆头精子症

圆头精子症是一种罕见的男性不育症，发病率低于 0.1%（黄国宁和孙海翔，2012）。这种患者分为 2 种类型：I 型，完全没有顶体及顶体酶；II 型，伴有部分顶体残留（Singh，1992）。由于这种精子没有顶体或顶体不完整，不能与卵透明带结合及穿透卵透明带，也不能与卵子质膜融合。因此，圆头精子症患者是自然不育的。虽然使用 ICSI 技术可帮助这种患者的精子进入卵母细胞内，但其受精率和妊娠率仍然很低。

随着分子遗传学研究的深入，研究显示，圆头精子症与某些基因结构的异常高度相关，如 *DPY-19-like 2* 基因（*DPY19L2*）、精子发生相关基因 16（spermatogenesis associated 16，*SPATA16*）、蛋白激酶 C 相互作用蛋白 1（protein interacting with C kinase 1，*PICK1*）

*通讯作者：zhangwh98@139.com

基因、*ZPBP1*（zona pellucida binding protein 1）、沉默信息调节因子 1（silent mating-type information regulator 1，*SIRT1*）基因等，它们的结构异常是导致圆头精子症发生的内在且可遗传因素。

## 1.1 *DPY-19-like 2* 基因

*DPY19L2* 是 *DPY19L* 基因家族成员之一，为常染色体隐性遗传基因，定位于染色体 12q14.2，包含 22 个外显子，编码多个跨膜结构域蛋白，促进核致密层的固定，并稳固顶体与核外膜之间的连接。2011 年，Koscinski 首次在一个约旦圆头精子症家族发现 *DPY19L2* 基因是圆头精子症的发病基础（Koscinski et al.，2011）。进一步研究证实，约 75%的圆头精子症患者存在 *DPY19L2* 基因缺失，其纯合大片段缺失是造成圆头精子症的主要原因（Modarres et al.，2016；Ghédir et al.，2016）。还有学者提出，可以对近亲结婚的圆头精子症患者进行 *DPY19L2* 基因筛查，并对存在基因缺陷患者夫妇在行辅助生殖治疗的同时进行后代性别选择，以阻断该缺陷基因遗传而影响患者男性后代健康（Ghazavi et al.，2018）。

## 1.2 精子发生相关基因 16

*SPATA16* 基因又名 *NYD-SP12*，为常染色体隐性遗传基因，定位于人染色体 3q26.31，含有 11 个外显子，其中包含 1 个 TPR 结构域（tetratrico-peptide repeat domain），TPR 结构域能够整合蛋白质间的相互作用及装配多蛋白复合体（郑灵燕等，2015）。*SPATA16* 在人睾丸组织中高表达，并参与高尔基体形成前顶体囊，在精子顶体形成过程中起关键作用（Lu et al.，2006）。ElInati 等（2016）对已排除 *DPY19L2* 异常的 19 例圆头精子症患者进行 *SPATA16* 和 *PICK1* 基因检测后，发现了 2 例相同位点缺失 22.6kb 的 *SPATA16* 基因突变。Fujihara 等（2017）利用 CRISPR/Cas9 技术建立了人 *Spata16* 基因异常的小鼠模型，证实 *Spata16* 基因点突变或 781bp 碱基缺失小鼠精子均为圆头精子。

## 1.3 蛋白激酶 C 相互作用蛋白 1 基因

人 *PICK1* 基因位于染色体 22q13.1，为常染色体隐性遗传基因，参与囊泡运输，编码促进精子顶体发育的关键蛋白。对 100 例不育男性 *PICK1* 基因外显子进行序列分析，发现 3 例 I 型圆头精子症患者的 *PICK1* 基因存在纯合突变，蛋白质合成受阻，并导致精子结构被破坏、失去活动能力和受精能力（Liu et al.，2010）。研究发现，*Pick1* 基因敲除小鼠在精子变形早期出现精子延伸异常、线粒体损伤、顶体断裂或破碎，进而导致圆头精子症、精子数量减少及严重的精子活力降低（牛长敏等，2016）。

与圆头精子症相关的基因还有 *SIRT1* 基因，其蛋白质是 SIRTUIN 蛋白家族成员，SIRT1 蛋白缺失将导致畸形精子增加。Liu 等（2017）报道，SIRT1 蛋白直接参与精子顶体形成，而不是通过调控生物体内雄激素间接影响精子生成，这一发现揭示了其在顶体形成中新的生理作用。

# 2　精子核空泡

研究发现，精子核染色质成熟异常可导致精子核空泡样缺陷，即致密的染色质被颗粒原纤维或空泡区取代，空泡区占精子核的20%～50%，这些缺陷常伴随颗粒状未成熟染色质出现，被视为精子染色质成熟度和异固缩异常。Benzacken 等（2001）通过对一位具有不育和流产家族史的男性患者精子形态与染色体关系的研究，提出精子核空泡的形成可能与精子成熟过程中参与染色质重塑的基因发生突变有关，但具体涉及基因的详细研究还未见报道。

# 3　无头精子症

无头精子症（acephalic sperm syndrome，ASS）也称精子头尾分离症，是精子头尾连接缺陷所致，且临床罕见，通常呈家族内发病且有典型的表型，提示这是一种由遗传因素导致的综合征。目前研究涉及的基因主要有 *SUN5*、*SPATA6* 和 *PMFBP1*。

## 3.1　*SUN5* 基因

SUN 蛋白是一类含有 SUN 结构域的蛋白的总称，其中 *SUN5* 基因在睾丸中特异性表达，且特异性定位于成熟精子头尾连接处。Zhu 等（2016）对 2 例无亲缘关系的不育男性进行全基因组测序，并在随后的变异筛查中发现了 1 种纯合子和 1 种复合杂合子的 *SUN5* 突变。进一步利用 Sanger 法对 15 例无亲缘关系的不育男性进行基因测序，发现了 4 种复合杂合子和 2 种纯合子，而在对照的 100 例可生育男性中并未发现这些变异。其研究结果表明，*SUN5* 复等位基因突变属常染色体隐性遗传，且与不育男性精液中无头精子相关。Fang 等（2018）研究发现了无头精子症患者 *SUN5* 基因中有 3 个新的基因突变位点，即 2 种复合杂合子和 1 种纯合子，但同时提出 *SUN5* 基因变异存在与否，不会影响无头精子症患者 ICSI 治疗的临床结局。

## 3.2　其他相关基因

精子发生相关基因 6（*SPATA6*）是一个进化保守的睾丸特异基因，在精子发生过程中为精子头部和尾部相连所必需（Yuan et al.，2015）。Zhu 等（2018）最近在对同一家族的 2 个无头精子症不育男性进行基因测序时没有发现 *SUN5* 基因的异常，但他们同时存在睾丸特异基因 *PMFBP1* 的 2 个纯合突变。*PMFBP1* 协同 *SUN5* 和 *SPATA6*，在精子发生过程中保证精子头部与尾部紧密相连，这提示 *PMFBP1* 可能是与无头精子症相关的又一基因。

# 4　结　语

目前，对人精子头部畸形的研究提示，有部分畸形可能由基因的异常变化引起，尽管辅助生殖技术的应用为畸形精子症患者提供了生育的机会，但其对患者后代生育健康的远期影响还值得关注。

## 参 考 文 献


黄国宁，孙海翔. 2012. 体外受精-胚胎移植实验室技术. 北京：人民卫生出版社: 313.

牛长敏，郭佳倩，马海涛，等. 2016. 小鼠精子顶体形成相关基因研究进展. 中华男科学杂志，22(1): 72-76.

郑灵燕，袁萍，张宁峰，等. 2015. 圆头精子症患者的遗传学检测与成功辅助育孕. 中山大学学报(医学科学版)，136(6): 955-960.

Benzacken B, Gavelle F M, Martin-Pont B, et al. 2001. Familial sperm polyploidy induced by genetic spermatogenesis failure: case report. Hum Reprod, 16(12): 2646-2651.

ElInati E, Fossard C, Okutman O, et al. 2016. A new mutation identified in *SPATA16* in two globozoospermic patients. J Assist Reprod Genet, 33(6): 815-820.

Fang J, Zhang J, Zhu F, et al. 2018. Patients with acephalic spermatozoa syndrome linked to *SUN5* mutations have a favorable pregnancy outcome from ICSI. Hum Reprod, 33(3): 372-377.

Fujihara Y, Oji A, Larasati T, et al. 2017. Human globozoospermia-related gene *Spata16* is required for sperm formation revealed by CRISPR/Cas9-mediated mouse models. Int J Mol Sci, 18: 2208.

Ghazavi F, Peymani M, Hashemi M S, et al. 2018. Embryos derived from couples with consanguineous marriages with globozoospermia should be screened for gender or *DPY19L2* deletion. Andrologia, 25: e13221.

Ghédir H, Ibala-Romdhane S, Okutman O, et al. 2016. Identification of a new *DPY19L2* mutation and a better definition of *DPY19L2* deletion breakpoints leading to globozoospermia. Mol Hum Reprod, 22(1): 35-45.

Koscinski I, Elinati E, Fossard C, et al. 2011. *DPY19L2* deletion as a major cause of globozoospermia. Am J Hum Genet, 88(9): 344-350.

Liu C, Song Z, Wang L, et al. 2017. Sirt1 regulates acrosome biogenesis by modulating autophagic flux during spermiogenesis in mice. Development, 144(3): 441-451.

Liu G, Shi Q W, Lu G X. 2010. A newly discovered mutation in *PICK1* in a human with globozoospermia. Asian J Androl, 12: 556-560.

Lu L, Lin M, Xu M, et al. 2006. Gene functional research using polyethylenimine-mediated *in vivo* gene transfection into mouse spermatogenic cells. Asian J Androl, 8: 53-59.

Modarres P, Tanhaei S, Tavalaee M, et al. 2016. Assessment of *DPY19L2* deletion in familial and non-familial individuals with globozoospermia and *DPY19L2* genotyping. Int J Fertil Steril, 10(2): 196-207.

Singh G. 1992. Ultrastructural features of round-headed human spermatozoa. Int J Fertil, 37(2): 99-102.

Yuan S, Stratton C J, Bao J, et al. 2015. *Spata6* is required for normal assembly of the sperm connecting piece and tight head-tail conjunction. Proc Natl Acad Sci USA, 112(5): E430-E439.

Zhu F, Liu C, Wang F, et al. 2018. Mutations in *PMFBP1* cause acephalic spermatozoa syndrome. Am J Hum Genet, 103(2): 188-199.

Zhu F, Wang F, Yang X, et al. 2016. Biallelic *SUN5* mutations cause autosomal-recessive acephalic spermatozoa syndrome. Am J Hum Genet, 99(4): 942-949.

# *AURKC* 基因与畸形精子症发生的关系

刘　双　李春义　许　蓬*

沈阳东方菁华医院，沈阳

**摘　要**　评价男性生育力的一项重要指标为精子形态。近年来，男性不育患者的人数逐年上升，而畸形精子症的发病率也在增加。随着对畸形精子症的深入研究，能够确定许多常染色体隐性遗传的基因突变是导致畸形精子症发生的主要原因。极光激酶 C（*AURKC*）基因纯合突变被认为是大多数畸形精子症发生的主要原因。本文主要从畸形精子症的概念、*AURKC* 基因的介绍及 *AURKC* 基因突变与精子发生障碍的关系等方面进行综述，旨在为畸形精子症的基因诊断及治疗提供参考资料。

**关键词**　畸形精子症，*AURKC*，男性不育

世界卫生组织（WHO）提出，不育症是指“在 12 个月或 12 个月以上的定期无保护性交后未能怀孕”。全球约有 8000 万对夫妇受到不育的困扰影响，其中，男性不育的因素超过 1/3（Coutton et al.，2015）。男性不育主要包括原发性不育和继发性不育。原发性不育主要是由于睾丸的结构或生理受到影响，导致精子发生障碍，生殖细胞发育受阻，造成精子浓度、活力或形态异常，甚至没有精子，但也有精液参数无异常（特发性不育）的情况（De Braekeleer et al.，2015）。继发性不育多由全身性或综合性基因缺陷引起，包括发育、内分泌和代谢紊乱（Harbuz et al.，2009）。目前认为遗传因素是造成男性不育的主要原因之一，据统计，大约每 40 名男性中就有 1 名是遗传原因导致的不育（Tuttelmann et al.，2011）。染色体畸变（主要是 47,XXY，克氏综合征）、Y 染色体的微缺失和囊性纤维化穿膜传导调节蛋白（CFTR）突变已被明确证实是男性不育的复发遗传原因（Popli and Stewart，2007）。

## 1　畸形精子症

大部分男性不育的原因仍未确定。正常形态的精子要有一个正常的顶体，头部呈椭圆形且长度约为 5μm，宽度为 2.5～3.5μm，中段长 4.0～5.0μm，尾长约 50μm（Ben Khelifa et al.，2012）。畸形精子症可分为两类：①多态性畸形精子症，即精液中伴有一种以上的畸形精子。②单型畸形，即所有的精子都表现出一种独特的异常（Ben Khelifa et al.，

*通讯作者：2285852636@qq.com

2011）。畸形精子症的主要发病原因为基因突变。据估计，在精子发生过程中许多基因参与其中。已证实很多基因与精子的发生有着密切的关系。例如，*AZF* 基因 c 区域（包括 *DAZ* 基因家族）缺失是导致男性不育的主要原因，与严重的少精子症和睾丸病变有关（Ferras et al.，2004）。*DPY19L2* 基因突变与圆头精子症的发生有关（Ghazavi et al.，2018）。

大头精子症或大头多鞭毛精子症是一种罕见的精子畸形，其临床特征为精液中存在近 100%的异常精子，这些精子往往头大而不规则，中段和顶体异常，多鞭毛。这些表型通常与严重的少精子症有关（Benzacken et al.，2001；Devillard et al.，2002；Escalier，1983）。研究表明，大头、多鞭毛精子中多倍体和非整倍体的发生率较高（Achard et al.，2007；Brahem et al.，2012；Vicari et al.，2003）。

## 2　*AURKC* 基因

极光激酶 C（Aurora kinase C，AURKC）属于 Aurora 激酶家族，该家族是人类丝氨酸/苏氨酸激酶的一个家族，由三个成员组成（AURKA、AURKB 和 AURKC）。*AURKC* 基因定位于染色体 19q13.43，包含 7 个外显子，编码 309 个氨基酸。在 83.7%的大头精子症患者中能检测到 *AURKC* 基因的突变。

*AURKC* 基因的多态性可能与男性畸形精子症有关。对来自北非的 14 例畸形精子症患者进行了全基因组低密度微卫星分析，在所有患者中均检测出 *AURKC* 基因的纯合缺失（c.144delC）(Dieterich et al.，2007)。该突变造成 AURKC 截短蛋白的产生，AURKC 截短蛋白介导 mRNA 衰变从而造成 mRNA 降解（Ben Khelifa et al.，2011）。在 *AURKC* 突变患者中使用流式细胞术检测，结果显示，大头精子始终呈现均匀的四倍体 DNA 含量，表明生殖细胞经历 DNA 合成但不能完成两次减数分裂中的任何一次。尽管这种减数分裂停滞，但是没有阻断精子发生，表明这些患者的减数分裂检查点控制能力失效（Ben Khelifa et al.，2011）。

## 3　*AURKC* 基因突变与精子发生障碍的关系

目前报道 *AURKC* 基因的第一个突变为 c.144delC 缺失突变，该突变约占等位基因突变的 87.7%（El Kerch et al.，2011；Ghedir et al.，2015）。Harbuz 等（2009）在 34 例男性畸形精子症患者中发现 32 例患者携带纯合子的 c.144delC 突变，并且在其中一对兄弟身上发现了复合突变：c.144delC 和 c.686G＞A，而 c.686G＞A 是一个之前未报道过的新突变。Ben Khelifa 等（2011）在突尼斯的两兄弟身上发现了 *AURKC* 的一个新突变，即 c.144delC 突变和 c.436-2A＞G 突变的复合杂合子（Ben Khelifa et al.，2011）。c.436-2A＞G 突变位于第 5 号外显子的受体共识剪接位点，导致第 5 号外显子跳跃。结果就是造成突变蛋白缺少由第 5 号外显子编码的 50 个氨基酸（氨基酸 146～195），缺失的这些氨基酸位于催化区域的中间，因此很可能会严重影响蛋白质的功能。随后 Ben Khelifa 等（2012）在 44 例欧洲和北非起源的男性畸形精子症患者身上检测到一个新的无义突变 c.744C＞G (p.Y248*)。此外，该研究人员还对 83 名先证者进行了 *AURKC* 基因突变筛查，这些先证者中有 68 人被发现有 *AURKC* 基因突变（82%），其中，c.144delC 突变占 85.5%，c.744C＞G 突变占 13%。对 326 名不育的摩洛哥男性患者进行 *AURKC* 基因 c.144delC 突变位点筛查，结果显示，人群中 c.144delC 纯合突变率为 1.23%，杂合子携带率为 1.84%。其中，两例纯合突变患者为无精子症，另外两例纯合突变患者精子形态为大头畸形和多鞭毛精子。在 459 例正常对照中有 8 例携带 c.144delC 杂合子突变（1.74%）（Eloualid et al.，2014）。

c.144delC 突变约占 *AURKC* 突变的 90%，据估计，在一般人群中，50～250 个个体中就有 1 个是 c.144delC 杂合子携带者，这取决于地理位置（Dieterich et al.，2009；Ghedir et al.，2015）。在马格里布的不育男性人群中纯合 *AURKC* 突变的发病率为 0.4%～2.7%（El Kerch et al.，2011）。*AURKC* 突变在克氏综合征和 Y 染色体微缺失发现之前一直是阿尔及利亚不育男性中最常见的缺陷。无义突变 p.Y248*的流行率尚无明确报道，但它似乎在欧洲人群中更为常见（Achard et al.，2007；Ben Khelifa et al.，2012；Benzacken et al.，2001；Ounis et al.，2015）。

*AURKC* 在睾丸中表达较高，特别是在精母细胞分裂时。它也存在于卵母细胞和大多数组织中。*AURKA* 和 *AURKB* 的表达则是普遍存在的，这两个基因在性腺中也都有强烈的表达（Ben Khelifa et al.，2012；Bernard et al.，1998）。AURKC 是减数分裂的细胞中染色体乘客复合物（chromosomal passenger complex，CPC）的一个组成部分（Bernard et al.，1998；Chen et al.，2005；Vader et al.，2008）。CPC 是一个复杂的蛋白质，它能与着丝粒结合调节有丝分裂的过程，确保染色体正确排列和分离，是染色质诱导的微管稳定和纺锤体组装所必需的（Vagnarelli and Earnshaw，2004）。也有证据表明，CPC 直接作用于纺锤体组装检查点（spindle assembly checkpoint，SAC）（Carmena et al.，2012；van der Horst and Lens，2014）。CPC 的功能受损会导致染色体分离发生障碍、SAC 改变和细胞质分裂失败。

CPC 也在减数分裂中发挥作用，尤其是在精子形成中（Kimura et al.，1999；Tang et al.，2001，2006）。有证据表明 *AURKC* 是细胞质分裂过程中的重要基因之一，并且其在减数分裂过程中的改变（或改变其他伴侣蛋白）可能会导致染色体不平衡配子的产生（Sharif et al.，2010；van der Horst and Lens，2014；Yang et al.，2010）。利用荧光原位杂交（fluorescence *in situ* hybridization，FISH）技术对 26 例畸形精子症男性患者进行了染色体非整倍体率的研究，在一些患者中观察到非整倍体率略有增加，可能反映了精子在发生过程中出现障碍，这在少精子症、畸形精子症患者中常见（Perrin et al.，2013）。与 *AURKC* 突变造成男性不育不同的是，敲除 *Aurkc* 的雄性小鼠具有生育能力，但产生的精子异常，存在染色质异常凝结、顶体缺失和头部钝化等缺陷（Kimmins et al.，2007）。在小鼠中观察到较温和的表型可能是由于雄性小鼠生殖细胞中 *Aurkb* 和 *Aurkc* 功能的较大重叠。因此，在雄性小鼠减数分裂过程中，*Aurkb* 可以更好地补偿由于 *Aurkc* 的缺乏带来的功能异常现象。*AURKC* 在卵母细胞中的作用已被广泛研究。敲除 *Aurkc* 的雌鼠生育能力低下，产仔数减少。此外，它们的卵母细胞染色体错位发生率高于正常卵母细胞，并且常常在减数分裂Ⅰ期或之后的单细胞阶段停止（Schindler et al.，2012）。Schindler

等研究表明，在敲除 *Aurkc* 的雌鼠中有一小部分卵母细胞正常进行减数分裂并诱导细胞有丝分裂，但大多数卵母细胞都是非整倍体（Balboula and Schindler，2014；Schindler et al.，2012）。这些数据表明 *Aurkc* 基因缺陷不影响雌性小鼠的生育能力，但可能影响减数分裂和/或胚胎的发育。同样在人类中，有报道显示纯合 *AURKC* 突变的女性有生育能力，可见 *AURKC* 基因缺陷不影响女性的生育能力（Dieterich et al.，2009）。但是，还需要进行更多的研究以评估 *AURKC* 突变女性中是否有一些生育能力不足，以及在产生非整倍体卵母细胞方面存在流产风险的增加（Balboula and Schindler，2014）。在男性和女性之间观察到的表型差异也可能部分归因于性腺中存在不同的转录本。在卵巢中已检测到通过选择性剪接产生的三种不同的 AURKC 转录本，而在睾丸中仅观察到一种主要转录本（Fellmeth et al.，2015；Yan et al.，2005）。这说明与精子发生相比，微管误差校正在卵子发生过程中更为有效，这就能解释为什么在男性中 *AURKC* 突变造成异常减数分裂比女性的更严重（Fellmeth et al.，2015）。

c.144delC、c.744C＞G（p.Y248*）和 c.686G＞A（p.C229Y）这三种突变对 AURKC 功能的影响不同：c.144delC 导致 AURKC 定位和功能失败；p.Y248*只干扰蛋白质定位；而 p.C229Y 是一个不能完全支持细胞周期进展的亚效等位基因（Aarabi et al.，2012）。但所有突变均导致中期染色体错配、减数分裂失败和多倍体形成。一些假说认为，*AURKC* 突变在杂合阶段具有选择性优势，这解释了它在先证者人群中具有高检出率。这些假说认为含有 *AURKC* 杂合子突变的男性可能 SAC 功能异常，导致减数分裂周期缩短，从而增加精子产量，但代价是非整倍体率也随之增加（Ben Khelifa et al.，2012）。在大头精子症患者的兄弟姐妹或父母中发现多次流产或围产期死亡的现象，证实了上述假说（Achard et al.，2007；Benzacken et al.，2001；Ounis et al.，2015）。

阳性诊断与大头精子在精液中的比例有着密切的联系。事实上，如果患者精液中大头精子的比例少于 70%，通常检测不到 *AURKC* 基因突变。这些结果表明，*AURKC* 第 3、6 号外显子靶向测序，可以作为所有大头精子症患者的遗传学常规检测策略。对其他外显子的分析应限于具有完整表型的患者，即大头精子所占比例大于 70%，多鞭毛和/或正常精子所占比例低（＜1%）（Coutton et al.，2015；Molinari et al.，2013）。对大头精子症患者的诊断应从 *AURKC* 突变筛查开始。事实上，单精子卵细胞质内注射（ICSI）应该被正式禁止用于所有 *AURKC* 基因突变患者，因为此类患者产生的配子往往是非整倍体，阻碍胚胎发育。即使通过运动精子细胞器形态学检查（MSOME）进行形态学选择之后，使用“正常精子”进行注射，对于发生 *AURKC* 突变的患者也不应该尝试 ICSI（Achard et al.，2007；Chelli et al.，2010）。对于没有 *AURKC* 突变和/或呈现部分表型的患者，ICSI 的治疗效果并不差（Achard et al.，2007；Kahraman et al.，1999）。对于此类患者，可以利用精子 FISH 评估整倍体精子的比例和 ICSI 成功的可能性，并且建议在 ICSI 成功的情况下，在怀孕期间进行密切随访。

## 4 结 语

精子发生过程有 1500～2000 个基因参与，这些基因的改变可能会影响男性的生育能力。此外，由 microRNA 介导的转录后调控机制在精子发生中起到重要作用。随着下一代测序技术的发展，可能会发现与男性不育有关的新基因。这必将加深对精子发生及生精障碍的认识，从而有利于对男性生育调控的研究和男性不育的诊断与治疗。

**致　谢**　本项工作得到了国家重点研发计划重点专项课题（2016YFC1000601）的资助，谨此致谢！

## 参 考 文 献


Aarabi M, Yu Y, Xu W, et al. 2012. The testicular and epididymal expression profile of PLC ζ in mouse and human does not support its role as a sperm-borne oocyte activating factor. PLoS One, 7(3): e33496.

Achard V, Paulmyer-Lacroix O, Mercier G, et al. 2007. Reproductive failure in patients with various percentages of macronuclear spermatozoa: high level of aneuploid and polyploid spermatozoa. J Androl, 28(4): 600-606.

Balboula A Z, Schindler K. 2014. Selective disruption of Aurora C Kinase reveals distinct functions from Aurora B Kinase during meiosis in mouse oocytes. PLoS Genet, 10(2): e1004194.

Ben Khelifa M, Coutton C, Blum M G B, et al. 2012. Identification of a new recurrent Aurora kinase C mutation in both European and African men with macrozoospermia. Hum Reprod, 27(11): 3337-3346.

Ben Khelifa M, Zouari R, Harbuz R, et al. 2011. A new AURKC mutation causing macrozoospermia: implications for human spermatogenesis and clinical diagnosis. Mol Hum Reprod, 17(12): 762-768.

Benzacken B, Gavelle F M, Martin-Pont B, et al. 2001. Familial sperm polyploidy induced by genetic spermatogenesis failure: case report. Hum Reprod, 16(12): 2646-2651.

Bernard M, Sanseau P, Henry C, et al. 1998. Cloning of STK13, a third human protein kinase related to *Drosophila* Aurora and budding yeast Ipl1 that maps on chromosome 19q13.3-ter. Genomics, 53(3): 406-409.

Brahem S, Mehdi M, Elghezal H, et al. 2012. Study of aneuploidy rate and sperm DNA fragmentation in large-headed, multiple-tailed spermatozoa. Andrologia, 44(2): 130-135.

Carmena M, Wheelock M, Funabiki H, et al. 2012. The chromosomal passenger complex (CPC): from easy rider to the godfather of mitosis. Nat Rev Mol Cell Biol, 13(12): 789-803.

Chelli M H, Albert M, Ray P F, et al. 2010. Can intracytoplasmic morphologically selected sperm injection be used to select normal-sized sperm heads in infertile patients with macrocephalic sperm head syndrome? Fertil Steril, 93(4): 1347.e1-5.

Chen H L, Tang C J C, Chen C Y, et al. 2005. Overexpression of an Aurora-C kinase-deficient mutant disrupts the Aurora-B/INCENP complex and induces polyploidy. J Biomed Sci, 12(2): 297-310.

Coutton C, Escoffier J, Martinez G, et al. 2015. Teratozoospermia: spotlight on the main genetic actors in the human. Hum Reprod Update, 21(4): 455-485.

De Braekeleer M, Nguyen M H, Morel F, et al. 2015. Genetic aspects of monomorphic teratozoospermia: a review. J Assist Reprod Genet, 32(4): 615-623.

Devillard F, Metzler-Guillemain C, Pelletier R, et al. 2002. Polyploidy in large-headed sperm: FISH study of three cases. Hum Reprod, 17(5): 1292-1298.

Dieterich K, Rifo R S, Faure A K, et al. 2007. Homozygous mutation of AURKC yields large-headed polyploid spermatozoa and causes male infertility. Nat Genet, 39(5): 661-665.

Dieterich K, Zouari R, Harbuz R, et al. 2009. The Aurora kinase C c.144delC mutation causes meiosis I arrest in men and is frequent in the North African population. Hum Mol Genet, 18(7): 1301-1309.

El Kerch F, Lamzouri A, Laarabi F Z, et al. 2011. Confirmation of the high prevalence in Morocco of the homozygous mutation c.144delC in the Aurora kinase C gene (AURKC) in the teratozoospermia with large-headed spermatozoa. J Gynecol Obstet Biol Reprod (Paris), 40(4): 329-333.

Eloualid A, Rouba H, Rhaissi H, et al. 2014. Prevalence of the Aurora kinase C c.144delC mutation in infertile Moroccan men. Fertil Steril, 101(4): 1086-1090.

Escalier D. 1983. Human spermatozoa with large heads and multiple flagella: a quantitative ultrastructural study of 6 cases. Biol Cell, 48(1): 65-74.

Fellmeth J E, Gordon D, Robins C E, et al. 2015. Expression and characterization of three Aurora kinase C splice variants found in human oocytes. Mol Hum Reprod, 21(8): 633-644.

Ferras C, Fernandes S, Marques C J, et al. 2004. AZF and DAZ gene copy-specific deletion analysis in maturation arrest and Sertoli cell-only syndrome. Mol Hum Reprod, 10(10): 755-761.

Ghazavi F, Peymani M, Hashemi M S, et al. 2018. Embryos derived from couples with consanguineous marriages with globozoospermia should be screened for gender or *DPY19L2* deletion. Andrologia, e13221.

Ghedir H, Gribaa M, Mamai O, et al. 2015. Macrozoospermia: screening for the homozygous c.144delC mutation in *AURKC* gene in infertile men and estimation of its heterozygosity frequency in the Tunisian population. J Assist Reprod Genet, 32(11): 1651-1658.

Harbuz R, Zouari R, Dieterich K, et al. 2009. Function of Aurora kinase C (AURKC) in human reproduction. Gynecol Obstet Fertil, 37(6): 546-551.

Kahraman S, Akarsu C, Cengiz G, et al. 1999. Fertility of ejaculated and testicular megalohead spermatozoa with intracytoplasmic sperm injection. Hum Reprod, 14(3): 726-730.

Kimmins S, Crosio C, Kotaja N, et al. 2007. Differential functions of the Aurora-B and Aurora-C kinases in mammalian spermatogenesis. Gynecol Obstet Fertil, 21(3): 726-739.

Kimura M, Matsuda Y, Yoshioka T, et al. 1999. Cell cycle-dependent expression and centrosome localization of a third human Aurora/Ipl1-related protein kinase, AIK3. J Biol Chem, 274(11): 7334-7340.

Molinari E, Mirabelli M, Raimondo S, et al. 2013. Sperm macrocephaly syndrome in a patient without AURKC mutations and with a history of recurrent miscarriage. Reprod Biomed Online, 26(2): 148-156.

Ounis L, Zoghmar A, Coutton C, et al. 2015. Mutations of the Aurora kinase C gene causing macrozoospermia are the most frequent genetic cause of male infertility in Algerian men. Asian J Androl, 17(1): 68-73.

Perrin A, Coat C, Nguyen M H, et al. 2013. Molecular cytogenetic and genetic aspects of globozoospermia: A review. Andrologia, 45(1): 1-9.

Popli K, Stewart J. 2007. Infertility and its management in men with cystic fibrosis: review of literature and clinical practices in the UK. Hum Fertil (Camb), 10(4): 217-221.

Schindler K, Davydenko O, Fram B, et al. 2012. Maternally recruited Aurora C kinase is more stable than Aurora B to support mouse oocyte maturation and early development. Proc Natl Acad Sci USA, 109(33): E2215-E2222.

Sharif B, Na J, Lykke-Hartmann K, et al. 2010. The chromosome passenger complex is required for fidelity of chromosome transmission and cytokinesis in meiosis of mouse oocytes. J Cell Sci, 123(Pt 24): 4292-4300.

Tang C J C, Lin C Y, Tang T K. 2006. Dynamic localization and functional implications of Aurora-C kinase during male mouse meiosis. Dev Biol, 290(2): 398-410.

Tang CJ, Chuang C K, Hu H M, et al. 2001. The zinc finger domain of Tzfp binds to the *tbs* motif located at the upstream flanking region of the *Aie1* (*aurora-C*) kinase gene. J Biol Chem, 276(22): 19631-19639.

Tuttelmann F, Werny F, Cooper T G, et al. 2011. Clinical experience with azoospermia: aetiology and chances for spermatozoa detection upon biopsy. Int J Androl, 34(4): 291-298.

Vader G, Maia A F, Lens S M A. 2008. The chromosomal passenger complex and the spindle assembly checkpoint: kinetochore-microtubule error correction and beyond. Cell Division, 3: 10.

Vagnarelli P, Earnshaw W C. 2004. Chromosomal passengers: the four-dimensional regulation of mitotic events. Chromosoma, 113(5): 211-222.

van der Horst A, Lens S M A. 2014. Cell division: control of the chromosomal passenger complex in time and space. Chromosoma, 123(1-2): 25-42.

Vicari E, De Palma A, Burrello N, et al. 2003. Absolute polymorphic teratozoospermia in patients with oligo-asthenozoospermia is associated with an elevated sperm aneuploidy rate. J Androl, 24(4): 598-603.

Yan X M, Cao LH, Li Q, et al. 2005. Aurora C is directly associated with Survivin and required for cytokinesis. Genes Cells, 10(6): 617-626.

Yang K T, Li S K, Chang C C, et al. 2010. Aurora-C kinase deficiency causes cytokinesis failure in meiosis I and production of large polyploid oocytes in mice. Mol Biol Cell, 21(14): 2371-2383.

# *DPY19L2* 基因突变与圆头精子症发生的关系

刘　双　李春义　许　蓬*

沈阳东方菁华医院，沈阳

**摘　要**　圆头精子症是一种罕见的男科疾病，主要特征为精子头部外观呈圆形，顶体缺失。圆头精子症患者的精子顶体缺失可引起精子线粒体排列紊乱及精子核形态异常等，进而造成精子缺乏使卵细胞受精的酶类及顶体外膜，导致患者原发不育。圆头精子症发病的主要原因之一为 *DPY19L2* 基因突变。本文主要从圆头精子症的概念、*DPY19L2*基因突变与圆头精子症的关系及*DPY19L2*基因的检测方法等方面进行综述，旨在为圆头精子症的基因诊断和分子机制研究提供参考。

**关键词**　*DPY19L2*，圆头精子症，精子发生，畸形精子

圆头精子症是一种造成男性不育的罕见疾病，主要由基因突变引起，发病率不超过1/100（Eskandari et al.，2018）。圆头精子症患者精子的主要特征是精子头部外观呈圆形，顶体缺失。顶体在受精过程中起着重要的作用，使精子穿透卵透明带，进入卵母细胞质膜。圆头精子症患者精子头部顶体缺失可引起精子线粒体排列紊乱及精子核形态异常等，进而造成精子缺乏使卵细胞受精的酶类及顶体外膜，导致患者原发不育。

圆头精子症患者一般不存在染色体异常，可以通过单精子卵细胞质内注射（ICSI）技术生育后代，但妊娠率较低。精子发生相关基因 16（spermatogenesis associated 16，*SPATA16*）、蛋白激酶 C 相互作用蛋白 1（protein interacting with C kinase 1，*PICK1*）基因及编码跨膜结构域蛋白相关基因（DPY-19-like 2，*DPY19L2*）的突变与圆头精子症的发生有关（Fujihara et al.，2017；Liu et al.，2009；Tavalaee et al.，2018）。其中，*SPATA16* 和 *PICK1* 基因突变在圆头精子症患者中发生率较低。因此，本文对 *DPY19L2* 基因突变与圆头精子症的发生等研究进展进行综述。

## 1　圆头精子症

圆头精子症可分为Ⅰ型和Ⅱ型两种，其中Ⅰ型为完全圆头精子症，是最严重的一种类型，完全缺失顶体和顶体酶；Ⅱ型为部分圆头精子症，该类型患者精液中的精子存在其他形态类型或保留了残余的部分顶体。电子显微镜下Ⅰ型患者精子的高尔基体周围有

*通讯作者：2285852636@qq.com

多层结构的小泡；Ⅱ型患者精子可见头部外观圆形、较大，无顶体，线粒体排列异常。

## 2 圆头精子症相关突变基因

Dam 等（2007a）利用全基因组扫描分析了一个德系犹太人家族的 3 个圆头精子症亲缘兄弟，在 *SPATA16* 基因中发现一个纯合突变（c.848G>A）。SPATA16 蛋白定位于高尔基体和顶体前囊泡，这些囊泡在精子发生过程中融合形成顶体（Lu et al.，2006）。*SPATA16* 在人类睾丸中高度表达，含有保守的四肽重复（TPR）结构域，可能与包含 PDZ 结构域的蛋白质 GOPC 和人源全长重组蛋白 HRB 相互作用。在 30 名来自欧洲或北非的圆头精子症患者身上没有发现 *SPATA16* 基因的突变，提示 *SPATA16* 基因突变不是圆头精子症发生的主要原因。圆头精子症可能是遗传异质性的（Dam et al.，2007b）。Liu 等（2010）在中国的 1 例圆头精子症患者身上检测到了 *PICK1* 基因第 13 号外显子上的一个纯合突变：c.1567G>A，但在其他 2 例无血缘关系的圆头精子症患者身上未检测到该突变，提示 *PICK1* 基因突变也不是圆头精子症发生的主要原因。

## 3 *DPY19L2* 基因突变与圆头精子症

*DPY19L2* 基因定位于染色体 12q14.2，包含 22 个外显子，编码 9 个跨膜区域蛋白。*DPY19L2* 基因突变是造成人类圆头精子症的主要原因。Harbuz 等（2011）对 20 例突尼斯圆头精子症患者进行了基于单核苷酸多态性（single nucleotide polymorphism，SNP）的遗传连锁分析，确定了 12q14.2 中共同的纯合区域，包括在睾丸中强表达的 *DPY19L2* 基因。在所分析的 20 名患者中有 15 名都检测到 *DPY19L2* 基因上存在 200kb 大小的纯合缺失，即 75%的圆头精子症患者存在 *DPY19L2* 基因缺陷，表明 *DPY19L2* 基因突变是造成圆头精子症发病的主要原因。目前报道的 *DPY19L2* 基因突变以缺失突变和点突变为主。

DPY19L 蛋白属于核膜跨膜蛋白的一个新家族，其在哺乳动物中包括 4 种同源蛋白：DPY19L1、DPY19L2、DPY19L3 和 DPY19L4。人类 DPY19L 蛋白的功能仍不清楚，特别是 DPY19L4 蛋白的功能。研究表明，在小鼠胚胎的神经发生过程中，DPY19L1 和 DPY19L3 的下调导致了神经元迁移异常（Watanabe et al.，2011）。DPY19L3 也与双相情感障碍有关（Smith et al.，2009）。这些结果说明 DPY19L 蛋白具有高度保守性。Koscinski 等（2011）在一个有血缘关系的约旦家庭和另外 3 名无血缘关系的患者中检测到包含整个 *DPY19L2* 位点的 200kb 的大缺失。这种缺失的机制很可能与 *DPY19L2* 基因侧翼低拷贝重复序列（low copy repeat）之间的非等位基因同源重组（NAHR）有关。核苷酸相似度高的序列（通常为 95%）可以作为 NAHR 或异位重组的底物。NAHR 可以导致许多复发性基因组疾病。到目前为止，*DPY19L2* 缺失是第一个被报道的可造成不育的常染色体基因拷贝数变异（copy number variation，CNV）。CNV，特别是基因重复作为驱动基因和基因组进化的主要机制，参与了整个脊椎动物谱系中 *DPY19L* 基因家族的进化。

Coutton 等（2012）、Zhu 等（2013）先后证实了 *DPY19L2* 基因突变的高流行率，并

分析了在全球不同地理区域、不同民族背景的圆头精子症患者人群中，*DPY19L2* 基因突变占 60%～83.3%。随后 Noveski 等（2013）、Ounis 等（2015）证实了这一结论，报道了马其顿（现更名为北马其顿）和阿尔及利亚患者中存在纯合子 *DPY19L2* 缺失。

*DPY19L2* 基因纯合和杂合点突变的发现，进一步拓宽了 DPY19L2 依赖性圆头精子症的突变图谱。*DPY19L2* 基因点突变以发生在 DPY19L2 蛋白中心部分的错义突变为主，该位置的突变会造成移码/剪接位点突变等，从而导致截短蛋白的产生。第 8 号外显子上的 p.Arg290His 点突变是新发现的一个点突变（Ray et al.，2017）。该突变造成 DPY19L2 蛋白第 290 位精氨酸变成组氨酸，多个预测软件结果表明该突变是一个致病突变。此外，Buettner 等（2013）报道秀丽隐杆线虫体内的 *DPY19L2* 同源基因 *DPY-19* 编码了一种 c-甘露糖基转移酶，这种酶能以脂联的多萜基磷酸甘露糖（Dol-P-Man）为供体底物，使多种靶蛋白糖基化。在秀丽隐杆线虫中第 290 位的精氨酸参与底物 Dol-P 部分的结合，第 290 位的精氨酸在 DPY19L2 功能中起关键作用。这种潜在的糖基化作用的效果还有待阐明。总的来说，大多数报道的错义突变发生在第 8 号外显子和第 11 号外显子之间，这表明 DPY19L2 蛋白的中心区域可能有一些关键功能。报道显示，在 *DPY19L2* 基因突变的圆头精子症患者中，DNA 碎片率为 10%～37%（Baccetti et al.，1996；Vicari et al.，2002）。这些 DNA 碎片的存在会影响胚胎发育的潜能。

利用 *Dpy19l2* 基因敲除小鼠模型，证明了 *DPY19L2* 基因主要在精子中表达，其定位非常特殊，局限于面向顶体前囊泡的内核膜（Pierre et al.，2012）。*DPY19L2* 的缺失导致核致密层（NDL）和顶轴体与核膜之间的连接失稳，因此造成与核膜外紧邻的顶体分离，从而导致顶体缺失。DPY19L3 蛋白也位于核膜内，这意味着 DPY19 蛋白构成了核膜跨膜蛋白的一个新家族。Pierre 等（2012）通过 *Dpy19l2* 基因敲除小鼠模型的研究得出，DPY19L2 是一种位于核膜内的跨膜蛋白，其作用是将顶体固定在细胞核内。在缺乏 DPY19L2 的情况下，形成的顶体缓慢地与细胞核分离。

在精子形成过程中几种与 DPY19L2 相互作用的潜在分子伴侣已被发现，特别是与 KASH 蛋白结合的属于核骨架和细胞骨架的接头（linker of nucleoskeleton and cytoskeleton，LINC）复合物的 SUN 蛋白（Pierre et al.，2012）。由于 SUN 蛋白在精子发生过程中含量丰富，且在精子头部形成过程中发挥着核形成的作用，因此被认为是 DPY19L2 分子伴侣的最佳选择（Frohnert et al.，2011；Gob et al.，2010）。然而，这一假说尚未得到证实，DPY19L2 的分子伴侣仍有待鉴定（Yassine et al.，2015b）。对 *Dpy19l2* 基因敲除小鼠和正常野生小鼠睾丸转录组进行比较研究，以尝试发现 DPY19L2 的分子伴侣，但没有得到确切的结果（Karaouzene et al.，2013）。

## 4 *DPY19L2* 基因的检测方法

已有多种方法可以有效地检测 *DPY19L2* 基因的缺失。首先，长距离 PCR 结合外显子特异性扩增是检测 *DPY19L2* 基因缺失最常用的方法。这种方法的一个很大缺点是，如果断点位于缺失特定引物覆盖区域之外，则没有办法检测到，因此出现假阴性结果的风险很高。另一种方法是使用多重连接相关探针扩增（MLPA）方法来确定每个患者

*DPY19L2* 等位基因的数量，且不依赖于断点的位置。与 PCR 方法相比，MLPA 的缺点是成本较高，且设计 MLPA 特异性探针需要一定的经验。此外，定量 PCR 也可以用于检测 *DPY19L2* 基因的缺失。目前，圆头精子症的遗传诊断尚无法提供任何明确的预后或治疗指标。尽管如此，分子诊断仍然可以辅助患者进行遗传咨询，以及更好地了解圆头精子症的生理病理，这可能有助于确定新的治疗方案。

精子染色体异常与精子形态之间的关系已被广泛研究，特别是与某些形态异常的精子，如大头多鞭毛精子，其研究结果大致相同，但对许多其他异常精子与染色体之间的关系仍有争议。例如，一些对圆头精子症患者的研究表明，与正常精子相比，圆头精子非整倍体发生的频率有所增加，而另一些研究则没有发现任何差异（Dam et al.，2007b；Perrin et al.，2013）。辅助生殖技术是圆头精子症患者获得后代的唯一途径。即使观察到，圆头精子的非整倍体率的轻微增加与其他类型不育症中常见的非整倍体率相当，但并不表明 ICSI 对患者的治疗有效（Kuentz et al.，2013）。Lundin 等于 1994 年报道了首例圆头精子症患者通过 ICSI 成功妊娠。但后续其他学者相关研究显示，圆头精子症患者行 ICSI，其受精率、妊娠率及活产率远远低于正常群体 ICSI，这是因为圆头精子头部缺少一种参与卵母细胞激活的因子，即睾丸特异性磷脂酶（Amdani et al.，2013；Escoffier et al.，2015；Heytens et al.，2009；Kashir et al.，2010；Taylor et al.，2010）。可以通过钙离子激动剂对卵母细胞进行人工激活（AOA）来解决卵母细胞活化缺失的问题（Kyono et al.，2009；Rybouchkin et al.，1997；Taylor et al.，2010；Tejera et al.，2008）。对于圆头精子症患者来说，无论 *DPY19L2* 基因是否存在突变，AOA 联合 ICSI 均比常规 ICSI 提高了受精率、妊娠率和活产率（Kuentz et al.，2013）。然而，与同年龄组其他不育患者相比，圆头精子症患者的每次移植活产率仍然较低（Kuentz et al.，2013；Palermo et al.，2009），这可能与圆头精子 DNA 损伤造成染色质浓缩缺陷有关（Brahem et al.，2011；Dam et al.，2007b；Perrin et al.，2013；Yassine et al.，2015a）。圆头精子染色质异常凝集可能与组蛋白被鱼精蛋白替代有关。此外，鱼精蛋白的缺失会显著增加 DNA 断裂的易感性（Blanchard et al.，1990；Carrell et al.，1999）。圆头精子细胞核表观遗传学缺陷和 DNA 碎片化，使 *DPY19L2* 基因突变患者虽然依靠 ICSI 授精成功，但胚胎发育潜能仍较差（Yassine et al.，2015a）。总之，*DPY19L2* 基因突变的圆头精子症患者，具有低卵母细胞活化率和胚胎发育不良的特点，这可能就是这些患者低妊娠率的原因。

## 5 结 语

随着科学技术的不断发展，越来越多参与精子发生过程的致病基因将被发现，这些研究将使人们对精子的发生过程有更深入的了解，可以从分子水平上更精确地揭示疾病发生发展机制，为基因诊断和疾病治疗提供参考。尽管辅助生殖技术为圆头精子症患者提供了生育的机会，但其远期的安全性仍然值得关注。

**致 谢** 本项工作得到了国家重点研发计划重点专项课题（2016YFC1000601）的资助，谨此致谢！

## 参考文献

Amdani S N, Jones C, Coward K. 2013. Phospholipase C zeta (PLC ζ): oocyte activation and clinical links to male factor infertility. Adv Biol Regul, 53(3): 292-308.

Baccetti B, Collodel G, Piomboni P. 1996. Apoptosis in human ejaculated sperm cells (notulae seminologicae 9). J Submicrosc Cytol Pathol, 28(4): 587-596.

Blanchard Y, Lescoat D, Lelannou D. 1990. Anomalous distribution of nuclear basic proteins in round-headed human spermatozoa. Andrologia, 22(6): 549-555.

Brahem S, Mehdi M, Elghezal H, et al. 2011. Analysis of sperm aneuploidies and DNA fragmentation in patients with globozoospermia or with abnormal acrosomes. Urology, 77(6): 1343-1348.

Buettner F F R, Ashikov A, Tiemann B, et al. 2013. *C. elegans* DPY-19 is a C-mannosyltransferase glycosylating thrombospondin repeats. Mol Cell, 50(2): 295-302.

Carrell D T, Emery B R, Liu L H. 1999. Characterization of aneuploidy rates, protamine levels, ultrastructure, and functional ability of round-headed sperm from two siblings and implications for intracytoplasmic sperm injection. Fertil Steril, 71(3): 511-516.

Coutton C, Zouari R, Abada F, et al. 2012. MLPA and sequence analysis of *DPY19L2* reveals point mutations causing globozoospermia. Hum Reprod, 27(8): 2549-2558.

Dam A H D M, Feenstra I, Westphal J R, et al. 2007a. Globozoospermia revisited. Hum Reprod Update, 13(1): 63-75.

Dam A H D M, Koscinski I, Kremer J A M, et al. 2007b. Homozygous mutation in *SPATA16* is associated with male infertility in human globozoospermia. Am J Hum Genet, 81(4): 813-820.

Escoffier J, Yassine S, Lee H C, et al. 2015. Subcellular localization of phospholipase Cζ in human sperm and its absence in DPY19L2-deficient sperm are consistent with its role in oocyte activation. Mol Hum Reprod, 21(2): 157-168.

Eskandari N, Tavalaee M, Zohrabi D, et al. 2018. Association between total globozoospermia and sperm chromatin defects. Andrologia, 50(2): e12843.

Frohnert C, Schweizer S, Hoyer-Fender S. 2011. SPAG4L/SPAG4L-2 are testis-specific SUN domain proteins restricted to the apical nuclear envelope of round spermatids facing the acrosome. Mol Hum Reprod, 17(4): 207-218.

Fujihara Y, Oji A, Larasati T, et al. 2017. Human globozoospermia-related gene *Spata16* is required for sperm formation revealed by CRISPR/Cas9-mediated mouse models. Int J Mol Sci, 18(10): 2208.

Gob E, Schmitt J, Benavente R, et al. 2010. Mammalian sperm head formation involves different polarization of two novel LINC complexes. PLoS One, 5(8): e12072.

Harbuz R, Zouari R, Pierre V, et al. 2011. A recurrent deletion of *DPY19L2* causes infertility in man by blocking sperm head elongation and Acrosome formation. Am J Hum Genet, 88(3): 351-361.

Heytens E, Parrington J, Coward K, et al. 2009. Reduced amounts and abnormal forms of phospholipase C zeta (PLC zeta) in spermatozoa from infertile men. Hum Reprod, 24(10): 2417-2428.

Karaouzene T, El Atifi M, Issartel J P, et al. 2013. Comparative testicular transcriptome of wild type and globozoospermic *Dpy19l2* knock out mice. Basic Clin Androl, 23: 7.

Kashir J, Heindryckx B, Jones C, et al. 2010. Oocyte activation, phospholipase C zeta and human infertility. Hum Reprod Update, 16(6): 690-703.

Koscinski I, Ellnati E, Fossard C, et al. 2011. *DPY19L2* deletion as a major cause of globozoospermia. Am J Hum Genet, 88(3): 344-350.

Kuentz P, Vanden Meerschaut F, Ellnati E, et al. 2013. Assisted oocyte activation overcomes fertilization failure in globozoospermic patients regardless of the DPY19L2 status. Hum Reprod, 28(4): 1054-1061.

Kyono K, Nakajo Y, Nishinaka C, et al. 2009. A birth from the transfer of a single vitrified-warmed blastocyst using intracytoplasmic sperm injection with calcium ionophore oocyte activation in a globozoospermic patient. Fertil Steril, 91(3): 931.

Liu G, Shi O, Lu G. 2009. A homozygous missense mutation in exon 13 of the *PICK1* gene in a Chinese family with globozoospermia type I. Clin Chem, 55: A221.

Liu G, Shi Q W, Lu G X. 2010. A newly discovered mutation in *PICK1* in a human with globozoospermia. Asian J Androl, 12(4): 556-560.

Lu L, Lin M, Xu M, et al. 2006. Gene functional research using polyethylenimine-mediated *in vivo* gene transfection into mouse spermatogenic cells. Asian J Androl, 8(1): 53-59.

Noveski P, Madjunkova S, Maleva I, et al. 2013. A homozygous deletion of the *Dpy19l2* gene is a cause of globozoospermia in men from the Republic of Macedonia. Balkan J Med Genet, 16(1): 73-76.

Ounis L, Zoghmar A, Coutton C, et al. 2015. Mutations of the aurora kinase C gene causing macrozoospermia are the most frequent genetic cause of male infertility in Algerian men. Asian J Androl, 17(1): 68-73.

Palermo G D, Neri Q V, Takeuchi T, et al. 2009. ICSI: Where we have been and where we are going. Semin Reprod Med, 27(2): 191-201.

Perrin A, Coat C, Nguyen M H, et al. 2013. Molecular cytogenetic and genetic aspects of globozoospermia: a review. Andrologia, 45(1): 1-9.

Pierre V, Martinez G, Coutton C, et al. 2012. Absence of Dpy19l2, a new inner nuclear membrane protein, causes globozoospermia in mice by preventing the anchoring of the acrosome to the nucleus. Development, 139(16): 2955-2965.

Ray P F, Toure A, Metzler-Guillemain C, et al. 2017. Genetic abnormalities leading to qualitative defects of sperm morphology or function. Clin Genet, 91(2): 217-232.

Rybouchkin A V, Vander Straeten F, Quatacker J, et al. 1997. Fertilization and pregnancy after assisted oocyte activation and intracytoplasmic sperm injection in a case of round-headed sperm associated with deficient oocyte activation capacity. Fertil Steril, 68(6): 1144-1147.

Smith E N, Bloss C S, Badner J A, et al. 2009. Genome-wide association study of bipolar disorder in European American and African American individuals. Mol Psychiatry, 14(8): 755-763.

Tavalaee M, Nomikos M, Lai F A, et al. 2018. Expression of sperm PLC and clinical outcomes of ICSI-AOA in men affected by globozoospermia due to *DPY19L2* deletion. Reprod Biomed Online, 36(3): 348-355.

Taylor S L, Yoon S Y, Morshedi M S, et al. 2010. Complete globozoospermia associated with PLC zeta deficiency treated with calcium ionophore and ICSI results in pregnancy. Reprod Biomed Online, 20(4): 559-564.

Tejera A, Molla M, Muriel L, et al. 2008. Successful pregnancy and childbirth after intracytoplasmic sperm injection with calcium ionophore oocyte activation in a globozoospermic patient. Fertil Steril, 90(4): 1202.

Vicari E, Perdichizzi A, De Palma A, et al. 2002. Globozoospermia is associated with chromatin structure abnormalities. Hum Reprod, 17(8): 2128-2133.

Watanabe K, Takebayashi H, Bepari A K, et al. 2011. Dpy19l1, a multi-transmembrane protein, regulates the radial migration of glutamatergic neurons in the developing cerebral cortex. Development, 138(22): 4979-4990.

Yassine S, Escoffier J, Martinez G, et al. 2015a. Dpy19l2-deficient globozoospermic sperm display altered genome packaging and DNA damage that compromises the initiation of embryo development. Mol Hum Reprod, 21(2): 169-185.

Yassine S, Escoffier J, Nahed R A, et al. 2015b. Dynamics of Sun 5 localization during spermatogenesis in wild type and *Dpy19l2* knock-out mice indicates that Sun 5 is not involved in acrosome attachment to the nuclear envelope. PLoS One, 10(3): e0118698.

Zhu F X, Gong F, Lin G, et al. 2013. *DPY19L2* gene mutations are a major cause of globozoospermia: identification of three novel point mutations. Mol Hum Reprod, 19(6): 395-404.

# *WT1* 基因对非梗阻性无精子症的影响

王蕾童 许 蓬 李春义*

沈阳东方菁华医院，沈阳

**摘 要** 肾母细胞瘤基因 1（Wilms tumor gene 1，*WT1*）编码锌指转录因子和 RNA 结合蛋白，这些转录因子和 RNA 结合蛋白指导多个器官和组织的发育。WT1 同时具有抑癌活性和致癌活性，但这两种相反功能背后的原因尚不清楚。WT1 作为一种转录调控因子，可以激活或抑制众多靶基因，导致不同的生物学效应，如生长、分化和凋亡。WT1 的复杂性可以通过大量的亚型、翻译后修饰及多个相互作用基因或蛋白来实现。已知 *WT1* 种系突变可导致肾母细胞瘤的易感性、男性性别分化障碍和早发性肾衰竭。近年来研究发现，人类 *WT1* 突变亦与非梗阻性无精子症有关。本文主要阐述 *WT1* 基因的结构、功能及其导致非梗阻性无精子症的机制研究。

**关键词** *WT1* 基因，基因突变，非梗阻性无精子症

WT1 蛋白对于泌尿生殖系统及其他一些器官和组织的正常发育是必不可少的。WT1 既可以作为肿瘤抑制因子，也可以作为癌基因，既是一种转录调控因子，可以激活或抑制基因，也是一种转录后调节因子。WT1 在发育、组织维持和表观遗传调控中发挥着关键作用。男性不育是一种常见的疾病，影响着全球约 7%的男性，而其中主要原因之一是无精子症。已知 *WT1* 种系突变可导致肾母细胞瘤的易感性、男性性别分化障碍和早发性肾衰竭。近年来研究发现，人类 *WT1* 基因突变会影响精子发生，并与非梗阻性无精子症（non-obstructive azoospermia，NOA）有关。

## 1 *WT1* 基因

### 1.1 *WT1* 亚型

*WT1* 基因定位于 11 号染色体短臂 1 区 3 带，全长约 50kb，包含 10 个外显子，编码长约 3kb 的 mRNA，是首批被克隆出的肿瘤抑制基因之一（Haber et al.，1990；Call et al.，1990；Gessler et al.，1990）。WT1 蛋白同时具有抑癌活性和致癌活性，但这两种相反功能背后的原因尚不清楚。WT1 作为一种转录调控因子，可以激活或抑制众多靶基因，导

*通讯作者：11269486@qq.com

致不同的生物学效应，如生长、分化和凋亡。

WT1 还在 RNA 代谢及发育、组织维持和表观遗传调控中发挥作用。WT1 的这种功能复杂性可以用 *WT1* 基因衍生的多种亚型来解释。由于翻译起始位点、RNA 剪接和 RNA 编辑的不同，*WT1* 至少有 24 个亚型。在哺乳动物中，第 5 号外显子和第 9 号外显子受到选择性剪接，产生 4 种不同的主要亚型（Gessler et al.，1992；Haber et al.，1991）。第 5 号外显子的选择性剪接产生了 17 个氨基酸插入到 *WT1* 基因锌指结构域的 C 端和富含脯氨酸/谷氨酰胺的 N 端之间。第 9 号外显子的选择性剪接导致在 *WT1* 基因的第三和第四锌指之间的三个氨基酸赖氨酸、苏氨酸和丝氨酸（KTS）的插入或者丢失，这两个亚型（+KTS 和–KTS）在脊椎动物中是保守的，但这些亚型的不平衡表达会导致发育异常。鱼类和非脊椎动物似乎只表达这两种亚型（Hastie，2001）。这表明不同的 KTS 亚型执行着不同的功能，并且是重要的亚型之一。事实上，KTS 的插入会影响 WT1 与 DNA 和 RNA 的结合。缺少 KTS 插入的 WT1 亚型会与 DNA 更强地结合，并且可作为转录调控因子发挥作用（Roberts，2005）。而包含 KTS 插入的基因产物也可以作为转录调控因子，除此之外，它还与转录后过程相关。通过小鼠模型研究+KTS 和–KTS 亚型的生理作用，试验发现，+KTS 变异对于男性的性别确定是必不可少的（Hammes et al.，2001）。缺乏+KTS 亚型的小鼠性腺，缺乏雄性特异性基因 *Sox9* 和 *Mis* 的表达，并出现雌性发育特征。+KTS 亚型的缺失还会导致嗅觉系统的发育异常（Wagner et al.，2005）。

由于翻译起始位点的不同，可产生不同的 WT1 亚型。WT1 亚型可以使用上游 CTG 起始密码子或在第 1 号外显子末端使用内部 ATG 起始密码子（Hohenstein and Hastie，2006），而由于第 1 号外显子内的替代启动子的使用，可产生 WT1 的另一个亚型——AWT1（Dallosso et al.，2004）。AWT1 亚型印记基因在肾组织中表达，并且表达仅限于父系等位基因。AWT1 在体内的性质和功能还有待研究。

## 1.2　WT1 的转录调控域

WT1 的一级序列包含一个富含脯氨酸和谷氨酸的 N 端结构域，以及包括 4 个锌指的 C 端结构域（Madden et al.，1993）。WT1 作为转录调控因子可以激活或抑制转录。当 WT1 与 GAL4 的 DNA 结合区域结合时，WT1 将具有独立的激活或抑制转录的功能域。*WT1* 基因的第 71～180 残基包含转录抑制结构域，而第 180～250 残基包含转录激活结构域（Wang et al.，1993；Madden et al.，1993）。WT1 的 N 端结构域，特别是位于第 1～45 氨基酸和第 157～253 氨基酸上的两个不同的结构域，可以介导自结合（Holmes et al.，1997）。而 *WT1* 的基因突变对 WT1 野生型蛋白的自结合有着负面影响。WT1 蛋白的 C 端截短突变（包括 C 端的点突变）使得 WT1 结合核酸的能力有所下降（McKay et al.，1999）。

经精确突变技术鉴定，WT1 抑制结构域为一个亚区（第 71～101 残基），被称为抑制结构域（SD）。在体外转录实验中，WT1 的 SD 抑制了 WT1 的转录激活，但不抑制基础激活因子独立性转录。此外，WT1 的 SD 在体内和体外均能抑制不同的转录激活结构域（McKay et al.，1999）。WT1 的 SD 通过募集一种转录共抑制因子 BASP1 来发挥功能，该抑制因子可以抑制 WT1 的转录激活（Carpenter et al.，2004）。

### 1.3 WT1 的翻译后修饰

WT1 N 端的两个赖氨酸残基（$Lys^{73}$ 和 $Lys^{177}$）可以被小泛素相关修饰物（small ubiquitin related modifier，SUMO）修饰（Smolen et al.，2004）。WT1 可以与 SUMO-1 的 E2 结合酶——Ubc9 相互作用（Wang et al.，1996）。WT1 的 SUMO 化位点位于 WT1 的转录抑制结构域中，但这种修饰是否影响 WT1 的转录调控功能尚不清楚。WT1 与 SUMO-1 结合，但破坏 WT1 的 SUMO 化似乎并不影响其亚核定位，这可能是因为 SUMO 化的 WT1 配对结合蛋白有助于将 WT1 保留在散斑内。实际上，与 WT1 配对结合的蛋白 BASP1 也能被 SUMO 化，但不是由 SUMO-1 介导的，而是由 SUMO-3 介导的，这就增大了通过 SUMO 化对 WT1 和 BASP1 进行差异调节的可能性。然而，WT1 的 SUMO 化如何影响其功能，以及与其辅助因子的关系仍需要进一步的研究。WT1 可以分别在第二和第三锌指的 $Ser^{365}$ 和 $Ser^{393}$ 位点被 PKA 或 PKC 磷酸化（Ye et al.，1996；Sakamoto et al.，1997）。WT1 的磷酸化阻断了 WT1 与 DNA 的结合能力，进而影响转录，降低了体内 WT1 的转录抑制活性，但保留了 RNA 结合活性的完整（Ye et al.，1996）。WT1 在细胞核中的定位模式被磷酸化改变后将导致 WT1 在细胞质中的滞留。这些结果表明，磷酸化通过影响细胞质中的 WT1 蛋白及抑制 WT1 的 DNA 结合活性，进而负向调控 WT1 的转录作用。

## 2 WT1 与性腺发育

WT1 蛋白对于泌尿生殖系统及其他一些器官和组织的正常发育是必不可少的。性腺由尿生殖嵴发育而来，最初为无差异的原基，后来分化为睾丸和卵巢。在性腺形成过程，随着尿生殖嵴增厚，WT1 在间充质成分中表达越来越强烈。由于 WT1 从早期就在性腺原基中表达，大多数性腺细胞都起源于最初表达 WT1 的细胞。复杂的转录调控和信号因子控制着雄性性腺的形成和维持。因此，WT1 的表达是早期性腺原基存活所必需的（Hammes et al.，2001）。一系列研究表明，WT1 通过控制 *SRY* 基因的表达对性别决定起到重要调控作用（Hammes et al.，2001；Shimamura et al.，1997；Hossain and Saunders，2001；Matsuzawa et al.，2003；Miyamoto et al.，2008；Bradford et al.，2009）。WT1 调控不同性腺中甾体源性因子 1（Sf1）基因的表达（Wilhelm and Englert，2002）。此外，WT1 还协同 Sf1 调控米勒管抑制物（Müllerian tube inhibitor substance，MIS）基因的表达（Nachtigal et al.，1998），并且可能在早期性腺发育过程中间接激活 *Dax1*（Kim et al.，1999）。通过睾丸特异性条件敲除 *Wt1* 基因的小鼠模型发现，*Wt1* 是睾丸索中输精管、支持细胞和生殖细胞形成与维持所必需的（Gao et al.，2006；Rao et al.，2006）。当 *Wt1* 功能消失时，在支持细胞中表达的 Sox8、Sox9 和 MIS 蛋白均丢失。重要的是，睾丸中 *Wt1* 的丢失会导致 β-联蛋白的累积，进而导致睾丸索被破坏（Chang et al.，2008）。在特异性敲除 *Wt1* 的小鼠睾丸中，还发现 *Col4a1* 和 *Col4a2* 这些胶原基因的表达下调，也提示 WT1 在睾丸索和支持细胞的维持及生殖细胞的生存中发挥作用（Chen et al.，2013）。当生殖细胞开始从原始生殖细胞转化为性腺生殖细胞时，WT1 在生殖细胞中表达。实验表明，胚胎干细胞中 *WT1* 的缺失导致其被排除在生殖细胞谱系之外，提示 *WT1* 参与生殖细胞的增殖、成熟和存活（Natoli et al.，2004）。

## 3　WT1 与非梗阻性无精子症

不孕不育是一种常见的生殖健康问题，约有 15%的夫妇患有不育症。在不育夫妇中，约 50%与男性不育有关，其原因之一是无精子症。无精子症的遗传因素包括常染色体异常、Y 染色体微缺失和单基因突变。事实上，人类 *WT1* 突变与 NOA 有关（Xu et al.，2017；Wang et al.，2013；Seabra et al.，2015）。对 NOA 患者 *WT1* 突变的研究发现，WT1 功能的改变是人类无精子症可能的原因之一。已知 *WT1* 种系突变可导致肾母细胞瘤的易感性、男性性别分化障碍和早发性肾衰竭。近年来，在 NOA 患者中发现了新的 *WT1* 突变，有的突变发生在蛋白质的调控区域，有的突变发生在编码锌指结构域的外显子中。*WT1* 通过截短突变或错义突变，影响 *WT1* 基因的表达，并且能够改变锌指区域与 DNA 的结合能力。研究表明，*WT1* 的错义突变 p.F435L 位于锌指区域，改变了 WT1 结合 DNA 的能力，导致 *COL4A1* 和 *WNT4* 启动子的转录活性显著降低。*COL4A1* 和 *WNT4* 是 WT1 直接调控的靶基因。WT1 p.F435L 对 *COL4A1* 和 *WNT4* 启动子区域结合能力的改变，导致其启动子转录活性显著降低。提示 WT1 p.F435L 通过消除 WT1 的 DNA 结合能力，干扰 WT1 靶基因的表达，从而影响 *COL4A1*、*WNT4* 等对睾丸维持和精子形成至关重要的基因的启动子激活，影响精子发生（Xu et al.，2017）。

血-睾屏障（blood-testis barrier，BTB）结构的完整性对精子发生至关重要，BTB 的异常组装可造成生殖细胞活力丧失和男性不育。*WT1* 的缺失破坏了正常的 BTB 结构。*WT1* 缺失后，细胞从立方上皮细胞向间充质细胞发生形态学转化，并伴有紧密连接缺失和 E-钙黏着蛋白表达显著降低，这两项均为上皮细胞的正常特征。*WT1* 对支持细胞上皮特性的维持至关重要，这些特性的丧失会导致生殖细胞死亡。细胞极性维持的重要基因（如 *Par6b*、*Cdc42ep5*）和 Wnt 通路信号基因（*WNT4*、*WNT11*）在 *WT1* 基因缺失时表达显著下调。其中 *Par6b* 或 *Par3* 的下调导致支持细胞致密连接形成缺陷（Wong et al.，2008）。这些结果表明，*WT1* 缺失后，精子形成缺陷是由于支持细胞极性的丧失。在脊椎动物中，*WNT4* 和 *WNT11* 编码激活 Wnt 信号通路的配体，这对于调节上皮细胞与间充质细胞的特性至关重要。*WNT4* 和 *WNT11* 的表达在支持细胞中被 *WT1* 激活，*WT1* 的缺失导致这些基因的下调和上皮细胞极性的丧失。*WNT4* 敲除实验表明，细胞中 *Par6b* 和 E-钙黏着蛋白基因的表达受 *WNT4* 的调控。另外，*WNT4* 和 *WNT11* 在 *WT1* 缺失的支持细胞中过表达可诱导 *Par6b* 表达。这些数据表明，*WT1* 通过 *WNT4* 间接控制支持细胞的极性（Wang et al.，2013）。

## 4　结　语

综上所述，*WT1* 既可以作为肿瘤抑制因子，又可以作为癌基因，既是一种转录调控因子，可以激活或抑制基因，又是一种转录后调节因子。WT1 蛋白在发育、组织维持和表观遗传调控中发挥着关键作用。

**致 谢** 本项工作得到了国家重点研发计划重点专项课题（2016YFC1000601）的资助，谨此致谢！

## 参 考 文 献

Bradford S T, Wilhelm D, Bandiera R, et al. 2009. A cell-autonomous role for WT1 in regulating *Sry in vivo*. Hum Mol Genet, 18(18): 3429-3438.

Call K M, Glaser T, Ito C Y, et al. 1990. Isolation and characterization of a zinc finger polypeptide gene at the human chromosome 11 Wilms' tumor locus. Cell, 60(3): 509-520.

Carpenter B, Hill K J, Charalambous M, et al. 2004. BASP1 is a transcriptional cosuppressor for the Wilms' tumour suppressor protein WT1. Mol Cell Biol, 24(2): 537-549.

Chang H, Gao F, Guillou F, et al. 2008. Wt1 negatively regulates beta-catenin signaling during testis development. Development, 135(10): 1875-1885.

Chen S R, Chen M, Wang X N, et al. 2013. The Wilms' tumor gene, *Wt1*, maintains testicular cord integrity by regulating the expression of *Col4a1* and *Col4a2*. Biol Reprod, 88(3): 56.

Dallosso A R, Hancock A L, Brown K W, et al. 2004. Genomic imprinting at the *WT1* gene involves a novel coding transcript (*AWT1*) that shows deregulation in Wilms' tumours. Hum Mol Genet, 13(4): 405-415.

Gao F, Maiti S, Alam N, et al. 2006. The Wilms' tumor gene, *Wt1*, is required for *Sox9* expression and maintenance of tubular architecture in the developing testis. Proc Natl Acad Sci USA, 103(32): 11987-11992.

Gessler M, Konig A, Bruns G A. 1992. The genomic organization and expression of the *WT1* gene. Genomics, 12(4): 807-813.

Gessler M, Poustka A, Cavenee W, et al. 1990. Homozygous deletion in Wilms tumours of a zinc-finger gene identified by chromosome jumping. Nature, 343(6260): 774-778.

Haber D A, Buckler A J, Glaser T, et al. 1990. An internal deletion within an 11p13 zinc finger gene contributes to the development of Wilms' tumor. Cell, 61(7): 1257-1269.

Haber D A, Sohn R L, Buckler A J, et al. 1991. Alternative splicing and genomic structure of the Wilms tumor gene *WT1*. Proc Natl Acad Sci USA, 88(21): 9618-9622.

Hammes A, Guo J K, Lutsch G, et al. 2001. Two splice variants of the Wilms' tumor 1 gene have distinct functions during sex determination and nephron formation. Cell, 106(3): 319-329.

Hastie N D. 2001. Life, sex, and WT1 isoforms – three amino acids can make all the difference. Cell, 106(4): 391-394.

Hohenstein P, Hastie N D. 2006. The many facets of the Wilms' tumour gene, *WT1*. Hum Mol Genet, 15: 196-201.

Holmes G P, Boterashvili S, English M, et al. 1997. Two N-terminal self-association domains are required for the dominant negative transcriptional activity of WT1 Denys–Drash mutant proteins. Biochem Biophys Res Commun, 233(3): 72372-72378.

Hossain A, Saunders G F. 2001. The human sex-determining gene *SRY* is a direct target of *WT1*. J Biol Chem, 276(20): 16817-16823.

Kim J, Prawitt D, Bardeesy N, et al. 1999. The Wilms' tumor suppressor gene (*wt1*) product regulates *Dax-1* gene expression during gonadal differentiation. Mol Cell Bio, 19(3): 2289-2299.

Madden S L, Cook D M, Rauscher III F J. 1993. A structure–function analysis of transcriptional repression mediated by the WT1, Wilms' tumor suppressor protein. Oncogene, 8(7): 1713-1720.

Matsuzawa-Watanabe Y, Inoue J, Semba K. 2003. Transcriptional activity of testis determining factor SRY is modulated by the Wilms' tumor 1 gene product, WT1. Oncogene, 22(39): 7900-7904.

McKay L M, Carpenter B, Roberts S G E. 1999. Regulation of the Wilms' tumour suppressor protein transcriptional activation domain. Oncogene, 18(47): 6546-6554.

Miyamoto Y, Taniguchi H, Hamel F, et al. 2008. A GATA4/WT1 cooperation regulates transcription of genes required for mammalian sex determination and differentiation. BMC Mol Biol, 9: 44.

Nachtigal M W, Hirokawa Y, Enyeart VanHouten D L, et al. 1998. Wilms' tumor 1 and Dax-1 modulate the orphan nuclear receptor SF-1 in sex-specific gene expression. Cell, 93(3): 445-454.

Natoli T A, Alberta J A, Bortvin A, et al. 2004. Wt1 functions in the development of germ cells in addition to somatic cell lineages of the testis. Dev Biol, 268(2): 429-440.

Rao M K, Pham J, Imam J S, et al. 2006. Tissue-specific RNAi reveals that WT1 expression in nurse cells controls germ cell survival and spermatogenesis. Genes Dev, 20(2): 147-152.

Roberts S G E. 2005. Transcriptional regulation by WT1 in development. Curr Opin Genet Dev, 15(5): 542-547.

Sakamoto Y, Yoshida M, Semba K, et al. 1997. Inhibition of the DNA-binding and transcriptional repression activity of the Wilms' tumor gene product, WT1, by cAMP-dependent protein kinase-mediated phosphorylation of Ser-365 and Ser-393 in the zinc finger domain. Oncogene, 15(17): 2001-2012.

Seabra C M, Quental S, Lima A C, et al. 2015. The mutational spectrum of WT1 in male infertility. J Urol, 193(5): 1709-1715.

Shimamura R, Fraizer G C, Trapman J, et al. 1997. The Wilms' tumor gene *WT1* can regulate genes involved in sex determination and differentiation: SRY, Müllerian-inhibiting substance, and the androgen receptor. Clin Cancer Res, 3(12 Pt 2): 2571-2580.

Smolen G A, Vassileva M T, Wells J, et al. 2004. SUMO-1 modification of the Wilms' tumor suppressor WT1. Cancer Res, 64(21): 7846-7851.

Wagner N, Wagner K D, Hammes A, et al. 2005. A splice variant of the Wilms' tumour suppressor Wt1 is required for normal development of the olfactory system. Development, 132(6): 1327-1336.

Wang X N, Li Z S, Ren Y, et al. 2013. The Wilms tumor gene, *Wt1*, is critical for mouse spermatogenesis via regulation of Sertoli cell polarity and is associated with non-obstructive azoospermia in humans. PLoS Genet, 9(8): e1003645.

Wang Z Y, Qiu Q Q, Enger K T, et al. 1993. A second transcriptionally active DNA-binding site for the Wilms tumor gene product, WT1. Proc Natl Acad Sci USA, 90(19): 8896-8900.

Wang Z Y, Qiu Q Q, Seufert W, et al. 1996. Molecular cloning of the cDNA and chromosome localization of the gene for human ubiquitin-conjugating enzyme 9. J Biol Chem, 271(40): 24811-24816.

Wilhelm D, Englert C. 2002. The Wilms' tumor suppressor WT1 regulates early gonad development by activation of Sf1. Genes Dev, 16(14): 1839-1851.

Wong E W, Mruk D D, Lee W M, et al. 2008. Par3/Par6 polarity complex coordinates apical ectoplasmic specialization and blood-testis barrier restructuring during spermatogenesis. Proc Natl Acad Sci USA, 105(28): 9657-9662.

Xu J, Jiang L, Yu W, et al. 2017. A novel functional variant in Wilms' Tumor 1 (WT1) is associated with idiopathic non-obstructive azoospermia. Mol Reprod Dev, 84(3): 222-228.

Ye Y, Raychaudhuri B, Gurney A, et al. 1996. Regulation of WT1 by phosphorylation: inhibition of DNA binding, alteration of transcriptional activity and cellular translocation. EMBO J, 15(20): 5606-5615.

# *AZF* 基因的生殖特异性表达及遗传保守性调控

江　欢[1]　朱伟杰[2*]

1 深圳市龙岗区妇幼保健院，深圳

2 暨南大学生命科学技术学院，广州

**摘　要**　无精子症因子（*AZF*）基因位于人类 Y 染色体长臂上，包括 4 个功能不同的遗传区域，分别为 *AZFa*、*AZFb*、*AZFc* 和 *AZFd*。这些区域的候选基因协同调控男性精子发生过程。*AZF* 基因结构具有高度遗传保守性，其候选基因的功能特征临床表现差异较大。本文对 *AZF* 基因的生殖特异性表达及遗传保守性调控机制进行综述。

**关键词**　*AZF* 基因，男性生殖，表达，调控

男性不育病因学复杂，染色体或基因突变等遗传因素与男性生育功能关系密切（Barratt et al.，2017）。Y 染色体构成人类基因组的 2%，含有调控睾丸发育和精子发生过程的基因。Y 染色体由短臂（Yp）与长臂（Yq）构成，Yp 上的 Y 染色体性别决定区（sex-determining region of Y，SRY）基因是调控睾丸发育的关键基因，Yq 上特有的无精子症因子（azoospermia factor，AZF）基因则是精子发生过程的重要调控因子之一（Kim et al.，2017）。AZF 基因微缺失是不育男性最常见的 Yq 缺失（Colaco and Modi，2018）。由于 AZF 缺失可通过垂直传播遗传给男性后代，深入认识 *AZF* 基因的功能特征及其生殖特异表达调控机制，对提高男性不育临床诊疗水平和保障男性生殖健康有重要的指导意义。

## 1　*AZF* 基因结构与功能

*AZF* 区含有许多高相似性的 DNA 重复序列，包括直接重复序列、倒转重复序列和回文序列等，这一特点使其内部基因在精子发生过程中极易发生错配，由此产生 Y 染色体微缺失和基因多态性。*AZF* 基因微缺失是临床上无精子症与严重少精子症最常见的分子遗传学病因（Shafae et al.，2018）。

根据功能不同，*AZF* 基因可划分为 4 段遗传结构域：*AZFa*、*AZFb*、*AZFc* 和 *AZFd*，分别在精子形成的不同阶段发挥调控作用（Gholami et al.，2017；Miraghazadeh et al.，2019）。*AZFa* 位于 Y 染色体的 Yq11 区域，主要调控精母细胞分裂增殖。*AZFa* 完全缺

*通讯作者：tzhuwj@jnu.edu.cn

失一般表现为纯睾丸支持细胞综合征（Birowo et al.，2017）。*AZFb* 位于 Y 染色体的男性特异性区域（male-specific region of the Y chromosome，MSY），主要调节精子成熟过程，其缺失可导致精子细胞成熟停滞（Suganya et al.，2015）。*AZFc* 亦位于 Y 染色体的 Yq11 区，*AZFc* 区缺失的临床特征呈高度异质性，可无明显临床表现或仅表现为精子形态异常（Liu et al.，2017）。*AZFd* 区位于 *AZFb* 区和 *AZFc* 区的重叠区域，该区缺失的发病率及临床症状在不同地区的人群中存在差异，从轻度少精子症到无精子症均有报道（Muslumanoglu et al.，2005）。

# 2 *AZF* 候选基因的特异性表达及调控

*AZFa*、*AZFb*、*AZFc*、*AZFd* 四个区域包含 10 余个候选基因，这些基因表达调控机制各异，决定了不同基因缺失型男性的临床症状各异。Y 染色体作为男性特有的染色体，在减数分裂过程中不发生交换和重组，以单倍体形式呈父系遗传，具有高度遗传保守性（Trombetta et al.，2017）。在 *AZF* 基因微缺失的男性中发现，*AZF* 基因的编码序列并无改变，其特异性表达及遗传保守性调控机制涉及表观遗传修饰、转录和转录后等多个分子层面（Ansari-Pour et al.，2016；Tang et al.，2017）。

## 2.1 *AZFa* 区候选基因的特异性表达及调控

*AZFa* 区是 *AZF* 基因中最小的亚区，全长约 800kb，包括 3 个主要候选基因：*USP9Y*（ubiquitin-specific protease 9）、*DBY*（dead box on the Y）和 *UTY*（ubiquitously transcribed tetratricopeptid repeat gene，Y-linked）（Nailwal and Chauhan，2017）。在 *AZF* 基因的微缺失中，a 区缺失最少见，但该区段缺失的患者临床症状最严重（Asadi et al.，2017）。

*USP9Y* 是最早被发现的 *AZFa* 区候选基因，位于 Yq11.2-11.4 区域，全长约 159kb。*USP9Y* 广泛表达于人体多种类型的组织和细胞，包括各发育时期的睾丸组织，主要负责编码具有泛素特异性的蛋白水解酶。既往观点认为，*USP9Y* 通过水解精子变态过程中的泛素，起到稳定靶蛋白、促进精子细胞转变为成熟精子的作用（Wimmer et al.，2002）。然而，*USP9Y* 缺失的男性及其直系男性亲属均有正常生育力（Luddi et al.，2009）。这些临床证据表明，*USP9Y* 不是精子成熟过程所必需的功能蛋白，可能是精子发生过程中的一种高效调节器（Krausz et al.，2006）。*USP9Y* 第 25 号外显子位点错义突变引起的氨基酸变化，导致调节精子发生过程的功能蛋白表达量异常，这可能是 *USP9Y* 微缺失导致男性生育力异常的机制之一（Sims and Ballantyne，2008）。

在 *USP9Y* 基因下游的 45kb 处，存在 *AZFa* 区段的另一个候选基因 *DBY*。*DBY* 编码一种 RNA 解旋酶，在 RNA 的代谢和翻译调节中起着重要作用（Gustafson and Wessel，2010）。DBY mRNA 广泛表达于多种组织和细胞，但其蛋白质仅特异性表达于男性生殖细胞，是有丝分裂周期蛋白表达的上游调节因子，可调控精原细胞的有丝分裂过程，因此，*DBY* 基因缺失的患者其睾丸组织中仅有支持细胞而无生精细胞，临床上表现为纯睾丸支持细胞综合征（Kotov et al.，2017）。研究发现，人睾丸生殖细胞内 *DBY* 转录在减数分裂后即被激活，初级转录子经过多腺苷化处理后，在睾丸生殖细胞内发生特异性的转录后剪接事件，形成特定的剪接变异体，*DBY* 基因位点这种复杂的翻译调控机制仅在雄性生殖细胞中发挥作用，因而在体细胞中缺乏 DBY 蛋白生成（Rauschendorf et al.，2014）。*DBY* 基因的生殖特异性表达及调控模式是灵长类动物长期进化的结果。

*UTY* 基因位于 Yq11.221 区域，主要编码与蛋白质相互作用有关的组蛋白脱甲基酶，参与调控精子发生过程。*UTY* 基因在人与小鼠之间高度保守，利用单核苷酸多态性数据库分析发现，E18 位点是 *UTY* 基因的高度保守区，是调控 UTY 蛋白功能的关键区域。E18 残基是蛋白质水解、羧基化和二磷酸腺苷-核糖基化反应的主要位点，E18 位点的氨基酸多态性可能通过调控人 UTY 蛋白的翻译后修饰过程等表观遗传学手段介导男性生育力的损伤（Nailwal and Chauhan，2017）。

## 2.2 *AZFb* 区候选基因的特异性表达及调控

*AZFb* 区段全长 1～3Mb，其基因结构的完整序列尚未确定。*AZFb* 区已知的候选基因包括 *RBMY*、*HSFY*、*SMCY* 和 *EIF1Y* 等。*AZFb* 区微缺失在无精子症和严重少精子症的男性患者中检出率约为 5%（Asadi et al.，2017）。普遍认为 *AZFb* 区完全缺失患者，其睾丸组织内不存在成熟精子，近年来研究发现，部分 *AZFb* 区缺失的患者也有少量残余精子生成，扩展分析发现，在这些患者 *AZFb* 的延伸区域有异常缺失模式（Stouffs et al.，2017），可能有助于发掘 *AZFb* 区的新候选基因。

*RBMY* 基因家族是 *AZFb* 区的重要候选基因之一（Ferlin et al.，2003）。RBMY 是一种 RNA 结合蛋白，定位于精子的颈部、中段和尾部，*RBMY* 基因微缺失主要影响精子的运动能力，增加男性弱精子症的易感性（Abid et al.，2013；Yan et al.，2017）。在 *RBMY* 微缺失男性的生殖细胞中，重要的前体 mRNA 剪接加工通路被破坏，这可能是其精子发生障碍的分子基础（Alikhani et al.，2013）。

*HSFY* 是调控精子发生的因子之一，主要表达于次级精母细胞和精子细胞的细胞质中（Zhang et al.，2016），影响精子成熟过程。*HSFY* 微缺失是导致非梗阻性无精子症的分子遗传学因素之一（Stahl et al.，2012）。既往研究认为，*HSFY* 调控生精细胞减数分裂过程，其缺失可导致精子成熟障碍（Krausz et al.，2000）。对 1186 例不育男性的 Y 染色体微缺失进行检测分析，发现 *HSFY* 基因微缺失对男性生育力影响有限，*HSFY* 基因可能并不是生精细胞减数分裂过程所必需的 *AZFb* 因子（Kichine et al.，2012）。

此外，*SMCY* 和 *EIF1Y* 等候选基因在生精过程中的具体作用尚不清楚，*SMCY* 可能通过调控组蛋白去甲基化的表观遗传学机制，影响生精细胞减数分裂过程（Akimoto et al.，2008），但目前对此知之甚少。*AZFb* 候选基因在男性生殖系统的特异性表达及调控机制，仍待进一步扩大样本量的研究。

## 2.3 *AZFc* 区候选基因的特异性表达及调控

*AZFc* 区段全长约 3.5Mb，该区段包含 Y 染色体上数量最多的睾丸组织特异性表达

基因，*DAZ*、*BPY2* 和 *CDY1* 是该区最重要的候选基因。无精子症和严重少精子症的男性人群中，*AZFc* 区缺失的发生率明显高于 Y 染色体的其他区域（Asadi et al.，2017）。由于 *AZFc* 区重复序列相对较多，其部分缺失频率高于微缺失频率（Page，2004），gr/gr、b1/b3 和 b2/b3 等是 *AZFc* 区常见的部分缺失位点（Ataei et al.，2018）。*AZFc* 区缺失的男性临床表现为精子高度异质性，生精异常，存在明显的变异，但目前这一现象的分子机制仍不明确，可能涉及遗传背景或环境因素相关的表观遗传学机制。

*DAZ* 基因特异性表达于男性生殖细胞，编码睾丸特异性 RNA 结合蛋白，通过与特定的前体 mRNA 结合，影响前体 mRNA 加工过程，以达到对下游目标蛋白的调控目的（Fu et al.，2015）。位于常染色体的 *DAZL* 基因与 Y 染色体的 *DAZ* 基因同属 *DAZ* 家族，*DAZL* 基因是生殖细胞减数分裂过程的调控因子，因此，有观点认为 *DAZ* 亦参与调节精子发生的减数分裂过程（Fu et al.，2015）。尽管 *DAZ* 参与调控精子发生过程，但与生精失败无关（Soares et al.，2012），且在 *DAZ* 基因完全缺失的男性中，仍可观察到低水平精子生成（Navarro-Costa et al.，2010）。免疫组化实验显示，DAZ 蛋白定位于生精上皮的最内层和精子尾部，提示 DAZ 蛋白可能仅在成熟精子的 RNA 代谢中起作用（Habermann et al.，1998），并未参与减数分裂过程。因此，*DAZ* 基因的缺失并不影响精子成熟，但可引起成熟精子数量减少。

*BPY2* 基因主要编码精子发生过程中的一种细胞骨架调控蛋白，广泛表达于各阶段的生精细胞中，即使在精子中也持续存在（Tse et al.，2003）。目前尚无直接证据证明 *BPY2* 基因在精子发生中的确切作用。利用酵母双杂交技术进行研究，结果显示，BPY2 蛋白与泛素连接酶 E3A 和微管相关蛋白 1 发生相互作用（Wong et al.，2002，2004），从而推测 *BPY2* 基因可能通过泛素化等表观遗传学手段调控男性生殖细胞的骨架网络。

*CDY1* 基因参与精子发生过程减数分裂后的核重构和转录调控，与临床少精子症和畸形精子症的关系密切（Ghorbel et al.，2014；Xia et al.，2019）。*Cdy1* 基因敲除后，小鼠精原细胞生成和精子形态均存在明显缺陷（Xia et al.，2019）。*CDY1* 基因对精子发生过程的调控也涉及表观遗传机制。CDY1 蛋白可以介导组蛋白 H4 乙酰化和组蛋白 H3 甲基化，从而触发鱼精蛋白-组蛋白的置换过程和随后的核凝聚（Lahn et al.，2002；Franz et al.，2009）。

## 2.4 *AZFd* 区候选基因的特异性表达及调控

在 *AZFb* 区和 *AZFc* 区之间有部分重叠区域，命名为 *AZFd* 区。人们对 *AZFd* 区缺失的发病率及其调控作用仍存在不同见解。有观点认为，*AZFd* 区缺失发生率较低，且该区缺失通常继发于其他 *AZF* 区域的部分缺失，故 *AZFd* 区缺失可当作遗传多态性看待（Noordam et al.，2006）。也有观点认为，*AZFd* 区缺失是男性不育的常见遗传学病因（Yao et al.，2001；Muslumanoglu et al.，2005）。但 *AZFd* 对精子发生的调控作用尚无定论。有报道指出，*AZFd* 区缺失与男性轻度少精子症或精子形态异常有关（Quilter et al.，2003），但 Muslumanoglu 等（2005）对 *AZFd* 区缺失的患者行睾丸活检后却认为，*AZFd* 区对精子发生过程具有重要的调控作用，其缺失可引起精子成熟停滞，导致无精子症。

样本量较小和人群的种族差异可能是造成结果不一致的原因，*AZFd* 区对男性生殖的确切作用机制仍待后续大样本量的深入研究。

## 3 结　语

*AZF* 基因及其候选基因是男性不育分子遗传学病因研究的热点方向，目前对 *AZF* 基因功能的认识仍相当有限。首先，*AZF* 基因仅存在于部分灵长类动物中，难以建立良好的动物模型；其次，人睾丸生精细胞体外分化成熟的培养体系仍不稳定，上述原因限制了从分子水平上对 *AZF* 基因与精子发生的相关性进行深入研究。*AZF* 区的生物学特性复杂，其候选基因的序列高度保守，基因表达调控机制涉及表观遗传学、转录和转录后等多个层面；另外，候选基因缺失引发的临床表现有多种。高通量测序技术的发展和普及，为 *AZF* 基因的全序列测序分析提供了可能，有望补充和完善 *AZF* 基因的新表型鉴定，深入阐明 *AZF* 基因的功能特征，可为实现男性不育的基因治疗提供有价值的参考资料。

## 参 考 文 献


Abid S, Sagare-Patil V, Gokral J, et al. 2013. Cellular ontogeny of RBMY during human spermatogenesis and its role in sperm motility. J Biosci, 38(1): 85-92.

Akimoto C, Kitagawa H, Matsumoto T, et al. 2008. Spermatogenesis-specific association of SMCY and MSH5. Genes Cells, 13(6): 623-633.

Alikhani M, Sharifi Tabar M, Mirshahvaladi S, et al. 2013. Expression analysis of RNA-binding motif gene on Y chromosome (RBMY) protein isoforms in testis tissue and a testicular germ cell cancer-derived cell line (NT2). Iran Biomed J, 17(2): 54-61.

Ansari-Pour N, Razaghi-Moghadam Z, Barneh F, et al. 2016. Testis-specific Y-centric protein-protein interaction network provides clues to the etiology of severe spermatogenic failure. J Proteome Res, 15(3): 1011-1022.

Asadi F, Sadighi Gilani M A, Ghaheri A, et al. 2017. The prevalence of y chromosome microdeletions in iranian infertile men with azoospermia and severe oligospermia. Cell J, 19(1): 27-33.

Ataei M, Akbarian F, Talebi M A, et al. 2018. Analysis of partial AZFc (gr/gr, b1/b3, and b2/b3) deletions in iranian oligozoospermia candidates for intracytoplasmic sperm injection (ICSI). Turk J Med Sci, 48(2): 251-256.

Barratt C L R, Bjorndahl L, De Jonge C J, et al. 2017. The diagnosis of male infertility: an analysis of the evidence to support the development of global who guidance-challenges and future research opportunities. Hum Reprod Update, 23(6): 660-680.

Birowo P, Putra D E, Dewi M, et al. 2017. Y-chromosomal microdeletion in idiopathic azoospermic and severe oligozoospermic indonesian men. Acta Med Indones, 49(1): 17-23.

Colaco S, Modi D, 2018. Genetics of the human y chromosome and its association with male infertility. Reprod Biol Endocrinol, 16(1): 14.

Ferlin A, Moro E, Rossi A, et al. 2003. The human Y chromosome's azoospermia factor b (AZFb) region: sequence, structure, and deletion analysis in infertile men. J Med Genet, 40(1): 18-24.

Franz H, Mosch K, Soeroes S, et al. 2009. Multimerization and H3K9me3 binding are required for CDYL1b heterochromatin association. J Biol Chem, 284(50): 35049-35059.

Fu X F, Cheng S F, Wang L Q, et al. 2015. DAZ family proteins, key players for germ cell development. Int J Biol Sci, 11(10): 1226-1235.

Gholami D, Jafari-Ghahfarokhi H, Nemati-Dehkordi M, et al. 2017. Y chromosome microdeletions frequency in idiopathic azoospermia, oligoasthenozoospermia, and oligospermia. Int J Reprod Biomed (Yazd), 15(11): 703-712.

Ghorbel M, Baklouti-Gargouri S, Keskes R, et al. 2014. Deletion of *CDY1b* copy of y chromosome *CDY1* gene is a risk factor of male infertility in tunisian men. Gene, 548(2): 251-255.

Gustafson E A, Wessel G M. 2010. Vasa genes: emerging roles in the germ line and in multipotent cells. Bioessays, 32(7): 626-637.

Habermann B, Mi H F, Edelmann A, et al. 1998. *DAZ* (deleted in azoospermia) genes encode proteins located in human late spermatids and in sperm tails. Hum Reprod, 13(2): 363-369.

Kichine E, Roze V, Di Cristofaro J, et al. 2012. *HSFY* genes and the p4 palindrome in the AZFb interval of the human Y chromosome are not required for spermatocyte maturation. Hum Reprod, 27(2): 615-624.

Kim S Y, Kim H J, Lee B Y, et al. 2017. Y chromosome microdeletions in infertile men with non-obstructive azoospermia and severe oligozoospermia. J Reprod Infertil, 18(3): 307-315.

Kotov A A, Olenkina O M, Godneeva B K, et al. 2017. Progress in understanding the molecular functions of DDX3Y (DBY) in male germ cell development and maintenance. Biosci Trends, 11(1): 46-53.

Krausz C, Degl'innocenti S, Nuti F, et al. 2006. Natural transmission of *USP9Y* gene mutations: a new perspective on the role of *AZFa* genes in male fertility. Hum Mol Genet, 15(18): 2673-2681.

Krausz C, Quintana-Murci L, Mcelreavey K. 2000. Prognostic value of Y deletion analysis: what is the clinical prognostic value of Y chromosome microdeletion analysis? Hum Reprod, 15(7): 1431-1434.

Lahn B T, Tang Z L, Zhou J, et al. 2002. Previously uncharacterized histone acetyltransferases implicated in mammalian spermatogenesis. Proc Natl Acad Sci USA, 99(13): 8707-8712.

Liu X Y, Wang R X, Fu Y, et al. 2017. Outcomes of intracytoplasmic sperm injection in oligozoospermic men with Y chromosome AZFb or AZFc microdeletions. Andrologia, 49(1): e12602.

Luddi A, Margollicci M, Gambera L, et al. 2009. Spermatogenesis in a man with complete deletion of *USP9Y*. N Engl J Med, 360(9): 881-885.

Miraghazadeh A, Sadighi Gilani M A, Reihani-Sabet F, et al. 2019. Detection of partial AZFc microdeletions in azoospermic infertile men is not informative of microTESE outcome. Int J Fertil Steril, 12(4): 298-302.

Muslumanoglu M H, Turgut M, Cilingir O, et al. 2005. Role of the AZFd locus in spermatogenesis. Fertil Steril, 84(2): 519-522.

Nailwal M, Chauhan J B. 2017. Computational analysis of high risk missense variant in human *UTY* gene: a candidate gene of AZFa sub-region. J Reprod Infertil, 18(3): 298-306.

Navarro-Costa P, Plancha C E, Goncalves J. 2010. Genetic dissection of the AZF regions of the human Y chromosome: thriller or filler for male (in)fertility? J Biomed Biotechnol, 2010: 936569.

Noordam M J, van der Veen F, Repping S. 2006. Techniques and reasons to remain interested in the Y chromosome. Fertil Steril, 86(6): 1801-1802.

Page D C. 2004. 2003 curt stern award address. On low expectation exceeded; or, the genomic salvation of the Y chromosome. Am J Hum Genet, 74(3): 399-402.

Quilter C R, Svennevik E C, Serhal P, et al. 2003. Cytogenetic and y chromosome microdeletion screening of a random group of infertile males. Fertil Steril, 79(2): 301-307.

Rauschendorf M A, Zimmer J, Ohnmacht C, et al. 2014. *DDX3X*, the X homologue of AZFa gene *DDX3Y*, expresses a complex pattern of transcript variants only in the male germ line. Mol Hum Reprod, 20(12): 1208-1222.

Shafae M M E, Sabry J H, Behiry E G, et al. 2018. Independent of DAZL-T54A variant and AZF microdeletion in a sample of egyptian patients with idiopathic non-obstructed azoospermia. Appl Clin Genet, 11: 81-87.

Sims L M, Ballantyne J. 2008. A rare Y chromosome missense mutation in exon 25 of human USP9Y revealed by pyrosequencing. Biochem Genet, 46(3-4): 154-161.

Soares A R, Costa P, Silva J, et al. 2012. AZFb microdeletions and oligozoospermia--which mechanisms? Fertil Steril, 97(4): 858-863.

Stahl P J, Mielnik A N, Barbieri C E, et al. 2012. Deletion or underexpression of the Y-chromosome genes *CDY2* and *HSFY* is associated with maturation arrest in american men with nonobstructive azoospermia. Asian J Androl, 14(5): 676-682.

Stouffs K, Vloeberghs V, Gheldof A, et al. 2017. Are AZFb deletions always incompatible with sperm production? Andrology, 5(4): 691-694..

Suganya J, Kujur S B, Selvaraj K, et al. 2015. Chromosomal abnormalities in infertile men from southern india. J Clin Diagn Res, 9(7): Gc05-10.

Tang Q, Chen Y, Wu W, et al. 2017. Idiopathic male infertility and polymorphisms in the DNA methyltransferase genes involved in epigenetic marking. Sci Rep, 7(1): 11219.

Trombetta B, D'atanasio E, Cruciani F. 2017. Patterns of inter-chromosomal gene conversion on the male-specific region of the human y chromosome. Front Genet, 8: 54.

Tse J Y M, Wong E Y M, Cheung A N Y, et al. 2003. Specific expression of *VCY2* in human male germ cells and its involvement in the pathogenesis of male infertility. Biol Reprod, 69(3): 746-751.

Wimmer R, Kirsch S, Weber A, et al. 2002. The azoospermia region AZFa: an evolutionary view. Cytogenet Genome Res, 99(1-4): 146-150.

Wong E Y, Tse J Y, Yao K M, et al. 2002. VCY2 protein interacts with the HECT domain of ubiquitin-protein ligase E3A. Biochem Biophys Res Commun, 296(5): 1104-1111.

Wong E Y, Tse J Y, Yao K M, et al. 2004. Identification and characterization of human VCY2-interacting protein: VCY2IP-1, a microtubule-associated protein-like protein. Biol Reprod, 70(3): 775-784.

Xia X, Zhou X, Quan Y, et al. 2019. Germline deletion of Cdyl causes teratozoospermia and progressive infertility in male mice. Cell Death Dis, 10(3): 229.

Yan Y, Yang X, Liu Y, et al. 2017. Copy number variation of functional RBMY1 is associated with sperm motility: an azoospermia factor-linked candidate for asthenozoospermia. Hum Reprod, 32(7): 1521-1531.

Yao G, Chen G, Pan T. 2001. Study of microdeletions in the Y chromosome of infertile men with idiopathic oligo- or azoospermia. J Assist Reprod Genet, 18(11): 612-616.

Zhang W, Shao Y, Qin Y, et al. 2016. Expression pattern of HSFY in the mouse testis and epididymis with and without heat stress. Cell Tissue Res, 366(3): 763-770.

# 畸形精子症相关致病基因的研究进展

高 阳[1] 吴 欢[1] 张 锋[2] 贺小进[1*]

1 安徽医科大学附属第一医院，合肥

2 复旦大学附属妇产科医院，上海

**摘 要** 男性不育作为一种多因素病理症状，影响着近 7%的男性育龄人群。在精子发生障碍、精子成熟障碍、输精管道发育不良等各种男性不育症中，遗传因素约占 15%。尤其是在畸形精子症方面，遗传因素扮演着重要的角色。现代辅助生殖技术的出现，越过了自然状态下受精过程中对异常精子的淘汰过程，有将男性不育患者遗传缺陷传递给下一代的潜在危险。因此，充分认识精子畸形的遗传缺陷对指导临床诊疗和子代的生殖健康评估具有重要的意义。本文汇总了近年来各种畸形精子症遗传缺陷的鉴定和特征研究，以期为临床诊疗、预后评估、子代遗传风险防控等方面提供参考资料。

**关键词** 畸形精子症，基因缺陷，基因突变，男性不育

世界卫生组织（WHO）已将不育症、心血管疾病和肿瘤列为当今影响人类生活和健康的三大主要疾病。在我国，不孕不育影响着约 5000 万对夫妇（Mascarenhas et al., 2012），男性不育占 40%～50%，精子活力不足和形态异常是主要类型。近年来，随着下一代测序（next-generation sequencing，NGS）、全外显子组测序（whole exome sequencing，WES）、全基因组关联分析（genome-wide association study，GWAS）等分子技术的快速发展，基因敲除动物模型的广泛应用，已经鉴定出导致多种精子畸形的基因变异。这些精子畸形涵盖精子头部、颈部、中段、鞭毛各部位的异常，本文综述畸形精子症相关致病基因的研究进展。

## 1 精子头部异常

### 1.1 大头精子症

大头精子症或大头多鞭毛精子症是一种罕见的精子畸形，其特点是精液中几乎 100%的异常精子都具有超大的不规则头、异常的中段和顶体或伴有多鞭毛，患者常表现为妻子妊娠后发生多次流产或围产期胎儿死亡。

*通讯作者：hxj0117@126.com

2007 年，Dieterich 等率先鉴定出大头精子症的致病基因 *AURKC*（MIM：603495），该基因定位于 19q13.43，包含 7 个外显子。研究者对 14 名北非大头精子症患者进行全基因组低密度微卫星分析，在患者中鉴定出 *AURKC* 基因的同一纯合缺失（c.144delC）（Dieterich et al.，2007）。AURKC 属于 Aurora 激酶家族，是由 3 个成员（AURKA、AURKB 和 AURKC）组成的丝氨酸/苏氨酸激酶家族，*AURKC* 基因在睾丸中高表达，特别是在精母细胞中。AURKC 是减数分裂的细胞中染色体乘客复合物（chromosomal passenger complex，CPC）的一个组成部分（Vader et al.，2008；Chen et al.，2005）。CPC 是结合着丝粒以调节有丝分裂和减数分裂事件的蛋白质复合物，确保染色体分离和细胞分裂（Carmena et al.，2012）。在减数分裂过程中它的改变会导致染色体组不平衡配子的产生（Sharif et al.，2010）。

继在北非患者中发现 *AURKC* 基因后，多项研究陆续在不同人群中报道了 *AURKC* 基因是大头精子症的主要致病基因。相关实验的统计结果表明，近 80%无亲缘关系的大头精子症患者由 *AURKC* 基因突变引起，因而 *AURKC* 基因突变检测应作为大头精子症患者的遗传学筛查指标。另外，在被鉴定的 *AURKC* 基因突变中无义突变 p.Y248*（Ben Khelifa et al.，2012）约占 10.5%，该突变引起 AURKC 氨基酸链截短，干扰蛋白质定位，使细胞周期进展受阻，导致减数分裂失败和多倍体发生（Fellmeth et al.，2016）。鉴于此，对 *AURKC* 基因突变患者进行单精子卵细胞质内注射（ICSI）时建议行植入前遗传学筛查（preimplantation genetic screening，PGS）筛除非整倍体胚胎，防止女性反复胚胎停止发育的发生（Chelli et al.，2010）。即使 ICSI 后成功妊娠，也仍建议在妊娠期间密切随访（Achard et al.，2007）。

## 1.2 圆头精子症

圆头精子症于 1971 年在人类精子中首次被描述，其特征在于精液中存在大部分甚至全部缺乏顶体的圆头精子。因精子无法黏附并穿透卵透明带，而导致原发性不育症（Dam et al.，2007a）。Dam 等（2007b）率先在血缘关系密切的德系犹太家族中鉴定出 *SPATA16* 基因（以前称为 *NYD-SP12*，MIM：609856）纯合突变（c.848G>A）可以导致圆头精子症的发生。*SPATA16* 基因位于 3q26.31，包含 11 个外显子，在人类睾丸中高度表达，蛋白质定位于高尔基体和前列腺囊泡，与顶体形成密切相关。近来，陆续有研究报道了圆头精子症 *SPATA16* 基因新的突变位点（Elinati et al.，2016；Karaca et al.，2014）。2011 年，在 20 名表现为 100%圆头精子症的突尼斯不育患者中鉴定出 *DPY19L2* 基因 200kb 的纯合性缺失（Harbuz et al.，2011）。*DPY19L2* 基因（MIM：613893）定位于 12q14.2，包含 22 个外显子，主要在精子细胞中表达。在小鼠中，*Dyp19l2* 基因编码的蛋白质定位于面向顶体囊泡的内核膜（Pierre et al.，2012），被证明是精子发生过程中顶体附着到细胞核所必需的。综合所有 *DPY19L2* 基因筛选的研究，在所有 131 名被分析的圆头精子症患者中，70.2%的患者有 *DPY19L2* 改变，其中纯合子缺失发生率约为 52.3%（Coutton et al.，2012；Elinati et al.，2012；Ghedir et al.，2016；Zhu et al.，2013；Noveski et al.，2013）。因此，圆头精子症的主要致病基因为 *DPY19L2* 基因和 *SPATA16* 基因。圆头精子症药物治疗基本无效，ICSI 是唯一可能帮助这类患者生育的方法。

# 2　精子中段异常

## 2.1　无头精子症与头尾连接结构缺陷

无头精子是一类极其罕见的畸形精子，表现为精液中仅可见单纯的尾部，可伴有少量的或不伴有头部，由于无法有效传递遗传物质，患者常常表现为原发性不育症，药物治疗无效。对无头精子症的人和动物的精子超微结构研究表明，这种情况是精子发生晚期精子头尾连接结构的形成缺陷所造成的。

在中国 17 名无血缘关系的无头精子症男性患者中鉴定出 8 名患者存在 *SUN5* 基因（MIM：613942）的致病性突变（Zhu et al.，2016）。该基因定位于 20q11.2，SUN5 蛋白是定位于内核膜的跨膜蛋白，*SUN5* 基因突变可能会破坏植入窝和基板的形成，从而导致头-鞭毛连接处的连接受损。Zhu 等（2018）对兄弟两人同时为无头精子症的一个家系进行了研究，又发现 *PMFBP1* 基因（MIM：618085）缺陷也会导致无头精子症发生。该基因定位于 16q22.2，在精子形成后期及成熟精子中，PMFBP1 蛋白主要表达于精子头尾连接处，通过对精子头尾耦合装置相关蛋白分析发现，PMFBP1 位于 SUN5 和 SPATA6 之间的介质区域。该研究组还对无头精子症患者进行 ICSI 助孕，*SUN5* 基因和 *PMFBP1* 基因突变患者都可以通过 ICSI 来解决不育障碍问题。

## 2.2　无头精子症与中段功能受损

Sha 等（2018）对 1 例父母为近亲婚配的无头精子症患者进行全外显子组测序发现 *TSGA10* 基因（MIM：607166）的纯合突变（c.211delG、p.A71Hfs*12），该突变导致截短的 TSGA10 蛋白的产生。TSGA10 是一种睾丸特异性蛋白质，定位于正常对照精子的中段。电镜下超微结构提示 *TSGA10* 基因突变患者的精子中段结构异常，主要表现为线粒体鞘形态异常，推测截短的 TSGA10 蛋白可能导致精子中段功能受损，且该基因突变患者行 ICSI 后胚胎质量较差，胚胎移植后未实现妊娠。该基因突变的无头精子症患者行 ICSI 后是否一定无法妊娠尚需进一步增加样本量来验证。

# 3　精子鞭毛多发性形态异常

按照《世界卫生组织人类精液检查与处理实验室手册》的标准：当前向运动精子比例少于 32%时为弱精子症。这种情况可能是由精子鞭毛的结构缺陷和/或功能异常造成的。此外，由于纤毛和鞭毛具有共同的轴丝结构，原发性纤毛运动不良症（primary ciliary dyskinesia，PCD）多数是纤毛相关基因突变导致的常染色体隐性遗传模式的疾病，主要表现为由运动纤毛功能障碍引起的慢性气道感染、内脏倒位等。患者也会表现为严重的弱精子症，经典的原发性纤毛运动不良症不在本文讨论范围，此处仅讨论单纯的精子尾部形态异常——精子鞭毛多发性形态异常。

2014 年，Ben Khelifa 等在一项研究中重新定义了精子尾部畸形：精子鞭毛多发性形态异常（multiple morphological abnormalities of the sperm flagella，MMAF），是指多种精子鞭毛形态学异常的一类畸形精子症，包括精子鞭毛缺失、缩短、卷曲、成角或不规则鞭毛。在此之前，精子尾部畸形有不同的名称，如短尾精子、棒状尾巴精子、乒乓球拍样精子等，现在学者多采用 MMAF 这一概念。2014 年，Ben Khelifa 等通过全外显子测序技术，在 20 例 MMAF 患者中发现了 7 例（35%）患者存在 *DNAH1* 基因（MIM：603332）纯合突变，该基因定位于 3p21.3，患者精子正常形态率为 0～10%。这提示不同位点突变产生的变异蛋白很可能保留了一定程度的功能（Ben Khelifa et al.，2014）。因此，可以预期，个体存在不同程度的纯合子或复合杂合 *DNAH1* 基因突变时，可以表现为不同程度的弱精子和不同水平的形态异常。透射电镜结果提示，MMAF 患者的精子尾部横断面超微结构出现中央二联管缺失，甚至微管结构完全紊乱等（Yang et al.，2015）。

Wambergue 等（2016）回顾分析了 6 例 *DNAH1* 基因突变患者 9 个 ICSI 周期的临床结局，发现尽管 *DNAH1* 基因突变患者精子性染色体数目异常比例稍高于正常对照人群，但是，*DNAH1* 基因突变患者仍然获得了 50%的临床妊娠率和 37.5%的分娩率，与无基因突变的对照组 ICSI 临床结局无统计学差异。

精子鞭毛结构复杂，由上百个蛋白组成，随着对 MMAF 患者遗传研究的深入，更多新的 MMAF 致病基因被陆续鉴定。

2017 年，Tang 等在中国 30 例典型 MMAF 患者中发现 3 例 *CFAP43* 基因（MIM：617558）复合杂合突变和 1 例 *CFAP44* 基因（MIM：617559）纯合突变。超微结构显示，两种基因突变患者精子都可以出现不同程度中央二联管缺失和微管结构完全紊乱等改变。该研究还建立了 *Cfap43* 基因和 *Cfap44* 基因突变小鼠模型，发现两种基因突变小鼠均表现为与人 MMAF 表型一致的精子鞭毛形态畸形（Tang et al.，2017）。*CFAP43* 基因和 *CFAP44* 基因突变导致 MMAF 发生的结果很快在北非和欧洲人群中被重复（Coutton et al.，2018）。

2018 年，法国和中国两个研究团队几乎同时分别在北非和中国的 MMAF 患者中发现了 *CFAP69* 基因（MIM：617949）纯合突变，并通过小鼠 *Cfap69* 基因敲除模型证实 *Cfap69* 基因突变可以导致小鼠典型的 MMAF（Dong et al.，2018；He et al.，2019）。另外，*CFAP251* 基因（MIM：618146）、*FSIP2* 基因（MIM：615796）也陆续被证实是 MMAF 的致病基因。到目前为止，已报道与 MMAF 相关的致病基因有 11 个，总共可以解释 50%～60%的 MMAF 患者，因此，可以推测还有更多的 MMAF 致病基因尚待发现。

## 4 结 语

男性不育症的遗传学研究已成为一个热点领域，尤其是具有特异性表型的畸形精子症的遗传学因素不断被认识。随着测序技术的发展，特别是全外显子组测序不断普及，人们对精子发生和成熟相关基因的了解会不断深入，对男性不育的认识也会越来越清楚。与此同时，临床医师也应更加关注遗传因素导致的男性不育及其对子代生育能力的影响，为患者提供生育帮助的同时，也要充分关注子代的安全性。

## 参考文献


Achard V, Paulmyer-Lacroix O, Mercier G, et al. 2007. Reproductive failure in patients with various percentages of macronuclear spermatozoa: high level of aneuploid and polyploid spermatozoa. J Androl, 28(4): 600-606.

Ben Khelifa M, Coutton C, Blum M G, et al. 2012. Identification of a new recurrent aurora kinase C mutation in both European and African men with macrozoospermia. Hum Reprod, 27(11): 3337-3346.

Ben Khelifa M, Coutton C, Zouari R, et al. 2014. Mutations in *DNAH1*, which encodes an inner arm heavy chain dynein, lead to male infertility from multiple morphological abnormalities of the sperm flagella. Am J Hum Genet, 94(1): 95-104.

Carmena M, Wheelock M, Funabiki H, et al. 2012. The chromosomal passenger complex: from easy rider to the godfather of mitosis. Nat Rev Mol Cell Biol, 13(12): 789-803.

Chelli M H, Albert M, Ray P F, et al. 2010. Can intracytoplasmic morphologically selected sperm injection be used to select normal-sized sperm heads in infertile patients with macrocephalic sperm head syndrome? Fertil Steril, 93(4): 1347, e1-5.

Chen H L, Tang C J, Chen C Y, et al. 2005. Overexpression of an Aurora-C kinase-deficient mutant disrupts the Aurora-B/INCENP complex and induces polyploidy. J Biomed Sci, 12(2): 297-310.

Coutton C, Vargas A S, Amiri-Yekta A, et al. 2018. Mutations in *CFAP43* and *CFAP44* cause male infertility and flagellum defects in trypanosoma and human. Nat Commun, 9: 686.

Coutton C, Zouari R, Abada F, et al. 2012. MLPA and sequence analysis of *DPY19L2* reveals point mutations causing globozoospermia. Hum Reprod, 27(8): 2549-2558.

Dam A H, Feenstra I, Westphal J R, et al. 2007a. Globozoospermia revisited. Hum Reprod Update, 13(1): 63-75.

Dam A H, Koscinski I, Kremer J A, et al. 2007b. Homozygous mutation in *SPATA16* is associated with male infertility in human globozoospermia. Am J Hum Genet, 81(4): 813-820.

Dieterich K, Soto R R, Faure A K, et al. 2007. Homozygous mutation of *AURKC* yields large-headed polyploid spermatozoa and causes male infertility. Nat Genet, 39(5): 661-665.

Dong F N, Amiri-Yekta A, Martinez G, et al. 2018. Absence of *CFAP69* causes male infertility due to multiple morphological abnormalities of the flagella in human and mouse. Am J Hum Genet, 102: 636-648.

Elinati E, Fossard C, Okutman O, et al. 2016. A new mutation identified in *SPATA16* in two globozoospermic patients. J Assist Reprod Genet, 33(6): 815-820.

Elinati E, Kuentz P, Redin C, et al. 2012. Globozoospermia is mainly due to *DPY19L2* deletion via non-allelic homologous recombination involving two recombination hotspots. Hum Mol Genet, 21(16): 3695-3702.

Fellmeth J E, Ghanaim E M, Schindler K. 2016. Characterization of macrozoospermia-associated *AURKC* mutations in a mammalian meiotic system. Hum Mol Genet, 25(13): 2698-2711.

Ghedir H, Ibala-Romdhane S, Okutman O, et al. 2016. Identification of a new *DPY19L2* mutation and a better definition of *DPY19L2* deletion breakpoints leading to globozoospermia. Mol Hum Reprod, 22(1): 35-45.

Harbuz R, Zouari R, Pierre V, et al. 2011. A recurrent deletion of *DPY19L2* causes infertility in man by blocking sperm head elongation and acrosome formation. Am J Hum Genet, 88(3): 351-361.

He X, Li W, Wu H, et al. 2019. Novel homozygous *CFAP69* mutations in humans and mice cause severe asthenoteratospermia with multiple morphological abnormalities of the sperm flagella. J Med Genet,

56(2): 96-103.

Karaca N, Yilmaz R, Kanten G E, et al. 2014. First successful pregnancy in a globozoospermic patient having homozygous mutation in *SPATA16*. Fertil Steril, 102(1): 103-107.

Mascarenhas M N, Flaxman S R, Boerma T, et al. 2012. National, regional, and global trends in infertility prevalence since 1990: a systematic analysis of 277 health surveys. PLoS Med, 9(12): e1001356.

Noveski P, Madjunkova S, Maleva I, et al. 2013. A homozygous deletion of the *DPY19L2* gene is a cause of globozoospermia in men from the republic of macedonia. Balkan J Med Genet, 16(1): 73-76.

Pierre V, Martinez G, Coutton C, et al. 2012. Absence of *Dpy19l2*, a new inner nuclear membrane protein, causes globozoospermia in mice by preventing the anchoring of the acrosome to the nucleus. Development, 139(16): 2955-2965.

Sha Y W, Sha Y K, Ji Z Y, et al. 2018. *TSGA10* is a novel candidate gene associated with acephalic spermatozoa. Clin Genet, 93: 776-783.

Sharif B, Na J, Lykke-Hartmann K, et al. 2010. The chromosome passenger complex is required for fidelity of chromosome transmission and cytokinesis in meiosis of mouse oocytes. J Cell Sci, 123(Pt 24): 4292-4300.

Tang S, Wang X, Li W, et al. 2017. Biallelic mutations in *CFAP43* and *CFAP44* cause male infertility with multiple morphological abnormalities of the sperm flagella. Am J Hum Genet, 100(6): 854-864.

Vader G, Maia A F, Lens S M. 2008. The chromosomal passenger complex and the spindle assembly checkpoint: kinetochore-microtubule error correction and beyond. Cell Div, 3: 10.

Wambergue C, Zouari R, Fourati Ben M S, et al. 2016. Patients with multiple morphological abnormalities of the sperm flagella due to *DNAH1* mutations have a good prognosis following intracytoplasmic sperm injection. Hum Reprod, 31(6): 1164-1172.

Yang S M, Li H B, Wang J X, et al. 2015. Morphological characteristics and initial genetic study of multiple morphological anomalies of the flagella in China. Asian J Androl, 17(3): 513-515.

Zhu F, Gong F, Lin G, et al. 2013. *DPY19L2* gene mutations are a major cause of globozoospermia: Identification of three novel point mutations. Mol Hum Reprod, 19(6): 395-404.

Zhu F, Liu C, Wang F, et al. 2018. Mutations in *PMFBP1* cause acephalic spermatozoa syndrome. Am J Hum Genet, 103: 188-199.

Zhu F, Wang F, Yang X, et al. 2016. Biallelic *SUN5* mutations cause autosomal-recessive acephalic spermatozoa syndrome. Am J Hum Genet, 99(4): 94294-94299.

# 人类精子鞭毛多发性形态异常的遗传学研究进展

李　琳*

首都医科大学附属北京妇产医院

**摘　要**　精子鞭毛多发性形态异常（MMAF）是精子鞭毛一种罕见畸形，指精液中大部分精子呈现至少 4 种精子鞭毛畸形，包括无尾、短尾、卷尾、弯尾或不规则宽度鞭毛，可导致男性不育。该病的致病机制在很长一段时间内不明，但近年来高通量测序技术的发展使研究者已经发现并鉴定了超过 10 个 MMAF 致病基因。本文将综述 MMAF 遗传学领域的研究进展，并对相关致病分子机制进行深入阐述。这些研究进展将对 MMAF 患者的分子遗传学诊断及其在辅助生殖中的应用奠定重要基础。

**关键词**　精子鞭毛多发性形态异常，遗传，基因突变，全外显子组测序

精子鞭毛多发性形态异常（multiple morphological abnormalities of the sperm flagella，MMAF），亦称为纤维鞘发育不良（dysplasia of the fibrous sheath，DFS）或短尾精子（short tail 或 stump tail）（Chemes et al.，1987；Chemes and Rawe，2003），是精子尾部畸形中罕见的一种，指精液中大部分精子呈现至少 4 种精子尾部畸形，包括无尾、短尾、卷尾、弯尾或不规则宽度鞭毛（Ben Khelifa et al.，2014）。该病的表现亦包括患者原发性不育、精子活动率极低等。对 MMAF 精子行透射电镜观察，显示出精子尾部中央微管缺失、动力蛋白臂缺失或纤维鞘组装紊乱等一种或几种综合表型特征。此外，该病行单精子卵细胞质内注射（ICSI）辅助授精可得到较好的妊娠结局（Chemes and Rawe，2003；Chemes and Alvarez Sedo，2012；Coutton et al.，2015；Wambergue et al.，2016）。MMAF 具有遗传学异质性，即该疾病可由多种基因突变导致。目前，*DNAH1*、*CFAP43*、*CFAP44*、*CFAP69*、*WDR66*、*FSIP2*、*ARMC2*、*QRICH2*、*DNAH2*、*CCDC39*、*AK7*、*CFAP65*、*CEP135* 等基因突变会导致 MMAF 或与 MMAF 发生相关联。本文综述 MMAF 的遗传致病因素，通过对基因突变及突变致病潜在机制的分析，总结 MMAF 发病的分子机制。

## 1　*DNAH1* 基因

*DNAH1* 基因位于染色体 3p21.1 区域，由 81 个外显子组成。该基因编码人类精子鞭毛轴丝内侧的动力蛋白臂重链。*Dnah1* 基因敲除小鼠不育，小鼠表现为弱精子（Neesen

*通讯作者：linlithu@163.com

et al.，2001）。精子鞭毛轴丝内侧动力蛋白臂由 7 个分子复合物构成，在电镜下观察可发现圆形头部按照 3-2-2 的方式排列，即有三种不同类型的内侧动力蛋白臂 IDA1、IDA2 及 IDA3（Ben Khelifa et al.，2014）。电镜研究显示，*Dnah1* 基因敲除小鼠的精子中 1 个 IDA3 头缺失，导致按照 3-2-1 圆形头排列，这意味着 DNAH1 蛋白是 IDA3 的组分之一（Ben Khelifa et al.，2014）。

2014 年 Ben Khelifa 等率先在 MMAF 患者中发现 *DNAH1* 基因突变（Ben Khelifa et al.，2014）。他们通过纯合子定位（homozygosity mapping）在 20 个北非 MMAF 患者中发现 7 个患者携带 *DNAH1* 纯合突变（Ben Khelifa et al.，2014），包括 2 个剪接位点突变 c.11788-1G>A（p.Gly3930Alafs*120）和 c.5094+1G>A（p.Leu1700Serfs*72），1 个错义突变 c.3877G>A（p.Asp1293Asn），1 个终止密码子缺失突变 c.12796T>A（p.4266Glnext*21）。通过 RT-PCR 发现 c.11788-1G>A 突变导致患者体内 *DNAH1* 基因转录本的降解。通过免疫荧光染色发现 DNALI1（标记内侧动力蛋白臂）在 *DNAH1* 基因突变患者的精子中缺失，而 DNAI2（标记外侧动力蛋白臂）染色显示正常（Ben Khelifa et al.，2014），证明 *DNAH1* 基因突变导致内侧动力蛋白臂异常。透射电镜观察到患者精子鞭毛内侧动力蛋白臂显著减少且排列紊乱，有一半的切片显示出中央微管缺失（9+0 结构），纤维鞘排列异常（Ben Khelifa et al.，2014）。由于 *DNAH1* 缺失会导致内侧动力蛋白臂 IDA3 消失，放射辐与内侧动力蛋白臂相互作用，因此 *DNAH1* 突变导致放射辐与内侧动力蛋白臂之间的锚定作用减弱。与此同时，由于放射辐与中央微管相接触，*DNAH1* 突变会进一步削弱放射辐与中央微管之间的附着力，导致近一半的中央微管缺失（Ben Khelifa et al.，2014）。Amiri-Yekta 等（2016）通过全外显子组测序技术在 5 个伊朗 MMAF 家系和 1 个意大利 MMAF 家系中发现 2 个家系患者中存在 *DNAH1* 基因突变 c.8626-1G>A 和 c.3860T>G（p.Val1287Gly）。此外，Wang 等（2017）首次在 9 位中国 MMAF 患者中发现 4 位携带 *DNAH1* 基因突变（4 位患者分属于 3 个独立的家系），且他们均携带同一个纯合移码突变 c.11726_11727delCT（p.Pro3909Argfs*33），值得注意的是，ExAC 数据库的资料显示该突变仅发生在东亚人种中，该研究中的透射电镜观察结果显示，MMAF 患者精子中央微管缺失、纤维鞘排列异常、致密纤维损伤。Sha 等（2017a）利用全外显子组测序技术在 21 位中国 MMAF 患者中发现 12 位患者存在 *DNAH1* 突变，共发现 17 个基因突变，在其中 6 位患者中发现 c.11726_11727delCT（p.Pro3909Argfs*33）突变，因此，他们认为该突变是中国 MMAF 患者常见的突变。以上两篇及后续的中国人群 MMAF 研究表明，*DNAH1* 基因突变可以解释 31%～57%患者的致病原因（Sha et al.，2017a；Tang et al.，2017；Wang et al.，2017；Wu et al.，2019）。但近期一个包含 167 例北非、中东及法国 MMAF 患者的研究发现，*DNAH1* 基因突变可解释约 6%患者的致病原因（Coutton et al.，2019）。*DNAH1* 基因突变导致的 MMAF 存在人种致病贡献率的差异，对于中国 MMAF 患者，*DNAH1* 基因突变可能是 MMAF 遗传致病最主要的因素。总之，通过上述几个人类遗传学研究可以确认 *DNAH1* 基因的双等位基因突变可以导致 MMAF。

*DNAH1* 基因突变所致的 MMAF 患者是否可以通过辅助生殖技术获得健康婴儿？Wambergue 等（2016）通过对 6 例携带 *DNAH1* 基因突变的 MMAF 患者行 ICSI，发现

该组患者受精率、妊娠率、分娩率分别为 70.8%、50.0%及 37.5%，这些指标与不携带 *DNAH1* 基因突变的 MMAF 患者组（13 例）及年龄匹配的非 MMAF 患者组（1431 例）相比，均无显著的统计学差异。*DNAH1* 基因突变的 MMAF 患者行 ICSI 治疗可得到较好的妊娠结局，可能是因为 DNAH1 蛋白缺失引发的内侧动力蛋白臂的减少对于胚胎发育的危害性较低（Ben Khelifa et al.，2014；Wambergue et al.，2016）。与之相比，中心粒出现缺陷会对胚胎发育造成更大的危害（Coutton et al.，2015）。

## 2 *CFAP43* 和 *CFAP44* 基因

*CFAP43* 和 *CFAP44* 基因的全称分别为纤毛和鞭毛相关蛋白 43 基因、纤毛和鞭毛相关蛋白 44 基因，分别位于人 10 号和 3 号染色体上，分别包含 37 个和 35 个外显子。*CFAP43* 和 *CFAP44* 基因在人和小鼠的睾丸中均特异性高表达（Jumeau et al.，2015）。

Tang 等（2017）率先发现 *CFAP43* 和 *CFAP44* 基因的双等位基因突变可以导致 MMAF，他们通过多中心收集 MMAF 患者，利用全外显子组测序技术及微阵列比较基因组杂交（array comparative genome hybridization，aCGH）技术在 30 位中国汉族 MMAF 患者中发现 3 位患者携带 *CFAP43* 基因突变，1 位患者携带 *CFAP44* 基因突变（两个基因突变贡献率总和约为 13%），进而他们利用 CRISPR/Cas9 技术获得了 *Cfap43* 和 *Cfap44* 基因敲除小鼠，这两种小鼠的精子均可模拟人类 MMAF 表型特点，透射电镜显示，患者精子中央微管缺失、纤维鞘肥大增生。Coutton 等（2018）在 78 位北非、伊朗和法国的 MMAF 患者中发现 10 位患者携带 *CFAP43* 基因突变，6 位患者携带 *CFAP44* 基因突变（基因突变贡献率 *CFAP43* 约为 13%，*CFAP44* 约为 8%），*CFAP43* 基因突变患者精子中无法检测到中央微管蛋白 SPAG6，可以检测到放射辐头蛋白 RSPH1，但表达模式异常；*CFAP44* 基因突变患者精子中存在 SPAG6 表达，但 SPAG6 异常地聚集在精子尾部中段，而 RSPH1 蛋白表达水平则显著降低。其他蛋白如 AKAP4、DNALI1、DNAI2 及 GAS8 的表达均没有差异。Coutton 等（2018）进而将布氏锥虫（*Trypanosoma brucei*）作为模式动物研究 CFAP43 和 CFAP44 的同源蛋白，发现这两种蛋白可能定位于双联微管（DMT）5～6 的附近。Sha 等（2019b）亦报道 *CFAP44* 和 *CFAP43* 基因突变可以导致 MMAF，他们在 27 位中国 MMAF 患者中发现 5 个患者携带 *CFAP44* 基因突变，1 个患者携带 *CFAP43* 基因突变（两个基因突变贡献率总和约为 22%）。此外，Wu 等（2019）在 13 例独立的 MMAF 患者中发现 4 位患者携带 *CFAP43* 基因突变，1 位患者携带 *CFAP44* 基因突变（两个基因突变贡献率总和为 38%）。近期一个包含 167 例北非、中东及法国 MMAF 患者的研究发现，*CFAP43* 基因突变可解释 7.2%患者的致病原因，*CFAP44* 基因突变可解释 4.8%患者的致病原因（Coutton et al.，2019）。综上所述，对于北非、中东和法国 MMAF 患者，*CFAP43* 和 *CFAP44* 基因突变可解释 12%～21%患者的致病因素（Coutton et al.，2018，2019）；对于中国 MMAF 患者，这两个基因突变可解释 13%～38%患者的致病原因（Sha et al.，2019b；Tang et al.，2017；Wu et al.，2019）。因此，*CFAP43* 和 *CFAP44* 基因突变是 MMAF 致病的重要原因之一。

Sha 等（2019a）对携带 *CFAP44*（4 例）及 *CFAP43*（1 例）基因突变的患者行 ICSI 治疗，发现 *CFAP44* 组（*CFAP43* 组只有 1 例患者，无法单独进行统计分析）受精率、可移植胚胎率、临床妊娠率、分娩率分别为76.47%、88.46%、50.0%及50.0%，这些指标与携带*DNAH1*基因突变的MMAF患者组(12例)及年龄匹配的非MMAF患者组(288例)相比,除在受精率方面*CFAP44*组与*DNAH1*组相比具有显著的统计学差异外(76.47%相比于54.5%)，其他均无显著的统计学差异。

## 3 *CFAP69*基因

*CFAP69*基因位于人类7号染色体上，由23个外显子组成，该基因编码的蛋白质包含941个氨基酸。*CFAP69*基因在人和小鼠精子中高表达（da Cruz et al.，2016；Vandenbrouck et al.，2016）。

Dong等（2008）通过全外显子组测序技术在78例MMAF患者中发现2例患者携带*CFAP69*基因突变（突变贡献率约为2.5%）。他们发现CFAP69蛋白定位于精子鞭毛中段。在*CFAP69*缺失精子中，中央微管蛋白SPAG6没有表达或于尾部中段、精子顶体区域异常表达。负责精子鞭毛组装的SPEF2蛋白的表达及定位亦受到影响。正常精子中SPEF2蛋白主要定位于精子基体（basal body）且相对较弱地表达于整个鞭毛；然而携带*CFAP69*基因突变的精子中SPEF2蛋白表达整体变弱（Dong et al.，2018）。内/外动力蛋白臂相关蛋白DNALI1和DNAH5在患者精子中的表达及定位与正常对照相比没有区别（Dong et al.，2018），这表明*CFAP69*基因突变未影响内/外动力蛋白臂的结构。虽然*CFAP69*基因突变患者的精液指标整体与*DNAH1*、*CFAP43*和*CFAP44*基因突变携带患者无显著差异，但*CFAP69*基因突变患者的精子浓度偏低且精子畸形更为严重，精子头部畸形率较高，头尾连接变得更加脆弱（Dong et al.，2018）。*Cfap69*基因敲除小鼠不育，小鼠精子鞭毛中段和主段变短导致鞭毛整体变短。透射电镜观察到*Cfap69*基因缺失小鼠精子的所有鞭毛组分的结构均异常，如外周致密纤维的数量和结构异常、纤维鞘消失或结构异常、轴丝的组织结构被严重破坏、双联微管的结构和数量异常等（Dong et al.，2018），这表明精子形态发生过程中存在障碍。以上均提示*CFAP69*突变引起非典型且更严重的MMAF表型（Dong et al.，2018）。CFAP69蛋白可能参与精子尾部发生过程,并通过鞭毛运输在中央微管组装过程中发挥作用(Dong et al.,2018)。He等(2019)报道在35例中国MMAF患者中发现有2例患者携带*CFAP69*基因截短突变（突变贡献率约为5.7%），亦发现*CFAP69*缺失的患者或小鼠均表现出精子头部异常。但与前述报道不同的是，He等（2019）未发现患者存在少精子现象。近期一个包含167例北非、中东及法国MMAF患者的研究发现，*CFAP69*基因突变可解释1.2%患者的致病原因（Coutton et al.，2019）。目前尚无*CFAP69*基因突变患者行ICSI治疗的报道，因此对于该基因突变患者ICSI治疗结局情况尚不知晓。综上所述，*CFAP69*基因突变引起非典型且较严重的MMAF表型。与*DNAH1*、*CFAP43*和*CFAP44*基因相比，*CFAP69*基因突变在MMAF中相对少见。

## 4 *WDR66*基因

*WDR66*基因亦被称为*CFAP251*，位于染色体12q24.31区域，由23个外显子组成。

*WDR66* 基因在人和小鼠睾丸中高表达。

Kherraf 等（2018）在 78 例 MMAF 患者中发现 7 例患者存在 *WDR66* 基因第 20 和 21 号外显子的纯合缺失，由于这 7 例患者全部为突尼斯人（在突尼斯人中突变贡献率约为 15%），作者认为此突变是突尼斯 MMAF 患者的常见突变。除鞭毛畸形外，携带 *WDR66* 基因突变的患者精子的顶体异常率较高。透射电镜观察到精子外周致密纤维、纤维鞘和线粒体鞘的组织结构异常（Kherraf et al.，2018）。Auguste 等（2018）利用全外显子组测序技术首先在一个法国近亲婚配家系中定位到 *WDR66* 基因纯合突变 c.123delA（p.Asp42Metfs*4），然后他们通过 Sanger 测序又发现 1 例 MMAF 患者携带 *WDR66* 复合杂合突变 c.331G>T（p.Glu111*）和 c.1588_1589delCT（p.Leu530Valfs*4）。透射电镜观察到精子鞭毛中段线粒体鞘发育不良，表现为线粒体鞘变短，且无法延伸至连接段的节柱（segmented column）（Auguste et al.，2018）。因此，WDR66 可能通过增强特异性鞭毛内运输参与线粒体鞘-纤维鞘连接的空间定位，这对于包裹轴丝的线粒体鞘的形成是必需的（Auguste et al.，2018）。在 65 例中国汉族 MMAF 患者中，发现 3 例患者携带 *WDR66* 基因突变（突变贡献率约为 5%）（Li et al.，2019a）。近期一个包含 167 例北非、中东及法国 MMAF 患者的研究发现，*WDR66* 基因突变可解释 6.6%患者的致病原因（Coutton et al.，2019）。目前尚无 *WDR66* 基因突变患者行 ICSI 治疗的报道，因此对于该基因突变患者 ICSI 治疗结局情况尚不知晓。综上所述，*WDR66* 的双等位基因突变可导致 MMAF。

## 5 *FSIP2* 基因

*FSIP2* 基因位于染色体 2q32.1 区域，由 23 个外显子组成。*FSIP2* 基因编码一种精子纤维鞘结构蛋白（Eddy，2007），在人和小鼠睾丸中均高表达（Brown et al.，2003）。

Martinez 等（2018）在 78 例 MMAF 患者中发现 4 例携带 *FSIP2* 基因纯合突变（突变贡献率约为 5.1%）。免疫荧光染色发现 FSIP2 互作蛋白 AKAP4 在患者精子中没有表达，中央微管蛋白 SPAG6 表达显著降低或消失，动力蛋白臂相关蛋白 DNAH5 和 DNALI1 表达消失（Martinez et al.，2018）。透射电镜观察到 *FSIP2* 突变精子中央微管缺失、线粒体鞘缺陷。与 *DNAH1*、*CFAP43*、*CFAP44* 突变的精子不同的是，*FSIP2* 突变精子的纤维鞘严重发育不良（Martinez et al.，2018）。在 40 例 MMAF 患者中发现 2 例携带 *FSIP2* 基因突变（突变贡献率为 5%）（Liu et al.，2019）。近期对 167 例 MMAF 患者的研究发现，*FSIP2* 基因突变可解释 4.2%患者的致病原因（Coutton et al.，2019）。目前尚无携带 *FSIP2* 基因突变的患者行 ICSI 治疗之后辅助生殖结局的研究。总之，*FSIP2* 基因突变导致精子纤维鞘严重发育不良的 MMAF。

## 6 其他基因

近两年 MMAF 遗传学领域发表文章增多，除上述基因，研究者还发现了很多基因可导致 MMAF 或与 MMAF 发生相关，这些基因包括 *ARMC2*（Coutton et al.，2019）、

*QRICH2*（Shen et al.，2019）、*DNAH2*（Li et al.，2019b）、*CCDC39*（Merveille et al.，2011；Tang et al.，2017）、*AK7*（Lores et al.，2018）、*CFAP65*（Tang et al.，2017）、*AKAP4*（Baccetti et al.，2005）、*CEP135*（Sha et al.，2017b）等。推测接下来还会有更多 MMAF 致病基因被陆续发现。

## 7 结 语

目前研究已发现超过 10 个 MMAF 致病基因，这些基因突变可以解释 32%～50%MMAF 患者的致病原因（Coutton et al.，2019；Sha et al.，2017a；Tang et al.，2017）。目前研究相对清晰的 MMAF 潜在致病机制涉及内侧动力蛋白臂与放射辐连接（Ben Khelifa et al.，2014）、双联微管（Coutton et al.，2018）、轴丝装配（Dong et al.，2018）、鞭毛内运输（Dong et al.，2018；Martinez et al.，2018）、纤维鞘结构（Martinez et al.，2018）、线粒体鞘（Auguste et al.，2018）等结构和生物学过程。MMAF 致病机制非常复杂，未知致病因素及详细的分子机制依然是未来的研究重点。

**致 谢** 本项工作得到了国家自然科学基金（81701405）的资助，谨此致谢！

## 参 考 文 献

Amiri-Yekta A, Coutton C, Kherraf Z E, et al. 2016. Whole-exome sequencing of familial cases of multiple morphological abnormalities of the sperm flagella (MMAF) reveals new *DNAH1* mutations. Hum Reprod, 31(12): 2872-2880.

Auguste Y, Delague V, Desvignes J P, et al. 2018. Loss of calmodulin- and radial-spoke-associated complex protein CFAP251 leads to immotile spermatozoa lacking mitochondria and infertility in men. Am J Hum Genet, 103(3): 413-420.

Baccetti B, Collodel G, Estenoz M, et al. 2005. Gene deletions in an infertile man with sperm fibrous sheath dysplasia. Hum Reprod, 20(10): 2790-2794.

Ben Khelifa M, Coutton C, Zouari R, et al. 2014. Mutations in *DNAH1*, which encodes an inner arm heavy chain dynein, lead to male infertility from multiple morphological abnormalities of the sperm flagella. Am J Hum Genet, 94(1): 95-104.

Brown P R, Miki K, Harper D B, et al. 2003. A-kinase anchoring protein 4 binding proteins in the fibrous sheath of the sperm flagellum. Biol Reprod, 68(6): 2241-2248.

Chemes E H, Rawe Y V. 2003. Sperm pathology: a step beyond descriptive morphology. Origin, characterization and fertility potential of abnormal sperm phenotypes in infertile men. Hum Reprod Update, 9(5): 405-428.

Chemes H E, Alvarez Sedo C. 2012. Tales of the tail and sperm head aches: changing concepts on the prognostic significance of sperm pathologies affecting the head, neck and tail. Asian J Androl, 14(1): 14-23.

Chemes H E, Brugo S, Zanchetti F, et al. 1987. Dysplasia of the fibrous sheath: an ultrastructural defect of human spermatozoa associated with sperm immotility and primary sterility. Fertil Steril, 48(4): 664-669.

Coutton C, Escoffier J, Martinez G, et al. 2015. Teratozoospermia: spotlight on the main genetic actors in the human. Hum Reprod Update, 21(4): 455-485.

Coutton C, Martinez G, Kherraf Z E, et al. 2019. Bi-allelic mutations in ARMC2 lead to severe astheno-teratozoospermia due to sperm flagellum malformations in humans and mice. Am J Hum Genet, 104(2): 331-340.

Coutton C, Vargas A S, Amiri-Yekta A, et al. 2018. Mutations in *CFAP43* and *CFAP44* cause male infertility and flagellum defects in *Trypanosoma* and human. Nat Commun, 9(1): 686.

da Cruz I, Rodriguez-Casuriaga R, Santinaque F F, et al. 2016. Transcriptome analysis of highly purified mouse spermatogenic cell populations: gene expression signatures switch from meiotic-to postmeiotic-related processes at pachytene stage. BMC Genomics, 17: 294.

Dong F N, Amiri-Yekta A, Martinez G, et al. 2018. Absence of *CFAP69* causes male infertility due to multiple morphological abnormalities of the flagella in human and mouse. Am J Hum Genet, 102(4): 636-648.

Eddy E M. 2007. The scaffold role of the fibrous sheath. Soc Reprod Fertil Suppl, 65: 45-62.

He X, Li W, Wu H, et al. 2019. Novel homozygous *CFAP69* mutations in humans and mice cause severe asthenoteratospermia with multiple morphological abnormalities of the sperm flagella. J Med Genet, 56(2): 96-103.

Jumeau F, Com E, Lane L, et al. 2015. Human spermatozoa as a model for detecting missing proteins in the context of the chromosome-centric human proteome project. J Proteome Res, 14(9): 3606-3620.

Kherraf Z E, Amiri-Yekta A, Dacheux D, et al. 2018. A homozygous ancestral SVA-insertion-mediated deletion in *WDR66* induces multiple morphological abnormalities of the sperm flagellum and male infertility. Am J Hum Genet, 103(3): 400-412.

Li W, He X, Yang S, et al. 2019a. Biallelic mutations of *CFAP251* cause sperm flagellar defects and human male infertility. J Hum Genet, 64(1): 49-54.

Li Y, Sha Y, Wang X, et al. 2019b. *DNAH2* is a novel candidate gene associated with multiple morphological abnormalities of the sperm flagella (MMAF). Clin Genet, 95(5): 590-600.

Liu W, Wu H, Wang L, et al. 2019. Homozygous loss-of-function mutations in *FSIP2* cause male infertility with asthenoteratospermia. J Genet Genomics, 46(1): 53-56.

Lores P, Coutton C, El Khouri E, et al. 2018. Homozygous missense mutation *L673P* in adenylate kinase 7 (AK7) leads to primary male infertility and multiple morphological anomalies of the flagella but not to primary ciliary dyskinesia. Hum Mol Genet, 27(7): 1196-1211.

Martinez G, Kherraf Z E, Zouari R, et al. 2018. Whole-exome sequencing identifies mutations in *FSIP2* as a recurrent cause of multiple morphological abnormalities of the sperm flagella. Hum Reprod, 33(10): 1973-1984.

Merveille A C, Davis E E, Becker-Heck A, et al. 2011. CCDC39 is required for assembly of inner dynein arms and the dynein regulatory complex and for normal ciliary motility in humans and dogs. Nat Genet, 43(1): 72-78.

Neesen J, Kirschner R, Ochs M, et al. 2001. Disruption of an inner arm dynein heavy chain gene results in asthenozoospermia and reduced ciliary beat frequency. Hum Mol Genet, 10(11): 1117-1128.

Sha Y W, Wang X, Su Z Y, et al. 2019a. Patients with multiple morphological abnormalities of the sperm flagella harbouring *CFAP44* or *CFAP43* mutations have a good pregnancy outcome following intracytoplasmic sperm injection. Andrologia, 51(1): e13151.

Sha Y W, Wang X, Xu X, et al. 2019b. Novel mutations in *CFAP44* and *CFAP43* cause multiple morphological abnormalities of the sperm flagella (MMAF). Reprod Sci, 26(1): 26-34.

Sha Y W, Xu X, Mei L B, et al. 2017b. A homozygous *CEP135* mutation is associated with multiple morphological abnormalities of the sperm flagella (MMAF). Gene, 633: 48-53.

Sha Y, Yang X, Mei L, et al. 2017a. *DNAH1* gene mutations and their potential association with dysplasia of the sperm fibrous sheath and infertility in the Han Chinese population. Fertil Steril, 107(6): 1312-1318.

Shen Y, Zhang F, Li F, et al. 2019. Loss-of-function mutations in *QRICH2* cause male infertility with multiple morphological abnormalities of the sperm flagella. Nat Commun, 10(1): 433.

Tang S, Wang X, Li W, et al. 2017. Biallelic mutations in *CFAP43* and *CFAP44* cause male infertility with multiple morphological abnormalities of the sperm flagella. Am J Hum Genet, 100(6): 854-864.

Vandenbrouck Y, Lane L, Carapito C, et al. 2016. Looking for missing proteins in the proteome of human spermatozoa: an update. J Proteome Res, 15(11): 3998-4019.

Wambergue C, Zouari R, Fourati Ben Mustapha S, et al. 2016. Patients with multiple morphological abnormalities of the sperm flagella due to *DNAH1* mutations have a good prognosis following intracytoplasmic sperm injection. Hum Reprod, 31(6): 1164-1172.

Wang X, Jin H, Han F, et al. 2017. Homozygous *DNAH1* frameshift mutation causes multiple morphological anomalies of the sperm flagella in Chinese. Clin Genet, 91(2): 313-321.

Wu H, Li W, He X, et al. 2019. Novel *CFAP43* and *CFAP44* mutations cause male infertility with multiple morphological abnormalities of the sperm flagella (MMAF). Reprod Biomed Online, 38(5): 769-778.

# 线粒体相关基因对弱精子症的影响

杨旭辉　黄志承　朱照平　汪李虎*

广东省妇幼保健院，广州

**摘　要**　弱精子症与男性不育存在联系。许多因素可引起精子活力下降，如感染、生活方式、精索静脉曲张、内分泌紊乱、吸烟、饮酒、药物、遗传等，其中线粒体作为精子的产能细胞器，对维持精子活力有重要作用。线粒体主要通过氧化磷酸化产生 ATP 为精子活动提供能量，mtDNA 遗传改变直接影响线粒体参与氧化磷酸化功能。mtDNA 遗传改变会导致诸如弱精子症的发生。本文综述了线粒体相关基因对弱精子症的影响。

**关键词**　弱精子症，突变，缺失

男性不育约占不育人群的 50%，包括无精子症、隐匿精子症、畸形精子症、少弱精子症、白细胞精子症等，其中弱精子症在男性不育中约占 19%。精子活力是评估男性生育力的一个重要指标。许多因素可引起精子活力下降，如感染，热水浸浴、桑拿、长期久坐等生活方式，精索静脉曲张，内分泌紊乱，吸烟，饮酒，药物，遗传等。精子活力主要来自能量物质氧化，其中线粒体作为精子中重要的产能细胞器，主要通过能量物质的氧化磷酸化产生 ATP 为精子生命活动提供能量。完整的人线粒体 DNA（mtDNA）是 16 569bp 的双链闭合环状分子，编码 13 条与细胞氧化磷酸化相关的多肽链，这 13 条多肽链是呼吸链酶复合物的亚单位，参与细胞的氧化磷酸化和 ATP 的产生。因此，mtDNA 对维持精子的正常活力具有重要作用。线粒体基因组只有外显子，任何位点的突变、缺失或替代等改变都会影响线粒体氧化磷酸化过程，进而可能影响精子活力，为了更深入了解精子活力下降的机制，许多研究开始关注线粒体 DNA 的改变，本文综述线粒体相关基因对弱精子症的影响。

## 1　精子 mtDNA 序列缺失

mtDNA 4977bp 缺失：精子 mtDNA 是独立于染色体的 16 569bp 闭环双链 DNA，其表达产物对于精子细胞氧化呼吸、凋亡、增殖等生命活动起着重要作用，尤其是精子能量代谢及活力维持。然而 mtDNA 分子在氧化磷酸化过程中会产生氧自由基，并且从电子传递链中溢出。mtDNA 分子近乎裸链，既没有组蛋白等保护又缺乏抗氧化机制，容

*通讯作者：wanglihu25@163.com

易受到氧自由基攻击而产生断裂、缺失、突变等改变，进而影响精子功能。

研究表明，mtDNA 在弱精子症患者中的缺失发生率远远高于正常人群，尤其是 mtDNA 4977bp 会随着年龄增长缺失增加。Kao 等（1995）通过 PCR 检测不育男性精子筛查 4977bp 缺失，在弱精子症、少精子症和其他不育男性中缺失发生率高于正常人群。在 20 例中国弱精子症男性中检出 18 例 mtDNA 4977bp 缺失，而 21 例正常男性只有 2 例精子 mtDNA 4977bp 缺失，且年龄超过 42 岁，不排除高龄导致该位点缺失（张梅等，1999）。利用密度梯度离心分离获得两种活力截然不同的精子，从活力差的精子群中还检测出 mtDNA 7345bp 和 7599bp 的多发缺失，缺失发生率显著高于活力好的精子群（Kao et al.，1998）。应用 GAP-PCR 大规模筛查 mtDNA 缺失（256 例弱精子症患者和 200 例正常人精子），观察到弱精子症患者 mtDNA 4977bp 缺失发生率高达 85.93%，而对照组仅为 14%，提示 mtDNA 4977bp 缺失与弱精子症相关性很强（Bahrehmand Namaghi and Vaziri，2017），但需要进一步研究证实。在 70 例弱精子症患者中检测到 6 例 mtDNA 7436bp 缺失（8.57%），正常人群未发现该种缺失（Ambulkar et al.，2016）。

Mughal 等（2016）检测了 36 例弱精子症、20 例少精子症、88 例少弱畸形精子症和 44 例正常样本脱氧核糖核酸细胞色素 c 氧化酶III亚单位 15bp 缺失发生率，观察到弱精子症患者中 12 例缺失（33.3%）、24 例杂合（66.7%），对照组野生型 4 例（9.1%）、13 例缺失（29.5%）、27 例杂合（61.4%），少精子症组 6 例缺失（30%）、14 例杂合（70%），在少弱畸形精子症组野生型 2 例（2.27%）、41 例缺失（46.6%）、45 例杂合（51.1%），认为细胞色素 c 氧化酶III亚单位 15bp 缺失与男性不育有显著相关性。

MTCYB 是呼吸链复合体III的亚基，主要催化电子转运至细胞色素 c，将质子从线粒体内膜转运至膜外，对线粒体氧化磷酸化起重要作用。MTATP6 参与精子氧化磷酸化过程。在 80 例弱精子症患者 mtDNA 中检测出 16 例 *MTCYB* 基因缺失（20%）、4 例 *MTATP6* 基因缺失（5%），20 例精子活力正常组未检测出 *MTCYB* 基因和 *MTATP6* 基因缺失（冯春琼等，2018）。

## 2 mtDNA 突变

mtDNA 由于缺乏组氨酸和损伤修复系统的保护，又是活性氧产生的细胞器，更易受到氧化损伤和其他有害因子攻击而导致突变，其 DNA 发生突变的频率远高于核 DNA。

线粒体 *ND3*、*ND4L* 基因表达的多肽链是组成线粒体呼吸链和 NADH 脱氢酶的 2 个亚单位，这两个基因发生核苷酸变异的频率比较高，对 50 例弱精子症患者和 42 例正常男性的精子 mtDNA *ND3*、*ND4L* 基因突变进行检测（李传连等，2010），结果显示，弱精子症患者中共检测出 18 个突变位点：G10320A、A10398G、T10609C 3 个错义突变，15 个同义突变；正常对照组中检测出 9 个突变位点：A10398G、T10609C 2 个错义突变，7 个同义突变；A10398G 和 C10400T 突变率对照组显著高于弱精子症组，G10310A 突变率弱精子症组显著高于对照组，推测这几个位点可能与精子活力有关联。在 97 名弱精子症患者和 80 名正常男性 mtDNA 中，*mt-nd4* 基因和 *mt-tl1* 基因分别有 64 个和 54 个核苷酸替换，突变率无差异（Ni et al.，2017）。但 *mt-nd4* 基因有一个突变（G.11084A>G，

P.T109A），导致高度保守区的氨基酸被取代，预测其可能有害。对于 *mt-tl1* 基因，在弱精子症患者中检出一个新的突变（G.3263C>T），在正常对照组中则没有，提示 *mt-nd4* 和 *mt-tl1* 基因可能与男性不育有关。

检测 31 例弱精子症患者和 100 例正常男性精子线粒体细胞色素氧化酶Ⅰ（COXⅠ）基因，发现 6 例弱精子症患者存在 m.6307A>G 突变，在正常人群中未检测到该突变（Baklouti-Gargouri et al.，2013a）。m.6307A>G 突变将高度保守区 135 位天冬酰胺替换为丝氨酸，这一突变可能会削弱精子活力。在 31 例弱精子症患者线粒体细胞色素氧化酶Ⅲ（COXⅢ）基因中检测到一个新的突变点 m.9588G>A，所有弱精子症患者都携带这个突变，m.9588G>A 突变将高度保守区 128 位的谷氨酸替代为赖氨酸，这一突变可能影响线粒体中从还原细胞色素 c 到分子氧的电子转移，进而影响精子活力。在 34 例弱精子症患者中发现 3 例患者 *COXⅢ*基因上存在一个新的错义线粒体突变点 m.9387G>A，而在正常人群中不存在该突变，这一突变将高度保守区 61 位的缬氨酸替换为甲硫氨酸，可能参与精子活力的发生过程（Baklouti-Gargouri et al.，2013b）。

回顾性分析 49 例弱精子症患者的 mtDNA 突变和缺失，结果显示，缺失和突变位点通常发生在 *atpase6*、*atpase8* 和 *coii* 基因（Shamsi et al.，2008）。在 23 例弱精子症患者中，检测出 22 个基因发生核苷酸突变，其中 9 个发生在 *atpase6* 基因，6 个发生在 *atpase8* 基因，7 个发生在 *coii* 基因。在 22 个核苷酸突变中，5 个是错义突变，17 个是沉默突变。对另外 23 例少弱精子症患者进行 mtDNA 分析，检测到基于 OXPHOS 通路的 mtDNA 突变，其中 20 例患者存在核苷酸 8860 处 A>G 的转换，12 例患者存在核苷酸 8701 处 A>G 的转换（Shamsi et al.，2008），提示线粒体基因组突变与精子运动能力受损有关。

## 3 mtDNA 容量

mtDNA 容量也可认为是 mtDNA 拷贝数，是反映 mtDNA 数量的指标。哺乳动物体细胞 mtDNA 拷贝数大约为 $10^4$ 个，而成熟精子 mtDNA 拷贝数仅为 50～75 个，提示精子发生过程中存在 mtDNA 拷贝数成倍下降的趋势。

对 161 例成年男性精子质量及 mtDNA 拷贝数进行检测及相关性分析（高建芳等，2017），结果显示，mtDNA 拷贝数与精子质量呈显著负相关关系，质量越差的精子，mtDNA 拷贝数越高，可能与精子经历氧化应激后代偿性地增加拷贝数有关，另外，正常精子发育过程中拷贝数是成倍减少的，但是当精子成熟阻滞或者凋亡阻滞时，拷贝数就开始异常增加了。分析密度梯度离心后不同离心层精子的 mtDNA 拷贝数（May-Panloup et al.，2003），结果显示，从异常精子样本中采集的精子，其 mtDNA 拷贝数明显增加。研究证实，与正常人相比，弱精子症和少弱精子症患者有更低的精浆游离 mtDNA 拷贝数，精浆游离 mtDNA 拷贝数与精子浓度、形态和运动特征呈正相关关系，与活性氧水平呈负相关关系（Chen et al.，2018）。

综上所述，精子 mtDNA 缺失、突变、容量改变等问题均可能引起包括精子活力降低的各种功能异常和畸形发生，从而引起男性不育。RT-PCR、多重 PCR 等现代分子生物学技术，有助于研究人员深入阐明弱精子症基于 mtDNA 的发病机制。

# 参 考 文 献

冯春琼, 宋艳斌, 邹亚光, 等. 2018. 弱精子症患者精子线粒体 *MTCYB*、*MTATP6* 基因的检测. 中华男科学杂志, 14(4): 321-323.

高建芳, 杨桓, 邹鹏, 等. 2017. 成年男性精子线粒体 DNA 拷贝数及完整性与精液参数的关联研究. 第三军医大学学报, 39(12): 1286-1291.

李传连, 楼哲丰, 黄学锋, 等. 2010. 线粒体基因 *ND3*、*ND4L* 核苷酸变异与弱精子症相关分析. 中国病理生理杂志, 26(2): 362-367.

张梅, 张建平, 董志英, 等. 1999. 弱精子症病人精子线粒体 DNA4977bp 缺失研究. 中国优生与遗传杂志, 7(6): 15-16.

Ambulkar P S, Waghmare J E, Chaudhari A R, et al. 2016. Large scale 7436-bp deletions in human sperm mitochondrial DNA with spermatozoa dysfunction and male infertility. J Clin Diagn Res, 10(11): GC09-GC12.

Bahrehmand Namaghi I, Vaziri H. 2017. Sperm mitochondrial DNA deletion in Iranian infertiles with asthenozoospermia. Andrologia, 49(3). DOI: 10.1111/and.12627.

Baklouti-Gargouri S, Ghorbel M, Ben Mahmoud A, et al. 2013a. A novel m.6307A>G mutation in the mitochondrial *COXI* gene in asthenozoospermic infertile men. Mol Reprod Dev, 80(7): 581-587.

Baklouti-Gargouri S, Ghorbel M, Ben Mahmoud A, et al. 2013b. Mitochondrial DNA mutations and polymorphisms in asthenospermic infertile men. Mol Biol Rep, 40(8): 4705-4712.

Baklouti-Gargouri S, Ghorbel M, Ben Mahmoud A, et al. 2014. Identification of a novel m.9588G>A missense mutation in the mitochondrial COIII gene in asthenozoospermic Tunisian infertile men. J Assist Reprod Genet, 31(5): 595-600.

Chen Y, Liao T, Zhu L, et al. 2018. Seminal plasma cell-free mitochondrial DNA copy number is associated with human semen quality. Eur J Obstet Gynecol Reprod Biol, 231: 164-168.

Kao S H, Chao H T, Wei Y H. 1998. Multiple deletions of mitochondrial DNA are associated with the decline of motility and fertility of human spermatozoa. Mol Hum Reprod, 4(7): 657-666.

Kao S, Chao H T, Wei Y H. 1995. Mitochondrial deoxyribonucleic acid 4977-bp deletion is associated with diminished fertility and motility of human sperm. Biol Reprod, 52(4): 729-736.

May-Panloup P, Chrétien M F, Savagner F, et al. 2003. Increased sperm mitochondrial DNA content in male infertility. Hum Reprod, 18(3): 550-556.

Mughal I A, Irfan A, Hameed A, et al. 2016. Sperm mitochondrial DNA 15bp deletion of cytochrome c oxidase subunit III is significantly associated with human male infertility in Pakistan. J Pak Med Assoc, 66(1): 3-7.

Ni F, Zhou Y, Zhang W X, et al. 2017. Mitochondrial variations in the *MT-ND4* and *MT-TL1* genes are associated with male infertility. Syst Biol Reprod Med, 63(1): 2-6.

Shamsi M B, Kumar R, Bhatt A, et al. 2008. Mitochondrial DNA mutations in etiopathogenesis of male infertility. Indian J Urol, 24(2): 150-154.

# Y 染色体 *AZF* 基因微缺失与男性生精功能障碍

臧　展* 刘丽丽

沈阳东方菁华医院，沈阳

**摘　要**　男性不育症是引起育龄夫妇不育的主要原因之一，主要表现为生精障碍所致的无精子症、严重少精子症和少精子症。男性不育的病因复杂，可由多种因素引起，其中包括遗传因素。遗传因素主要指染色体异常和 Y 染色体无精子症因子（azoospermia factor，*AZF*）基因微缺失。AZF 与精子的生成和调控密切相关，*AZF* 基因微缺失是引起男性原发性不育的重要遗传病因之一，可引起男性原发性无精子症或少精子症。据世界卫生组织统计，在世界范围内，原发性不育症患者占不育男性的 11.2%，应引起重视。Y 染色体微缺失是无精子症、少精子症患者的主要病因，对男性不育患者进行 Y 染色体 *AZF* 基因微缺失筛查很有必要。本文就 Y 染色体 *AZF* 基因检测指导男性不育的临床治疗做进一步综述。

**关键词**　*AZF* 基因微缺失，男性不育，无精子症，少精子症

据世界卫生组织统计，在世界范围内，原发性不育症患者占不育男性的 11.2%，应引起重视。男性不育症是引起育龄夫妇不育的主要原因之一，约占 50%（Lira Neto et al.，2016）。男性不育的原因有很多种，主要包括生精障碍、输精管道梗阻（感染性/输精管缺如）、性腺附属器官异常、性功能异常、全身性疾病、应用某些药物或接触毒物及放射线等，还包括不明原因性不育及 30%的遗传因素（Walsh et al.，2009）。研究表明，Y 染色体微缺失在不育男性中的发生率在 15%以下（李美珠等，2018）。中国不育男性患者 Y 染色体微缺失发生率为 10.8%，其中在无精子症和重度少精子症患者中的缺失发生率分别为 11.75%和 8.51%（Fu et al.，2012）。这与人种差异、研究对象的选择标准、不同的序列标签位点（sequence tag site，STS）引物的选择，以及标本量大小等因素有关（曾兰等，2018）。本文通过探讨原发性不育症男性患者 *AZF* 基因微缺失特征，为男性不育症的诊疗提供参考资料。

## 1　Y 染色体 *AZF* 基因与 *AZF* 基因微缺失

### 1.1　Y 染色体 *AZF* 基因

Y 染色体是人体最短的近端着丝粒染色体，约占人类基因组的 1%，以着丝粒分界

*通讯作者：1124396829@qq.com

为短臂（Yp）和长臂（Yq）。其长臂（Yq）上的无精子症因子（azoospermia factor，AZF）位于 Yq11 远端的精子发生调控区域，具有完成生精过程和维持生精功能的作用，Y 染色体 *AZF* 基因微缺失会对男性生育能力产生不利影响（高佃军等，2016；罗世强等，2017；裘娟等，2016）。

## 1.2 Y 染色体 *AZF* 基因微缺失

Y 染色体微缺失是指发生在 Yq11.23 的 *AZF* 位点的缺失。*AZF* 分为 *AZFa*、*AZFb* 和 *AZFc* 区。*AZF* 缺失分为 6 个类型：*AZFa* 缺失、*AZFb* 缺失、*AZFc* 缺失、*AZFb+c* 缺失、*AZFa+b* 缺失和部分 *AZFc* 缺失，与精子发生障碍和男性不育密切相关（向卉芬等，2016）。国内外报道的 *AZFc* 区是主要的缺失区域，*AZFa* 区缺失发生率最低（Sachdeva et al.，2011）。

精子生成包括三个主要阶段：精原细胞分裂增殖、精母细胞减数分裂和精子细胞变态，这是一个连续的细胞分裂分化过程，最终产生成熟的精子。生精环节中任一环节出现异常均可导致生精障碍。30%生精障碍患者是出于遗传因素（Walsh et al.，2009），首位遗传因素是克氏综合征（最常见的染色体核型是 47,XXY），第二位即为 *AZF* 基因微缺失，即 Y 染色体长臂上的无精子症因子微缺失可引起男性性腺发育异常、生精障碍，从而导致不育。

## 1.3 *AZF* 基因微缺失检测方法

目前，应用最广泛的检测 *AZF* 基因微缺失的方法是采用聚合酶链反应（polymerase chain reaction，PCR）检测多个序列标签位点（STS），现已发现 131 个 *AZF* 基因微缺失的 STS。不同的研究进行 *AZF* 基因微缺失检测时采用的 STS 数目不等，国际上对于使用多个 STS 进行检测尚存在分歧。然而，在实际检测中，只能选择有限的位点进行分析。欧洲男科学协会（EAA）仍建议采用 6 个 STS（Simoni et al.，2004），即 SY84、SY86（*AZFa*），SY127、SY134（*AZFb*），SY254、SY255（*AZFc*）进行 *AZF* 基因微缺失筛查。EAA 提供的位点不适用于印度男性不育患者 *AZF* 基因微缺失的检测，要进行更准确的检测需要加用一系列不同的位点（Sachdeva et al.，2011）。建议每个国家采用多个 STS 进行大样本的检测，以便最终确定适用于本国人民的检测位点，提高 *AZF* 基因微缺失的检测率。增加 STS 数目可提高实验的灵敏度、可信度，将有助于区分 *AZF* 基因微缺失的具体位置。由于不同国家可能存在不同的缺失类型，因此增加检测 STS 的数目也可提高检出率。

原发性男性无精子症及严重少精子症越来越受到临床重视。但由于精子的产生及成熟过程极其复杂，受到多种内部及外部因素的调控，长期以来，对精子发生的病理机制尚未完全清楚，研究表明，无精子症及少精子症与遗传因素密切相关（Fernandez-Encinas et al.，2016）。AZF 最早在 20 世纪 70 年代被发现与精子的生成密切相关，1996 年，根据各位点的作用及其对应的组织学特征 AZF 被划分为不同区域，被证实与男性原发性无精子症和严重少精子症密切相关。目前，*AZF* 基因微缺失筛查已成为 EAA 推荐的无精子症及严重少精子症患者的常规筛查项目，在我国尚未普及。虽然还未普及，但目前国内许多生殖中心已将 *AZF* 基因微缺失检测列为常规检测项目，主要采用 15 个 STS 进行 *AZF* 基因微缺失筛查，主要包括 SY82、SY84、SY86（AZFa），SY124、SY127、SY128、SY133、SY134、SY143（AZFb），SY239、SY242、SY254、SY255（AZFc），SY145、SY152（AZFd）。

## 2　Y 染色体 *AZF* 基因微缺失检测的临床意义

*AZFa* 区缺失可导致精子在青春期前发生阻滞，*AZFa* 区缺失在男性不育症中较少见，但其临床结果比 *AZFc* 区缺失严重，表现为纯睾丸支持细胞综合征（SCOS），伴睾丸体积缩小，无精子生成，为绝对的无精子症，这类患者即使睾丸穿刺也无法获取精子，不可以做单精子卵细胞质内注射（ICSI）（曾兰等，2018）。*AZFb* 区缺失的患者占 Y 染色体微缺失患者的 3%～5%，*AZFb* 区缺失可导致精子在减数分裂前期或中期发生阻滞，表现为减数分裂前生精细胞阻滞，睾丸内可见精原细胞和初级精母细胞，但无精子生成，也不能通过睾丸或附睾穿刺技术获得成熟精子（Kent-First et al.，1999）。*AZFc* 区缺失占 60%以上（Soares et al.，2012），该类患者生精表型变异比较大，从无精子、严重少精子、少弱精子到正常精子都有可能。因此 *AZFc* 区缺失患者可以通过辅助生殖技术生育自己的后代，但是会将 *AZFc* 区缺失遗传给男性后代，甚至缺失区域有增大的可能性，引起男性后代生育功能障碍（Mau Kai et al.，2008），甚至出现无精子症后代或产生染色体核型为 45,X 的后代（汪海澍和赵倩，2018）。而选择植入前遗传学诊断（preimplantation genetic diagnosis，PGD）技术助孕，则可以通过性别选择生育健康的女性后代，但治疗费用较为高昂。PGD 技术已经在染色体病或者基因异常的患者中应用，虽然技术还有待成熟，但给那些有遗传病或者基因病的患者带来了希望。总之，无精子症和严重少精子症的男性患者，在行辅助生殖助孕前，必须要做染色体核型检查和 Y 染色体微缺失检测，以便于临床医师选择不同的技术，来避免父代的遗传基因遗传给子代。

*AZFc* 区缺失及部分缺失可以通过体外受精（*in vitro* fertilization，IVF）及 ICSI 垂直传递给下一代男婴（Mares，2004）。ICSI 技术可导致 *AZF* 基因微缺失的垂直传递、扩大遗传和新发缺失发生，为避免将缺失人为地传递给后代，患者可通过 PGD 技术选择女性胚胎进行移植。但是如果只选择女性胚胎移植，又降低了胚胎利用率，并且增加了取消移植的风险，且大量研究证实有些微缺失类型（如 *AZFc* 部分缺失）对生育力的影响不大，因此希望找到 AZF 不同缺失的遗传规律，得以选择携带对生育力影响较小的男性胚胎进行移植，避免胚胎的大量浪费并降低取消移植率。

## 3　结　　语

男性不育患者的病因经常不明，对很多病例缺乏明确有效的治疗方案，通过 *AZF* 基因微缺失和 *AZFc* 部分缺失检测，可以使这些男性不育患者明确病因，尽可能找到精子生成障碍的真正原因，有更加明确的遗传学诊断，避免一些不必要的药物及手术“治疗”（王田园等，2018）。因此，在行 IVF 或 ICSI 治疗之前，应对男性进行 *AZF* 基因微缺失及 *AZFc* 区部分缺失的检查，避免遗传缺陷的垂直传递，为患者的诊断、治疗及遗传咨询提供理论依据并达到为临床服务的目的。

## 参 考 文 献


高佃军, 陈韵, 高逸文, 等. 2016. 伴及不伴精索静脉曲张的无精子、严重少精子症患者 Y 染色体微缺失对比研究. 中华男科学杂志, 22(4): 325-329.

李美珠, 朱嫦琳, 吴智刚, 等. 2018. Y 染色体 AZF 基因微缺失在诊断男性不育中的意义. 国际检验医学杂志, 39(8): 984-986.

罗世强, 蔡军, 蔡稔, 等. 2017. 424 例男性不育患者染色体及 AZF 分析结果. 中国优生与遗传杂志, 25(4): 55-57.

裘娟, 李岩, 刘璐, 等. 2016. 染色体核型异常和 Y 染色体微缺失在男性不育中的临床研究. 大连医科大学学报, 38(1): 48-51.

汪海澍, 赵倩. 2018. Y 染色体微缺失病例报道 1 例. 中国地方病防治杂志, 33(5): 545-547.

王田园, 肖晓素, 郑宝, 等. 2018. 男性不育的遗传病因研究. 中国优生与遗传杂志, 26(2): 95-105.

向卉芬, 刘云云, 宗晨, 等. 2016. 复发性流产的病因学研究进展. 中华临床医师杂志, 10(4): 554-560.

曾兰, 魏萍, 陈希敏, 等. 2018. Y 染色体 AZF 微缺失和染色体异常与无、少精子症不育患者的临床研究. 中国优生与遗传杂志, 26(10): 55-58.

Fernandez-encinas A, Garcia-peiro A, Ribas-maynou J, et al. 2016. Characterization of nuclease activity in human seminal plasma and its relationship to see men parameters, sperm DNA fragmentation and male infertility. J Urol, 195(1): 213-219.

Fu L, Xiong D K, Ding X P, et al. 2012. Genetic screening for chromosomal abnormalities and Y chromosome microdeletions in Chinese infertile men. J Assist Reprod Genet, 29: 521-527.

Kent-First M, Muallem A, Shultz J, et al. 1999. Defining regions of the Y-chromosome responsible for male infertility and identification of a fourth AZF region (AZFd) by Y-chromosome microdeletiondetection. Mol Reprod Dev, 53: 27-41.

Lira Neto F T, Phil V B, Najari B B, et al. 2016. Genetics of male infertility. Curr Urol Rep, 17(10): 70.

Mares J A. 2004. High-dose antioxidant supplementation and cataract risk. Nutr Rev, 62(1): 28-32.

Mau Kai C, Juul A, McElreavey K, et al. 2008. Sons conceived by assisted reproduction technique inherit deletion in the azoospermia factor (AZF) region of the Y chromosome and the *DAZ* gene copy number. Hum Reprod, 23(7): 1669-1678.

Sachdeva K, Saxena R, Majumdar A, et al. 2011. Use of ethnicity specific sequence tag site markers for Y chromosome microdeletion studies. Genet Test Mol Biomarkers, 15(6): 451-459.

Simoni M, Bakker E, Krausz C. 2004. EAA/EMQN best practice guidelines for molecular diagnosis of Y-chromosomal microdeletions. State of the art 2004. Int J Androl, 27(4): 240.

Soares A R, Costa P, Silva J, et al. 2012. AZFb microdeletions and oligozoospermia-which mechanisms. Fertil Steril, 97(4): 858-863.

Walsh T J, Pera R R, Turek P J. 2009. The genetics of male infertility. Semin Reprod Med, 27(2): 124-136.

# 大、小Y染色体携带者对精液参数及辅助生殖结局的影响

李斌业[1]　张振刚[1]　江小华[2*]

1 青海省人民医院，西宁

2 中国科学技术大学附属第一医院生殖与遗传分院，合肥

**摘　要**　在不育夫妇中，男方因素占50%，在男性不育患者中30%是染色体异常或基因突变所致。过去认为Y染色体是缺乏重要功能基因的染色体，因此，在很长一段时间内缺乏对Y染色体结构和功能的研究。直至1990年，在Y染色体上找到了Y染色体性别决定区（SRY），才兴起了对Y染色体的研究。近年来，对Y染色体的功能及Y染色体微缺失的研究更加深入。Y染色体长度对精液参数及辅助生殖技术（ART）结局有着不同的影响。按Y染色体长度，Y≥18号染色体为大Y染色体，Y≤22号染色体为小Y染色体。人们已逐渐认识到不同Y染色体长度在男性生殖中的重要性。Y染色体不仅是决定男性性别特征的染色体，而且在精子生成及辅助生殖中起重要作用。本文就不同长度的Y染色体对精液参数的影响及对ART结局的影响做一综述。

**关键词**　大、小Y染色体，精液参数，ART结局

全球有10%～15%的育龄夫妇受到生殖功能障碍的困扰。广义的男性生殖功能障碍包括配偶虽然能够妊娠，但不能正常维持整个妊娠过程并分娩健康活婴，导致不良妊娠结局。不良妊娠结局包括自然流产、死胎、死产、胎儿畸形等。对于男性而言，Y染色体是特有的遗传学标志，在性别决定和分化中起重要作用（陈亮等，2014）。大Y染色体及小Y染色体是常见的染色体多态性。目前，越来越多的研究显示Y染色体的多态性对男性的精液参数及辅助生殖技术（assisted reproductive technique，ART）结局有影响，与流产、死胎、胚胎停育、生育畸形儿等不良妊娠结局有关。

## 1　Y染色体

人类Y染色体长约50Mb，是一个小的近端着丝粒染色体，大部分是异染色质，容易发生形态学的变化，从而导致Y染色体数目或结构的异常。Y染色体在性别决定和分化中起决定作用，Y染色体短臂上有睾丸决定因子（testis determination factor，TDF），而Y染色体长臂1区1带（Yq11）上有精子产生的调控基因。Y染色体长度的变异通常

*通讯作者：jxh2004@126.com

被认为是人类染色体多态性的一种，包括小 Y 染色体（Y≤22 号染色体）及大 Y 染色体（Y≥18 号染色体）。大 Y 染色体属于 Y 染色体常见的多态变异，被认为是小的近端着丝粒染色体，介于 F 组与 G 组之间（张凤芹和张清泉，2012）。Y 染色体长度变异的机制尚未阐明，大多数学者认为染色体异染色质的重复复制、缺失、易位效应及螺旋化程度的变化可能是 Y 染色体长臂（Yq）变异的基础。人类基因组计划启动后，Skaletsky 等通过对 Y 染色体的分子遗传学研究，发现 Y 染色体的结构中含大段的重复区域，并且这些基因以回文结构排列，这种回文结构可能在一定程度上能够自我修复有害的基因变异。几乎所有与生育能力相关的基因都存在于 DNA 的回文结构中，这一成果增进了对男性不育症的了解（张羽，2009）。正常个体之间 Y 染色体长度也有变异，主要由位于其长臂远端异染色质区的串联重复 DNA 序列的重复复制、缺失、易位或螺旋化程度的改变等引起，此 DNA 序列的改变就构成了 Y 染色体特有的遗传异质性。

## 2 大 Y 染色体对精液参数和 ART 结局的影响

Y 染色体在男性的性别分化中扮演着重要的角色，其长臂远端 2/3 部分为结构异染色质，是导致 Y 染色体长度差异的关键部位，Y 染色体长度增加称为大 Y 染色体。过去一般认为，Y 染色体异态现象的产生源于遗传效应不活跃的高度重复 DNA 的结构异染色质区，该区因不含有编码基因而很少产生临床效应（余小平，1998）。国内研究显示，汉族人群中大 Y 染色体的检出率为 10%～14%（孙明霞等，2015），与异常妊娠如自然流产等无关。但随后临床研究发现大 Y 染色体与精子的发生是有关联的，认为大 Y 染色体异染色质中 DNA 过多的重复，可能干扰了位于相邻常染色质区与精子生成和性别分化有关的基因的表达和功能的正常发挥，从而导致精子生成障碍和性别分化异常。报道显示，大 Y 染色体检出率为 24.35%，少精子症、弱精子症、畸形精子症患者中大 Y 染色体检出率为 35%～37%，无精子症患者中为 28.13%（张琪瑶等，2006）。精液正常人群中大 Y 染色体检出率明显低于精液参数异常人群。研究表明，大 Y 染色体中 DNA 序列的高度重复可导致精子活力的减弱，但并非完全抑制精子的发生，精子发生的源头主要涉及 *AZF* 基因和染色体的其他畸变（杨凌云等，2010）。

研究显示，不良妊娠夫妻的大 Y 染色体检出率明显高于正常人群，这可能提示在有流产、死胎等不良妊娠结局史夫妇中大 Y 染色体检出率明显增高。Y 染色体的长臂 DNA 重复序列会影响精子生成和精子发育，从而影响精子的受精能力，可能会导致流产、死胎等不良妊娠结局（Patricia et al.，2000）。不良妊娠组的大 Y 染色体携带者占 34.69%，具有典型的临床效应，包括无精子症、严重少精子症、少或弱精子症、畸形精子症、死精子症、睾丸或附睾发育不良等。而正常人群大 Y 染色体检出者中具有临床效应的比例与不良妊娠结局史夫方的比较，下降为 5.15%，也进一步提示大 Y 染色体在一定内外环境影响下，对临床生殖异常可能具有明显的遗传效应（武艾宁等，2018）。

对大 Y 染色体伴有生精障碍导致精液质量较差患者进行单精子卵细胞质内注射（ICSI）治疗，但受精率低，可能是精子存在染色质缺陷所致；大 Y 染色体组的卵裂率和优质胚胎率高于正常人群，这表明大 Y 染色体的变异给细胞带来的影响，可能是在受精阶段淘汰了部分发育障碍的胚胎，但也可能与对照组的随机选择有关。也有研究显示，在 IVF 助孕中，大 Y 染色体组的平均优质胚胎数较正常染色体组多，但两组间妊娠率无明显差异。大 Y 染色体对辅助生殖技术的选择、胚胎发育及近期妊娠结局无明显影响（李斌业等，2017；胡晓东等，2007）。这可能与研究方法、纳入标准等有关，需大数据进一步验证。陈咏健等（2006）对 1 例 46,XY Yqh+患者受精后第 3 天胚胎进行荧光原位杂交（fluorescence *in situ* hybridization，FISH）分析，认为大 Y 染色体患者胚胎非整倍体发生率增高可能是导致其不良孕产史的原因。

## 3 小 Y 染色体对精液参数和 ART 结局的影响

单纯小 Y 染色体的临床效应的报道较为少见，但小 Y 染色体可能同时合并无精子症因子（azoospermia factor，AZF）基因的微小缺失，理论上不论是否合并 *AZF* 缺失，小 Y 染色体均会对生精及胚胎发育造成影响。研究 18 例小 Y 染色体患者的结果显示，这些患者都有不同程度的少精子或者无精子，但极少伴有性腺发育不良，同时，Y 染色体缺失的患者睾丸曲细精管发育不良，仅见支持细胞，伴管周组织不同程度的纤维化（杨元发等，2017）。Y 染色体长臂 PAR1 区域基因决定身高和骨骼的发育，缺失程度及片段可能导致生精功能障碍，从而导致少精子症或者无精子症（Antonelli et al.，2011）。研究 Y 染色体长度对精液影响的结果显示，小 Y 染色体组比正常染色体组精子浓度、前向运动精子数显著降低，而畸形率显著升高（吴成亮等，2016）。小 Y 染色体携带者产生异常精子，有人认为 Y 染色体排列紧密影响其基因发挥功能，也有人认为是 Y 染色体异染色质微小或全部丢失，导致常染色质松散排列，最后造成基因丧失功能、精子生成障碍，还有观点认为是小 Y 染色体本身就有难以判断的形态学微小缺失导致精子生成障碍。异常小 Y 染色体中，*AZF* 基因的缺失占到 1%～55%。如果小 Y 染色体同时合并 *AZF* 基因微缺失，则导致 Yq11 常染色质与 Yq12 异染色质共同缺失，更容易导致精子生成障碍（胡晓东等，2007）。研究显示，小 Y 染色体患者合并有 *AZF* 基因微缺失，易发生精子生成障碍，从而引起男性不育（陈亮等，2014）。AZF 发生 Y 染色体微缺失的区域不同，则相应的临床表型也不同（裘娟等，2016）。*AZFc* 缺失占所有 Y 染色体微缺失类型的 70%（陈巧媛和王树玉，2017），其临床表型从精液参数正常到无精子症都会出现，对于 *AZFc* 缺失的无精子症患者进行睾丸取精术治疗，可有 50%的概率找到精子（Soares et al.，2012）。而 *AZFa* 和 *AZFb* 缺失的患者完全表现为无精子症，行睾丸抽吸取精术找到精子的概率极低，但病理学特点 *AZFa* 表现为纯睾丸支持细胞综合征，*AZFb* 缺失为精子发生阻滞（Kleiman et al.，2012）。在行 IVF 助孕患者中，小 Y 染色体携带者优质胚胎率及妊娠率无明显差异。因此，认为小 Y 染色体的临床效应主要是对精子生成的负面影响，而对妊娠率无影响。在 ICSI 助孕中发现小 Y 染色体组的胚胎数较多。而 ART 妊娠结局与正常染色体组无明显差异（武艾宁等，2018）。但发现小 Y 染色体的临床效应为无精子症、少精子症，以及胚胎停育、自然流产等不良妊娠结局，可能影响其 ART 结局，造成低妊娠率（陈亮等，2014）。

# 参考文献

陈亮, 付杰, 潘虹, 等. 2014. 男方染色体异常对配偶不良妊娠结局的影响及其临床意义. 中华男科学杂志, 20(5): 464-466.

陈巧媛, 王树玉. 2017. Y染色体基因与男性生殖. 中国优生与遗传杂志, 25(2): 1-4.

陈咏健, 刘平, 廉颖, 等. 2006. 大Y携带者不良孕产史与胚胎非整倍体率增高的关系. 中国优生与遗传杂志, 3(14): 39-41.

胡晓东, 曾勇, 莫美, 等. 2007. 大Y染色体对体外受精与胚胎移植的影响. 实用医学杂志, 23(2): 178-180.

姜辉, 田杨, 黄锦, 等. 2012. 重视染色体基因缺陷对男性生育的影响. 北京大学学报(医学版), 44(4): 504-506.

李斌业, 张永田, 曾湘晖, 等. 2017. 大小Y染色体携带者与精液参数及辅助生殖结局的分析. 中华男科学杂志, 23(9): 817-818.

倪梦霞, 致慧杰, 刘帅妹, 等. 2017. *TP53*基因rs1042522单核苷酸多态性与男性不育相关性研究. 中华男科学杂志, 23(2): 142-146.

裘娟, 李岩, 刘璐, 等. 2016. 染色体核型异常和Y染色体微缺失在男性不育中的临床研究. 大连医科大学学报, 38(1): 48-51.

孙明霞, 李书平, 李书君, 等. 2015. 大Y染色体在遗传生殖方面的临床效应. 中国优生与遗传杂志, 23(8): 64-70.

吴成亮, 巢时斌, 辜敏苏, 等. 2016. Y染色体长度与男性异常精子关系的探讨. 当代医学, 22(7): 16.

武艾宁, 戴晓怡, 于荣鑫. 2018. 大Y染色体在流产、死胎等不良妊娠结局中的影响及临床意义. 内蒙古医科大学学报, 40(1): 26-28.

杨凌云, 明蕾, 孙丽萍, 等. 2010. 大Y染色体与精子质量及ICSI妊娠结局的探讨. 中国男科学杂志, 24(10): 37-39.

杨元发, 李秀娟, 郝洁, 等. 2017. 786例男性不育与Y染色体变异分析. 中国优生与遗传杂志, 25(1): 64-66.

余小平. 1998. 石家庄地区儿童智力低下细胞遗传学研究. 中国优生与遗传杂志, 6(6): 56-57.

张凤芹, 张清泉. 2012. 80例不育男性大Y染色体初步分析. 生殖医学杂志, 21(2): 173-174.

张琪瑶, 杨丽霞, 管群, 等. 2006. 大Y染色体核型在男性生殖中临床效应的探讨. 中国优生与遗传杂志, 14(9): 17-18.

张羽. 2009. Y染色体的分子结构和多态性研究与应用. 生命科学研究, 13(2): 163-167.

Antonelli A, Marcuccil L, Elli R, et al. 2011. Semen quality in men with Y chromosome aberrations. Int J Androl, 34(5): 453-460.

Kleiman S E, Almog R, Yogev L, et al. 2012. Screening for partial AZFa microdeletions in the Y chromosome of infertile men: is it of clinical relevance. Fertil Steril, 97(4): 858-863.

Patricia B, Maria S, Carole AS, et al. 2000. Divergent outcomes of intrachromosomal recombination on the human Y chromosome male infertility and recurrent polymorphism. J Med Genet, 37: 752-758.

Soares A R, Costa P, Silva J, et al. 2012. AZFb microdeletions and oligozoospermia-which mechanisms? Fertil Steril, 97(4): 858-863.

Tiepolo L, Zufardi O. 1976. Location of factors controlling spermatogenesis in the nonfluorescent portion of the human Y chromosome long arm. Hum Genet, 34(2): 119-124.

# Y 染色体微缺失在男性不育症中的研究进展

汪李虎*

广东省妇幼保健院，广州

**摘　要**　Y 染色体微缺失造成不同程度生精障碍，是导致男性不育症的主要遗传学病因之一。无精子症因子区（AZF 区）由 AZFa、AZFb、AZFc 和 AZFd 构成，不同缺失类型有不同的表型，发生率与地域和种族有关。目前常采用 PCR 法进行 Y 染色体微缺失的检测，其缺点是准确度低、特异性差、耗时。基因芯片技术虽然能克服上述缺点，但目前成本过高。通过检测能预测患者男性后代的遗传风险，有助于患者选择辅助治疗的方式。Y 染色体微缺失的男性不育症患者会将遗传缺陷垂直传给男性后代，应通过胚胎植入前遗传学诊断（PGD）的方法选择女性胚胎，从而避免 Y 染色体微缺失的传递。本文综述 Y 染色体微缺失在男性不育症中的研究进展。

**关键词**　Y 染色体微缺失，表型，男性不育，单精子卵细胞质内注射（ICSI）

育龄夫妇中不育症的发生率为 10%～15%，其中单独男性因素和夫妇双方因素共占 50%左右。男性不育症的病因众多，包括精索静脉曲张、遗传缺陷、内分泌异常、免疫性不育、感染、输精管道阻塞等，其中遗传缺陷引起的男性生精障碍约占总不育因素的 30%（Martin，2008）。Y 染色体微缺失是导致生精障碍引起男性不育症的主要病因，发病率仅次于克氏综合征，是男性不育症的第二大遗传学病因（Simoni et al.，2004）。1976 年 Luciiano 和 Orsetta 首先提出与精子生成障碍密切相关的无精子症因子（azoospermia factor，AZF）存在于 Y 染色体长臂上；1998 年 Vogt 进一步将 AZF 定位于 Yq11，称这种缺失为 Y 染色体微缺失。AZF 区由近至远包含 3 个不同的亚区：位于 Yq11.21 的 AZFa，位于 Yq11.23 的 AZFb 和 AZFc，AZFb 的远端与 AZFc 的近端有部分重叠。1999 年 Kent 等认为在 AZFb 区与 AZFc 区之间还存在 AZFd 区。

## 1　发生率与表型

Y 染色体微缺失最常见于无精子症和严重少精子症患者，发生率为 5%～15%。男性不育症患者 Y 染色体微缺失发生率为 1%～55%，我国国内文献报道为 4%～40%。香港学者报道，香港无精子症和严重少精子症人群中 Y 染色体微缺失发生率为 8.47%。

*通讯作者：wanglihu25@163.com

Chang 等报道，台湾无精子症和严重少精子症人群中 Y 染色体缺失发生率为 9%。不同实验室的报道结果不一致，这可能反映了不同人群的 AZF 区存在异质性，但也可能与特异的 Y 染色体单体型、遗传背景、环境影响、研究对象的选择标准、不同的 STS 引物的选择有关。

常见的缺失类型有 7 种：AZFa 缺失、AZFb 缺失、AZFc 缺失、AZFb+c 缺失、AZFa+b+c 缺失、部分 AZFc 缺失、AZFd 缺失。不同缺失类型有不同表型。微缺失多位于 AZFc 区，而 AZFa、AZFb 区少见。其中，AZFc 缺失占到总微缺失的 60%，表型多样，从轻度少精子症到无精子症。约 2/3 表现为无精子症，其中约 50%可以经睾丸穿刺获取精子；余下 1/3 表现为少精子症。表型众多的可能解释是 Y 染色体上多个基因参与精子生成，而且环境会影响基因缺失的效应，还可能的解释是患者生精上皮随时间逐渐退化，导致生精功能进行性下降、精子功能逐渐下降（Yamada et al.，2010）。因此，有学者建议 AZFc 缺失患者应当尽早冷冻保存精子，供日后使用，并通过胚胎植入前遗传学诊断（preimplantation genetic diagnosis，PGD）的方法选择女性胚胎，从而避免 Y 染色体微缺失的传递。但也有研究显示（Mitra et al.，2008），AZFc 缺失患者基础生精功能是稳定的，不随时间而改变。AZFa 缺失约占 5%，患者常表现为无精子症和纯睾丸支持细胞综合征（SCOS）；AZFb 缺失约占 10%，患者常表现为生精阻滞，多停留在精母细胞阶段。AZFb+c、AZFa+b+c 为联合缺失，也常表现为 SCOS 和生精阻滞。AZFd 微缺失的患者临床表现为轻度少精子症或精子形态异常。

近年针对 AZF 区部分缺失的研究越来越多。在男性人群中 AZFc 部分缺失有多种形式，其中 gr/gr、b2/b3 缺失较为常见（王会等，2011）。其中研究最多的是 gr/gr 缺失，它能造成 AZFc 区约一半基因的缺失。目前对 gr/gr 缺失相关的表型存在不同见解。有研究显示，它对精子浓度影响很小或者没有影响，但对不育仍有负效应（Harton and Tempest，2012）；另有研究认为，它会造成少精子症或者无精子症（Visser et al.，2009）。

## 2 发生机制

Y 染色体为男性特有，长约 59Mb，分为 3 个不同的功能区：①假常染色体区（pseudoautosomal region，PAR），位于长、短臂的末端，该区基因在减数分裂时能与 X 染色体发生交换重组；②常染色质区，由除 PAR1 外的短臂、着丝粒及长臂旁中央区组成，其中的序列分为 X 转座（X-transposed）、X 退化（X-degenerate）和扩增子（ampliconic）3 类，扩增子彼此几乎完全相同，它们排列形成 8 种回文结构，目前认为这些相同的重复序列发生同源性重组，导致它们之间的单个或者多个基因丢失，从而造成不同程度的精子生成失败（Navarro-Costa et al.，2010）；③异染色质区，位于长臂末端，PAR2 与常染色质区之间。AZF 基因微缺失作为 Y 染色体缺失中常见的类型，与男性不育及精子生成障碍存在因果关系。AZFc 缺失占总微缺失的 60%，是 AZF 基因微缺失中最常见的类型。近年 AZFc 区研究的热点主要是“AZFc 区部分缺失”，临床主要表现为不同程度的生精障碍：无精子症、少精子症。对 Y 染色体常染色质区这 3.5Mb 的测序表明，AZFc 区由大量重复的扩增子排列组成，它们会导致序列容易发生结构变异。扩增子相当于

AZFc 区多拷贝的 DNA 序列（大小为 115～678kb），这些紧密排列的扩增子形成了人类基因组中复杂的遗传学结构，而且形成了序列家族，每个家族都有独特的遗传学特征。更重要的是，每个家族内的扩增子之间的相似度达到 99.9%以上，这是结构重排的基础。扩增子包含生精所需的基因。因此，扩增子拷贝数的改变，即基因量的变异会最终导致不同程度的生精障碍（Skaletsky et al.，2003）。

目前已经发现了 AZF 区数个候选基因，已知 AZFc 区主要的候选基因有 4 个：*CDY*、*DAZ*、*PRY2*、*BPY*，均为多拷贝基因。最佳候选基因即无精子症缺失（deleted-in-azoospermia，DAZ）基因最先被发现，它通过精子细胞中基因特异表达 DNA，调控 mRNA 编码 RNA 结合蛋白，从而影响男性的生精功能。Saxena 等（2000）证实有 *DAZ1*、*DAZ2*、*DAZ3*、*DAZ4* 四个基因片段复制在 AZFc 区内，其中 *DAZ1* 基因片段含有两个 RNA 识别模体（RNA recognition motif，RRM）识别基因，*DAZ2* 和 *DAZ3* 却只含有一个 RRM 识别基因，*DAZ4* 基因片段含有最多的 RRM 识别基因，为 3 个。一般男性只有 1 个 *DAZ* 基因，但是部分男性有 2～6 个 *DAZ* 基因。已发现的 *DAZ* 基因缺失包括 3 种类型：*DAZ1*/*DAZ2*、*DAZ3*/*DAZ4* 和全部缺失（阿周存等，2006）。虽然对 *DAZ* 基因已经研究多年，但其是否是男性生精障碍的原因尚无定论。研究表明，*DAZ* 全部缺失或部分缺失均是导致男性不育的原因（Lin et al.，2007），并且证实 *DAZ* 基因复制的过程中引起的基因缺失可垂直传递给下一代。然而，也有研究认为 *DAZ* 基因缺失 Label1 与男性生精障碍没有相关性（Fernandes et al.，2002）。

AZFc 区部分缺失包括：gr/gr 缺失 1.6Mb、b1/b3 缺失 1.6Mb、b2/b3 缺失 1.8Mb，AZFc 区全部缺失称为 b2/b4 缺失。对 AZFc 区部分缺失的研究发现，gr/gr 缺失发生率最高，bl/b3 缺失发生率最低，而 h2/b3 缺失发生率位于两者之间。通过 Meta 分析缺失的 18 篇论著认为，gr/gr 缺失与男性不育显著相关（Tüttelmann et al.，2007）。但 Zhang 等（2006）分析我国男性 gr/gr 缺失情况表明，生精障碍患者中 gr/gr 缺失发生率仅为 10.3%，而正常男性缺失发生率也高达 8%，所以 gr/gr 缺失与生精障碍无关。因此，现在普遍认为 gr/gr 缺失可能存在地域差异性，西方人较东亚人低。gr/gr 缺失与无精子症之间的关系随着地域和种族而改变。

AZFa 基因片段长约 800kb，位于 Yq11 区域，主要包括 *USP9Y* 和 *DBY* 两个基因片段，由单链 DNA 复制构成。AZFa 最早发现的候选基因 *UPS9Y*，虽然只占 AZFa 一半以下的区域，仅仅只有 46 个外显子，但研究证实 AZFa 的大部分缺失均同时伴有此基因的部分或者全部丢失。临床研究证实 *USP9Y* 缺失的病例均为原发性无精子症。*DBY* 基因片段约为 16kb，含有 17 个外显子。该基因位于 *USP9Y* 下游约 43kb 处，可能编码一种 ATP 依赖解旋酶，该解旋酶具有 RNA 解旋酶活性。*DBY* 基因缺失的主要临床表现为严重少精子症、纯睾丸支持细胞综合征。

AZFb 基因片段大小约 3.2Mb，位于 Yq11.23 区域，主要的缺失基因为 *RBMY1*，造成男性不育的主要原因是引起减数分裂异常。*RBMY1* 在 AZFb 的 D16 亚区，在睾丸特异表达。AZFb 区的缺失包括 AZFb 和 AZFb+c 缺失。基因重组过程中的缺失延伸和 X、Y 染色体配对功能基因的缺失是引起 AZFb/AZFb+c 缺失患者生精障碍的主要原因

（Yogev et al.，2004）。精子生成障碍使减数分裂停留在初级精母细胞阶段的原因是染色体基因重组时不配对。

## 3 检测适应证和检测方法

非梗阻性无精子症、严重少精子症患者，建议进行 Y 染色体微缺失检测，因为常规或者高分辨 G 显带核型分析不能检测到 AZF 区的微缺失。原因不明的男性不育患者可选择行 Y 染色体微缺失检测。AZF 基因微缺失能垂直遗传，有相关家族史者，建议进行筛查（Krausz et al.，2014）。

检测位点的数目颇有争议，位点过少，可能出现漏诊；位点过多，可能包含一些没有临床意义的多态性，出现假阳性。目前，检测 AZF 微缺失推荐测试以下 8 个位点：sY84 及 sY86、sY127 及 sY134、sY254 及 sY255、sY145 及 sY152（Krausz et al.，2014）。以前 AZF 基因微缺失的临床实验室诊断方法是利用外周血标本行多重 PCR-电泳法，该技术耗时长、结果判定的主观性大，还存在交叉污染的风险。随着技术的发展，建议应用实时荧光定量 PCR 技术，该技术灵敏度高、特异性好、检测速度快，同时，必须加强临床检验过程中的质量控制。近年有采用基因芯片技术进行 Y 染色体微缺失检测的报道，与传统 PCR 方法相比，虽然成本高，但是具有高通量、高灵敏度、高特异性等优点，为不育患者人群进行基因组 DNA 序列缺失检测提供了经济、高通量的方法（Yeom et al.，2008），可能代替 PCR 成为未来检测 Y 染色体微缺失的金标准，在发现其他与生精障碍相关的 Y 染色体微缺失位点或者多态性方面有广阔的应用前景，有助于对男性不育作进一步的研究。

## 4 临床处理策略

（1）AZFa 区域缺失：通常导致纯睾丸支持细胞综合征（Sertolic-cell-only syndrome，SCOS），临床表现为睾丸体积的缩小、无精子症等。AZFa 区域完全缺失合并无精子症者，建议供精人工授精（artificial insemination by doner，AID）。

（2）AZFb 区域缺失：患者睾丸组织病理学表现为精子发生阻滞，主要停留在精母细胞阶段，AZFb+c 缺失会导致 SCOS 或精子发生阻滞，患者多为无精子症，故 AZFb 完全缺失（含 AZFb+c 缺失）的无精子症患者，建议 AID 治疗。

（3）AZFc 区域缺失：单独 AZFc 缺失患者可以表现为正常精子数目、少精子症及无精子症，AZFc 微缺失可以遗传给其男性后代。对于 AZFc 区缺失的无精子症患者，可以行睾丸手术取精获得精子行 ICSI。对于 AZFc 区缺失合并严重少精子症患者，可以直接 ICSI。但应当充分告知检测出微缺失，且不可避免地会将微缺失传给后代，患者可以选择进行 PGD 助孕治疗，选择女性胚胎进行移植，生育女孩，以避免遗传缺陷的垂直传播。另外，研究发现，AZFc 区域缺失的少精子症患者，其精子数目有进行性下降的趋势，最后发展为无精子症。因此，建议此类患者尽早生育或冷冻保存精子。在没有条件进行 PGD 的生殖中心，在患者自愿的情况下也可以进行供精人工授精助孕

（Handyside，2010）。

（4）sY145 及 sY152：有研究报道 sY145 及 sY152 可能与精子形态异常相关，缺失可能导致少精子症或者精子形态异常（Muslfimanoglu et al.，2005）。但目前尚缺乏国人大样本（包括正常生育人群及无精子症患者）的研究数据，故 sY145 及 sY152 的临床意义尚需进一步研究。

检测出的 Y 染色体微缺失类型对睾丸活检能否发现成熟精子有一定的预测意义。检测出 AZFa、AZFb、AZFb+c 或 AZFa+b+c 缺失，提示非梗阻性无精子症，睾丸取精术（testicular sperm extraction，TESE）/ 经皮附睾抽吸取精术（percutaneous epididymal sperm aspiration，PESA）很可能取精失败；而 50%的单独 AZFc 缺失患者能射出精子，无精子症者通过 TESE / PESA 也常能获得精子，可使用射出精子或者穿刺取精通过 ICSI 方式获得后代，但是患者的所有精子都存在相同的微缺失，因此 ICSI 会将父代的遗传缺陷传给男性后代，使之获得相同的 Y 染色体微缺失和不育，临床上务必要做到对患者及其家属知情同意。目前也有报道（Zhu et al.，2010），父代将 Y 染色体微缺失自然传递给后代。对 Y 染色体微缺失患者精子非整倍体情况的研究显示，患者产生核型为 XY 的胚胎显著少于染色体正常的对照组，而单体型（45,X0）和三体型（47,XXY）的胚胎显著增多，这表明 Y 染色体可能比常染色体更具不稳定性（McLachlan and O'Bryan，2010）。因此，虽然目前未见 Y 染色体微缺失后代存在生殖异常或者其他身体缺陷的报道，但是在进行辅助生殖前应当告知患者有可能产生性染色体非整倍体的精子，45,X0 和 47,XXY 胚胎的风险可能会增加。

## 5　结　　语

综上所述，Y 染色体微缺失的检测能找出非梗阻性无精子症和重度少精子症导致男性不育的病因，预测患者男性后代的遗传学风险，也有助于患者选择辅助生殖技术治疗方式以规避遗传缺陷的垂直传播，对提高人类健康水平具有极其重要的意义。使用基因芯片等技术进一步研究 Y 染色体微缺失的检测，以及研究精子生成的分子和遗传学机制，将有助于评估和治疗男性不育症。

## 参考文献

阿周存，杨元，张思仲，等. 2006. 严重寡精症 ICSI 精子供体的 DAZ 基因拷贝缺失研究. 遗传，28(9): 1057-1060.

王会，吴青，施惠娟. 2011. 无精子因子 AZFc 微缺失的相关研究进展. 生殖与避孕，31(6): 403-408.

Fernandes S, Huellen K, Goncalves J, et al. 2008. High frequency of *DAZ1*/*DAZ2* gene deletions in patients with severn oligozoospermia. Mol Hum Reprod, 8(3): 286-298.

Handyside A. 2010. Let parents decide. Nature, 464(7291): 978-979.

Harton G L, Tempest H G. 2012. Chromosomal disorders and male infertility. Asian J Androl, 14(1): 32-39.

Krausz C, Hoefsloot L, Simoni M, et al. 2014. EAA / EMQN best practice guidelines for molecular diagnosis of Y-chromosomal microdeletions. State-of-the-art 2013. Andrology, 2(1): 5-19.

Lin Y W, Hsu L C, Kuo P L, et al. 2007. Partial duplication at AZFc on the Y chromosome is a risk factor for impaired spermatogenesis in Han Chinese in Taiwan. Hum Mutat, 28(5): 486-494.

Martin R H. 2008. Cytogenetic determinants of male fertility. Hum Reprod Update, 14(4): 379-390.

McLachlan R I, O'Bryan M K. 2010. State of the art for genetic testing of infertile men. J Clin Endocrinol Metab, 95(3): 1013-1024.

Mitra A, Dada R, Kumar R, et al. 2008. Screening for Y-chromosome microdeletions in infertile Indian males: utility of simplified multiplex PCR. Indian J Med Res, 127(2): 124-132.

Muslfimanoglu M H, Turgut M, Cilingir O, et al. 2005. Role of the AZFd locus in spermatogenesis. Fertil Steril, 84(2): 519-522.

Navarro-Costa P, Gonqalves J, Plancha C E. 2010. The AZFc region of the Y chromosome: at the crossroads between genetic diversity and male infertility. Hum Reprod Update, 16(5): 525-542.

Saxena R, de Vries J W, Repping S, et al. 2000. Four *DAZ* genes in two clusters found in the AZFc region of the human Y chromosome. Genomics, 67(3): 256-267.

Simoni M, Bakker E, Krausz C. 2004. EAA / EMQN best practice guidelines for molecular diagnosis of Y-chromosomal microdeletions. State of the art 2004. Int J Androl, 27: 240-249.

Skaletsky H, Kuroda-Kawaguchi T, Minx P J, et al. 2003. The male-specific region of the human Y chromosome is a mosaic of discrete sequence classes. Nature, 423(6942): 825-837.

Tüttelmann F, Rajpert-De Meyts E, Nieschlag E, et al. 2007. Gene polymorphisms and male infertility - a meta-analysis and literature review. Reprod Biomed Online, 15(6): 643-658.

Visser L, Westerveld G H, Korver C M, et al. 2009. Y chromosome gr/gr deletions are a risk factor for low semen quality. Hum Reprod, 24(10): 2667-2673.

Yamada K, Fujita K, Quan J, et al. 2010. Increased apoptosis of germ cells in patients with AZFc deletions. J Assist Reprod Genet, 27(6): 293-297.

Yeom H J, Her Y S, Oh M J, et al. 2008. Application of multiplex bead array assay for Yq microdeletion analysis in infertile males. Mol Cell Probes, 22(2): 76-82.

Yogev L, Segal S, Zeharia E, et al. 2004. Sex chromosome alignment at-meiosis of azoospermic men with azoospermia factor microdeletion. J Androl, 25(1): 110-116.

Zhang F, Li Z, Wen B, et al. 2006. A frequent partial AZFc deletion does not render an increased risk of spermatogenic impairment in East Asians. Ann Hum Genet, 70(Pt3): 304-313.

Zhu X B, Liu Y L, Zhang W, et al. 2010. Vertical transmission of the Yq AZFc microdeletion from father to son over two or three generations in infertile Han Chinese families. Asian J Androl, 12(2): 240-246.

# 克氏综合征的辅助生殖助孕现状

李彩虹　李春义　许　蓬*

沈阳东方菁华医院，沈阳

**摘　要**　克氏综合征是男性不育患者性染色体异常中最常见的类型，在男性不育人群中占 3.1%。随着男性显微手术的不断发展，目前已有一些克氏综合征患者采用睾丸手术取精后辅助生殖助孕生出了自己的遗传学后代。现有研究并未观察到克氏综合征会增加染色体异常子代出生风险，此外克氏综合征也不增加子代患 *AZF* 基因微缺失的风险。在生育力保存方面，尚不建议青春期前克氏综合征患者通过手术方法获得生殖细胞进行生育力保存，而育龄期克氏综合征患者还是要尽早采用睾丸手术取精的方式储存精子。

**关键词**　克氏综合征，辅助生殖，遗传风险，生育力保存

克氏综合征（Klinefelter syndrome）是男性不育患者性染色体异常中最常见的类型。一般人群发生率为 0.1%～0.2%，在男性不育人群中占 3.1%。克氏综合征患者中约 80%为 47,XXY 核型，其他 20%为 47,XXY/46,XY 的嵌合体，或是含有更多 X 染色体的核型，并且克氏综合征患者的临床症状随 X 染色体的数目增多而加重（Bojesen et al.，2003；Kamischke et al.，2003）。

早在 1942 年，Klinefelter 就发现了克氏综合征并以自己的名字命名了这种疾病，但当时是作为一种内分泌疾病加以报道的。1959 年确定了克氏综合征的 XXY 染色体核型（Jacobs and Strong，1959）。后来才发现还有更多的核型存在，如 XXXY 核型或者含有更多 X 染色体的核型。1996 年第一例克氏综合征患者通过睾丸取精术-单精子卵细胞质内注射（TESE-ICSI），生出了自己的后代（Tournaye et al.，1996）。

克氏综合征典型的临床表现是睾丸小，同时出现睾丸硬化、男子女性化乳房、性腺功能减退、性功能低下、睾丸曲细精管纤维化、曲细精管界膜透明样变化等症状，严重者伴有隐睾及尿道下裂等（Groth et al.，2013）。此外，克氏综合征患者理解词语、寻找词语和语言表达有困难，社交上出现障碍，这些都可能与多出的一条 X 染色体产生的影响有关。

## 1　克氏综合征的发生机制

克氏综合征的发生可能是精原细胞或卵原细胞进行减数分裂时染色体不分离引起

*通讯作者：2285852636@qq.com

的。目前可能的机制有三种：一是初级精母细胞在第一次减数分裂时染色体没有分开；二是初级卵母细胞第一次减数分裂时染色体没有分开；三是次级卵母细胞在第二次减数分裂时染色体没有分开（Lanfranco et al.，2004）。2008 年有研究观察到克氏综合征患者占人群的比例增加（Morris et al.，2008），但同样是性染色体三体的 XYY 和 XXX 患者比例却没有明显增加，由此推测导致克氏综合征患者比例增加的主要原因可能在于父方。

## 2 克氏综合征患者的辅助生殖助孕

由于染色体异常，随着年龄增长，克氏综合征患者的睾丸组织逐渐退化以致精子发生障碍及不育（Aksglaede and Juul，2013）。然而，2/3 的育龄期（20～40 岁）克氏综合征患者表现为雄激素水平正常。因此，即使克氏综合征发生率很高，也还是有一大部分患者尚未得到诊断（Herlihy et al.，2011）。大多数克氏综合征患者是在性功能减退、不育、性功能障碍等其他方面寻求治疗时得到诊断的（Corona et al.，2010；Forti et al.，2010；Vignozzi et al.，2010）。多数克氏综合征患者阴茎能勃起，也可射精，但精液中无精子或精子量极少，也可称无精子症。文献报道只有 8%的非嵌合型 47,XXY 克氏综合征患者精液中能找到精子（Ferlin et al.，2006；Franik et al.，2016）。此外，部分嵌合型 47,XXY/46,XY 克氏综合征患者射出精液中能找到精子。

ART 技术出现之前很长一段时间，克氏综合征患者一直被认为是不能生育的。随着男科显微手术的不断发展，目前已有不少克氏综合征患者通过睾丸手术取精生出了自己的后代。2014 年 Madureira 等报道 65 例非嵌合型克氏综合征所致的无精子症患者，睾丸手术取精的获精率为 38.5%，之后通过单精子卵细胞质内注射（ICSI）助孕，活产率达 39%（Madureira et al.，2014）。2017 年一项 Meta 分析纳入 37 篇共 1248 名克氏综合征患者，从睾丸手术取精开始一直统计到 ICSI 助孕获得最终妊娠结局，获精率为 40%，活产率为 40%，因此克氏综合征患者从最初睾丸手术取精到最终活产的概率约为 16%（Corona et al.，2017）。研究同时指出，显微镜下获取睾丸组织术（micro-TESE）和常规 TESE 相比，获精率没有显著差异，但是 micro-TESE 术后并发症少于常规 TESE（Ishikawa et al.，2009）。克氏综合征和其他非梗阻性无精子症相比，手术取精后行 ICSI 活产率相似。

目前，对克氏综合征患者通过睾丸手术能否获得精子还没有特异性的预测指标，血清卵泡刺激素（follicle-stimulating hormone，FSH）、抑制素 B、睾酮、雌二醇及睾丸体积等指标都不能有效预测其获精率（Aksglaede and Juul，2013）。年龄与克氏综合征患者能否获得精子的关系尚存在争议，有学者认为年龄小于 35 岁的克氏综合征患者 TESE 手术成功获得精子的概率高（Ramasamy et al.，2009），还有学者不赞同这一观点（Plotton et al.，2015）。另一个有争议的问题是早期补充睾酮能否提高获精率。2005 年 Schiff 等对一个小样本的研究观察到睾酮补充治疗会对患者生育力产生不利影响（Schiff et al.，2005）。2013 年 Mehta 等对一小组青少年及育龄期成年男性持续补充睾酮及芳香化酶抑制剂 1～5 年，结果表明，可以提高手术取精获精率（Mehta et al.，2013）。2015 年 Plotton

等对 41 例克氏综合征患者进行睾酮补充治疗后手术取精，获精率与对照组无显著差异（Plotton et al.，2015）。因此，睾酮补充治疗是否会影响克氏综合征患者的生育力，还需要大样本研究来证实。

## 3　子代遗传风险

克氏综合征患者辅助生殖助孕所形成的胚胎中，性染色体或其他常染色体异常的比例增加（Staessen et al.，2003）。尽管克氏综合征患者的胚胎非整倍体比例高，但是目前克氏综合征患者通过体外受精-胚胎移植（*in vitro* fertilization-embryo transfer，IVF-ET），未经植入前遗传学诊断（preimplantation genetic diagnosis，PGD）已出生 200 多名染色体正常后代，可能原因是子宫内膜能对染色体异常胚胎进行自动筛选，异常胚胎不能着床（Ni et al.，2016）。因此，是否有必要对克氏综合征患者的胚胎进行 PGD 还需要大样本的数据积累。对 13 例克氏综合征患者使用精子进行 ICSI-PGD 的妊娠结局与之前未行 PGD 者的妊娠结局进行比较，两组间临床妊娠率、种植率无显著差异（Ni et al.，2016）。尽管已出生的克氏综合征患者后代绝大多数染色体正常，但还是有出生染色体异常患儿的风险。2017 年 Miki 等对 30 例克氏综合征患者共 1052 个生殖细胞进行荧光原位杂交（fluorescence *in situ* hybridization，FISH）检测，并对出生的 42 名胎儿进行细胞遗传学检测，以此评价克氏综合征患者在 IVF 治疗过程中的遗传风险，结果显示，克氏综合征患者的配子和出生后代均未检测到遗传学异常（Miki et al.，2017）。

Y 染色体微缺失会干扰第一次减数分裂过程中性染色体的重组过程，从而增加染色体不分离事件发生的概率。因此有一种假说认为，AZFc 区缺失患者 ICSI 助孕生育克氏综合征后代的概率增加（Ferlin et al.，2007）。所以有人指出 Y 染色体微缺失与克氏综合征有关，目前多项研究结果不一致（Yu et al.，2018；Li et al.，2015；Sciarra et al.，2018）。2018 年 Sciarra 等分别检测了 118 例克氏综合征患者、429 例非梗阻性无精子症患者和 155 例精液正常男性精子的 Y 染色体微缺失情况，结果显示，克氏综合征与 Y 染色体微缺失之间没有因果关系，克氏综合征不增加后代患 Y 染色体微缺失的遗传风险（Sciarra et al.，2018）。

## 4　生育力保存

克氏综合征作为一种染色体异常疾病，目前没有好的治疗方法。对于克氏综合征患者是否应该提前储备精子保存生育力有两种不同的观点：一种认为青春期后随着年龄增长，会伴随曲细精管逐渐纤维化，应提前进行生育力保存；另一种观点认为曲细精管纤维化不是普遍存在的，仍然可以找到正常的曲细精管，不需要提前保存生育力（Gies et al.，2016）。目前有研究显示，克氏综合征患者年龄小于 15 岁组 TESE 手术生殖细胞获取率低于年龄大于 15 岁组（Rohayem et al.，2015）。然而，幼年期由于认知、行为问题而诊断出克氏综合征的患者与成年期由于不育问题而诊断出克氏综合征的患者之间有区别，因此，对比较两组患者获精率所得出的结论需慎重考虑。目前，还没有对同一组克氏综合征患者连续数年观察精子发生情况的研究。现有研究结果不支持青春期前克氏综合征患者通过手术方式取出生殖细胞进行生育力保存，对于育龄期克氏综合征患者，还是建议尽早行睾丸手术取精后辅助生殖助孕。

## 5 结 语

综上所述，克氏综合征在遗传因素所致男性不育人群中占有一定比例，随着男科显微手术的发展，越来越多的克氏综合征患者获得了自己的遗传学后代，目前克氏综合征与其他非梗阻性无精子症相比，手术取精后行 ICSI 活产率相似。尽管没有足够证据表明年龄增加会对克氏综合征患者精子发生产生不利影响，但仍不推荐青春期前克氏综合征患者通过手术方法取出生殖细胞进行生育力保存，而育龄期克氏综合征患者应该尽早储存生殖细胞，从而保存生育力。

**致 谢** 本项工作得到了国家重点研发计划重点专项课题（2016YFC1000601）的资助，谨此致谢！

## 参考文献

Aksglaede L, Juul A. 2013. Testicular function and fertility in men with Klinefelter syndrome: a review. Eur J Endocrinol, 168(4): R67-R76.

Bojesen A, Juul S, Gravholt C H. 2003. Prenatal and postnatal prevalence of Klinefelter syndrome: a national registry study. J Clin Endocrinol Metab, 88(2): 622-626.

Corona G, Petrone L, Paggi F, et al. 2010. Sexual dysfunction in subjects with Klinefelter's syndrome. Int J Androl, 33(4): 574-580.

Corona G, Pizzocaro A, Lanfranco F, et al. 2017. Sperm recovery and ICSI outcomes in Klinefelter syndrome: a systematic review and meta-analysis. Hum Reprod Update, 23(3): 265-275.

Ferlin A, Arredi B, Foresta C. 2006. Genetic causes of male infertility. Reprod Toxicol, 22(2): 133-141.

Ferlin A, Arredi B, Speltra E, et al. 2007. Molecular and clinical characterization of Y chromosome microdeletions in infertile men: a 10-year experience in Italy. J Clin Endocrinol Metab, 92(3): 762-770.

Forti G, Corona G, Vignozzi L, et al. 2010. Klinefelter's syndrome: a clinical and therapeutical update. Sex Dev, 4(4-5): 249-258.

Franik S, Hoeijmakers Y, D'Hauwers K, et al. 2016. Klinefelter syndrome and fertility: sperm preservation should not be offered to children with Klinefelter syndrome. Hum Reprod, 31(9): 1952-1959.

Gies I, Oates R, De Schepper J, et al. 2016. Testicular biopsy and cryopreservation for fertility preservation of prepubertal boys with Klinefelter syndrome: a pro/con debate. Fertil Steril, 105(2): 249-255.

Groth K A, Skakkebaek A, Host C, et al. 2013. Clinical review: Klinefelter syndrome--a clinical update. J Clin Endocrinol Metab, 98(1): 20-30.

Herlihy A S, Halliday J L, Cock M L, et al. 2011. The prevalence and diagnosis rates of Klinefelter syndrome: an Australian comparison. Med J Aust, 194(1): 24-28.

Ishikawa T, Yamaguchi K, Chiba K, et al. 2009. Serum hormones in patients with nonobstructive azoospermia after microdissection testicular sperm extraction. J Urol, 182(4): 1495-1499.

Jacobs P A, Strong J A. 1959. A case of human intersexuality having a possible XXY sex-determining mechanism. Nature, 183(4657): 302-303.

Kamischke A, Baumgardt A, Horst J, et al. 2003. Clinical and diagnostic features of patients with suspected Klinefelter syndrome. J Androl, 24(1): 41-48.
Lanfranco F, Kamischke A, Zitzmann M, et al. 2004. Klinefelter's syndrome. Lancet, 364(9430): 273-283.
Li L X, Dai H Y, Ding X P, et al. 2015. Investigation of AZF microdeletions in patients with Klinefelter syndrome. Genet Mol Res, 14(4): 15140-15147.
Madureira C, Cunha M, Sousa M, et al. 2014. Treatment by testicular sperm extraction and intracytoplasmic sperm injection of 65 azoospermic patients with non-mosaic Klinefelter syndrome with birth of 17 healthy children. Andrology, 2(4): 623-631.
Mehta A, Paduch D A, Schlegel P N. 2013. Successful testicular sperm retrieval in adolescents with Klinefelter syndrome treated with at least 1 year of topical testosterone and aromatase inhibitor. Fertil Steril, 100(4): e27.
Miki T, Nagayoshi M, Takemoto Y, et al. 2017. Genetic risk of Klinefelter's syndrome in assisted reproductive technology. Reprod Med Biol, 16(2): 188-195.
Morris J K, Alberman E, Scott C, et al. 2008. Is the prevalence of Klinefelter syndrome increasing? Eur J Hum Genet, 16(2): 163-170.
Ni T X, Yan J H, Wang B, et al. 2016. Outcomes of 13 ICSI-PGD cycles with ejaculated spermatozoa in patients with Klinefelter syndrome. Asian J Androl, 18(3): 498-499.
Plotton I, Giscard D S, Cuzin B, et al. 2015. Preliminary results of a prospective study of testicular sperm extraction in young versus adult patients with nonmosaic 47, XXY Klinefelter syndrome. J Clin Endocrinol Metab, 100(3): 961-967.
Ramasamy R, Ricci J A, Palermo G D, et al. 2009. Successful fertility treatment for Klinefelter's syndrome. J Urol, 182(3): 1108-1113.
Rohayem J, Fricke R, Czeloth K, et al. 2015. Age and markers of Leydig cell function, but not of Sertoli cell function predict the success of sperm retrieval in adolescents and adults with Klinefelter's syndrome. Andrology, 3(5): 868-875.
Schiff J D, Palermo G D, Veeck L L, et al. 2005. Success of testicular sperm extraction [corrected] and intracytoplasmic sperm injection in men with Klinefelter syndrome. J Clin Endocrinol Metab, 90(11): 6263-6267.
Sciarra F, Pelloni M, Faja F, et al. 2019. Incidence of Y chromosome microdeletions in patients with Klinefelter syndrome. J Endocrinol Invest, 42(7): 833-842.
Staessen C, Tournaye H, van Assche E, et al. 2003. PGD in 47, XXY Klinefelter's syndrome patients. Hum Reprod Update, 9(4): 319-330.
Tournaye H, Staessen C, Liebaers I, et al. 1996. Testicular sperm recovery in nine 47, XXY Klinefelter patients. Hum Reprod, 11(8): 1644-1649.
Vignozzi L, Corona G, Forti G, et al. 2010. Clinical and therapeutic aspects of Klinefelter's syndrome: sexual function. Mol Hum Reprod, 16(6): 418-424.
Yu Y, Xi Q, Jing J, et al. 2018. Intracytoplasmic sperm injection outcome of ejaculated spermatozoa from a man with mosaic Klinefelter's syndrome: case report and literature review. J Int Med Res, 46(10): 4323-4331.

# 精子 DNA 碎片在辅助生殖技术中的临床研究进展

李　杨　赵　唤　许　蓬*

沈阳东方菁华医院，沈阳

**摘　要**　精子 DNA 碎片可反映精子遗传物质的完整性或损伤程度，可作为一个评价精液质量的生物学和临床指标，常以精子 DNA 碎片指数（DFI）为评价参数。在不育夫妇中有近一半是由于男性因素所致，除去一些明确原因（如染色体异常、生殖道畸形或输精管梗阻、内分泌异常），临床上仍有大量不明原因的男性不育。常规精液检查如精液量、精子浓度、精子活力、精子形态、精子存活率等已不能满足临床需要，还需对精子遗传物质的完整性进行测定。

**关键词**　DNA 碎片，男性不育，精液参数，临床研究

目前，我国的不育症发病率为 10%～15%，其中近一半由男方因素引起。现在已知的可引起男性不育的病因主要有输精管缺如、隐睾、染色体异常、内分泌疾病、性功能障碍、精索静脉曲张、免疫性因素、感染、外伤或肿瘤等。随着近年来辅助生殖技术及实验室检测技术的快速发展，精液常规分析作为男性生育力的预测指标已不能满足临床需求，精子 DNA 碎片指数（DNA fragmentation index，DFI）与男性不育的关系成为近年来的研究热点（费前进等，2012）。

精子 DNA 碎片化的研究仍处于初级阶段。精子 DNA 碎片的发生、发展机制尚不完全明确，对 DNA 碎片化与男性不育间的相关性还不清楚，精子染色体起着将父辈的遗传信息传递给后代的作用，通常可分为三种结构，分别是环状结构、螺纹管结构及核基质结合域，各自具有不同的生理功能（贺丹丹等，2015）。目前认为，精子 DNA 碎片化发生主要与精子发生过程中遭受有害刺激因素后而引发的氧化应激、异常的染色体组装及凋亡等有关。临床上引起精子 DNA 损伤的主要病因包括精索静脉曲张、睾丸炎、附睾炎和生殖器肿瘤等疾病；激素、放化疗药物及免疫抑制剂等药物的使用；抽烟、酗酒等不良生活习惯；以及农药、重金属等环境污染物，这些也可导致精子 DNA 碎片指数增加。本文围绕精子 DNA 碎片发生机制、检测技术有关问题的研究现状，以及精子 DNA 碎片指数增加对辅助生殖结局的影响进行综述。

## 1　精子 DNA 碎片概论

从种类来源看，精子 DNA 碎片包括细胞核 DNA 碎片和线粒体 DNA 碎片。研究表

*通讯作者：2285852636@qq.com

明，不育男性的精子细胞核内存在较高水平的DNA碎片率，与临床妊娠率、分娩率呈负相关关系。不育男性患者精子细胞质内存在高发的线粒体DNA损伤。从DNA碎片形式看，精子DNA碎片包括DNA单链碎片和DNA双链碎片。迄今为止，研究人员已经认识到的DNA链损伤形式包括全基质模式、碱基缺失（形成无碱基位点）、碱基修饰（碱基氧化、烷基化等）、交联等。通常情况下，DNA单链碎片较双链碎片更常见，且在一定条件下，如果DNA单链碎片不能及时被修复，某些DNA单链碎片会进一步形成DNA双链碎片，造成DNA断链之间和蛋白质的相互缠绕，形成较大的"DNA碎片"，这既反映出了DNA碎片的产生是一个动态、循序渐进的过程，也标志着精子DNA损伤的严重程度存在着差异性，其对男性生育能力造成的影响也有所不同。

# 2　精子DNA碎片发生机制

精子DNA碎片发生的机制尚未充分阐明，与精子发生过程中遭遇了有害因素刺激，引发氧化应激反应有关。氧化应激反应和很多临床常见的疾病有联系，如心脑血管疾病、风湿免疫性疾病、性传播疾病等，甚至和环境污染也有联系。大多数男性不育患者都可能患有其他系统的疾病，从而造成精子氧化应激反应性和敏感性的不同。过量的活性氧（ROS）能使精子细胞质膜中的多聚不饱和脂肪酸过氧化，DNA双链被破坏，细胞膜破损，精子结构破损，精子代谢受限、功能丧失，从而引起严重的连锁反应，导致精子核碎裂，精子DNA碎片指数增高。研究表明，精索静脉曲张不育患者的精子DNA碎片指数要显著高于正常生育力男性，而且DNA碎片指数与精液中ROS水平呈正相关关系（杨洋等，2016）。在对上述患者施以精索静脉曲张结扎术后，精子DNA碎片指数显著下降。由此推断精子DNA损伤及碎片的产生可能与精液中较高水平的ROS相关，但对其具体的发生机制尚未完全认识。

在精子发育过程中，染色质异常组合和精子异常凋亡相关。精子作为男性的生殖细胞，其染色体和DNA数量仅为体细胞的一半，这是精原细胞进行染色质组装、平均分配到2个精子细胞的结果。然而，精子核染色质的组装过程很容易被外界因素干扰而发生异常，导致精子遗传物质发生缺陷。研究表明，随着精子发育开始，精子细胞核DNA会发生一系列复杂的结构和生化功能方面的变化，尤其在精子变态阶段，核组蛋白被鱼精蛋白替换之后，精子核凝集就会增加，从而形成精子DNA超螺旋结构，然而在DNA超螺旋结构压缩过程中，可能会引起DNA双链之间的扭曲。为了减小精子DNA双链间扭曲的不利影响，可以促进鱼精蛋白与DNA链的黏合附着，DNA链需要在特定位点进行"解链"，并在连接酶的作用下恢复正常结构。但此过程十分精细复杂，易被来自内外环境的各种有害因素干扰，引起精子DNA单链不能正常修复，导致精子DNA双链碎片的产生和染色质结构的损害（姜辉等，2015）。

细胞凋亡，又称为程序性细胞死亡，属于生物界自然现象，是真核生物有核细胞的一种主动性生理过程，它是细胞在一定的生理、病理条件下而发生的以细胞核碎裂为主要表现的细胞死亡。早期研究人员已发现，凋亡的细胞核内的DNA能被内源性内切核酸酶分解为一些分子量较小的双链寡核苷酸片段。在小鼠试验模型中，人工敲除小鼠的端粒酶催化亚基基因以诱导其进入细胞凋亡应激状态，发现其精子 DNA 碎片率程度是试验前的 7 倍。因此推测，小鼠精子 DNA 碎片率显著增加可能与其凋亡应激状态有关。

# 3 精子 DNA 损伤原因

## 3.1 吸烟的因素

吸烟会减少精子的生成，增加氧化应激反应，增加 DNA 损伤，导致精子的受精能力及胚胎种植成功率降低，对精子染色质的凝固和细胞凋亡都有不利影响，使精子磷脂酰丝氨酸外化和 DNA 碎片指数增加。

## 3.2 温度的因素

精子暴露在高温或低温环境，活力和存活率会降低。精子存在一种冷休克现象，这是由于精子质膜磷脂的不可逆改变和离子失衡导致酶活性降低。脂质可以有序的凝胶状态或有序程度较低的流体状态存在，这些状态之间的转化发生在特定的温度范围之内，也与细胞膜特定的脂肪酸组成相关，后者决定了为什么“冷休克”对某些生物（如野猪）精子的影响大于对其他生物（如牛）精子的影响。所以，温度的改变可以导致细胞膜脂质的凝胶状态和流体状态同时存在，进而使细胞膜发生构象改变，引起精子功能变化。

## 3.3 辐射的因素

三十多年前就有高频无线电波对人体有害的学说。10 年前曾有学者证实，移动手机发出的电磁辐射对人体也有一定的损害。研究发现，电磁辐射会影响精子的结构特征，使精子 DNA 碎片化加重。电磁辐射对精子损害的病理生理基础在于诱使线粒体的正常氧化过程，进而降低精子活力，导致精子 DNA 碎片化（Barroso et al.，2009）。X 线也能引起男性不育，其主要原因是睾丸生精上皮对这类辐射极度敏感，精子的发生和成熟过程受影响。

## 3.4 肿瘤治疗方式的因素

肿瘤的过度治疗会造成一些不良反应，尤其对精液参数差和严重损伤精子的睾丸肿瘤与淋巴瘤的年轻男性患者影响很大。对肿瘤进行治疗时，放化疗会将快速增殖的睾丸生精上皮细胞作为靶细胞，使其受到严重损伤。放化疗对生精上皮的损伤相似，生精上皮损伤后生精功能恢复需要数月甚至数年，但是精子 DNA 损伤作用的时间要远远长于生精功能恢复的时间（张帅和张云山，2012）。

# 4　精子DNA损伤检测手段

精子DNA断裂法：它是以打开其脱氧核苷酸链中的3′,5′-磷酸二酯键，而产生5′-磷酸基团和3′-羟基为特征的一种损伤形式的检测方式（Niederberger，2015）。

单细胞凝胶电泳法（彗星试验）：它是一种快速、灵敏、简便检测精子DNA损伤的方法，当精子DNA损伤时，会出现不同大小的DNA片段，经过去污剂和裂解液处理后，精子细胞核内的DNA碎片、大部分蛋白质及其他细胞成分就会渗出细胞膜进入裂解液，损伤的DNA片段在电场力的作用下向阳极迁移，从而形成特征性的“彗星”样拖尾，用荧光染料染色后，在荧光显微镜下观察精子核的状态（Bungum et al.，2011）。

精子染色质扩散试验法：精子细胞经过酸变性、去掉核蛋白后，其DNA就会从染色体上解离扩散，如果精子核的DNA无损伤，则会扩散形成特征性的光晕。相反，如果精子核内DNA受损生成碎片，则不会产生这种特征性的光晕，因此可根据光晕的有无和大小判断精子DNA碎片率水平（Muratori et al.，2015）。

精子染色质结构分析法：此法已被大多数男科实验室所认可采用，并用来评估男性生育力情况及预测体外受精和妊娠结局的关系。受损的精子DNA经过酸性溶液作用后容易变成单链，吖啶橙与双链DNA结合可发出绿色荧光，而与单链DNA结合发出红色或黄色荧光，然后可通过流式细胞仪进行结果分析（Coughlan et al.，2015）。

原位标记法：有两种方法，分别是末端转移酶介导的脱氧鸟苷三磷酸末端标记法和原位缺口平移法。脱氧鸟苷三磷酸末端标记法常被用来确定细胞凋亡，也可以用来检测精子DNA碎片；原位缺口平移法是用生物素或地高辛作标记物，由DNA聚合酶Ⅰ催化的反应。用流式细胞仪、光镜或荧光显微镜计数伴有DNA损伤的精子数量（Dugum et al.，2011）。

# 5　结　　语

检测精子DNA损伤对男性不育与辅助生殖结局有重要意义。目前，寻找一种更简易、更易于标准化的精子DNA损伤检测方法尤为重要（Gosálvez et al.，2013）。此外，去除病因和药物治疗等能在一定程度上缓解精子DNA损伤，可能有助于降低子代患有严重畸形的风险（Palermo et al.，2014）。对于不明原因性不育，即使临床医生不能提供特别有效的治疗方法，但也可以给患者一些相应的对症处理，如药物抗氧化剂、必需微量元素补充治疗，指导患者避免有害环境、毒物暴露，改正不良生活习惯（吸烟、喝酒、工作压力、睡眠质量差等）等有益的辅助治疗措施（Robinson et al.，2012）。这些对症治疗措施可以改善一些患者不明原因性不育的状态，使患者可能获得成功的妊娠结局。精子DNA碎片率与男性生育力存在何种关系，尚需深入研究。随着医学技术的发展与医学实验的进步，许多涉及精子DNA损伤的问题会更明朗，精子DNA损伤的测定也会更好地在临床上为男性不育的诊疗提供帮助。

**致　谢**　本项工作得到了国家重点研发计划重点专项课题（2016YFC1000601）和沈阳市卫生和计划生育委员会课题（2016084）的资助，谨此致谢！

## 参 考 文 献


费前进, 金建远, 倪吴花, 等. 2012. 精子 DNA 碎片对辅助生殖技术治疗方式的影响. 生殖医学杂志, 21(6): 563-568.

贺丹丹, 李少鹏, 李彦, 等. 2015. 精子 DNA 损伤与辅助生殖研究前景. 医学研究与教育, 32(1): 84-91.

姜辉, 商学军, 谷翊群, 等. 2015. 男性生殖遗传学检查专家共识. 中华男科学杂志, 21(12): 1138-1142.

杨洋, 梁毓, 李颖, 等. 2016. 精子 DNA 碎片化率对男性不育影响的研究. 中国优生与遗传杂志, 24(7): 110-111.

张帅, 张云山. 2012. 精子 DNA 碎片化在男性不育中的研究进展. 山西医药杂志, 41(10): 1005-1006.

Barroso Q, Valdespin C, Vega E, et al. 2009. Developmental sperm contributions: fertilization and beyond. Fertil Steril, (92): 835-848.

Bungum M, Bungum L, Giwercman A. 2011. Sperm chromatin structure assay (SCSA): a tool in diagnosis and treatment of infertility. Asian J Androl, 13(1): 69-75.

Coughlan C, Clarke H, Cutting R, et al. 2015. Sperm DNA fragmentation, recurrent implantation failure and recurrent miscarriage. Asian J Androl, 17(4): 681-685.

Dugum M, Sandlow J I, Brannigan R E. 2011. Sperm DNA damage evaluation techniques. Andrology, 32(3): 207-209.

Gosálvez J, Caballero P, López-Fernández C, et al. 2013. Can DNA fragmentation of neat or swim-up spermatozoa be used to predict pregnancy following ICSI of fertile oocyte donors? Asian J Androl, 15(6): 812-818.

Muratori M, Tamburrino L, Marchiani S, et al. 2015. Investigation on the origin of sperm DNA fragmentation: role of apoptosis, immaturity and oxidative stress. Mol Med, 2: 109-122.

Niederberger C. 2015. Diagnostic evaluation of the infertile male: a committee opinion. Fertil Steril, 103(3): e18-25.

Palermo G D, Neri Q V, Cozzubbo T, et al. 2014. Perspectives on the assessment of human sperm chromatin integrity. Fertil Steril, 102(6): 1508-1517.

Robinson L, Gallos I D, Conner S J, et al. 2012. The effect of sperm DNA fragmentation on miscarriage rates: a systematic review and meta-analysis. Hum Reprod, 27(10): 2908-2917.

# 精子DNA碎片的形成原因与检测

周 娜 许 蓬*

沈阳东方菁华医院，沈阳

**摘 要** 精子DNA碎片化是近几年的研究热点，其发生机制尚不完全清楚，一般认为与精子发生过程中异常的染色质组装、氧胁迫或凋亡异常有关系。精子DNA碎片化会导致不育、反复流产和助孕治疗成功率低。对于精子DNA碎片化的治疗还处于探索阶段，在DNA碎片化的发生机制及建立一种简单易行、易于标准化的临床检测方法等方面还需深入研究。本文综述了精子DNA碎片的形成原因、种类、检测方法，以及对胚胎发育的影响。

**关键词** 精子DNA碎片，检测，胚胎发育

男性因素在不育症病因中所占的比例约为50%。影响男性生育力的因素有很多，其中精子DNA损伤是生殖医学领域近年研究的热点之一。精液参数异常的不育男性的精子DNA碎片指数（DNA fragmentation index，DFI）明显高于可正常生育的男性，精液指标正常的原发性不育患者，其精子DFI也相应增高；当DFI≥30%时，自然妊娠几乎是不可能的。DFI具有稳定性，可作为预测男性生育力的基本指标，常规精液样本中存在高发的精子核和线粒体DNA损伤，表明了精子DNA损伤在男性不育中具有一定的作用（Boe-Hansen et al.，2006）。精子DNA损伤是影响辅助生殖技术（ART）结局的重要因素之一，因此，检测精子的DNA损伤程度及研究精子DNA损伤对胚胎发育潜能的影响，有助于改善ART结局。本文综述了精子DNA碎片的形成原因、种类、检测方法，以及对胚胎发育的影响。

## 1 精子DNA损伤的病因

吸烟与男性的生育能力密切相关，不仅会对精液的质量产生影响，还可能影响精子的DNA完整性（王大明和于德新，2012）。吸烟者的精子DNA碎片率明显高于非吸烟者，这可能与吸烟者的精液中氧自由基含量增多及抗氧化能力下降有关（Avendano et al.，2010）。

社会工业化的发展，使得空气污染加重，对男性生育能力产生了严重影响。对长期处于严重和轻微环境污染地区的年轻男性，分别进行了精子DNA损伤的检测，结果显示，污染严重地区的男性精子DNA损伤显著增多（Rubes et al.，2005）。这可能与污染

*通讯作者：2285852636@qq.com

严重的环境中含有大量的多环芳烃（PAH）微粒有关。PAH 能增加小鼠生殖细胞 DNA 的突变率（王大明和于德新，2012）。

化疗和放疗的应用虽然提高了肿瘤患者的治疗效果，但一些年轻的肿瘤患者经过化疗或放疗后，其生育能力很容易下降。对淋巴瘤和睾丸肿瘤的患者进行化疗后，分别在化疗后 6 个月、12 个月、18 个月、24 个月进行精子 DNA 损伤的检测，显示精子 DNA 损伤显著增多，在化疗治疗后 24 个月仍然较多（O'Flaherty et al.，2010）。

精子 DNA 损伤增加可能是男性泌尿生殖道支原体或衣原体感染所致，经过抗生素治疗后会减少精子 DNA 损伤（Gallegos et al.，2007）。分析其原因可能是患者感染后白细胞增加产生大量的氧自由基（ROS）和细菌胞壁的脂多糖，这些物质可能会诱导精子产生大量的氧自由基。

精索静脉曲张是造成精子 DNA 的损伤的原因之一，即使精液质量分析正常的患者，其精子 DNA 损伤程度也高于正常人群，其原因可能是精索静脉曲张导致患者阴囊温度和精浆中活性氧的增高，两者均可导致精子 DNA 受损，主要与精浆中活性氧增加有关（Smith et al.，2006）。

## 2 精子 DNA 碎片的发生机制

精子染色质在组装过程中发生的缺陷，可能会导致精子产生 DNA 碎片，精子的染色质组装其实是对父系基因组进行重新改装，保证将其遗传信息完整地传递给卵母细胞，并使其在胚胎发育早期阶段有正确的基因表达（Agarwal and Allamaneni，2005）。在精子生成的后期，精子核发生致密化，大部分组蛋白被中间蛋白取代，随后又被组蛋白替代，并在附睾通过形成二硫键，形成更加稳定的结构模式，然后形成高度致密的染色质结构，使其不会发生明显的翻译和转录。成熟的精子本身可能会对 DNA 损伤的修复能力产生影响，当精子不能变成成熟精子时，就不能很好地修复受损的 DNA，并且用细胞程序化死亡来应对损伤的能力也会大大下降（Boe-Hansen et al.，2006）。

抗氧化酶和 ROS 的平衡失调导致的 ROS 过多，会造成精子 DNA 单链和双链的断裂（Smith et al.，2006）。人类精子对氧化应激十分敏感，推测其可能与男性不育相关（Jones et al.，1979）。空气污染和吸烟均会导致精子 DNA 的碎片化程度增高（Rubes et al.，2005）。

精子染色质形成了一个高度浓缩凝集的特殊结构，这种形式虽然有利于执行其功能，但精子本身对内外环境造成损伤的修复能力也降低了（Zee et al.，2009）。在精子发生的正常情况以及某些病理情况下，凋亡是一个极其关键的调控因子，精子 DNA 损伤的机制之一可能是在精子发生或运输过程中的凋亡异常。敲除了端粒酶催化亚基 *Tert* 基因的小鼠，其精子 DNA 碎片化程度比正常小鼠增加了 6 倍，分析其原因可能与其凋亡活性增加有关（Rodrguez et al.，2005）。

## 3 精子 DNA 碎片的种类及形式

精子 DNA 碎片包括：核 DNA 碎片和线粒体 DNA 碎片。不育男性的精子核内存在较高水平的DNA碎片率，且与临床结局呈负相关关系（Sergerie et al.，2005）。Venkatesh等（2009）研究显示，从DNA碎片形式来讲，精子DNA碎片包括单链DNA碎片和双链DNA碎片。到目前为止，已经了解到DNA链损伤形式包括全基质模式、碱基缺失、碱基修饰、DNA交联等（Aitken and De Iuliis，2007；Aitken et al.，2009）。精子DNA单链碎片比DNA双链碎片更为常见，如果单链DNA碎片不能被及时修复，就会进一步被破坏形成DNA双链碎片，进而形成较大的DNA碎片。这反映了DNA碎片的产生不是一成不变的，它是一个动态、循序渐进的过程，同时也预示着精子DNA损伤的严重程度因人而异，所以其对男性生育力造成的影响也不尽相同。

## 4　检测精子DNA碎片率的主要实验方法

精子染色质扩散（sperm chromatin dispersion，SCD）实验是一种基于诱导解聚的新颖方法。完整的人类精子在经过酸变性DNA溶液的沉浸后，然后用裂解缓冲液除去精子膜和核蛋白，其DNA就会从染色体上解离扩散出来，要是精子DNA没有损伤，就会扩散形成分散的DNA光晕，相反如果精子核内DNA受损生成碎片，就不会产生这种特征性的光晕，因此判断精子DNA碎片率水平可根据光晕的有无和大小（Fernandez et al.，2003）。2005年Fernandez等将其方法进行改进，形成了一种Halosperm试剂盒，可以使用光学显微镜对其结果进行观察，此改进后的方法能够保持精子尾部的完整性，从而有利于实验员区分精子和圆形细胞等非精子成分（张帅和张云山，2012）。与其他检测方法相比，SCD法检测结果的组内差异及组间差异相对较低，并且操作简便、费用低廉，被越来越多的实验室人员认可和使用。

末端转移酶介导的dUTP末端标记法（TUNEL）主要用于检测双链DNA损伤，也可以检测单链DNA损伤（Gorczyca et al.，1993）。TUNEL原理是：在适当条件下，精子本身对其断裂产生的5′-磷酸基团和3′-羟基具有一定的修复能力。因此，可利用预先标记好的末端转移酶结合在受损精子DNA片段的在3′ C端，然后在光学显微镜下或荧光显微镜下观察精子DNA断裂的情况。TUNEL法的优点在于简单便捷，而且能同时检测单链DNA和双链DNA的断裂情况。因此，TUNEL法能够反映出精子DNA的损伤程度。但是由于精子DNA过于紧束，其缺少与3′ C端接触的酶而不能使细胞很好的裂解，可能影响实验结果。

精子染色质结构分析（SCSA）法可以检测单链和双链DNA损伤，主要用于检测单链DNA的碎片指数。SCSA可以利用光学显微镜或流式细胞仪进行检测，其原理为：经过酸性或热性溶液后，异常精子染色体易于发生DNA损伤，变性程度的判定根据绿色荧光（吖啶橙与双链DNA结合形成）是否变成红色荧光（吖啶橙与单链DNA结合形成），然后通过光学显微镜或流式细胞仪进行结果分析（Segefie et al.，2005）。

单细胞凝胶电泳（SCGE），又称为彗星试验，它是一种在单细胞水平上检测真核生物细胞DNA损伤的方法。该方法由Ostling和Johanson（1984）首先提出，其后经过不断改进成为一种快速、灵敏且简便的检测精子DNA损伤的方法。SCGE敏感、快捷、经济，而且只需要计数100个精子，当精子数量有限时可以应用。

## 5 精子 DNA 碎片对胚胎发育的影响

近年来，精子 DNA 碎片与胚胎发育的相关性分析受到了重视。它对受精率、受精卵的核仁前体、受精卵成熟率、D6 囊胚形成率、种植率等有显著影响（Muriel et al., 2006）。

有学者认为，精子 DNA 损伤只对单精子卵细胞质内注射（ICSI）的治疗结局有影响，其原因可能是行 ICSI 治疗的患者精子 DFI 较高，ICSI 时无法辨认 DNA 损伤程度，受精后精子 DNA 损伤的程度大于卵母细胞的修复能力，从而导致受精率、早胚形成率、囊胚形成率及种植率下降和早期流产；而体外受精（IVF）时，卵母细胞的透明带识别受损 DNA 的精子，能够正常与卵子受精的大多为 DNA 损伤较小或无损伤的精子，所以行 IVF 技术治疗的患者，精子 DFI 值对胚胎发育的影响不显著（Seer et al., 2010; Benchaib et al., 2007; Borini et al., 2006）。

应用 SCD 法检测精子 DNA 碎片，并与受精率、胚胎质量、种植率、妊娠结局等做相关统计分析，结果显示，精子 DNA 碎片与受精率、受精卵的核仁前体、D6 囊胚形成率、种植率之间存在显著负相关关系，而与 IVF/ICSI 的妊娠结局无明显统计学意义，可能与移植前的胚胎筛选有关（Smith et al., 2006）。应用 TUNEL 法分析精子 DNA 碎片与囊胚形成发育，结果显示，两者之间存在显著的负相关关系（Gorczyca et al., 1993）。

DNA 受损的精子仍然可以受精，并形成早期胚胎。卵母细胞对精子 DNA 损伤的修复能力是有限的，如果受损的精子 DNA 不能很好地修复，这种损伤可能会对下一代产生影响。在 ART 过程中行 ICSI，精子所有的遗传物质进入到卵母细胞中，如果精子的 DNA 受到损伤可能会影响胚胎的质量，为了避免以上情况的发生，必须利用检测精子 DNA 碎片的方法，了解精子质量，以便获得更好的 ART 结局。

## 6 结　语

精子 DNA 碎片的形成原因与吸烟、环境毒物、精索静脉曲张等因素有关，目前已有多种试验可以较好地检测精子 DNA 碎片。精子 DNA 碎片与受精率、种植率等存在负相关关系。因此，在患者未进行 ART 周期时，可以根据男性患者精子 DNA 碎片的结果，预测其受精后形成胚胎的概率。研究精子 DNA 碎片对胚胎形成和发育产生的影响及可能机制，有助于改善 ART 的临床治疗效果。

**致　谢**　本项工作得到了国家重点研发计划重点专项课题（2016YFC1000601）和沈阳市卫生和计划生育委员会课题（2016084）的资助，谨此致谢！

## 参考文献

王大明，于德新. 2012. 精子 DNA 损伤在男性不育中的研究进展. 中国男科学杂志, 26(6): 69-71.

张帅，张云山. 2012. 精子DNA碎片化在男性不育中的研究进展. 山西医药杂志, 10(41): 1005-1007.

Agarwal A, Allamaneni S S. 2005. Sperm DNA damage assessment: a test whose time has come. Fertil Steril, 84(4): 850-853.

Aitken R J, De Iuliis G N. 2007. Origins and consequences of DNA damage in male germ cells. Reprod Biomed Online, 14: 727-733.

Aitken R J, De Iuliis G N, McLachlan R I. 2009. Biological and clinical significance of DNA damage in the male germ line. Int J Androl, 32: 46-56.

Avendano C, Franchi A, Duran H, et al. 2010. DNA fragmentation of normal spermatozoa negatively impacts embryo quality and intracytoplasmic sperm injection outcome. Fertil Steril, 94(2): 549-557.

Benchaib M, Lornage J, Mazoyer C, et al. 2007. Sperm deoxyribonucleic acid fragmentation as a prognostic indicator of assisted reproductive technology outcome. Fertil Steril, 871: 93-101.

Boe-Hansen G B, Fedder J, Ersboll A K, et al. 2006. The sperm chromatin-structure assay as a diagnostic tool in the human fertility clinic. Hum Reprod, 21(6): 1576-1582.

Borini A, Tarozzi N, Bizzaro D, et al. 2006. Sperm DNA fragmentation: paternal effect on early post-implantation embryo development in ART. Hum Rerod, 21(11): 2876-2881.

Emre S, David K, Gardner, et al. 2004. Extent of nuclear DNA damage in ejaculated spermatozoa impacts on blastocyst development after *in vitro* fertilization. Fertil Steril, 82(2): 378-383.

Fernandez J L, Muried L, Rivero M T, et al. 2003. The sperm chromatin dispersion test: a simple method for the determination of sperm DNA fragmentation. Andrology, 24 (1): 59-66.

Fried E P D, Denaday F. 2010. Single and twin ongoing pregnancies in two cases of previous ART failure after ICSI performed with sperm sorted using annexin V microbeads. Fertil Steril, 94(1): 351.e15-351.e18.

Gallegos G, Ramos B, Santiso R, et al. 2007. Frequency of sperm cells with fragmented DNA in males infected with *Chlamydia trachomatis* and *Mycoplasma* sp. determined with the sperm chromatin dispersion (SCD) test. Fertil Steril, 90(2): 328-334.

Gorczyca W, Traganos F, Jesionowska H, et al. 1993. Presence of DNA strand breaks and increased sensitivity of DNA in situ to denaturation in abnormal human sperm cells: analogy to apoptosis of somatic cells. Exp Cell Res, 207: 202-205.

Guerin P, Matillon C, Bleau G, et al. 2005. Impact of sperm DNA fragmentation on ART outcome. Gynecol Obstet Fertil, 33(9): 665-668.

Jones R, Mann T, Sherms R. 1979. Peroxidative breakdown of phospholipids in human spermicidal properties of fatty aid peroxides, and protective action of seminal plasma. Fertil Steril, 31(1): 531-537.

Muriel L, Meseguer M, Fernandez J L, et al. 2006. Value of the sperm chromatin dispersion test in predicting pregnancy outcome in intrauterine insemination: a blind prospective study. Hum Reprod, 21: 738-744.

O'Flaherty C, Hales B F, Chan P, et al. 2010. Impact of chemotherapeutics and advanced testicular cancer or Hodgkin lymphoma on sperm deoxyribonucleic acid integrity. Fertil Steril, 94(4): 1374-1379.

Ostling O, Johanson K J. 1984. Microelectrophoretic study of radiation-induced DNA damages in individual mammalian cells. Biochem Biophys Res Commun, 123(1): 291-298.

Rodrguez S, Goyanes V, Segrelles E, et al. 2005. Critically short telomeres are associated with sperm DNA fragmentation . Fertil Steril, 84(4): 843-845.

Rubes J, Selevan S G, Evevson D P, et al. 2005. Episodic air pollution is associated with increased DNA fragmentation in human sperm without other changes in semen quality. Hum Reprod, 20(10): 2776-2783.

Seer B E, Pizze A R, Ranieri M, et al. 2010. Fall in implantation rates following ICSI with sperm with high DNA fragmentation. Hum Reprod. 257: 1609-1618.

Segefie M, Lafores G, Boulanger K, et al. 2005. Longitudinal study of sperm DNA fragmentation as measured by terminal uridine nick eng-labeling assay. Hum Reprod, 20(7): 1921-1927.

Sergerie M, Laforest G, Bujan L, et al. 2005. Sperm DNA fragmentation: threshshoud value in male fertility. Hum Reprod, 20: 3446-3451.

Smith R, Kaune H, Parodi D, et al. 2006. Increased sperm DNA damage in patients with varicocele: relationship with seminal oxidative stress. Hum Reprod, 21(4): 986-993.

Spano M, Seli E, Bizzaro D, et al. 2005. The significance of sperm nuclear DNA strand breaks on reproductive outcome. Curr Opin Obstet Gyn, 17(3): 255-260.

Venkatesh S, Deecaraman M, Kumar R, et al. 2009, Role of reactive oxygen species in the pathogenesis of mitochondrial DNA (mtDNA) mutation in male Fertility. Indian J Med Res, 129: 127-137.

Zee Y P, López-Fernandez C, Arrogo F, et al. 2009. Evidence that single-stranded DNA breaks are abnormal feature of koala sperm chromatin, while double-stranded DNA breaks are indicative of DNA damage. Reproduction, 138(2): 267-278.

# 先天性输精管缺如与囊性纤维化穿膜传导调节蛋白的关系

孙龙浩　赵　唤　许　蓬*

沈阳东方菁华医院，沈阳

**摘　要**　先天性输精管缺如（CAVD）是梗阻性无精子症及男性不育的一个原因，其病因仍未完全阐明，目前认为主要由囊性纤维化穿膜传导调节蛋白（CFTR）基因突变导致。*CFTR* 基因突变和中肾管发育缺陷有关。在欧美国家 *CFTR* 基因突变检测已经用于胚胎植入前遗传学诊断，以避免子代发生先天性双侧输精管缺如或携带 *CFTR* 突变基因。本文综述囊性纤维化穿膜传导调节蛋白与先天性输精管缺如的关系。

**关键词**　囊性纤维化穿膜传导调节蛋白（CFTR），先天性输精管缺如（CAVD），基因突变

先天性输精管缺如（congenital absence of the vas deferens，CAVD）是男性梗阻性无精子症及不育的原因，多为双侧或单侧完全缺如，部分缺如者少见，包括阴囊段和腹股沟段缺如（外缺如）、盆腔段缺如（内缺如）。由先天性双侧输精管缺如（congenital bilateral absence of vas deferens，CBAVD）导致的不育患者占男性不育患者的 2%～6%，占梗阻性无精子症患者的 25%，是导致男性不育的原因之一（白松和吴斌，2018）。CBAVD 临床症状一般表现为双侧输精管缺如、精液量减少、精囊及附睾发育不良或缺失。目前认为主要由囊性纤维化穿膜传导调节蛋白（cystic fibrosis transmembrane conductance regulator，CFTR）基因突变导致。*CFTR* 基因于 1989 年被克隆鉴定出来（杜强和吴斌，2012）。本文综述囊性纤维化穿膜传导调节蛋白与先天性输精管缺如的关系。

## 1　先天性输精管缺如病种概述

根据先天性输精管缺如的临床表现及其与囊性纤维化（cystic fibrosis，CF）的关系，即是否伴有囊性纤维化表现，可将 CAVD 分为两种类型：第一种具有典型的 CF 表现；第二种无典型的 CF 表现，健康状况貌似常人。第一类患者多以慢性肺部疾病或胰腺外分泌功能不足就诊，实验室检查发现汗液电解质浓度升高（赵文忠等，2017）。此类患

*通讯作者：2285852636@qq.com

者通常在早年即可被确诊，但 7～10 岁后才表现出典型症状，部分患者甚至到 15 岁才被发现。第二类患者多因不育就诊，少数在体检时偶然发现。CAVD 可合并肾缺如或发育不全。先天性单侧输精管缺如患者肾缺如的发生率可达 72%～85%，高于 CBAVD 患者中肾缺如的发生率（11%～21%）（陈荣安等，2006）。先天性单侧输精管缺如患者有时还可有同侧肾异位、肾转位不良、肾融合或多囊肾等畸形，对侧尿路异常如输尿管梗阻、膀胱输尿管反流等。CAVD 可合并精囊缺如或发育不全。80%～91%的先天性单侧输精管缺如患者可合并同侧精囊缺如，20%可合并对侧精囊缺如。与先天性单侧输精管缺如不同，CBAVD 合并精囊缺如或发育不全的情况还有争议。

## 2 *CFTR* 基因的结构

*CFTR* 基因于 1989 年由 Riordan 等克隆并鉴定，它位于染色体 7q31.2，全长 188 704bp，共有 26 个内含子、27 个外显子，mRNA 序列长 6132 bp，编码 1 条由 1480 个氨基酸组成的命名为 CFTR 的肽链，相对分子量约为 168 173（Yu et al.，2012）。CFTR 是一种膜蛋白，是存在于上皮组织中的氯离子依赖性跨膜转运通道，属于 ATP 结合盒转运蛋白家族。但它在 ATP 结合盒转运蛋白家族中有特殊性，表现在其作为氯离子通道介导被动的阴离子跨膜运动。此外，该蛋白对碳酸氢盐的分泌、钠离子的调节和水分子的跨膜运动也具有重要的作用。CFTR 蛋白广泛分布于呼吸系统、消化系统、生殖系统、内分泌系统和汗腺等组织中，维持人体电解质的平衡和内稳态。CFTR 包括 5 个结构域：2 个跨膜结构域、2 个核苷酸结构域和 1 个特殊的调控域（Patat et al.，2016）。其中每个跨膜结构域由 6 个跨膜段连接细胞内外的循环，而每个核苷酸结构域包含与 ATP 相交互的保守氨基酸的序列。跨膜结构域通过组装形成一个低电导的选择性阴离子通道。现在认为，ATP 结合盒转运蛋白进行主动运输时，其渗透通道需要多个"门"的开放，但此途径不能持续开放。CFTR 作为一个离子通道受到单个有功能的"门"的调节，在"门"开放期间其渗透通道能保持持续开放的状态。因此，*CFTR* 基因的突变将导致其编码的 CFTR 蛋白的异常，进一步影响跨上皮的离子转运通道的功能，从而导致包括生殖系统疾病在内的一系列相关疾病。已知的 *CFTR* 基因突变有 1900 多种，并且还在不断增加，其中大多为碱基缺失、碱基点突变造成的错义突变（氨基酸替代或缺失，种类最多），还有插入或删除 1～2 个碱基而引起的移码突变等，突变涵盖了包括外显子、内含子和启动子在内的整个 *CFTR* 基因（Dequeker et al.，2009）。

## 3 *CFTR* 基因突变研究

*CFTR* 基因具有丰富的多态性。该基因的突变频率及突变热点因不同的地域和种族而有所差异（曾国华等，2000）。例如，（TG）m Tn：CFTR 基因多态性，研究较多的是内含子 8 poly T（IVS8 poly T）多态性。Tn 指非编码序列胸腺嘧啶的长度，正常人群中多为 7T 或 9T，Tn 都是比较短的，正常 *CFTR* mRNA 比率低，一般人群中 5T 发生率为 5%，5T 的个体可影响 *CFTR* mRNA 第 9 号外显子的剪接，造成第 9 号外显子被遗落转

录，从而减少功能正常的 CFTR 蛋白的产生，导致 CFTR 蛋白表达水平降低。5T 造成的 *CFTR* 基因第 9 号外显子缺失，临床上多见于无其他典型 CF 症状的 CAVD 不育患者。

CAVD 合并射精管、精囊腺囊肿或缺如和输精管梗阻时会导致不育。通过对 6 例 CAVD 无精子症患者行外周血 *CFTR* 全外显子突变及多态性检测，发现其中 1 例第 6 号外显子中可检测到错义突变 c.592G>C，2 例患者第 10 号外显子前非编码区发现 c.1210-12T 剪接突变；CAVD 无精子症患者的 *CFTR* 全外显子基因突变在外周血中存在一定的检出率（Lu et al.，2014）。检测了 119 例 CAVD 的白种人患者，其中 7 例为 CAVD 患者，在这 7 例患者中，2 例有 1 个突变基因，分别是 *R334W* 和 *R117H*，无 5T 等位基因；3 例无基因突变，而有 5T 等位基因；2 例既无基因突变，又无 5T 等位基因。在 CAVD 患者中，*CFTR* 基因突变及其等位基因存在一定的检出率（Dequeker et al.，2009）。

研究显示，在 106 例 CBAVD 患者的 poly T 等位基因分布中，5T 等位基因占 25.94%，而在具有正常生育力者中未发现 5T 等位基因分布（van Wely et al.，2015）。但在不同的国家、不同的人群中 poly T 多态性的差异相当大，为 13%～43.7%，其中尤以高加索人居多（Yang et al.，2015）。另外，一种罕见的 3T 等位基因型 CBAVD 患者有第 9 号外显子拼接的缺陷（Li et al.，2012）。可见随着 poly T 的缩短，第 9 号外显子的拼接缺陷愈发严重，进而导致了 CFTR 蛋白功能的下降，从而使患者罹患 CBAVD。

## 4 先天性输精管缺如与 *CFTR* 基因突变的关系

输精管的发育需要相关基因的调控。在胚胎发育过程中，*CFTR* 基因突变引起的米勒管异常、中肾管停止发育或缺陷，均可导致输精管缺如，*CFTR* 基因突变将导致健康男性出现 CBAVD 或先天性单侧输精管缺如，严重影响生殖健康（赵凯等，2012）。国外报道白种人中的 CF 患者至少携带一个 *CFTR* 突变基因，其中携带某些特殊突变基因的 CF 患者占 CF 患者总数的 75%以上，但其他 *CFTR* 基因突变大多是一些罕见的突变（Chiang et al.，2013）。对 CAVD 患者 70 种 *CFTR* 突变基因进行筛查，没有发现突变基因（杨晓健等，2015）。

*CFTR* 基因突变在 CAVD 患者中常见，患者携带率高达 40%～80%，而正常人群的携带率仅为 5%。突变影响与其相邻的第 9 号外显子的正常剪切，使其转录水平下降，导致基因不完全表达，引起蛋白质水平降低，引发一系列临床症状（乔迪和吴宏飞，2004）。目前认为，基因突变是导致 CF 临床表现多样性的主要原因，为探讨 CAVD 疾病与基因突变的关系，根据基因突变情况将结果分为三组：第一组约占 15%，为基因突变的复杂杂合子；第二组约占 60%，有一个基因突变，第三组则多伴有另一个基因上的突变，占 25%，该组患者甚至出现 5T 纯合子，由此可见当两个拷贝的基因均发生突变时，CAVD 发生可能与复杂的杂合子有关，而与 5T 无关。后两组 5T 突变携带频率均明显高于正常人群的携带者频率，显示出极显著差异，提示 *CFTR* 基因上某个基因突变的存在可能是CAVD发生的主要遗传病因，且一个 *CFTR* 基因编码区突变加上另一个 *CFTR* 基因非编码区的一个 5T 突变，可能是导致 CAVD 最常见的原因（李湘平等，2017）。对男性基因转录水平的研究还表明，当一个 *CFTR* 基因与一个 5T 突变组成杂合子时，

其转录产物仅为正常的10%左右，而5T突变纯合子转录产物仅为正常的20%以上。这进一步为5T突变在CAVD发生中的重要作用提供了参考资料，并在一定程度上揭示了作为常染色体隐性遗传的CF，仅有一个基因编码的突变时也会导致输精管缺如的原因。

*CFTR*基因突变所致的CBAVD和先天性单侧输精管缺如，唯一的临床表现是梗阻性无精子症，这些患者只有通过辅助生殖技术才能获得子代。通过抽取睾丸精子或睾丸切开取精进行单精子卵细胞质内注射，CAVD患者能够获得亲生的子女，但同时也可能把突变的*CFTR*基因遗传给子代（杜强等，2012）。随着基因突变检测技术水平的提高、CF及CAVD研究的深入，更多罕见的或轻微的突变可被发现。因此，有学者建议对行人工辅助生殖技术的患者及CAVD患者的配偶（Field and Martin，2011），有必要应用全面的、有效的方法对基因突变进行筛查，进行植入前遗传学诊断，避免医源性遗传病的发生，做到优生优育。另有研究显示，在我国CBAVD、特发性少精子症、特发性无精子症患者*CFTR*基因常见变异的外显子中未发现突变，但这不能说明*CFTR*基因突变与我国男性的精子发生无明确相关性。还应分析上述三种患者及非梗阻性无精子症患者是否有*CFTR*基因其他外显子及内含子多聚胸腺嘧啶等位基因异常。但是，目前缺乏明确依据支持在实施辅助生殖胚胎种植前需常规行*CFTR*基因突变检测(庄丽丽等,2006)。

# 5 结　语

虽然目前对*CFTR*基因进行了一些研究，特别是西方学者对白种人的*CFTR*基因做了大量筛查与研究，发现了一些突变型和表型间的连锁关系及其与所患疾病的关系，进一步认识了*CFTR*基因在男性生殖生理与病理方面的一些作用，但对我国男性的*CFTR*基因还有待进一步研究。在一部分研究中，有很多患者并没有检测到基因的突变，这是因为：检测的范围、标本和方法有限；其他遗传因素或环境因素；在不同地域、不同人种中，患者基因突变的特点及基因型与表型的关系仍未清楚（Yu et al.，2012）。单精子卵细胞质内注射术给CAVD患者带来了希望，但是从经济和社会角度分析，此技术遗传风险较大、检测的费用较高、成功率较低。应该对我国CAVD患者*CFTR*基因进行研究，从而预防、治疗输精管缺如疾病，避免子代的遗传学传递风险，做到优生优育。

**致　谢**　本项工作得到了国家重点研发计划重点专项课题（2016YFC1000601）和沈阳市卫生和计划生育委员会课题（2016084）的资助，谨此致谢！

# 参 考 文 献

白松, 吴斌. 2018. *CFTR* 基因在先天性双侧输精管缺如中的研究进展. 中华生殖与避孕杂志, 38(11): 957-961.

陈荣安, 许良余, 江利, 等. 2006. 双侧输精管缺如等三种不育患者CFTR基因突变筛查. 南华大学学报(医学版), 34(4): 515-529.

杜强, 方媛媛, 潘永峰, 等. 2012. 中国先天性双侧输精管缺如患者*CFTR*基因全部外显子突变检测. 中华男科学杂志, 18(11): 999-1003.
杜强, 吴斌. 2012. CFTR 基因与先天性双侧输精管缺如的关系. 中华临床医师杂志(电子版), 6(18): 5612-5616.
李湘平, 智二磊, 陈慧兴, 等. 2017. 先天性输精管缺如患者的临床与遗传特点：附 41 例报道. 中华生殖与避孕, 37(4): 276-281.
乔迪, 吴宏飞. 2004. 先天性输精管缺如. 中华男科学杂志, 10(10): 775-780.
杨晓健, 袁萍, 吴晓, 等. 2015. 先天性单侧输精管缺如合并无精子症 *CFTR* 基因突变检测. 中华男科学杂志, 21(3): 229-233.
曾国华, 梅骅, 庄广伦, 等. 2000. 先天性单侧输精管缺如患者 CFTR 基因突变研究. 中华医学遗传学杂志, 17(4): 241-243.
赵凯, 徐爱明, 陈伟, 等. 2012. 囊性纤维化跨膜传导因子与输精管缺如关系的研究进展. 现代泌尿外科杂志, 22(1): 73-75.
赵文忠, 罗招凡, 钟安, 等. 2017. 囊性纤维化跨膜转导调节因子基因多态性与男性先天性双侧输精管缺如的相关性研究. 中国卫生检验杂志, 27(19): 2742-2745.
庄丽丽, 陈子江, 卢少明, 等. 2006. 先天性双侧输精管缺如患者囊性纤维化跨膜转运调节物基因 F508 突变的研究. 中国男科学杂志, 20(7): 9.
Chiang H S, Lin Y H, Wu Y N, et al. 2013. Advantages of magnetic resonance imaging (MRI) of the seminal vesicles and intra-abdominal vas deferens in patients with congenital absence of the vas deferens. Urology, 82(2): 345-351.
Dequeker E, Stuhrmann M, Morris M A, et al. 2009. Best practice guidelines for molecular genetic diagnosis of cystic fibrosis and CFTR-related disorders-updated European recommendations. Eur J Hum Genet, 17: 51-65.
Field P D, Martin N J. 2011. CFTR mutation screening in an assisted reproductive clinic. Aust N Z J Obstet Gynaecol, 51(6): 536-539.
Li H, Wen Q, Li H, et al. 2012. Mutations in the cystic fibrosis transmembrane conductance regulator (CFTR) in Chinese patients with congenital bilateral absence of vas deferens. J Cyst Fibros, 11(4): 316-323.
Lu S, Cui Y, Li X, et al. 2014. Association of cystic fibrosis transmembrane-conductance regulator gene mutation with negative outcome of intracytoplasmic sperm injection pregnancy in cases of congenital bilateral absence of vas deferens. Fertil Steril, 101(5): 1255-1260.
Patat O, Pagin A, Siegfried A, et al. 2016. Truncating mutations in the adhesion G protein-coupled receptor G2 gene *ADGRG2* cause an X linked congenital bilateral absence of vas deferens. Am J Hum Genet, 99(2): 437-442.
van Wely M, Barbey N, Meissner A, et al. 2015. Live birth rates after MESA or TESE in men with obstructive azoospermia: is there a difference. Hum Reprod, 30(4): 761-766.
Yang X, Sun Q, Yuan P, et al. 2015. Novel mutations and polymorphisms in the *CFTR* gene associated with three subtypes of congenital absence of vas deferens. Fertil Steril, 104(5): 1268-1275.
Yu J, Chen Z, Ni Y, et al. 2012. CFTR mutations in men with congenital bilateral absence of the vas deferens (CBAVD): a systemic review and meta-analysis. Hum Reprod, 27(1): 25-35.

# 组蛋白修饰对小鼠精子发生的影响

张玲玲[1]　颜桂军[2*]

1 复旦大学生殖与发育研究院，上海市计划生育科学研究所，上海

2 南京大学医学院附属鼓楼医院，南京

**摘　要**　精子发生是精原细胞有丝分裂、减数分裂和细胞分化产生成熟精子的高度复杂且有序的细胞分化过程。在哺乳动物中，雄性生殖细胞从单倍体圆形精子细胞分化为含有鞭毛的活动精子，在此变态过程中组蛋白逐渐被鱼精蛋白取代，最终染色质超致密化。本文对精子发生过程中组蛋白及其变异体发挥的作用进行了简要综述。

**关键词**　组蛋白修饰，精子发生，乙酰化，泛素化，甲基化，磷酸化

哺乳动物的精子发生是一个高效、协调且长期的细胞分化过程，在小鼠睾丸中，从精原干细胞到产生精子需要 35 天，而人类则需要 74 天（Amann，2008; Oakberg，1956）。根据功能可以将精子发生细分为三个连续的过程：精原细胞增殖期、精母细胞减数分裂期、精子变态期（Kubota and Brinster，2018）。精子发生不是生殖细胞自主发生的过程，需要各种细胞因子的支持及生殖细胞和体细胞之间密切的相互作用（Komeya et al.，2018）。精子发生起始于曲细精管基底膜上的精原细胞，根据形态学研究可以将精原细胞分为 A 型精原细胞、中间型精原细胞及 B 型精原细胞。A 型精原细胞又可分为未分化的精原细胞及分化的精原细胞。未分化的精原细胞根据克隆中的细胞数又可进一步分为 $A_{single}$ 精原细胞、$A_{paired}$ 精原细胞、$A_{aligned}$ 精原细胞（Caires et al.，2010）。研究认为，$A_{single}$ 精原细胞属于精原干细胞（stem spermatogonium cell，SSC），且仅占总生殖细胞数的 0.02%～0.03%（Tegelenbosch and de Rooij，1993）。进一步研究发现，仅有 10%的 $A_{single}$ 精原细胞可用作干细胞移植发挥精原干细胞的作用（Nagano et al.，1999）。

精子发生的高效率主要依赖于睾丸曲细精管中精原细胞的不断增殖，而精子发生的维持取决于具有自我更新和分化能力的干细胞（Kubota et al.，2004）。精原干细胞位于曲细精管基底膜上，是生殖细胞系中唯一进行自我更新分化的干细胞。在哺乳动物中，精原干细胞每天可以产生数以百万计的精子。

在大多数真核细胞中，核小体是 DNA 的包装单元，4 个组蛋白（H2A、H2B、H3 和 H4）中的两个拷贝通过形成一个八聚体构成核小体的核心组分，连接组蛋白 H1 与核小体 DNA 结合形成更高级的染色质结构。另外，组蛋白氨基端可被其变异体取代，也

*通讯作者：yanguijun55@163.com

可被多种组蛋白修饰物，如乙酰化、泛素化、甲基化和磷酸化修饰物取代，改变染色质状态（Thompson et al.，2013；Watanabe et al.，2013；Hiragamihamada et al.，2016；Kadoch et al.，2016），使得组蛋白在DNA复制（Franke et al.，2016）、基因转录（Yang et al.，2016）、同源重组（Yoon et al.，2016）、DNA双链断裂（DNA double-strand break，DSB）修复（Lange et al.，2016）及染色质稳定性维持方面具有重要的作用。这些组蛋白变异体及其翻译后修饰（post-translational modification，PTM）构成了"组蛋白密码"（Tang et al.，2015；Wolfe et al.，2008）。另外，在精子发生过程中，组蛋白基因在不同的生精细胞阶段表达不同，如在精子发生过程中，组蛋白H3的变异体H3.1在未分化的精原细胞中高表达，而另一个变异体H3.2仅在分化的精原细胞中高表达（Sun and Qi，2014）。组蛋白H2A、H2B和H4在未分化的精原细胞及分化的精原细胞中均有差异表达（Henikoff and Smith，2015）。

## 1 精子发生过程中的组蛋白

睾丸生殖细胞的组蛋白可分为核心组蛋白和经典组蛋白。在精子发生过程中，大量的核心组蛋白在特定的生殖细胞中时空特异性表达，其中包括组蛋白H1变异体H1T、H1T2、HILS1，H2A，组蛋白H2B变异体TH2B、ssH2B、H2BL1、H2BL2，以及H3变异体H3T、H3.3等。经典的组蛋白，如组蛋白H2A、H2B、H3及H4仅在细胞周期DNA合成阶段（S期）产生并以复制依赖的方式进入核小体发挥作用（Henikoff and Smith，2015）。组蛋白突变体中通常含有多个亲水或疏水的氨基酸，它们通过"接纳"或"抵制"的方式保持与染色质的相互关系，维持核小体的稳定性（Bao and Bedford，2016）。

### 1.1 组蛋白H1及其变异体

组蛋白H1是核小体中的连接组蛋白，对高级染色质的形成和致密性具有重要意义（Izzo and Schneider，2016a）。组蛋白H1家族最大的特点是其异质性，多个H1变异体在不同的物种中均有不同程度的表达。在人类中，组蛋白H1家族共包括11个成员：7个体细胞亚型（H1.1、H1.2、H1.3、H1.4、H1.5、H1.0和H1X）、3个睾丸特异性亚型（H1T、H1T2和HILS1）及1个卵母细胞特异性亚型（H1oo）（Izzo et al.，2008）。组蛋白H1变异体H1T在粗线期精母细胞中表达，并持续至减数分裂后染色质重组过程（Brock et al.，1980；Drabent et al.，1996）。研究发现，*H1t*缺失小鼠的生育能力及精子质量未受影响。而与对照组小鼠相比，组蛋白H1的其他几个变异体H1.1、H1.2及H1.4的表达均显著增加（Drabent et al.，2000）。与H1T不同的是，另一种睾丸特异性H1变异体H1T2只在单倍体精子细胞中表达，并且H1T2缺失的小鼠附睾尾中超过80%的精子形态、精子细胞延伸及长形精子中DNA浓缩均出现异常，小鼠几乎丧失生育能力，这提示H1T2在鱼精蛋白替换组蛋白的过程中可能发挥重要作用（Martianov et al.，2005）。与H1T2相似的是，组蛋白H1样蛋白HILS1仅在哺乳动物睾丸精子细胞中表达

（Yan et al.，2003）。氨基酸序列分析表明，HILS1 是不保守的 H1 变异体，且在哺乳动物中进化迅速（Bao and Bedford，2016）。更重要的是，HILS1 蛋白在精子细胞延伸的第 9～15 阶段中表达，而此时是单倍体精子细胞经历组蛋白向鱼精蛋白转变的关键时间窗（Bao and Bedford，2016）。以上研究提示 HILS1 在鱼精蛋白替换组蛋白过程中扮演重要角色。近年来，随着质谱分析技术的发展，大量的组蛋白 H1 亚型特异性修饰得到鉴定，包括磷酸化、乙酰化、甲基化、泛素化及 ADP 核糖基化（Wisniewski et al.，2007）。

在组蛋白 H1 的修饰中，磷酸化是研究最广泛的翻译后修饰（Roth and Allis，1992）。研究表明，组蛋白 H1 磷酸化在包括转录、染色质致密化、DNA 损伤和凋亡、细胞分化、衰老和癌症等方面具有重要作用（Wisniewski et al.，2007）。在小鼠及人类细胞中，H1 磷酸化水平随着细胞周期的进程呈现明显的动态变化，即在 $G_1$ 期最低，在 S 期和 $G_2$ 期逐渐上升，在中期达到峰值后急剧下降（Talasz et al.，1996；Gurley et al.，1995）。H1 磷酸化是一个动态可逆的过程，其磷酸化水平的高低依赖于激酶和磷酸酶的拮抗作用（Izzo and Schneider，2016b）。Mishra 等（2015）通过液相色谱-质谱联用技术（liquid chromatography/mass spectrometry，LC/MS）发现，在睾丸中表达的不同组蛋白变异体上存在许多磷酸化残基，同时一些磷酸化修饰也发生在长形精子细胞中。Rao 和 Rao（1987）在 HILS1 蛋白上发现了 9 个丝氨酸磷酸化位点和 1 个苏氨酸磷酸化位点。另外，H1 泛素化修饰是 DNA 损伤修复时泛素信号激活和放大所必需的（Thorslund et al.，2015）。

## 1.2 组蛋白 H2A 及其变异体

在核小体的 4 个核心组蛋白中，H2A 含有数量最多的组蛋白变异体，包括 H2A.X、H2A.Z、MacroH2A、H2A.Lap1、TH2A 等（Kuo and Yang，2008；Sarmento et al.，2004）。核小体内的组蛋白 H2A 及其变异体由于关键氨基酸的差异而影响核小体的稳定性；而核小体表面的组蛋白 H2A 及其变异体则可通过调节相邻核小体之间的相互作用，从而决定染色质的紧实程度。组蛋白 H2A.X 是包括酵母在内的所有真核生物中的染色质组分，在精原细胞和减数分裂前期精母细胞中高表达，同时在减数分裂过程中起着修复 DNA 损伤及 DNA 重组的作用（Tadokoro et al.，2003）。H2A.X 缺失小鼠的精子发生被阻滞在粗线期精母细胞阶段，性染色体不能成功分离从而导致小鼠不育（Celeste et al.，2002）。H2A.Z 因在转录起始位点（transcription start site，TSS）上富集，从而在转录调控中发挥重要的作用。在减数分裂过程中，H2A.Z 的表达在粗线期精母细胞阶段开始增加，在圆形精子细胞期达到峰值，表明 H2A.Z 参与减数分裂过程中性染色体沉默（Greaves et al.，2006；Guillemette and Gaudreau，2006）。组蛋白 H2A 的另一个变异体 MacroH2A 定位于不活跃的 X 染色体上，通过建立抑制性染色质环境，参与雄性和雌性的 X 染色体失活（Mietton et al.，2009）。H2A.Lap1 可以直接影响精子发生过程中的多个基因，从而调控基因的表达（Soboleva et al.，2011）。TH2A 最初被认为是大鼠睾丸特异表达的组蛋白 H2A 的变异体（Shires et al.，1976）。在小鼠中，92.9%的 TH2A 氨基酸序列与大鼠具有相似性，并且最近在人身上也发现了 TH2A 的存在（Shires et al.，1976；Choi and Chae，1993；Huynh et al.，2016）。在小鼠第一次减数分裂期间，双敲除 TH2A

和 TH2B（H2B 变异体），可引起减数分裂特异的凝血素亚基 Rec8 的释放受损而导致雄性不育（Shinagawa et al.，2015）。

组蛋白 H2A.X 在丝氨酸 139 位上的磷酸化（γH2AX）是 DSB 修复的关键“组蛋白密码”。一旦 DSB 形成，H2A.X 就会被蛋白激酶 ATM（ataxia telangiectasia，mutated）和 ATR（ATM and Rad3-related）快速磷酸化，激活并招募 DSB 修复蛋白，有效促进 DSB 修复（Wang et al.，2017）。TH2A-Thr 127 是发生在 127 位苏氨酸上唯一与染色质浓缩（包括精子发生和早期胚胎有丝分裂）相关的变异体磷酸化物。在精子染色质中，磷酸化的 TH2A-Thr 127（pTH2A）与 H3.3 共定位于基因组的转录起始位点，随着受精过程的开始从父系基因组上消失（Hada et al.，2017a）。在胚胎第一次有丝分裂过程中，pTH2A 在父系染色体和母系染色体的着丝粒周围异染色质中反复积累，表明 pTH2A 在精子发生和早期胚胎发生过程中发挥其独特的调节作用（Hada et al.，2017b）。SCML2 是多梳抑制复合体 1（polycomb repressive complex 1，PRC1）的生殖特异性亚基，通过两种不同的相互作用机制，建立了雄性生殖系独特的表观基因组。SCML2 与 PRC1 协同作用，促进环指蛋白 2（RNF2）依赖的 H2A 泛素化，从而在常染色体上标记体细胞/祖细胞基因，抑制基因表达。减数分裂时，SCML2 可以通过阻止 H2A 在性染色体上依赖于 RNF2 的泛素化，从而为雄性生殖提供独特的性染色体表观遗传图谱（Hasegawa et al.，2015）。

## 1.3 组蛋白 H2B 及其变异体

组蛋白 H2B 睾丸特异性组蛋白变异体 TH2B，是睾丸中体细胞组蛋白 H2B 的主要变异体形式（Shires et al.，1976）。TH2B 对精子发生不是必不可少的（Montellier et al.，2013）。TH2A/TH2B 缺乏而导致雄性的减数分裂缺陷可能是由于 TH2A 基因缺失，TH2A 与 TH2B 协同效应降低引起的（Hada et al.，2017b）。研究发现，TH2B 在细线期精母细胞中开始表达，并在后续的精子发生过程中一直维持高表达（Montellier et al.，2013；Shinagawa et al.，2015）。相反，H2B 的表达水平急剧降低（Rao B J and Rao M R，1987）。H2B 与 TH2B 之间的负相关关系，提示 TH2B 可能在生殖细胞减数分裂和减数分裂后精子变态中起主要作用（Bao and Bedford，2016）。

E3 泛素连接酶 RNF8 和 E2 泛素结合酶 RAD6B 通过组蛋白泛素化，参与 DNA 损伤修复过程。研究发现，RNF8 或 RAD6B 的缺失可导致雄性小鼠不育，其中一个原因是 RNF8 或 RAD6B 缺失后，RAD6B 引起的组蛋白 H2A 和 H2B 的多泛素化，以及 RNF8 引起的组蛋白 H2A 和 H2B 单泛素化降低（Guo et al.，2018）。另外，H2B 泛素化可以通过调节染色质松散程度来调节减数分裂重组（Xu et al.，2016）。

## 1.4 组蛋白 H3 及其变异体

除了 H3.1 和 H3.2（二者仅有一个氨基酸的差异）外，在哺乳动物中还发现了另外三个 H3 变异体：H3.3、H3T 和 CENP-A（Bao and Bedford，2016）。组蛋白 H3 变异体在精子发生的各个阶段都起着重要作用。H3.1 在睾丸、脾、脑、肾、肺及肝中均有较高的表达，并且由 4 个不同的基因 *Hist1h3a*、*Hist1h3g*、*Hist1h3h*、*Hist1h3i* 共同编码（Ueda et al.，2017）。在小鼠中，H3.1 与 H3.2 有相同的氨基酸序列，H3.1、H3.2 在精子发生过程中的功能尚不清楚。睾丸特异性表达的 H3.3 与 H3.1 有 5 个氨基酸的差异。在小鼠中，虽然 *H3f3a* 和 *H3f3b* 两个基因同时编码 H3.3，但是它们分别有不同的 5′非编码区和 3′非编码区及作用元件（Szenker et al.，2011）。在小鼠睾丸中，所有类型的生殖细胞，如精原细胞、精母细胞和精子细胞，均能检测到 *H3f3a* 基因的低水平转录。相比较而言，*H3f3b* 主要在减数分裂前期精母细胞中高表达（Bramlage et al.，1997）。研究表明，睾丸中 *H3f3b* 缺失会导致 H3.3 组蛋白水平降低及精子和睾丸形态异常，从而导致雄性不育（Yuen et al.，2014）。小鼠全身 *H3f3b* 突变是致死的，*H3f3b* 杂合子生长缺陷，同时伴随着圆形精子细胞发育阻滞导致的雄性不育（Tang et al.，2015）。小鼠全身 *H3f3a* 突变，雌性可育，雄性由于精子畸形而生育能力下降（Tang et al.，2015）。H3T，也被称为 H3.4，最初只在哺乳动物的睾丸中被发现，而最近研究表明 H3T 蛋白在其他体细胞组织中也有低水平的表达（Trostle-Weige et al.，1984；Govin et al.，2005）。H3T 蛋白在精母细胞减数分裂染色体重构和精子细胞核染色质再包装过程中起着关键作用（Tachiwana et al.，2010）。在正常精子发生过程中，当分化的精原细胞继续向精母细胞分化时，H3T 出现并取代了经典的组蛋白 H3。而且 *H3T* 基因缺失导致单倍体生殖细胞丢失，从而导致无精子症（Xu et al.，2016）。

### 1.4.1 组蛋白 H3 磷酸化修饰

磷酸化是转录后最重要的修饰之一。磷酸化修饰主要是乙酰胆碱通过激活或失活下游因子或招募相关蛋白来发挥作用。组蛋白 H3 第 10 位丝氨酸的磷酸化（H3S10phos）在发生有丝分裂的精原细胞核中呈阳性，接着在减数分裂的精母细胞中检测到，但是在第二次减数分裂后的精子细胞中表达消失（Song et al.，2011）。另外，除了在精子发生中检测到 H3S10phos，在卵母细胞减数分裂过程中也检测到。因此 H3S10phos 在减数分裂过程中可能以进化保守的方式发挥作用（Song et al.，2011）。

### 1.4.2 组蛋白 H3 甲基化修饰

甲基化是研究最多的组蛋白修饰，其通常发生在组蛋白 H3 的赖氨酸残基上（Lan and Shi，2009）。组蛋白 H3 特定的氨基酸残基可在组蛋白甲基转移酶（histone methyltransferase，KMT）的催化作用下发生单甲基化、双甲基化及三甲基化（Santos-Rosa et al.，2002）。组蛋白 H3 第 4、9、27、36、79 位的赖氨酸可以在不同的组蛋白甲基转移酶催化作用下发生甲基化，并在精子发生的特定时期发挥作用（Wang et al.，2017）。组蛋白的甲基化在精子发生过程中呈动态变化。组蛋白甲基转移酶及组蛋白去甲基化酶（histone demethylase，KDM）是众多甲基化酶中已被鉴定有底物特异性的两种酶（Kouzarides，2007；Martin and Zhang，2005）。雄性生殖细胞缺乏 H3K9 多甲基转移酶，如 KMT1A/SUV39H1 及 KMT1B/SUV39H2，会导致粗线期精母细胞染色体联会异常及错误分离（Peters et al.，2001；O’Carroll et al.，2000）。雄性生殖细胞缺失 H3K9 二甲基转移酶，如 KMT1C/G9a，会导致早期减数分裂障碍（Tachibana et al.，2007）。在雄性生殖细胞发育过程中，小鼠 H3K4 甲基化与美洲长尾猴、狨猴的具有相似性（Godmann et al.，2007）。

### 1.4.3 组蛋白 H3 乙酰化修饰

乙酰化是第一种被发现的组蛋白修饰，它通过调节染色质结构及核内转录调控因子的激活来调节基因转录。组蛋白乙酰化与基因转录相关，而去乙酰化则伴随着基因沉默（Kuo and Allis，1998）。组蛋白 H3 乙酰化通常发生在组蛋白末端的多个赖氨酸残基上，是调控细胞增殖、分化和凋亡的基因动态表达的关键因素（Suka et al.，2001；Vempati et al.，2010）。在小鼠的精子发生过程中，组蛋白 H3 第 9、18、23 位赖氨酸的乙酰化在生殖细胞分化的特定阶段发生动态变化（Song et al.，2011）。在精原细胞中发现了 H3K9、H3K18 及 H3K23 的超乙酰化，但在粗线期精母细胞中乙酰化水平下降，而在随后的 1～8 阶段的精子细胞中出现低乙酰化水平，在精子细胞延伸的第 9 阶段再度乙酰化并达到一个峰值，随后在第 13 阶段降低（Dai et al.，2015）。组蛋白乙酰化是受组蛋白乙酰转移酶（histone acetyltransferase，HAT）及组蛋白脱乙酰酶（histone deacetylase，HDAC）调控的可逆过程（Kuo and Allis，1998）。在哺乳动物中，迄今为止已经确定了 18 个 HDAC，这些 HDAC 被分组为Ⅰ类、Ⅱ类和Ⅲ类（de Ruijter et al.，2003）。组蛋白 H3 乙酰化水平改变会导致圆形精子期紊乱，这表明适当的组蛋白 H3 乙酰化水平对精子发生过程至关重要（Dai et al.，2015）。在圆形精子细胞中组蛋白 H3 水平与特定单倍体基因转录的相关性还需要进一步研究。

## 1.5 组蛋白 H4 及其变异体

组蛋白 H4 的翻译后修饰在减数分裂的几乎所有阶段都起着重要的作用。组蛋白 H4 N 端的赖氨酸 5、8、12 和 16 位点可发生乙酰化，在精氨酸 3 和赖氨酸 20 位点上发生甲基化。组蛋白 H4 修饰通过核受体参与调节染色质结构、蛋白质相互作用和转录活性（Wang et al.，2001；Sanders et al.，2004；Shogren-Knaak et al.，2006；Krishnamoorthy et al.，2006）。H4K5ac、H4K8ac 及 H4K12ac 在雄性生殖细胞分化过程中的表达呈现动态变化（Shirakata et al.，2014）。在精子发生过程中，组蛋白 H4 可以发生单甲基化、双甲基化及三甲基化，它们在整个过程中呈现不同的动态变化（Shirakata et al.，2014）。

# 2 结　语

在哺乳动物精子发生过程中，组蛋白及其翻译后修饰呈现时空动态的变化。这些由组蛋白变异体及转录、翻译后修饰构成的“组蛋白密码”成为研究热点，并在生殖细胞特定的分化时期发挥重要的调控作用。随着 LC/MS 等技术的不断发展，目前已有 50 多种组蛋白翻译后修饰得到鉴定并且数量还在不断增加（Ma and Schultz，2013）。虽然有大量的研究对“组蛋白密码”进行了探索，但大多数都是一些描述性及相关性的研究，缺乏对组蛋白位点直接进行编码的功能实验。而随着 CRISPR/Cas9 等基因编辑技术的不断发展，这些问题在不久的将来会得到解决。

## 参考文献

Amann R P. 2008. The cycle of the seminiferous epithelium in humans: a need to revisit? J Androl, 29(5): 469-487.

Bao J, Bedford M T. 2016. Epigenetic regulation of the histone-to-protamine transition during spermiogenesis. Reproduction, 151(5): R55-R70.

Bramlage B, Kosciessa U, Doenecke D. 1997. Differential expression of the murine histone genes H3.3A and H3.3B. Differentiation, 62(1): 13-20.

Brock W A, Trostle P K, Meistrich M L. 1980. Meiotic synthesis of testis histones in the rat. Proc Natl Acad Sci USA, 77(1): 371-375.

Caires K, Broady J, McLean D. 2010. Maintaining the male germline: regulation of spermatogonial stem cells. J Endocrinol, 205(2): 133-145.

Celeste A, Petersen S, Romanienko P J, et al. 2002. Genomic instability in mice lacking histone H2AX. Science, 296(5569): 922-927.

Choi Y, Chae C. 1993. Demethylation of somatic and testis-specific histone H2A and H2B genes in F9 embryonal carcinoma cells. Mol Cell Biol, 13(9): 5538-5548.

Dai L, Endo D, Akiyama N, et al. 2015. Aberrant levels of histone H3 acetylation induce spermatid anomaly in mouse testis. Histochem Cell Biol, 143(2): 209-224.

de Ruijter A J, van Gennip A H, Caron H N, et al, 2003. Histone deacetylases (HDACs): characterization of the classical HDAC family. Biochem J, 370(Pt 3): 737-749.

Drabent B, Bode C, Bramlage B, et al. 1996. Expression of the mouse testicular histone gene H1t during spermatogenesis. Histochem Cell Biol, 106(2): 247-251.

Drabent B, Saftig P, Bode C, et al. 2000. Spermatogenesis proceeds normally in mice without linker histone H1t. Histochem Cell Biol, 113(6): 433-442.

Franke M, Ibrahim D M, Andrey G, et al. 2016. Formation of new chromatin domains determines pathogenicity of genomic duplications. Nature, 538(7624): 265-269.

Godmann M, Auger V, Ferraroniaguiar V, et al. 2007. Dynamic regulation of histone H3 methylation at lysine 4 in mammalian spermatogenesis. Biol Reprod, 77(5): 754-764.

Govin J, Caron C, Rousseaux S, et al. 2005. Testis-specific histone H3 expression in somatic cells. Trends Biochem Sci, 30(7): 357-359.

Greaves I K, Rangasamy D, Devoy M, et al. 2006. The X and Y chromosomes assemble into H2A.Z, containing facultative heterochromatin, following meiosis. Mol Cell Biol, 26(14): 5394-5405.

Gréen A, Sarg B, Gréen H, et al. 2011. Histone H1 interphase phosphorylation becomes largely established in G1 or early S phase and differs in G1 between T-lymphoblastoid cells and normal T cells. Epigenetics Chromatin, 4(1): 15-15.

Guillemette B, Gaudreau L. 2006. Reuniting the contrasting functions of H2A.Z. Biochem Cell Biol, 84(4): 528-535.

Guo Y, Song Y, Guo Z, et al. 2018. Function of RAD6B and RNF8 in spermatogenesis. Cell Cycle, 17(2): 162-173.

Gurley L R, Valdez J G, Buchanan J S. 1995. Characterization of the mitotic specific phosphorylation site of histone H1. Absence of a consensus sequence for the p34cdc2/cyclin B kinase. J Biol Chem, 270(46): 27653-27660.

Hada M, Kim J, Inoue E, et al. 2017a. TH2A is phosphorylated at meiotic centromere by Haspin.

Chromosoma, 126(6): 769-780.

Hada M, Masuda K, Yamaguchi K, et al. 2017b. Identification of a variant-specific phosphorylation of TH2A during spermiogenesis. Sci Rep, 7(1): 46228-46228.

Hasegawa K, Sin H S, Maezawa S, et al. 2015. SCML2 establishes the male germline epigenome through regulation of histone H2A ubiquitination. Dev Cell, 32(5): 574-588.

Henikoff S, Smith M M. 2015. Histone variants and epigenetics. Cold Spring Harb Perspect Biol, 7(1): a019364.

Hiragamihamada K, Soeroes S, Nikolov M, et al. 2016. Dynamic and flexible H3K9me3 bridging via HP1β dimerization establishes a plastic state of condensed chromatin. Nat Commun, 7(1): 11310-11310.

Huynh L M, Shinagawa T, Ishii S. 2016. Two histone variants TH2A and TH2B enhance human induced pluripotent stem cell generation. Stem Cells Dev, 25(3): 251-258.

Izzo A, Kamieniarz K, Schneider R. 2008. The histone H1 family: specific members, specific functions? Biol Chem, 389(4): 333-343.

Izzo A, Schneider R. 2016a. H1 gets the genome in shape. Genome Biol, 17(1): 8.

Izzo A, Schneider R. 2016b. The role of linker histone H1 modifications in the regulation of gene expression and chromatin dynamics. Biochim Biophys Acta, 1859(3): 486-495.

Kadoch C, Copeland R A, Keilhack H. 2016. PRC2 and SWI/SNF chromatin remodeling complexes in health and disease. Biochemistry, 55(11): 1600-1614.

Komeya M, Sato T, Ogawa T. 2018. *In vitro* spermatogenesis: a century-long research journey, still half way around. Reprod Med Biol, 17(4): 407-420.

Kouzarides T. 2007. Chromatin modifications and their function. Cell, 128: 693-705.

Krishnamoorthy T, Chen X, Govin J, et al. 2006. Phosphorylation of histone H4 Ser1 regulates sporulation in yeast and is conserved in fly and mouse spermatogenesis. Genes Dev, 20(18): 2580-2592.

Kubota H, Avarbock M R, Brinster R L. 2004. Growth factors essential for self-renewal and expansion of mouse spermatogonial stem cells. Proc Natl Acad Sci USA, 101(47): 16489-16494.

Kubota H, Brinster R L. 2018. Spermatogonial stem cells. Biol Reprod, 99(1): 52-74.

Kuo L J, Yang L X. 2008. Gamma-H2AX-a novel biomarker for DNA double-strand breaks. In Vivo, 22(3): 305-309.

Kuo M H, Allis C D. 1998. Roles of histone acetyltransferases and deacetylases in gene regulation. BioEssays, 20(8): 615-626.

Lan F, Shi Y. 2009. Epigenetic regulation: methylation of histone and non-histone proteins. Sci China C Life Sci, 52(4): 311-322.

Lange J, Yamada S, Tischfield S E, et al. 2016. The landscape of mouse meiotic double-strand break formation, processing, and repair. Cell, 167(3): 695-708.

Ma P, Schultz R M. 2013. Histone deacetylase 2 (HDAC2) regulates chromosome segregation and kinetochore function via H4K16 deacetylation during oocyte maturation in mouse. PLoS Genet, 9(3): e1003377.

Martianov I, Brancorsini S, Catena R, et al. 2005. Polar nuclear localization of H1T2, a histone H1 variant, required for spermatid elongation and DNA condensation during spermiogenesis. Proc Natl Acad Sci USA, 102(8): 2808-2813.

Martin C, Zhang Y. 2005. The diverse functions of histone lysine methylation. Nat Rev Mol Cell Biol, 6(11): 838-849.

Mietton F, Sengupta A K, Molla A, et al. 2009. Weak but uniform enrichment of the histone variant macroH2A1 along the inactive X chromosome. Mol Cell Biol, 29(1): 150-156.

Mishra L N, Gupta N, Rao S M. 2015. Mapping of post-translational modifications of spermatid-specific linker histone H1-like protein, HILS1. J Proteomics, 128(14): 218-230.

Montellier E, Boussouar F, Rousseaux S, et al. 2013. Chromatin-to-nucleoprotamine transition is controlled by the histone H2B variant TH2B. Genes Dev, 27(15): 1680-1692.

Nagano M, Avarbock M R, Brinster R L. 1999. Pattern and kinetics of mouse donor spermatogonial stem cell colonization in recipient testes. Biol Reprod, 60(6): 1429-1436.

O'Carroll D, Scherthan H, Peters A H, et al. 2000. Isolation and characterization of Suv39h2, a second histone H3 methyltransferase gene that displays testis-specific expression. Mol Cell Biol, 20(24): 9423-9433.

Oakberg E F. 1956. Duration of spermatogenesis in the mouse and timing of stages of the cycle of the seminiferous epithelium. Am J Anat, 99(3): 507-516.

Peters A H, O'Carroll D, Scherthan H, et al. 2001. Loss of the Suv39h histone methyltransferases impairs mammalian heterochromatin and genome stability. Cell, 107(3): 323-337.

Rao B J, Rao M R. 1987. DNase I site mapping and micrococcal nuclease digestion of pachytene chromatin reveal novel structural features. J Biol Chem, 262(10): 4472-4476.

Roth S Y, Allis C D. 1992. Chromatin condensation: does histone H1 dephosphorylation play a role? Trends Biochem Sci, 17(3): 93-98.

Sanders S L, Portoso M, Mata J, et al. 2004. Methylation of histone H4 lysine 20 controls recruitment of Crb2 to sites of DNA damage. Cell, 119(5): 603-614.

Santos-Rosa H, Schneider R, Bannister A J, et al. 2002. Active genes are tri-methylated at K4 of histone H3. Nature, 419(6905): 407-411.

Sarmento O F, Digilio L C, Wang Y, et al. 2004. Dynamic alterations of specific histone modifications during early murine development. J Cell Sci, 117(Pt 19): 4449-4459.

Shinagawa T, Huynh L M, Takagi T, et al. 2015. Disruption of *Th2a* and *Th2b* genes causes defects in spermatogenesis. Development, 142(7): 1287-1292.

Shirakata Y, Hiradate Y, Inoue H, et al. 2014. Histone H4 modification during mouse spermatogenesis. J Reprod Dev, 60(5): 383-387.

Shires A, Carpenter M P, Chalkley R. 1976. A cysteine-containing H2B-like histone found in mature mammalian testis. J Biol Chem, 251(13): 4155-4158.

Shogren-Knaak M, Ishii H, Sun J M, et al. 2006. Histone H4-K16 acetylation controls chromatin structure and protein interactions. Science, 311(5762): 844-847.

Soboleva T A, Nekrasov M, Pahwa A, et al. 2011. A unique H2A histone variant occupies the transcriptional start site of active genes. Nat Struct Mol Biol, 19(1): 25-30.

Song N, Liu J, An S, et al. 2011. Immunohistochemical analysis of histone H3 modifications in germ cells during mouse spermatogenesis. Acta Histochem Cytochem, 44(4): 183-190.

Suka N, Suka Y, Carmen A A, et al. 2001. Highly specific antibodies determine histone acetylation site usage in yeast heterochromatin and euchromatin. Mol Cell, 8(2): 473-479.

Sun R, Qi H. 2014. Dynamic expression of combinatorial replication-dependent histone variant genes during mouse spermatogenesis. Gene Expr Patterns, 14(1): 30-41.

Szenker E, Ray-Gallet D, Almouzni G. 2011. The double face of the histone variant H3.3. Cell Res, 21(3): 421-434.

Tachibana M, Nozaki M, Takeda N, et al. 2007. Functional dynamics of H3K9 methylation during meiotic prophase progression. EMBO J, 26(14): 3346-3359.

Tachiwana H, Kagawa W, Osakabe A, et al. 2010. Structural basis of instability of the nucleosome containing a testis-specific histone variant, human H3T. Proc Natl Acad Sci USA, 107(23): 10454-10459.

Tadokoro Y, Yomogida K, Yagura Y, et al. 2003. Characterization of histone H2A.X expression in testis and specific labeling of germ cells at the commitment stage of meiosis with histone H2A.X promoter-enhanced green fluorescent protein transgene. Biol Reprod, 69(4): 1325-1329.

Talasz H, Helliger W, Puschendorf B, et al. 1996. *In vivo* phosphorylation of histone H1 variants during the cell cycle. Biochemistry, 35(6): 1761-1767.

Tang M C, Jacobs S A, Mattiske D M, et al. 2015. Contribution of the two genes encoding histone variant H3.3 to viability and fertility in mice. PLoS Genet, 11(2): 1-23.

Tegelenbosch R A, de Rooij D G. 1993. A quantitative study of spermatogonial multiplication and stem cell renewal in the C3H/101 F1 hybrid mouse. Mutat Res, 290(2): 193-200.

Thompson L L, Guppy B J, Sawchuk L, et al. 2013. Regulation of chromatin structure via histone post-translational modification and the link to carcinogenesis. Cancer Metastasis Rev, 32(3-4): 363-376.

Thorslund T, Ripplinger A, Hoffmann S, et al. 2015. Histone H1 couples initiation and amplification of ubiquitin signalling after DNA damage. Nature, 527(7578): 389-393.

Trostle-Weige P K, Meistrich M L, Brock W A, et al. 1984. Isolation and characterization of TH3, a germ cell-specific variant of histone 3 in rat testis. J Biol Chem, 259(14): 8769-8776.

Ueda J, Harada A, Urahama T, et al. 2017. Testis-specific histone variant H3t gene is essential for entry into spermatogenesis. Cell Rep, 18(3): 593-600.

Vempati R K, Jayani R S, Notani D, et al. 2010. p300-mediated acetylation of histone H3 lysine 56 functions in DNA damage response in mammals. J Biol Chem, 285(37): 28553-28564.

Wang H, Huang Z Q, Xia L, et al. 2001. Methylation of histone H4 at arginine 3 facilitating transcriptional activation by nuclear hormone receptor. Science, 293(5531): 853-857.

Wang L, Xu Z, Khawar M B, et al. 2017. The histone codes for meiosis. Reproduction, 154(3): R65-R79.

Watanabe S, Radman-Livaja M, Rando O J, et al. 2013. A histone acetylation switch regulates H2A.Z deposition by the SWR-C remodeling enzyme. Science, 340(6129): 195-199.

Wisniewski J R, Zougman A, Krüger S, et al. 2007. Mass spectrometric mapping of linker histone H1 variants reveals multiple acetylations, methylations, and phosphorylation as well as differences between cell culture and tissue. Mol Cell Proteomics, 6(1): 72-87.

Wolfe S A, Vanwert J M, Grimes S R. 2008. Transcription factor RFX4 binding to the testis-specific histone H1t promoter in spermatocytes may be important for regulation of H1t gene transcription during spermatogenesis. J Cell Biochem, 105(1): 61-69.

Xu Z, Song Z, Li G, et al. 2016. H2B ubiquitination regulates meiotic recombination by promoting chromatin relaxation. Nucleic Acids Res, 44(20): 9681-9697.

Yan W, Ma L, Burns K H, et al. 2003. HILS1 is a spermatid-specific linker histone H1-like protein implicated in chromatin remodeling during mammalian spermiogenesis. Proc Natl Acad Sci USA, 100(18): 10546-10551.

Yang Y, Yamada T, Hill K K, et al. 2016. Chromatin remodeling inactivates activity genes and regulates neural coding. Science, 353(6296): 300-305.

Yoon S W, Lee M S, Xaver M, et al. 2016. Meiotic prophase roles of Rec8 in crossover recombination and chromosome structure. Nucleic Acids Res, 44(19): 9296-9314.

Yuen B T, Bush K M, Barrilleaux B L, et al. 2014. Histone H3.3 regulates dynamic chromatin states during spermatogenesis. Development, 141(18): 3483-3494.

# 钙通道与精子获能和超活化

吴丽敏* 江小华

中国科学技术大学附属第一医院，合肥

**摘　要**　受精是人类成功生殖的必要环节，其过程受精子获能、超活化、顶体反应，精子与卵透明带结合，配子融合，卵子激活等一系列进程影响，其中任何一个环节出问题，均可导致受精障碍。精子获能是包括人类在内的所有哺乳动物精子在使卵母细胞受精前必须经历的一个生理阶段，获能的本质在于暴露精子细胞膜表面的卵识别因子和结合因子，使精子产生超活化运动，解除对精子顶体反应的抑制，并使精子得以识别卵子并穿入卵内，完成受精。与精子获能、超活化和受精能力有关的钙通道有电压依赖性钙通道、环核苷酸门控通道、精子阳离子通道（CatSper）家族等几类，其中 CatSper 是睾丸内生殖细胞中特异的离子型通道，是哺乳动物精子细胞膜上重要的钙通道，对精子获能、超活化和受精起着关键作用。多种生理途径参与激活 CatSper 并介导其功能，精子细胞内 pH 升高和细胞膜超极化、某些类固醇激素和蛋白质等均可激活 CatSper 引起钙离子内流，但不同物种间 CatSper 的调控有一定差异。

**关键词**　钙通道，CatSper，精子获能，超活化

受精是人类成功生殖的必要环节，其过程受精子获能、超活化、顶体反应，精子与卵透明带结合，配子融合，卵子激活和精子解聚等一系列进程影响，其中任何一个环节出问题，均可导致受精障碍。获能的概念于 1951 年由美籍华裔科学家张明觉和另一位科学家 Austin 提出。获能这一现象的发现不仅有助于解决精卵受精之谜，而且对实现精子体外获能和体外受精（*in vitro* fertilization，IVF）有重要意义。Steptoe 和 Edwards 受到获能概念的启发，最终实现了 IVF，获得了世界上首例试管婴儿的成功。获能失败不仅是 IVF 失败的重要原因，亦是不明原因不育症的原因之一（Huang et al.，2015）。常规 IVF 周期受精失败或受精低下的发生率从 3.5%到 15%～20%均有报道（Huang et al.，2015；Tournaye et al.，2002），其中不明原因不育症患者的受精失败率则高达 20%或以上（Beck-Fruchter et al.，2014；Combelles et al.，2010；Johnson et al.，2013）。

*通讯作者：wlm@ustc.edu.cn

# 1 精子获能和超活化

张明觉和 Austin 的研究发现，哺乳动物刚射出的精子和新鲜制备的附睾尾精子，需要进入雌性动物生殖道停留一段时间，才会获得受精能力，他们把这一生理现象称为获能（capacitation）。大量研究证实，精子获能是包括人类在内的所有哺乳动物精子使卵母细胞受精前必须经历的一个生理阶段，国际生殖生理学界把获能称为“张-奥斯汀”原理。获能的本质在于暴露精子细胞膜表面的卵识别因子和结合因子，使精子产生超活化运动（hyperactivated motility），解除对精子顶体反应的抑制，并使精子得以识别卵子并穿入卵内，完成受精。

Yanagimachi 首次使用超活化这个词来描述精子获能后那种活动性特别强和尾部摆动幅度大的特性。超活化运动表现为精子尾部不对称的、高振幅、低频率、剧烈的“8”字形鞭打活动（Ishijima，2011），超活化运动是精子获能后鞭毛运动的特征性变化，由钙离子直接作用于轴丝启动，超活化运动使精子产生强大的动力，有利于精子在女性输卵管内运行，增加精子摆脱输卵管上皮的能力，使精子能够迁移至输卵管壶腹部，与卵子受精。

精子在附睾运行和储存过程中，已获得了受精潜能，但由于附睾、精囊分泌去能因子（decapacitation factor，DF）或顶体稳定因子（acrosome stabilizing factor，ASF）附于精子表面，暂时抑制了精子的受精能力。精子进入女性生殖道后，去能因子对精子受精能力的抑制作用才被解除。同时，精子所处的微环境发生了较大的改变，精浆及女性生殖道中促进获能的物质含量相对较高，pH 及离子浓度也有较大的差异。抑制因素的解除和促进因素共同使精子获能，精子最终获得受精能力。生理状态下精子获能始于宫颈，主要在宫腔和输卵管中进行。射出的精子或者附睾尾部的精子也能在体外获能进行受精，只需放在含有牛血清蛋白、能量物质和电解质的混合液中。体外获能技术已在体外受精中得到广泛应用。单精子卵细胞质内注射（intracytoplasmic sperm injection，ICSI）技术将单个精子直接显微注射入卵母细胞内，使其形成受精卵，完成受精过程，其间精子无须获能，ICSI 技术越过了获能这一生理性受精阶段，为非生理性过程，与传统获能理论并不矛盾。

# 2 钙通道在精子获能和超活化中的作用

精子获能的分子机制尚未完全阐明，已知离子通道的变化和环腺苷一磷酸（cyclic adenosine monophosphate，cAMP）信号转导途径在精子获能过程中起着重要作用。精子内部的 $K^+$外流，引起细胞膜静息电位发生变化，增加细胞膜的不稳定性。同时由于清蛋白的作用，膜胆固醇脱落，促使部分钙通道开放，导致钙离子内流，继而激活细胞膜上的腺苷酸环化酶，从而使细胞内的 cAMP 升高，且细胞内 cAMP 水平升高可激活蛋白激酶 A（protein kinase A，PKA），后者进一步激活蛋白酪氨酸激酶，同时抑制蛋白磷酸酶，这种双重效应促使多种蛋白质发生磷酸化，为精子获能奠定了基础。

钙通道的开放和钙离子内流在精子获能、超活化中起关键作用。除去精子周围环境中的钙离子则抑制精子获能，但不影响蛋白酪氨酸磷酸化的进行，提示钙离子与蛋白酪氨酸磷酸化在精子获能中的调控机制不同。在精子获能培养液内加入钙调蛋白抑制剂，可以抑制精子获能发生。

## 2.1 钙通道对精子获能、超活化的调控作用

钙离子作为细胞内重要的第二信使，在精子的生理功能中发挥重要的调节作用。与精子获能和超活化有关的钙通道有电压依赖性钙通道（voltage-dependent calcium channel，VDCC）、环核苷酸门控通道（cyclic nucleotide-gated channel，CNGC）、精子阳离子通道（cation channel of sperm，CatSper）家族等几类。

高压门控而非低压门控的 VDCC 在精子运动过程中起一定的调控作用。VDCC 是由 $\alpha_1$、$\alpha_2/\delta$、$\beta$、$\gamma$ 这 4 个亚单位构成的复合体。其中最重要的是 $\alpha_1$ 亚单位，它既是电压感受器，又具有离子选择性。应用全细胞膜片钳及小鼠敲除模型，证实电压依赖性钙通道 Ca(v)2.3 调控小鼠精子的鞭毛运动（Sakata et al.，2002）。应用荧光免疫共聚焦显微镜、免疫电镜等证实，在小鼠精子中存在 VDCC 的 $\alpha_1$ 亚单位表达，其中 Ca(v)3.1 和 Ca(v)3.2 位于头部，Ca(v)3.3 定位于鞭毛主段和中段，在人类精子中以上三种亚型均存在，但主要分布在尾部，头部分布较少（Trevino et al.，2004）。在人类精子鞭毛中同时还检测到高压门控钙通道 Ca(v)1.3 和 Ca(v)2.3。然而，抑制低压门控钙通道 Ca(v)3 的米贝拉地尔和棉酚并没有显著影响人类精子的运动，只有能阻断高压门控钙通道的米贝拉地尔浓度高时，方可引起较小的运动改变。

CNGC 是一个由环核苷酸门控（CNG）的阳离子选择性通道，是钙离子进入细胞内的主要通道之一，在精子的获能、运动、化学趋化性及顶体反应中均发挥作用。CNGC 是由 2 个不同的亚单位（A、B）组成的异四聚体复合物，于 1994 年由 Weyand 等从牛睾丸 cDNA 库中克隆出（Weyand et al.，1994），CNGC 的活性可被 $Ca^{2+}$/CaM 及磷酸化/去磷酸化作用所调节，而 $Ca^{2+}$/CaM 可以通过与可溶性腺苷酸环化酶（sAC）、蛋白激酶和磷酸酯酶相互作用来提高前向运动精子的比例（Luconi et al.，2006；Wiesner et al.，1998）。

CatSper 是睾丸内生殖细胞中特异的阳离子型通道，是哺乳动物精子细胞膜上重要的钙通道，对精子获能和活力调节起着关键作用。CatSper 与其他离子通道相互协同，促进钙离子内流，导致精子超活化运动（Ishijima，2011）。人和小鼠 CatSper 由 4 个亚基 CatSper1、CatSper2、CatSper3、CatSper4 和 5 个辅助单元 CatSperβ、CatSperγ、CatSperδ、CatSperε 和 CatSperζ 构成，CatSper1～CatSper4 亚基构成通道。参与构成 CatSper 复合体的亚基与其他亚基是相互依存的关系，一个亚基的异常可能会导致其他亚基表达异常，或者影响 CatSper 复合体的组装，最终导致复合体内电流减弱或消失，导致受精障碍（Navarro et al.，2008）。人和小鼠 CatSper 复合体结构相似（Chung et al.，2017）。$CatSper1^{-/-}$小鼠精子质膜上检测不到另外 4 个 CatSper 亚基的表达（Ren and Xia，2010）。小鼠基因敲除模型显示，CatSper2～CatSper4、CatSperδ 中任何亚基表达异常均可影响

其他亚基 mRNA 和蛋白质表达（Chung et al.，2014；Navarro et al.，2008；Ren and Xia，2010）。CatSperζ 表达异常并不导致其他亚基表达异常，但影响 CatSper 复合体的组装，造成复合体内电流减少（Chung et al.，2017）。CatSper1～CatSper4、CatSperζ 中任一亚基敲除其小鼠表型存活正常，睾丸内没有精子形成缺陷，与野生型相比，敲除型小鼠睾丸组织学、体重和睾丸重量均没有差异，附睾尾中精子数量和形态没有明显不同，但 $CatSper^{-/-}$ 精子的路径速度、前向运动等明显下降，表现为受精障碍和雄性小鼠不育（Ren et al.，2001；Tamburrino et al.，2014）。

人类 CatSper 的生理功能和调控机制尚不十分清楚。CatSper1 的单核苷酸多态性（SNP）与特发性弱精子症可能有关（Shu et al.，2015）。从人类先天性红细胞生成障碍性贫血 I 型伴耳聋和男性不育的家系中，鉴定出染色体 15q15 存在一段约 70kb 的纯合缺失，该片段包含 *KIAA0377*、*CKMT1*、*SRTC* 和 *CATSPER2* 共 4 个基因（Avidan et al.，2003）。进一步研究发现患者精子内孕酮介导的钙离子内流完全消失，提示这 4 个基因的缺失与男性不育有关（Smith et al.，2013）。而 CatSper3、CatSper4、CatSperβ、CatSperγ、CatSperδ 突变与男性不育个体的相关性至今尚未见报道。

## 2.2 精子特异性钙通道 CatSper 的激活途径

精子进入女性生殖道后受到多种因素的调控，钙离子内流被激活，导致精子获能、超活化运动。多种生理途径参与激活 CatSper 并介导其功能，细胞内 pH 升高和细胞膜超极化、某些类固醇激素和蛋白质等均可激活 CatSper 引起钙离子内流，但不同物种间 CatSper 的调控有一定差异。

### 2.2.1 胞内 pH 和膜电位

胞内 $H^+$外流是精子超活化的先决条件，其调控机制有种属差异。当精子处于碱性外部环境时将激活人电压门控性 $H^+$通道 Hv1，导致 $H^+$外流，引起胞内 pH 由 5.6～6.0 升高至 7.0 以上，进一步使具有 pH 敏感性和依赖性的 CatSper 开放（Brenker et al.，2012）。pH 改变足以引起小鼠 CatSper 开放，但人 CatSper 的开放还同时需要膜的超极化。$Na^+/H^+$ 交换泵 sNHE 可通过诱发 $Na^+$内流使膜超极化，激活 CatSper。由 SLO3 编码的 Ksper 是精子特异性表达的 $K^+$通道，获能时 Ksper 可激发膜的超极化，促进钙离子通过 CatSper 进入胞内；$SLO3^{-/-}$鼠 CatSper 结构完整，但质膜缺乏超级化，导致 CatSper 性钙离子内流障碍，造成不育（Chavez et al.，2014）。CatSper 参与构成精子膜电位，同时敲除 *SLO3* 和 *CatSper1* 基因，可导致外向电流完全消失，胞内无法碱性化（Zeng et al.，2013）。

### 2.2.2 类固醇激素

人卵丘中颗粒细胞释放的孕酮可与位于精子膜上的配体 α/β 水解酶结构域 2（ABHD2）结合，在降低 CatSper 开放电压的同时，通过 CatSper 通道引起迅速的、大量的钙离子内流，促进了精子颈部钙存储池释放钙离子，增加了重复的、瞬时的钙离子振荡发生次数，导致精子超活化和顶体反应的启动（Miller et al.，2014），生理剂量的睾酮、氢化可的松和己烯雌酚可抑制此反应（Zou et al.，2017）。前列腺素也可直接通过 CatSper 诱导钙离子内流（Lishko et al.，2012）。硫化孕烯醇酮可与配体 ABHD2 结合，引起 CatSper 性钙离子内流，睾酮是这一过程的拮抗剂（Mannowetz et al.，2017）。不同物种间 CatSper 的调控机制有差异，小鼠、猪 CatSper 对孕酮、前列腺素不敏感（Miller et al.，2015）。

### 2.2.3 蛋白质

颗粒细胞分泌的富含半胱氨酸的分泌蛋白 1（cysteine-rich secretory protein 1，*Crisp1*）基因敲除雄鼠会因为不能诱发精子 CatSper 活性而不育（Ernesto et al.，2015）。应用牛和小鼠卵子上的透明带蛋白（ZP）3、人卵子上的 ZP1 和 ZP4 与精子孵育，可引起一个快速发生的、持续数分钟的 CatSper 性钙离子内流，不同于类固醇激素的作用机制，这一过程可被 G 蛋白偶联受体抑制剂如百日咳毒素、磷脂酶抑制剂新霉素抑制（Florman et al.，2008）。血清白蛋白是哺乳动物精子获能的关键成分，是雌性生殖道内分泌的主要蛋白质，同时也是体内和体外获能的关键物质。这种蛋白质被认为是通过促进甾醇类（主要是胆固醇）从精子质膜流出，从而启动精子获能。甾醇类物质的流出，导致了膜性质的改变，增加了膜的通透性和流动性，造成了钙离子和碳酸氢根离子的流入，同时激活了细胞内的第二信使。牛血清白蛋白可通过改变精子质膜上的脂质成分，诱发小鼠 CatSper 开放，这一激活过程可持续 20 多秒，并且没有 G 蛋白和磷酸酶的参与（Xia and Ren，2009）。

### 2.2.4 其他

胞外应用具有细胞渗透性的环腺苷一磷酸类似物可直接激活人 CatSper，但对小鼠精子不起作用，在体内应用 cNMP 也不能直接激活人 CatSper（Brenker et al.，2012）。值得注意的是，在 CatSper1 和 CatSper2 功能不全小鼠中，应用硫柳汞可以促进小鼠精子颈部的胞质小滴释放钙离子（Marquez et al.，2007）。应用钙离子载体 A23187 可使 CatSper1$^{-/-}$精子完成超活化和受精（Navarrete et al.，2016）。

## 3 结　　语

精子获能和超活化是生理状态下正常受精的重要环节，钙通道在其中起关键作用，其研究多在小鼠模型中进行，在人类中其机制仍需充分认识。虽然获能这一现象在 20 世纪 50 年代已被发现，但直至近年对获能必要的成分如钙离子、血清白蛋白等的作用机制在体外进行了深入研究，才开始对其分子机制有所了解。这些研究尽管阐明了精子获能的一些可能激活途径和调控机制，但其在体的分子机制仍需深入研究。此外，精子受精障碍的原因知之甚少，目前尚无方法准确预测精子是否存在受精障碍。钙通道异常所致钙离子内流障碍，被认为是受精障碍和男性不育的重要原因之一。因此，研究钙通道在精子获能和超活化中的作用与机制将有助于阐明受精障碍的发病原因和机制，对不孕不育的诊断、治疗和授精方案的选择具有重要意义。

## 参 考 文 献


Avidan N, Tamary H, Dgany O, et al. 2003. CATSPER2, a human autosomal nonsyndromic male infertility gene. Eur J Hum Genet, 11(7): 497-502.

Beck-Fruchter R, Lavee M, Weiss A, et al. 2014. Rescue intracytoplasmic sperm injection: a systematic review. Fertil Steril, 101(3): 690-698.

Brenker C, Goodwin N, Weyand I, et al. 2012. The CatSper channel: a polymodalchemosensor in human sperm. Embo J, 31(7): 1654-1665.

Chavez J C, Ferreira J J, Butler A, et al. 2014. SLO3 $K^+$ channels control calcium entry through CATSPER channels in sperm. J Biol Chem, 289(46): 32266-32275.

Chung J J, Miki K, Kim D, et al. 2017. CatSperζ regulates the structural continuity of sperm $Ca^{2+}$ signaling domains and is required for normal fertility. Elife, 6: e23082.

Chung J J, Shim S H, Everley R A, et al. 2014. Structurally distinct Ca(2+) signaling domains of sperm flagella orchestrate tyrosine phosphorylation and motility. Cell, 157(4): 808-822.

Combelles C M, Morozumi K, Yanagimachi R, et al. 2010. Diagnosing cellular defects in an unexplained case of total fertilization failure. Hum Reprod, 25(7): 1666-1671.

Ernesto J I, Weigel Munoz M, Battistone M A, et al. 2015. CRISP1 as a novel CatSper regulator that modulates sperm motility and orientation during fertilization. J Cell Biol, 210(7): 1213-1224.

Florman H M, Jungnickel M K, Sutton K A. 2008. Regulating the acrosome reaction. Int J Dev Biol, 52(5-6): 503-510.

Huang B, Qian K, Li Z, et al. 2015. Neonatal outcomes after early rescue intracytoplasmic sperm injection: an analysis of a 5-year period. Fertil Steril, 103(6): 1432-1437.

Ishijima S. 2011. Dynamics of flagellar force generated by a hyperactivated spermatozoon. Reproduction, 142(3): 409-415.

Johnson L N, Sasson I E, Sammel M D, et al. 2013. Does intracytoplasmic sperm injection improve the fertilization rate and decrease the total fertilization failure rate in couples with well-defined unexplained infertility? A systematic review and meta-analysis. Fertil Steril, 100(3): 704-711.

Lishko P V, Kirichok Y, Ren D, et al. 2012. The control of male fertility by spermatozoan ion channels. Annu Rev Physiol, 74: 453-475.

Luconi M, Forti G, Baldi E. 2006. Pathophysiology of sperm motility. Front Biosci, 11: 1433-1447.

Mannowetz N, Miller M R, Lishko P V. 2017. Regulation of the sperm calcium channel CatSper by endogenous steroids and plant triterpenoids. Proc Natl Acad Sci USA, 114(22): 5743-5748.

Marquez B, Ignotz G, Suarez S S. 2007. Contributions of extracellular and intracellular $Ca^{2+}$ to regulation of sperm motility: release of intracellular stores can hyperactivate CatSper1 and CatSper2 null sperm. Dev Biol, 303(1): 214-221.

Miller M R, Mannowetz N, Iavarone A T, et al. 2014. Unconventional endocannabinoid signaling governs sperm activation via the sex hormone progesterone. Science, 352(6285): 555-559.

Miller M R, Mansell S A, Meyers S A, et al. 2015. Flagellar ion channels of sperm: similarities and differences between species. Cell Calcium, 58(1): 105-113.

Navarrete F A, Alvau A, Lee H C, et al. 2016. Transient exposure to calcium ionophore enables *in vitro* fertilization in sterile mouse models. Sci Rep, 6: 33589.

Navarro B, Kirichok Y, Chung J J, et al. 2008. Ion channels that control fertility in mammalian spermatozoa. Int J Dev Biol, 52(5-6): 607-613.

Ren D, Navarro B, Perez G, et al. 2001. A sperm ion channel required for sperm motility and male fertility.

Nature, 413(6856): 603-609.

Ren D, Xia J. 2010. Calcium signaling through CatSper channels in mammalian fertilization. Physiology (Bethesda), 25(3): 165-175.

Sakata Y, Saegusa H, Zong S, et al. 2002. Ca(v)2.3 (alpha1E)$Ca^{2+}$ channel participates in the control of sperm function. FEBS Lett, 516(1-3): 229-233.

Shu F, Zhou X, Li F, et al. 2015. Analysis of the correlation of CATSPER single nucleotide polymorphisms (SNPs)with idiopathic asthenospermia. J Assist Reprod Genet, 32(11): 1643-1649.

Smith J F, Syritsyna O, Fellous M, et al. 2013. Disruption of the principal, progesterone-activated sperm $Ca^{2+}$ channel in a CatSper2-deficient infertile patient. Proc Natl Acad Sci USA, 110(17): 6823-6828.

Tamburrino L, Marchiani S, Minetti F, et al. 2014. The CatSper calcium channel in human sperm: relation with motility and involvement in progesterone-induced acrosome reaction. Hum Repro, 29(3): 418-428.

Tournaye H, Verheyen G, Albano C, et al. 2002. Intracytoplasmic sperm injection versus *in vitro* fertilization: a randomized controlled trial and a meta-analysis of the literature. Fertil Steril, 78(5): 1030-1037.

Trevino C L, Felix R, Castellano L E, et al. 2004. Expression and differential cell distribution of low-threshold Ca(2+) channels in mammalian male germ cells and sperm. FEBS Lett, 563(1-3): 87-92.

Weyand I, Godde M, Frings S, et al. 1994. Cloning and functional expression of a cyclic-nucleotide-gated channel from mammalian sperm. Nature, 368(6474): 859-863.

Wiesner B, Weiner J, Middendorff R, et al. 1998. Cyclic nucleotide-gated channels on the flagellum control $Ca^{2+}$ entry into sperm. J Cell Biol, 142(2): 473-484.

Xia J, Ren D. 2009. The BSA-induced $Ca^{2+}$ influx during sperm capacitation is CATSPER channel-dependent. Reprod Biol Endocrinol, 7: 119.

Zeng X H, Navarro B, Xia X M, et al. 2013. Simultaneous knockout of *Slo3* and *CatSper1* abolishes all alkalization- and voltage-activated current in mouse spermatozoa. J Gen Physiol, 142(3): 305-313.

Zou Q X, Peng Z, Zhao Q, et al. 2017. Diethylstilbestrol activates CatSper and disturbs progesterone actions in human spermatozoa. Hum Reprod, 32(2): 290-298.

# 衰老机制及其对男性生殖的影响

江 欢[1] 朱伟杰[2*]

1 深圳市龙岗区妇幼保健院，深圳

2 暨南大学生命科学技术学院，广州

**摘 要** 衰老是机体的正常生理过程，涉及全身各系统。衰老可导致男性生育力及生殖安全性降低，目前认为氧自由基损伤、体细胞突变、细胞程序性死亡、端粒缩短等机制介导了男性生殖系统的结构与功能衰减。本文综述了衰老机制的几种学说及其对男性生殖的调控作用。

**关键词** 衰老，睾丸，附睾，附属性腺

衰老是指随着年龄增长，机体各器官、系统发生一系列生理学和形态学的不可逆变化，从而对内外环境的适应能力进行性下降。衰老涉及机体大脑、心血管、骨骼、肌肉、肾和生殖等多个系统。衰老可使男性精子受精潜力下降，精子基因组完整性改变的风险升高，导致男性生育力和生殖安全性降低，但其潜在分子机制尚未完全阐明。目前对衰老机制的研究已从器官组织水平深入到细胞分子水平，形成了氧自由基损伤、体细胞突变、细胞程序性死亡和端粒缩短等多种学说，不同学说各有侧重，又相互完善补充。本文对衰老机制及其对男性生殖的调控作用作一综述。

## 1 介导男性生殖系统衰老机制的认识

### 1.1 氧自由基损伤学说

Harman于1956年正式提出衰老自由基理论，认为衰老是生物细胞内氧自由基积累，继而对细胞重要生物分子脂类、蛋白质和DNA产生氧化损伤的结果。线粒体的有氧代谢是机体生命活动的能量来源，在此过程中，总耗氧量的1%～2%会转变为氧自由基。氧自由基可引发脂质过氧化作用，破坏细胞膜的脂质结构，其分解代谢产物丙二醛（malondialdehyde，MDA）可引起体内含游离氨基的生物大分子交联变性，导致细胞功能丧失（Ayala et al.，2014）。机体可通过超氧化物歧化酶（superoxide dismutase，SOD）等酶促反应和抗氧化剂维生素E等作用，消除过量的氧自由基，维持自身正常的生理活动（Buettner，2011）。但随着年龄增长，细胞内氧自由基不断累积，机体抗氧化防御能

*通讯作者：tzhuwj@jnu.edu.cn

力下降，从而促进衰老发生（Vina et al.，2013）。动物模型证实氧自由基氧化损伤参与介导机体多种器官和组织的生物学衰老过程，包括大脑（Grimm and Eckert，2017；Raz and Daugherty，2018）、心脏（LeBlanc and Kelm，2017；Wray et al.，2017）、外周血管（Ungvari et al.，2018）、皮肤（Silva et al.，2017）、眼（Sacca and Cutolo，2018）、骨骼（Almeida and O'Brien，2013；Ucer et al.，2017）和肝（Cheng et al.，2017）。

## 1.2 体细胞突变学说

该学说认为生物的衰老是由体细胞的显性突变所引起的。体细胞突变包括染色体数目和结构异常，从而引起细胞功能异常。人类生活的环境普遍存在的各种射线或放射性化学物质，甚至长期的饮食、运动习惯和昼夜节律等都可能通过重塑染色质等表观遗传调控机制诱发体细胞突变（Gut and Verdin，2013；Benayoun et al.，2015）。当突变致使细胞损伤无法修复时，细胞可发生代谢阻滞，丧失原有生物学功能，体现为衰老（Milholland et al.，2015；Schultz and Sinclair，2016）。在多种物种及细胞类型中发现，核心组蛋白减少、异染色质形成和 DNA 甲基化程度下降等基因突变现象与机体衰老的生物学过程密切相关（Benayoun et al.，2015）。随着细胞生物学及分子生物学技术的发展，目前确定了与细胞衰老相关的 6 种特异性基因，分别是线粒体蛋白基因、蛋白质合成相关基因、免疫系统调节基因、生长因子信号基因、氧化应激和 DNA 损伤修复基因、mRNA 加工基因（Frenk and Houseley，2018）。衰老可能与上述基因调控的一个或多个环节功能失调有关。外界刺激因子一旦诱发体细胞发生突变，哪种基因调控过程是加速衰老进程的首要环节，目前尚待阐明。

## 1.3 细胞程序性死亡学说

细胞程序性死亡（programmed cell death，PCD）是生物发育过程的普遍现象，是指细胞遵循自身生命活动程序，受多种因子调控的一种主动死亡方式。个体发育的基因早已编辑好，在其发育过程中各阶段基因严格按其时空调节顺序相应展现。目前研究认为，PCD 的错误调节与机体衰老密切相关（Shen and Tower，2009；Tower，2015）。在不同细胞类型中，PCD 调节衰老过程的信号途径各异。随着年龄增长，皮肤（Rinnerthaler et al.，2015）、心脏（Lazar et al.，2017）、乳腺上皮（Misell et al.，2005）、垂体等组织细胞的 PCD 率下降（Richardson et al.，2014），而机体免疫系统淋巴细胞的 PCD 率则随着衰老进程逐渐增加（Pritz et al.，2014；Isobe et al.，2017）。PCD 的生物学意义在于及时清除体内衰老或多余、受损的细胞，保证生命活动的正常进行。因此，衰老过程理当伴随 PCD 的增加。机体衰老机制复杂，如前所述，衰老细胞中可能同时存在氧自由基应激和体细胞基因组损伤等情况，进一步增加了这些细胞发生 PCD 的风险。然而，PCD 在个别衰老的组织细胞中被抑制的分子机制仍未明了，可能的解释是这些衰老组织中细胞的新陈代谢速率减慢，处于正常稳态的细胞数量减少，因此发生 PCD 的细胞也相应减少。

### 1.4 端粒缩短学说

端粒是位于染色体末端的一种小 DNA 片断，它像帽子一样罩在染色体的长臂上，包裹着染色体的头部，起着固定 DNA 双螺旋、防止 DNA 链被解开的作用。端粒长度随着衰老进程而缩短，这也是目前较为公认的细胞衰老机制之一（Arsenis et al.，2017；Chilton et al.，2017）。端粒酶是 RNA 依赖的一种特殊 DNA 多聚酶，它能以自身 RNA 为模板反转录合成端粒 DNA 序列，以修复延长损伤的端粒，恢复端粒功能。然而，除了生殖细胞、淋巴细胞和干细胞等少数需要保持分裂潜能的细胞外，在大多数正常的体细胞中没有端粒酶表达（Kailashiya et al.，2017）。由于没有端粒酶活性，端粒随着细胞分裂进行性缩短，当达到特定时期即失去分裂能力而衰老、死亡。研究证据表明，端粒及端粒酶参与了大脑（Ain et al.，2018）、骨骼肌（Tichy et al.，2017）、外周血细胞（Gray et al.，2014）、肾（Carneiro et al.，2016）、心脏（Moslehi et al.，2012）等组织细胞的衰老调控过程。

## 2 衰老对男性生殖系统的影响

衰老涉及全身各系统。衰老对心血管、肾、骨骼、免疫等系统影响的研究已较深入，氧自由基损伤、体细胞突变、细胞程序性死亡和端粒缩短等多种损伤机制参与其中。随着年龄增长，男性的生育力和生殖安全性下降，衰老对男性生殖系统影响的分子调控机制仍待深入阐明。

### 2.1 衰老对睾丸的影响

男性精子发生是一个持续、不间断的过程，但老年男性的精子数量和质量均呈下降趋势（Kovac et al. 2013）。高龄对睾丸形态和精子发生过程均有不良影响，老年男性睾丸的圆形精子细胞、长形精子细胞和支持细胞的数量均低于正常青年男性，同时老年男性生殖细胞和支持细胞的细胞器发生退行性改变，细胞凋亡指数增加而增殖指数降低（Jiang et al.，2014）。

老年男性精液参数下降与睾丸内生殖细胞和支持-间质细胞的衰老退化直接相关（Pop et al.，2011）。雄性生殖系统衰老退化的调节机制尚未被完全确认。自由基氧化损伤是目前被广泛认可的调控睾丸衰老进程的主要机制之一（Leisegang et al.，2017）。精子发生过程中产生的胞质小滴是氧自由基的主要来源，自由基氧化损伤精子 DNA，导致释放的精子质量下降（Adewoyin et al.，2017）。伴随年龄增长，精子胞质小滴发生增加（Banaszewska et al.，2015），这一研究资料也从侧面提供了氧自由基介导男性生殖系统衰老过程的佐证。抗氧化剂的应用有助于清除氧自由基，并可在一定程度上促进损伤细胞的结构修复（Adeoye et al.，2018）。细胞程序性死亡也可能参与调控睾丸衰老过程，高龄男性睾丸内细胞凋亡率增加（Jiang et al.，2014），抑制衰老睾丸细胞内凋亡相关基因的表达，有助于缓解高龄相关性的睾丸功能异常（Yang et al.，2015）。高龄男性精子发生过程中染色体组装异常、DNA 碎片率增加可能是调控男性生殖系统衰老进程的又一途径（Petersen et al.，2018），但使用荧光原位杂交（fluorescence *in situ* hybridization，FISH）技术对年轻男性和老年男性的精子染色体数目进行检测，发现高龄不会使染色体非整倍体的发生率增加（Donate et al.，2016）。此外，在衰老睾丸组织中并未检测出端粒缩短的情况，提示睾丸衰老过程并不涉及端粒调控机制（Carneiro et al.，2016）；另一种可能的解释是端粒主要存在于精原细胞中，老年男性精原细胞和初级精母细胞的数量无明显下降（Jiang et al.，2014）。因此，正常活性的端粒可能通过调控未成熟精原细胞的过量增殖以继发损害成熟精子的生成。

神经内分泌系统在生命各个时期对机体生理活动均有调节作用，其中以下丘脑-垂体-睾丸轴与衰老的关系最为密切（Abbara et al.，2018）。健康男性血浆睾酮分泌水平随着年龄增长而逐渐降低（Yeap，2013），但有研究显示，40 岁以后男性血浆总睾酮水平有所升高，游离睾酮浓度下降明显（Xia et al.，2017）。可见，睾酮水平的下降不仅源于衰老睾丸的形态学改变，还与高龄男性的下丘脑-垂体-睾丸轴的调节功能障碍相关，但其潜在的分子机制目前知之甚少。动物实验结果显示，促性腺激素释放激素（gonadotropin-releasing hormone，GnRH）mRNA 水平表现出增龄性下降，其表达减少可能导致衰老相关的生育力下降（Brown et al.，2001）。随着年龄增长，在同样水平黄体生成素（luteinizing hormone，LH）的刺激下，大鼠睾丸支持细胞环腺苷一磷酸（cyclic adenosine monophosphate，cAMP）和调节类固醇激素合成的关键酶的活性均进行性下降，说明老年大鼠睾丸支持细胞的 LH-cAMP 信号通路功能障碍，低效的信号转导可能导致雄性生殖系统的衰老（Chen et al.，2008，2015）。

## 2.2 衰老对附睾的影响

附睾是精子成熟、运输和储存的部位。附睾的形态学结构及其储存的精子的质量与哺乳动物的年龄呈负相关关系。伴随年龄增长，附睾上皮细胞高度降低，基底膜增厚（Davis and Pearl，2018）；虽然附睾精子的 DNA 碎片率无明显变化，但其精子活力显著下降，运输速度减慢（Bhanmeechao et al.，2018）。目前对附睾衰老的报道多为形态学观察，机理研究较少。高通量分析结果显示，高龄小鼠附睾组织内参与氨基酸合成的调控蛋白表达减少（Plubell et al.，2017），cDNA 微阵列分析结果也证明附睾头、体、尾三部分的蛋白质合成活动随着年龄增长均呈节段式降低（Jervis and Robaire，2002），提示生物合成代谢功能减退可能是调控附睾衰老的机制之一。血附睾屏障的存在可保护附睾免受免疫系统的攻击，血附睾屏障结构和功能的完整性呈现增龄式减退（Levy and Robaire，1999），特别是高龄合并肥胖者，附睾内免疫反应过程中的补体调节蛋白被激活（Plubell et al.，2017），免疫机制异常可能也参与介导雄性生殖系统的衰老进程。附睾精子的谷胱甘肽过氧化物酶和 SOD 的活性随着年龄增长而降低（Weir and Robaire，2007），提示氧自由基引起的 DNA 应激损伤也参与调控附睾衰老过程，影响男性生殖安全。

## 2.3 衰老对附属性腺的影响

雄性生殖系统内衰老相关的氧化应激反应上调（Richie et al.，2012）、低睾酮（Ishii et al.，2018）、高雌激素（Xu et al.，2018）和自主神经调节异常等都可能参与调控良性前列腺增生（benign prostatic hyperplasia，BPH）的发病过程（Ishii et al.，2018）。高龄男性的前列腺中雄激素浓度降低和相对高雌激素环境，可引起成纤维细胞数目继发性增加，通过分泌生长因子、细胞外基质蛋白等，诱发良性前列腺增生（Ishii et al.，2018）。因此，BPH 可能是男性机体衰老的正常表现，是拮抗非正常细胞生长的一种自我保护机制。

# 3 结 语

男性生殖系统衰老是机体的正常生理现象。随着衰老进程，精子受精潜力下降，基因组完整性发生改变，所涉及的分子调控机制复杂。目前对男性生殖系统衰老的认识尚停留在形态学观察和基因、蛋白质水平的检测层面，对其中各因素的交互作用和分子调控网络仍知之甚少。我国已进入人口老龄化阶段，加上“全面二孩”政策的实施，有生育需求的高龄男性增多，深入探讨男性生殖系统的衰老机制，不仅有助于保障男性生殖健康，还可为男性不育症病因学研究及临床防治提供参考资料。

## 参 考 文 献


Abbara A, Narayanaswamy S, Izzi-Engbeaya C, et al. 2018. Hypothalamic response to kisspeptin-54 and pituitary response to gonadotropin-releasing hormone are preserved in healthy older men. Neuroendocrinology, 106(4): 401-410.

Adeoye O, Olawumi J, Opeyemi A, et al. 2018. Review on the role of glutathione on oxidative stress and infertility. JBRA Assist Reprod, 22(1): 61-66.

Adewoyin M, Ibrahim M, Roszaman R, et al. 2017. Male infertility: the effect of natural antioxidants and phytocompounds on seminal oxidative stress. Diseases, 5(1): 9.

Ain Q, Schmeer C, Penndorf D, et al. 2018. Cell cycle-dependent and -independent telomere shortening accompanies murine brain aging. Aging (Albany NY), 10(11): 3397-3420.

Almeida M, O'Brien C A. 2013. Basic biology of skeletal aging: role of stress response pathways. J Gerontol A Biol Sci Med Sci, 68(10): 1197-208.

Arsenis N C, You T, Ogawa E F, et al. 2017. Physical activity and telomere length: impact of aging and potential mechanisms of action. Oncotarget, 8(27): 45008-45019.

Ayala A, Muñoz M F, Argüelles S. 2014. Lipid peroxidation: Production, metabolism, and signaling mechanisms of malondialdehyde and 4-hydroxy-2-nonenal. Oxidative Medicine & Cellular Longevity, 2014(6): 360438.

Banaszewska D, Biesiada-Drzazga B, Andraszek K. 2015. Frequency of cytoplasmic droplets depends on the breed and age of insemination boars. Folia Biol (Krakow), 63(1): 9-18.

Benayoun B A, Pollina E A, Brunet A. 2015. Epigenetic regulation of ageing: linking environmental inputs to genomic stability. Nat Rev Mol Cell Biol, 16(10): 593-610.

Bhanmeechao C, Srisuwatanasagul S, Prapaiwan N, et al. 2018. Reproductive aging in male dogs: the epididymal sperm defects and expression of androgen receptor in reproductive tissues. Theriogenology, 108(1): 74-80.

Brown D I, Garyfallou V T, Urbanski H F. 2001. Photoperiodic modulation of GnRH mRNA in the male syrian hamster. Brain Res Mol Brain Res, 89(1-2): 119-125.

Buettner G R. 2011. Superoxide dismutase in redox biology: the roles of superoxide and hydrogen peroxide. Anticancer Agents Med Chem, 11(4): 341-346.

Carneiro M C, Henriques C M, Nabais J, et al. 2016. Short telomeres in key tissues initiate local and systemic aging in zebrafish. PLoS Genet, 12(1): e1005798.

Chen H, Guo J, Ge R, et al. 2015. Steroidogenic fate of the leydig cells that repopulate the testes of young and aged brown norway rats after elimination of the preexisting leydig cells. Exp Gerontol, 72: 8-15.

Chen H, Pechenino AS, Liu J, et al. 2008. Effect of glutathione depletion on leydig cell steroidogenesis in young and old brown norway rats. Endocrinology, 149(5): 2612-2619.

Cheng Y, Wang X, Wang B, et al. 2017. Aging-associated oxidative stress inhibits liver progenitor cell activation in mice. Aging (Albany NY), 9(5): 1359-1374.

Chilton W, O'brien B, Charchar F. 2017. Telomeres, aging and exercise: guilty by association? Int J Mol Sci, 18(12): 2573.

Davis K, Pearl C A. 2018. Effects of estrogen treatment on aging in the rat epididymis. Anat Rec (Hoboken), 302(8): 1447-1457.

Donate A, Estop A M, Giraldo J, et al. 2016. Paternal age and numerical chromosome abnormalities in human spermatozoa. Cytogenet Genome Res, 148(4): 241-248.

Frenk S, Houseley J. 2018. Gene expression hallmarks of cellular ageing. Biogerontology, 19(6): 547-566.

Gray K E, Schiff M A, Fitzpatrick A L, et al. 2014. Leukocyte telomere length and age at menopause. Epidemiology, 25(1): 139-146.

Grimm A, Eckert A. 2017. Brain aging and neurodegeneration: from a mitochondrial point of view. J Neurochem, 143(4): 418-431.

Gut P, Verdin E. 2013. The nexus of chromatin regulation and intermediary metabolism. Nature, 502(7472): 489-498.

Ishii K, Takahashi S, Sugimura Y, et al. 2018. Role of stromal paracrine signals in proliferative diseases of the aging human prostate. J Clin Med, 7(4): 68.

Isobe K I, Nishio N, Hasegawa T. 2017. Immunological aspects of age-related diseases. World J Biol Chem, 8(2): 129-137.

Jervis K M, Robaire B. 2002. Changes in gene expression during aging in the brown norway rat epididymis. Exp Gerontol, 37(7): 897-906.

Jiang H. Zhu W J, Li J, et al. 2014. Quantitative histological analysis and ultrastructure of the aging human testis. Int Urol Nephrol, 46(5): 879-885.

Kailashiya C, Sharma H B, Kailashiya J. 2017. Telomerase based anticancer immunotherapy and vaccines approaches. Vaccine, 35(43): 5768-5775.

Kovac J R, Addai J, Smith R P, et al. 2013. The effects of advanced paternal age on fertility. Asian J Androl, 15(6): 723-728.

Lazar E, Sadek H A, Bergmann O. 2017. Cardiomyocyte renewal in the human heart: insights from the fall-out. Eur Heart J, 38(30): 2333-2342.

Leblanc A J, Kelm N Q. 2017. Thrombospondin-1, free radicals, and the coronary microcirculation: the aging conundrum. Antioxid Redox Signal, 27(12): 785-801.

Leisegang K, Henkel R, Agarwal A. 2017. Redox regulation of fertility in aging male and the role of antioxidants: a savior or stressor. Curr Pharm Des, 23(30): 4438-4450.

Levy S, Robaire B. 1999. Segment-specific changes with age in the expression of junctional proteins and the permeability of the blood-epididymis barrier in rats. Biol Reprod, 60(6): 1392-1401.

Milholland B, Auton A, Suh Y, et al. 2015. Age-related somatic mutations in the cancer genome. Oncotarget, 6(28): 24627-24635.

Misell L M, Hwang E S, Au A, et al. 2005. Development of a novel method for measuring *in vivo* breast epithelial cell proliferation in humans. Breast Cancer Res Treat, 89(3): 257-264.

Moslehi J, Depinho R A, Sahin E. 2012. Telomeres and mitochondria in the aging heart. Circ Res, 110(9):

1226-1237.

Petersen C G, Mauri A L, Vagnini L D, et al. 2018. The effects of male age on sperm DNA damage: an evaluation of 2, 178 semen samples. JBRA Assist Reprod, 22(4): 323-330.

Plubell D L, Wilmarth P A, Zhao Y, et al. 2017. Extended multiplexing of tandem mass tags (TMT) labeling reveals age and high fat diet specific proteome changes in mouse epididymal adipose tissue. Mol Cell Proteomics, 16(5): 873-890.

Pop O T, Cotoi C G, Plesea I E, et al. 2011. Correlations between intralobular interstitial morphological changes and epithelial changes in ageing testis. Rom J Morphol Embryol, 52(1 Suppl): 339-347.

Pritz T, Weinberger B, Grubeck-Loebenstein B. 2014. The aging bone marrow and its impact on immune responses in old age. Immunol Lett, 162(1 Pt B): 310-315.

Raz N, Daugherty A M. 2018. Pathways to brain aging and their modifiers: free-radical-induced energetic and neural decline in senescence (friends) model - a mini-review. Gerontology, 64(1): 49-57.

Richardson R B, Allan D S, Le Y. 2014. Greater organ involution in highly proliferative tissues associated with the early onset and acceleration of ageing in humans. Exp Gerontol, 55: 80-91.

Richie J P, Jr Das A, Calcagnotto A M, et al. 2012. Age related changes in selenium and glutathione levels in different lobes of the rat prostate. Exp Gerontol, 47(3): 223-228.

Rinnerthaler M, Streubel M K, Bischof J, et al. 2015. Skin aging, gene expression and calcium. Exp Gerontol, 68: 59-65.

Sacca S C, Cutolo C A. 2018. The eye, oxidative damage and polyunsaturated fatty acids. Nutrients, 10(6): 668.

Schultz M B, Sinclair D A. 2016. When stem cells grow old: phenotypes and mechanisms of stem cell aging. Development, 143(1): 3-14.

Shen J, Tower J. 2009. Programmed cell death and apoptosis in aging and life span regulation. Discov Med, 8(43): 223-226.

Silva S, Michniak-Kohn B, Leonardi G. R. 2017. An overview about oxidation in clinical practice of skin aging. An Bras Dermatol, 92(3): 367-374.

Tichy E D, Sidibe D K, Tierney M T, et al. 2017. Single stem cell imaging and analysis reveals telomere length differences in diseased human and mouse skeletal muscles. Stem Cell Reports, 9(4): 1328-1341.

Tower J. 2015. Programmed cell death in aging. Ageing Res Rev, 23(Pt A): 90-100.

Ucer S, Iyer S, Kim H N, et al. 2017. The effects of aging and sex steroid deficiency on the murine skeleton are independent and mechanistically distinct. J Bone Miner Res, 32(3): 560-574.

Ungvari Z, Tarantini S, Donato A J, et al. 2018. Mechanisms of vascular aging. Circ Res, 123(7): 849-867.

Vina J, Borras C, Abdelaziz K M, et al. 2013. The free radical theory of aging revisited: the cell signaling disruption theory of aging. Antioxid Redox Signal, 19(8): 779-787.

Weir C P, Robaire B. 2007. Spermatozoa have decreased antioxidant enzymatic capacity and increased reactive oxygen species production during aging in the brown norway rat. J Androl, 28(2): 229-240.

Wray D W, Amann M, Richardson R S. 2017. Peripheral vascular function, oxygen delivery and utilization: the impact of oxidative stress in aging and heart failure with reduced ejection fraction. Heart Fail Rev, 22(2): 149-166.

Xia F, Wang N, Han B, et al. 2017. Hypothalamic-pituitary-gonadal axis in aging men and women: increasing total testosterone in aging men. Neuroendocrinology, 104(3): 291-301.

Xu D, Wu Y, Shen H, et al. 2018. High serum concentration of estradiol may be a risk factor of prostate enlargement in aging male in china. Aging Male, 1-6.

Yang J, Zong X, Wu G, et al. 2015. Taurine increases testicular function in aged rats by inhibiting oxidative stress and apoptosis. Amino Acids, 47(8): 1549-1558.

Yeap B B. 2013. Hormones and health outcomes in aging men. Exp Gerontol, 48(7): 677-681.

# 肥胖对男性生殖功能的影响

陈思同　王志平*

兰州大学第二医院，兰州

**摘　要**　肥胖可能会降低男性精液质量从而引起男性不育。肥胖引起的男性生殖功能下降的作用机制包括生殖激素水平的异常、脂肪细胞因子的释放增加等。近来发现了一些与肥胖导致不育相关的遗传标志物，本文综述了肥胖对男性生殖功能影响的研究进展。

**关键词**　肥胖，精液，男性生殖功能，不育

随着社会环境与人们生活方式的改变，肥胖与肥胖相关疾病的关系已成为多个领域的研究热点。根据国际生命科学学会中国肥胖问题工作组的建议，体重指数（body mass index，BMI）=体重（kg）/身高的平方（m²），$24kg/m^2 \leqslant BMI < 28kg/m^2$ 为超重，$BMI \geqslant 28kg/m^2$ 为肥胖。我国大城市、中小城市、一类至四类农村的超重率分别为 25.0%、21.6%、17.4%、15.1%、19.2%和 12.8%，肥胖率分别为 10.6%、7.2%、6.4%、4.3%、6.0%和 2.7%。以上数据显示，在我国超重和肥胖人群的总和已接近总人口的 1/4，超重和肥胖成为影响人们健康的重要疾患。

肥胖对男性生殖功能有负效应，尤其会造成男性精子数量减少（Merzenich and Zeeb，2010），世界卫生组织（WHO）调查报告显示，15%的育龄夫妇存在不育现象，其中男性不育因素占 50%。过去几十年，男性生殖功能在全球都呈下降趋势，其下降原因非常复杂和多样，其中肥胖率在全球的增长与男性生殖功能普遍降低的关联受到了广泛关注。肥胖可能是男性不育的影响因素之一。本文针对肥胖与男性生殖功能之间的关系以及可能的作用机制进行综述。

## 1　肥胖发生的相关因素

进食行为是影响肥胖发生的重要因素，人们摄入富含高能量的动物性脂肪和蛋白质增多，而谷类食物、富含膳食纤维和微量营养素的新鲜蔬菜与水果的摄入量减少。已有研究证明，含脂肪多而其他营养素少的膳食，引起肥胖的可能性最大。同时，随着社会发展，体力活动与劳动强度的下降，也会引起肥胖（李立明等，2005）。

遗传因素也是影响肥胖发生的原因之一，遗传基因会影响机体对体重增加的敏感，

*通讯作者：erywzp@lzu.edu.cn

一项针对中国人群进行的影响肥胖的遗传因素 Meta 分析，通过以肥胖为性状的全基因组关联研究揭示了一些可能诱导肥胖发生的新因素（洪洁，2012）。一项流行病学研究发现，父母双方或有一方肥胖者，其子女肥胖的概率为 66.2%，父母均不肥胖者其子女肥胖的概率为 39.7%（娄晓民等，2007）。同时另一项研究发现，*FTO* 基因的第一个内含子包含远程调控 *IRX3* 表达的增强子序列，该内含子中的遗传变异能够通过破坏 *IRX3* 基因的增强子从而改变 *IRX3* 表达水平，对体重产生影响（Kim，2014）；另有研究结果显示，*IRX3* 遗传变异与出生体重、BMI 相关，且该研究结果也证实了 *IRX3* 作为肥胖相关易感基因的作用（Liu et al.，2018）。以上研究表明遗传因素对肥胖发生有重要的影响。

肥胖也是很多疾病的继发因素和药物治疗的常见副作用之一。可致肥胖的药物包括糖尿病药物、抗抑郁药和抗精神病药等。这些药物通过影响机体的代谢功能，从而导致肥胖。长期服用第二代抗精神病药奥氮平、利培酮等会引起不同程度的代谢功能紊乱，导致肥胖（Gründer et al.，2016）。采用阿卡波糖+二甲双胍+甘精胰岛素治疗 40 例 2 型糖尿病患者，治疗 12 周后，患者体重增加（2.5±0.3）kg（刘洪，2018）。

## 2 肥胖对生殖器官发育及功能的影响

青少年期的肥胖会严重影响生殖器官的发育，引起内分泌功能紊乱，影响下丘脑-垂体-睾丸轴的调节功能。肥胖引起的下丘脑-垂体-睾丸轴发育不良，在体重下降后也难以恢复（孟国柱等，2003）。青春期是男性生殖器官发育的关键时期，肥胖青少年血清睾酮水平下降，会影响男性生殖器官的发育，从而影响其成年期的生育力。

调查统计显示，在男性勃起功能障碍的患者中有 79%是超重或者肥胖的患者，肥胖人群中有勃起功能障碍的人是正常体重人群中的 1.3 倍（Feldman et al.，2000）。正常男性睾丸的温度低于体内温度 2～3℃，肥胖男性由于耻骨弓上和大腿内侧脂肪组织增多，会使阴囊、睾丸温度增高，破坏精子发生的最适环境，从而降低男性的生育力（Hammoud et al.，2012）。给予超重、肥胖男性低脂低能饮食，其体重降低后，勃起功能有明显改善（Khoo et al.，2014）。

## 3 肥胖对生殖内分泌的影响

生殖激素主要包括睾酮（testosterone，TT）、游离睾酮（free testosterone，FT）、雌二醇（estradiol，$E_2$）、卵泡刺激素（follicle-stimulating hormone，FSH）、黄体生成素（luteinizing hormone，LH）、抑制素 B（inhibin B）及性激素结合球蛋白（sex hormone binding globulin，SHBG）。肥胖最易引起的生理改变是机体对胰岛素不敏感。机体在肥胖状态下，胰岛素分泌会相应增加，而在这种应激状态下，常会出现高血糖状态。一项对 80 例成年男性的研究显示，睾酮和游离睾酮水平与胰岛素水平呈负相关关系，$E_2$/TT 值与胰岛素水平呈正相关关系（Phillips and Jing，2003）。

肥胖男性的血浆及精浆中胰岛素水平均较高，而高胰岛素血症可能引起精子线粒体功能障碍，最终造成精子获能障碍及能量失衡（Andò，2005）。同样，高血糖会使垂体前叶 LH 分泌减少，进一步引起下丘脑-垂体-睾丸轴的损伤，导致肥胖男性的精子功能下降。高血糖可使精子的氧化应激反应增强，进而损伤精子 DNA 完整性，导致精子质量下降（Agbaje et al.，2008）。

在肥胖的发生、发展过程中，脂代谢紊乱发挥着重要的作用，男性肥胖者中常伴有高胆固醇血症、高脂血症等脂代谢紊乱（Klop and Elte，2013）。一项大样本人群实验结果也显示，高血脂对精子功能有不利影响，高胆固醇、高血脂常导致精子顶体结构不完整，从而降低精子质量（Schisterman et al.，2014）。

超重与肥胖一般也被认为与体内生殖内分泌激素的改变有关，肥胖会影响促性腺激素释放激素（gonadotropin-releasing hormone，GnRH）、LH、FSH 的分泌，继而影响睾丸间质细胞和支持细胞的功能，阻碍性激素的释放及影响精子的成熟。一项针对 3219 例欧洲男性肥胖与睾酮水平的统计提示，肥胖者体内总睾酮及游离睾酮的水平均低于正常体重男性，对 314 例亚洲男性的研究也得到了同样的结论（Fui and Dupuis，2014）。对两者的作用机制进行研究，发现肥胖会导致睾酮水平降低，低睾酮水平也会促使男性肥胖，适当减肥后睾酮值有所升高（Camacho et al.，2013）。一项对欧洲男性志愿者的研究显示，超重和肥胖是男性性腺机能减退的重要因素（Tajar et al.，2010），另一项研究表明，血清睾酮、性激素结合球蛋白、抑制素 B 均随着 BMI 增加而降低（Macdonald and Stewart，2013）。研究显示，肥胖与体内雌二醇水平呈正相关关系，与游离睾酮水平呈负相关关系（Chavarro et al.，2010；Håkonsen et al.，2011）。尽管性激素异常是造成肥胖男性不育的原因之一，但是关于性激素水平与 BMI 及精子质量的关联性，研究结果尚有争议（Qin et al.，2007）。因此，性激素水平的变化并不能完全解释 BMI 与精子质量之间的关系。

瘦素（leptin）对男性生殖功能也有影响（Farooq and Lutfullah，2014）。瘦素是肥胖基因编码的表达产物，通过下丘脑弓状核神经元，调节能量代谢，使体脂保持相对稳定。对生殖能力正常者与不育症者血清瘦素水平的一项研究表明，无精子症者血清瘦素浓度较正常对照组高，且与 FSH 和 LH 无明显关系，表明瘦素可直接作用于睾丸组织，影响精子的生成（Ma et al.，2011）。同时在肥胖和超重的男性中，常可检出其血清瘦素浓度升高和瘦素抵抗，而瘦素浓度升高可导致精子活力下降（Hanafy et al.，2007）。

# 4 肥胖对精液的影响

## 4.1 肥胖对精液质量的影响

BMI 与精液质量存在相关性（La Vignera et al.，2012）。总精子数量、精液量、精子活力及精子形态学等常规精液指标可反映精液质量，对 450 名低生育力男性的精子参数检测结果显示，肥胖者的精液量、精子浓度、精子活力与体重呈负相关关系（Hammiche et al.，2012），但也有一些研究认为，肥胖与精液质量并没有相关性（du Plessis et al.，2010）。

### 4.2 肥胖通过生殖激素间接影响精子发生

在精子发生过程中，FSH 和睾酮的缺失均有可能损伤支持细胞的功能，并影响生精细胞的发育。睾酮通过促进紧密连接的形成和功能、附睾的发育和功能、生精细胞的发育及精子的释放来促进精子发生。雌激素在精子发生中维持着细胞增殖和凋亡之间的平衡（李江源，2014）。因此，若 FSH、睾酮，以及雌激素的平衡受到影响，则会导致精子质量的下降。用酶联免疫吸附测定法测定小鼠血清性激素水平，发现肥胖雄性小鼠的睾酮、LH 均低于正常小鼠（Xu et al.，2018）。男性内脏脂肪富含芳香化酶，可催化雄烯二酮、睾酮向雌酮转化。肥胖男性体内血清芳香化酶水平升高致使雄激素水平下降、雌激素水平升高，扰乱了生殖内分泌轴，最终影响精子质量（Xu et al.，2018）。

### 4.3 肥胖引起氧化损伤影响精子发生

肥胖是一种氧化应激（oxidative stress）上升的状态（Dandona et al.，2005）。氧化应激增强对精子膜脂质过氧化、染色质密度和 DNA 完整性等有负面影响（Lanzafame et al.，2009）。对 50 名超重和肥胖男性及 50 名正常男性的精液参数与精子生殖细胞氧化损伤情况进行分析，结果显示，超重和肥胖男性的精子活力降低，低线粒体膜电位（mitochondrial membrane potential，MMP）的精子数量增多，分泌磷脂酰丝氨酸（phosphatidylserine，PS）的精子数量增多，有异常染色质的精子数量增多，带有 DNA 碎片的精子数量增多（La Vignera et al.，2012）。有关大鼠睾丸氧化应激损伤与生殖功能关系的实验表明，正常大鼠睾丸生殖细胞的自发凋亡过程受到细胞色素 c（cytochrome c）和胱天蛋白酶-3（caspase-3）的调节。肥胖大鼠细胞色素 c 与胱天蛋白酶-3 表达大量增加，提示细胞色素 c 与胱天蛋白酶-3 可能参与了生殖细胞凋亡的调控，其可能机制为肥胖引起机体氧化应激增强，进而引起生殖细胞发生凋亡（田智谋等，2011）。

### 4.4 肥胖通过物理因素影响精液质量

肥胖通常会导致大腿上部、耻骨和阴囊区的脂肪增加，进而导致睾丸温度升高。温度对于精子发生至关重要，睾丸温度的上升通过细胞凋亡和 DNA 损伤影响精子发生，同时改变睾丸中的基因表达，从而损害正常的精子产生过程。有研究表明，日间阴囊温度中位数每增加 1℃，精子浓度下降 40%（Jo，2016）。

## 5 肥胖的遗传因素对男性生殖功能的影响

肥胖是由遗传因素和环境因素共同作用导致的，是基因、饮食、运动等因素共同作用的结果。遗传因素导致肥胖和不育的染色体疾病包括克氏综合征、巴尔得-别德尔综合征（Bardet-Biedl syndrome）等。克氏综合征为性染色体异常疾病，发病率在男性中为 0.1%～0.2%，在男性不育症患者中约占 3.1%，其典型染色体核型为 47,XXY，非典型染色体核型为 48,XXXY 或 49,XXXXY。成年克氏综合征患者的睾酮、胰岛素样生长因子 3、抑制素 B 水平降低，LH 与 FSH 升高，其低水平睾酮致使性腺机能减退，进而导致不育（Aksglaede et al.，2011）。隐睾-侏儒-肥胖-智力低下综合征是常染色体异常疾病，为父源染色体 15q11-13 的缺失、母源基因不表达，表现为肥胖、婴儿期肌张力减退、智力障碍、身材短小、手足异常、促性腺激素分泌不足的性腺机能减退（Pólvora-Brandão et al.，2018）。研究表明，肥胖性不育患者精子 DNA 损伤的风险较高（Dupont et al.，2013）。目前，对于精子 DNA 损伤率与肥胖的关系尚有不同见解，有研究者认为 BMI≥35kg/m$^2$ 的不育患者精子 DNA 损伤率明显升高，而 BMI＜35kg/m$^2$ 的不育患者精子 DNA 损伤率与体重无明显相关性（Chavarro et al.，2010）。肥胖的男性与体重正常的男性相比有显著较高的精子 DNA 损伤率（Kort et al.，2006）。

## 6 结 语

综上所述，肥胖可降低男性的生殖功能，其机制之一可能涉及下丘脑-垂体-睾丸轴的失衡。目前，对遗传标志物与体内各因素相互关系的研究表明，肥胖对男性生殖功能的影响不仅是性激素的改变，瘦素水平上升、精子蛋白质组学的改变也都会对精液质量造成不利影响。此外，肥胖还会引起男性内分泌代谢紊乱。现在关于肥胖引起的男性生殖功能障碍的对照性研究还不多，有效的治疗方案和相应的外科手术还需要更深入的探索。在全球肥胖人数不断增多的大环境下，肥胖对生殖功能的影响应得到更多的研究和关注，临床医生在面对生殖功能障碍患者时，要对其病因进行全面分析并做出准确判断，从而进行精准治疗。

## 参 考 文 献

洪洁. 2012. 中国人肥胖的遗传机制. 中华糖尿病杂志, 11(4): 27.

李立明, 饶克勤, 孔灵芝, 等. 2005. 中国居民 2002 年营养与健康状况调查. 中华流行病学杂志, 26(7): 478-484.

李江源. 2014. 精子发生的内分泌激素调节. 生殖医学杂志, 23(9): 697-702.

刘洪. 2018. 地特胰岛素或甘精胰岛素联合使用口服药物治疗 2 型糖尿病疗效及对体重的影响分析. 医学信息, 31(9): 135-137.

娄晓民, 席江海, 卢艳馨, 等. 2007. 遗传对儿童肥胖及相关因子分泌影响. 中国公共卫生, 11: 1287-1288.

孟国柱, 李正秋, 曾志伟, 等. 2003. 男性单纯性肥胖患儿性发育的变化. 实用儿科临床杂志, 18(3): 209- 210.

田智谋, 陈明明, 兰晓煦, 等. 2011. 青春期营养性肥胖对大鼠睾丸生殖细胞凋亡的影响. 中国医疗前沿, 6(4): 32-33, 24.

武阳丰, 马冠生, 胡永华, 等. 2005. 中国居民的超重和肥胖流行现状. 中华预防医学志, 39(5): 316-320.

Agbaje I M, McVicar C M, Schock B C, et al. 2008. Increased concentrations of the oxidative DNA adduct 7.8-dihydro-8-OXO-2-deoxyguanosine in the germ-line of men with type 1 diabetes. Reprod Biomed Online, 16: 401-409.

Aksglaede L, Christiansen P, Sørensen K, et al. 2011. Serum concentrations of anti-Müllerian hormone (AMH) in 95 patients with Klinefelter syndrome with or without cryptorchidism. Acta Paediatr, 100(6):

839-845.

Andò S. 2005. Arguments raised by the recent discovery that insulin and leptin are expressed in and secreted by human ejaculated spermatozoa. Mol Cell Endocrinol, 245(1-2): 1-6

Camacho E M, Huhtaniemi I T, O'Neill T W, et al. 2013. Age-associated changes in hypothalamic-pituitary-testicular function in middle-aged and older men are modified by weight change and lifestyle factors: longitudinal results from the European Male Ageing Study. J Eur J Endocrinol, 168(3): 445-455.

Chavarro J E, Toth T L, Wright D L, et al. 2010. Body mass index in relation to semen quality, sperm DNA integrity, and serum reproductive hormone levels among men attending an infertility clinic. Fertil Steril, 93(7): 2222-2231.

Dandona P, Aljada A, Chaudhuri A, et al. 2005. Metabolic syndrome: a comprehensive perspective based on inter actions between obesity, diabetes, and inflammation. Circulation, 111(11): 1448-1454.

du Plessis S S, McAllister D A, Luu A, et al. 2010. Effects of $H_2O_2$ exposure on human sperm motility parameters, reactive oxygen species levels and nitric oxide levels. Andrologia, 42(3): 206-210.

Dupont C, Faure C, Sermondade N, et al. 2013. Obesity leads to higher risk of sperm DNA damage in infertile patients. Asian J Androl, 15(5): 622-625.

Farooq R, Lutfullah S. 2014. Serum leptin levels in obese infertile men and women. Pak J Pharm Sci, 27(1): 67-71.

Feldman H A, Johannes C B, Derby C A, et al. 2000. Erectile dysfunction and coronary risk factors: prospective results from the Massachusetts male aging study. Prev Med, 30(4): 328-338.

Fui M N, Dupuis P. 2014. Lowered testosterone in male obesity: mechanisms, morbidity and management. Asian J Androl, 16(2): 223-231.

Gründer G, Heinze M, Cordes J, et al. 2016. Effects of first-generation antipsychotics versus second-generation antipsychotics on quality of life in schizophrenia: a double-blind, randomised study. Lancet Psychiatry, 3(8): 717-729.

Hammoud A, Carrell D T, Meikle A W, et al. 2010. An aromatase polymorphism modulates the relationship between weight and estradiol levels in obese men. Fertil Steril, 94(5): 1734-1738.

Hammoud A O, Meikle A W, Reis L O, et al. 2012. Obesity and male infertility: a practical approach. Semin Reprod Med, 30(6): 486-495.

Hammiche F, Laven J S, Twigt J M, et al. 2012. Body mass index and central adiposity are associated with sperm quality in men of subfertile couples. Hum Reprod, 27(8): 2365-2372.

Hanafy S, Halawa F A, Mostafa T, et al. 2007. Serum leptin correlates in infertile oligozoospermic males. Andrologia, 39(5): 177-180.

Håkonsen L B, Thulstrup A M, Aggerholm A S, et al. 2011. Does weight loss improve semen quality and reproductive hormones? Results from a cohort of severely obese men. Reprod Health, 8: 24.

Jo J. 2016. The relationship between body mass index and scrotal temperature among male partners of subfertile couples. J Therm Biol, 56: 55-58.

Khoo J Ling P S, Tan J, et al. 2014. Comparing the effects of meal replacements with reduced-fat diet on weight, sexual and endothelial function, testosterone and quality of life in obese Asian men. Int J Impot Res, 26(2): 61-66.

Kim K H .2014. Obesity-associated variants within FTO form long-range functional connections with IRX3. Nature, 507(7492): 371-375.

Klop B, Elte J W. 2013. Dyslipidemia in obesity: mechanisms and potential targets. Nutrients, 5(4): 1218-1240.

Kort H I, Massey J B, Elsner C W, et al. 2006. Impact of body mass index values on sperm quantity and quality. J Androl, 27(3): 450-452.

Lanzafame F M, La Vignera S, Vicari E. 2009. Oxidative stress and medical antioxidant treatment in male infertility. Reprod Biomed Online, 19(5): 638-659.

La Vignera S, Condorelli R A, Vicari E. 2012. Negative effect of increased body weight on sperm conventional and nonconventional flow cytometric sperm parameters. J Androl, 33(1): 53-58.

Liu C, Chu C, Zhang J, et al. 2018. IRX3 is a genetic modifier for birth weight, adolescent obesity and transaminase metabolism. Pediatric Obesity, 13: 141-148.

Macdonald A A, Stewart A W. 2013. Body mass index in relation to semen quality and reproductive hormones in New Zealand men: a cross-sectional study in fertility clinics. Hum Reprod, 28(12): 3178-3187.

Ma Y, Chen B, Wang H, et al. 2011. Prediction of sperm retrieval in men with non-obstructive azoospermia using artificial neural networks: leptin is a good assistant diagnostic marker. Hum Reprod, 26(2): 294-298.

Merzenich H, Zeeb H. 2010. Decreasing sperm quality: a global problem? BMC Public Health, 10: 24.

Phillips G B, Jing T. 2003. Relationships in men of sex hormones, insulin, adiposity, and risk factors for myocar dial infarction. Metabolism, 52(6): 784-790.

Pólvora-Brandão D, Joaquim M, Godinho I, et al. 2018. Loss of hierarchical imprinting regulation at the Prader-Willi/Angelman syndrome locus in human iPSCs. Hum Mol Genet, 27(23): 3999-4011.

Qin D D, Yuan W, Zhou W J, et al. 2007. Do reproductive hormones explain the association between body mass index and semen quality? Asian J Androl, 9(6): 827-834.

Schisterman E F, Mumford S L, Chen Z, et al. 2014. Lipid concentrations and semen quality: the LIFE study. Andrology, 2(3): 408-415.

Tajar A, Forti G, O'Neill T W, et al. 2010. Characteristics of secondary, primary, and compensated hypogonadism in aging men: evidence from the European Male Ageing Study. Clin Endocrinol Metab, 95(4): 1810-1818.

Xu X, Wang L, Luo D, et al. 2018. Effect of testosterone synthesis and conversion on serum testosterone levels in obese men. Horm Metab Res, 50(9): 661-670.

# 男性不育相关致病基因的研究进展

孙铁成[1] 陈 曦[2*]

1 北京大学国际医院，北京

2 北京大学人民医院，北京

**摘 要** 男性不育的病因复杂，任何影响男性生殖内分泌轴正常功能、生殖器官发育和精子发生过程的因素，都可能导致男性不育症，这些因素主要包括：遗传和先天性异常、内分泌因素、生殖道感染、精索静脉曲张、免疫性因素、梗阻性因素、环境因素等。上述因素有的单独成因，但大多数彼此相互作用、相互影响，共同导致男性不育的发生。其中，60%～65%的男性不育属于特发性的，遗传因素起到了非常重要的作用。本文对男性不育症中的遗传因素及其研究进展进行概述。

**关键词** 男性不育，遗传因素，Y 染色体微缺失

据世界卫生组织（WHO）人类生殖研究特别规划署的统计，全球范围内不育症人群发病率高达 15%，是除癌症和心脑血管疾病之外的第三大疾病（Hvidman et al.，2015）。由于生育年龄的普遍推迟、环境污染、精神和心理压力等因素的影响，不育症发病率呈逐年上升的趋势。根据 WHO 定义，夫妻双方同居一年以上，性生活正常而未采用任何避孕措施，由于女方、男方或夫妻双方因素造成未成功妊娠，称为不育症（Zegers-Hochschild et al.，2009）。根据不育症的原因大致归类为：女性不孕、男性不育、不明原因不育及男女双方共同因素所导致（Mascarenhas et al.，2012）。不育症是一个涉及多学科的疑难杂症，不仅包括妇产科学、男科学、生殖内分泌学、医学遗传学、组织胚胎学，还包括医学伦理学、社会学和心理学等。不育症除受生殖系统生理功能影响外，还受社会-心理因素、环境因素、职业因素等复杂因素的影响，任何一个因素均有可能导致不育症发生或不良妊娠结局。据统计，全球范围内有超过 4850 万对夫妇出现生育障碍，不育症现已成为一个广泛的社会问题（Mascarenhas et al.，2012）。在不育症常见因素中，男性相关因素约占所有不育因素的 20%，男性相关因素和女性相关因素共占到所有不育因素的 30%～40%（Nallella et al.，2006）。近年来，随着男性不育研究的不断深入，越来越多的不育相关基因被发现，为治疗男性不育提供了新的思路，对于一些由重要的突变基因导致的不育，可以采用辅助生殖技术治疗，通过植入前遗传学诊断技术，阻断致病基因遗传给子代，从而达到优生优育的目的。本文就近年来不断发现的男性不育致病

*通讯作者：chenxi@pkuph.edu.cn

基因及其作用机制做一综述。

# 1 男性不育相关致病基因

## 1.1 男性不育病因中的遗传因素

在男性不育病因中，遗传因素是主要病因之一，遗传因素主要包括染色体异常、遗传缺陷、囊性纤维化穿膜传导调节蛋白（CFTR）基因突变、Y 染色体微缺失、*SUN5* 基因突变等，其中以染色体异常最为常见，有些不育男性还存在端粒功能异常（Biron-Shental et al.，2018）。遗传因素不育在无精子症和严重的少精子症患者中发生率更高（Miyamoto et al.，2017；Birowo et al.，2017；de Sousa Filho et al.，2018；Wang et al.，2017；Shang et al.，2018），

## 1.2 *CFTR* 基因突变

*CFTR* 基因位于常染色体 7q31.2 上，全长 190kb，含 27 个外显子，编码一种与囊性纤维化有关的、具有调控作用的依赖性氯离子通道蛋白，该蛋白称为囊性纤维化穿膜传导调节蛋白。CFTR 具有维持细胞内的微环境、早期胚胎形成及输精管功能的重要作用。*CFTR* 基因突变主要导致两种常染色体隐性遗传病：囊性纤维化和先天性输精管缺如（CAVD）。囊性纤维化占男性不育的比例较高，其中 50%以上的 CAVD 患者是复合杂合子基因突变（一个常见的 CFTR 杂合突变 DF508）所致（Disset et al.，2005）。鉴于 *CFTR* 基因突变对男性不育的影响能够通过辅助生殖技术将基因传递给下一代，建议患者通过胚胎植入前遗传学诊断（PGD）或产前诊断方式进行基因阻断（Popli and Stewart，2007）。

CFTR 抑制剂或抗体能有效阻碍精子获能。CFTR 能介导碳酸氢根的传输，促使精子获能；而 *CFTR* 基因发生突变则会降低精子受精能力，这是 *CFTR* 基因突变导致男性不育的一个因素（Xu et al.，2007）。*CFTR* 基因突变还与 80%先天性双侧输精管缺如直接相关，另外 20%先天性双侧输精管缺如的患病机制尚不清楚。对 12 例先天性双侧输精管缺如患者（*CFTR* 基因没有突变）进行全外显子组测序，发现了 *ADGRD2* 基因的三个杂合突变（产生截短蛋白）：c.1545dupT（p.Glu516Ter）、c.2845delT（p.Cys949AlafsTer81）和 c.2002_2006delinsAGA（p.Leu668ArgfsTer21）。先前的研究已发现 *Adgrg2* 基因敲除雄性小鼠表现为梗阻性无精子症。因此，先天性双侧输精管缺如患者的临床检查需要考虑这两个关键基因（*CFTR*、*ADGRG2*）的突变筛查（Patat et al.，2016）。

## 1.3 Y 染色体微缺失

20 世纪 70 年代，部分无精子症患者细胞水平上可见 Y 染色体的缺失或重排，而这些变异总是累及 Y 染色体长臂 1 区 1 带，所以认为是 Yq11 存在着精子发生基因的缺失而导致无精子，称为 Y 染色体无精子症因子（azoospermia factor，AZF）。近年来研究已经证实，Y 染色体微缺失是男性不育的重要遗传因素之一，临床上常见的微缺失有

AZFa、AZFb 和 AZFc，这些区域中的一个或多个片段发生缺失均会导致精子发生障碍，造成少精子症、弱精子症或无精子症。Y 染色体微缺失的发病率波动范围较大，为 1%～55%。Y 染色体微缺失中 AZFa 区缺失比较罕见，AZFa 区缺失可导致男性出现少精子症和纯睾丸支持细胞综合征（Sertoli-cell-only syndrome，Colaco and Modi，2018）；AZFb 区缺失较常见，该区缺失可导致精子生成阻滞在精母细胞阶段，最终导致精子成熟阻滞（Stouffs et al.，2017）；AZFc 区缺失则是与生精过程相关的重要 Y 染色体 *DAZ* 基因家族的多拷贝数共缺失所导致的，临床上该片段的缺失最常见且复杂多样，精子数目变化也较大，患者可从无精子、少精子甚至接近正常水平精子（Krausz and Casamonti，2017；Larmuseau and Ottoni，2018）。

## 1.4 *SUN5* 基因

通过对无头精子症患者进行全外显子组测序，发现了 *SUN5* 基因 10 个位点的突变，并应用小鼠模型得到确认。通过 CRISPR/Cas9 技术构建 *Sun5* 敲除的小鼠，发现 *Sun5* 的缺失不影响雌性生殖力，却导致雄鼠不育。初步研究发现，缺乏 *SUN5* 的精子与人类的圆头精子非常相似。进一步研究发现，这些精子的头部没有顶体也没有细胞核，事实上是一类无头精子，所有“精子”只含有能够摆动的尾部及未移除的少量细胞质。临床发现和实验动物模型均提示，*SUN5* 突变很可能是无头精子症的重要致病因素。由于这类精子依然能够运动，极易与临床上的另一类畸形精子症——圆头精子症混淆，因而将此类无头精子症命名为“伪圆头精子症”。*SUN5* 基因异常是人类无头精子症的主要致病原因。*SUN5* 基因是首个被发现的参与人类无头精子症发病分子机制的基因（Zhu et al.，2016）。

## 1.5 *Piwi* 基因

*Piwi* 基因是动物中进化保守的 Argonaute 亚家族成员，在动物生殖细胞系中特异性表达；在高等生物中发现，*Piwi* 基因表达于雄性生殖细胞。此外，该基因编码的 PIWI 蛋白能够与一类非编码小 RNA（piRNA）特异性结合，进而形成 piRNA/PIWI 功能复合物，该复合物能够沉默生殖细胞中的转座元件及调控下游 RNA 分子的表达，最终发挥稳定生殖细胞基因组的作用。研究人员收集了 413 例临床上确诊为无精子症、弱精子症的患者，检测他们人源 *Piwi*（Hiwi）基因上的泛素化修饰降解元件（D-box），结果发现有 3 例患者存在杂合性突变。此类突变可能是从母系遗传获得的基因自发突变（Gou et al.，2017）。为了验证该突变是否为无精子症和少弱精子症的致病原因，Guo 等（2017）利用条件型敲入 *Piwi* 基因（Miwi）的小鼠模型检测 Miwi D-box 杂合突变对精子发生的效应，结果证明 Miwi D-box 杂合突变小鼠出现与人类表型一致的雄性不育。进一步观察到 Miwi D-box 杂合突变小鼠精子发生过程阻滞在延长型精子阶段，其精子形态出现异常。在补救实验中，将人工合成的一段 RNF8 N 端多肽导入突变小鼠的精子细胞中后，能够阻断 MIWI 蛋白对内源 RNF8 的滞留，逆转精子细胞中组蛋白-鱼精蛋白交换障碍，

这为有效治疗此类无精子症/少弱精子症患者提供了新的治疗思路。这项研究成果首次证明 *Piwi* 基因突变可致男性不育，并为这类不育症的早期分子诊断及临床治疗提供了参考（Gou et al.，2017）。

### 1.6 其他相关基因

临床还存在一类精子活动能力不足的弱精子症患者，其中一部分患者的精子尾巴短或者畸形，造成精子尾部异常，称为精子鞭毛多发性形态异常（MMAF）。这种精子不能与卵子结合，也是导致男性不育的因素之一。Tang 等（2017）发现了 *CFAP43* 和 *CFAP44* 基因的罕见突变是导致 MMAF 的重要原因。*CFAP43* 和 *CFAP44* 基因突变属于常染色体隐性遗传。携带 *CFAP43* 和 *CFAP44* 基因突变的男性患者，通常只要其女性配偶的卵子不携带该致病基因，通过辅助生殖技术就可以孕育出健康后代。

## 2 结 语

综上所述，遗传因素是导致男性不育的重要因素，如 CFTR、Y 染色体微缺失等严重影响男性的生育能力。近年来，不断有新的重要基因被发现，如 *SUN5*、*Piwi* 和 *CFAP* 等，这些基因与精子的头部发育、精子发生及精子鞭毛形态具有重要关系。展望未来，相信随着研究的不断深入，越来越多有关男性不育的基因会被发现，其相关机制将被逐步阐明。明确遗传学病因并深刻认识这些重要基因在男性不育中的作用特点，确保对辅助生殖技术的有效性和安全性做出全面而恰当的评估后，通过遗传学诊断技术，避免该基因突变累及下一代，是辅助生殖治疗男性不育的新思路。

## 参 考 文 献


Biron-Shental T, Wiser A, Hershko-Klement A, et al. 2018. Sub-fertile sperm cells exemplify telomere dysfunction. J Assist Reprod Genet, 35(1): 143-148.

Birowo P, Putra D E, Dewi M, et al. 2017. Y-chromosomal microdeletion in idiopathic azoospermic and severe oligozoospermic indonesian men. Acta Med Indones, 49(1): 17-23.

Colaco S, Modi D. 2018. Genetics of the human Y chromosome and its association with male infertility. Reprod Biol Endocrinol, 16(1): 14.

de Sousa Filho E P, Christofolini D M, Barbosa C P, et al. 2018. Y chromosome microdeletions and varicocele as aetiological factors of male infertility: a cross-sectional study. Andrologia, 50(3): e12938.

Disset A, Michot C, Harris A, et al. 2005. A T3 allele in the CFTR gene exacerbates exon 9 skipping in vas deferens and epididymal cell lines and is associated with congenital bilateral absence of vas deferens (CBAVD). Hum Mutat, 25(1): 72-81.

Gou L T, Kang J Y, Dai P, et al. 2017. Ubiquitination-deficient mutations in human *Piwi* cause male infertility by impairing histone-to-protamine exchange during spermiogenesis. Cell, 169(6): 1090-1104.

Hvidman H W, Petersen K B, Larsen E C, et al. 2015. Individual fertility assessment and pro-fertility counselling; should this be offered to women and men of reproductive age? Hum Reprod, 30(1): 9-15.

Krausz C, Casamonti E. 2017. Spermatogenic failure and the Y chromosome. Hum Genet, 136(5): 637-655.

Larmuseau M H D, Ottoni C. 2018. Mediterranean Y-chromosome 2.0-why the Y in the Mediterranean is still relevant in the postgenomic era. Ann Hum Biol, 45(1): 20-33.

Mascarenhas M N, Flaxman S R, Boerma T, et al. 2012. National, regional, and global trends in infertility prevalence since 1990: a systematic analysis of 277 health surveys. PLoS Med, 9(12): e1001356.

Miyamoto T, Minase G, Shin T, et al. 2017. Human male infertility and its genetic causes. Reprod Med Biol, 16(2): 81-88.

Nallella K P, Sharma R K, Aziz N, et al. 2006. Significance of sperm characteristics in the evaluation of male infertility. Fertil Steril, 85(3): 629-634.

Patat O, Pagin A, Siegfried A, et al. 2016. Truncating mutations in the adhesion G protein-coupled receptor G2 gene ADGRG2 cause an X-linked congenital bilateral absence of vas deferens. Am J Hum Genet, 99(2): 437-442.

Popli K, Stewart J. 2007. Infertility and its management in men with cystic fibrosis: review of literature and clinical practices in the UK. Hum Fertil (Camb), 10(4): 217-221.

Shang Y, Yan J, Tang W, et al. 2018. Mechanistic insights into acephalic spermatozoa syndrome-associated mutations in the human *SUN5* gene. J Biol Chem, 293(7): 2395-2407.

Stouffs K, Vloeberghs V, Gheldof A, et al. 2017. Are AZFb deletions always incompatible with sperm production? Andrology, 5(4): 691-694.

Tang S, Wang X, Li W, et al. 2017. Biallelic mutations in *CFAP43* and *CFAP44* cause male infertility with multiple morphological abnormalities of the sperm flagella. Am J Hum Genet, 100(6): 854-864.

Wang Y Y, Lin Y H, Wu Y N, et al. 2017. Loss of SLC9A3 decreases CFTR protein and causes obstructed azoospermia in mice. PLoS Genet, 13(4): e1006715.

Xu W M, Shi Q X, Chen W Y, et al. 2007. Cystic fibrosis transmembrane conductance regulator is vital to sperm fertilizing capacity and male fertility. Proc Natl Acad Sci USA, 104(23): 9816-9821.

Zegers-Hochschild F, Adamson G D, de Mouzon J, et al. 2009. International committee for monitoring assisted reproductive technology (ICMART) and the World Health Organization (WHO) revised glossary of ART terminology, 2009. Fertil Steril, 92(5): 1520-1524.

Zhu F, Wang F, Yang X, et al. 2016. Biallelic *SUN5* mutations cause autosomal-recessive acephalic spermatozoa syndrome. Am J Hum Genet, 99(4): 942-949.

# 引起特发性男性不育症的遗传因素

华　娟*

安徽医科大学基础医学院，合肥

**摘　要**　已知遗传因素影响约15%的男性不育症患者，特别是无精子症或严重少精子症的不育症患者。多达72%的不育夫妇的男性伴侣尽管进行了全面的诊断检查，但仍找不到病因。近年来，一些新的导致精子发生障碍的遗传因素被陆续发现。本文的目的是收集目前精子发生障碍的遗传学文献证据，将体外和动物模型的数据与人类的数据相匹配，从而对目前报道的影响精子发生的基因进行一个较全面的概述。通过对现有的文献进行整理，我们提供了 60 个影响精子发生候选基因的清单。采用高通量测序等方法对特发性不育患者进行遗传因素的筛查，将为不育患者提供新的遗传突变数据，从而提高临床男性不育的诊断率。

**关键词**　男性不育，精子发生障碍，遗传因素

遗传因素的异常影响约15%的男性不育症患者（Asero et al.，2014），特别是那些无精子症或严重少精子症患者。已知的导致男性不育的遗传病因主要有染色体变异、倒位、易位，Y染色体微缺失和基因突变（Krausz et al.，2014）。目前，临床上男性不育的遗传诊断工作流程包括：核型分析、怀疑原发性睾丸功能障碍时进行Y染色体微缺失分析、诊断为中枢性性腺功能减退时一些候选基因的筛查（其数量正在逐渐增加）、怀疑为由于先天性双侧输精管发育不全导致梗阻性无精子症时 *CFTR* 基因突变评估（Asero et al.，2014）。这一诊断流程既昂贵又缓慢，且令人担忧的是，多达 72%的不育夫妇的男性伴侣尽管进行了全面的诊断检查（包括基因检测），但仍然找不到导致其不育的病因（Tuttelmann et al.，2018）。

近年来，遗传学分析方法有了飞速的发展，从早期的关联连锁分析到随后的基于既往生物学研究背景的候选基因分析和全基因组关联分析及近年来的测序技术，寻找新的影响精子发生的候选基因已经有了很大的进展。因此，单基因突变导致男性不育的报告数量正在逐步增加。这篇综述的目的是收集最近发现的导致男性不育的所有可用的遗传因素的数据，包括患者的临床特征和来自体外与动物研究的证据，试图较全面地概述精子发生的遗传调控因素的研究进展。

*通讯作者：hjhuajuan@163.com

# 1 精 子 发 生

精子发生是一个复杂的生理过程，长达 74 天，发生在曲细精管中，经过这一过程二倍体精母细胞发育为单倍体精子。整个过程包括精原细胞的增殖、精母细胞的减数分裂和精子细胞变态的三个主要阶段（Neto et al.，2016）。

精原干细胞（As 精原细胞）是一种未分化的具有自我更新能力的细胞。As 精原细胞可以进行自我更新分裂维持干细胞库，或者分裂分化产生 $A_{paired}$ 精原细胞（$A_{pr}$ 精原细胞）及 $A_{aligned}$ 精原细胞。之后 $A_{aligned}$ 精原细胞历时 16 天分裂为 A1～A4 型精原细胞和 B 型精原细胞。B 型精原细胞随后分裂为初级精母细胞，这一过程同样也历时 16 天（Chen and Liu，2015）。初级精母细胞经历第一次减数分裂（一个 16 天的过程），分化为次级精母细胞。第一次减数分裂前期发生一系列复杂的关键分子生物学事件，如程序性 DNA 双链断裂（DNA double-strand break，DSB）（细线期）、同源染色体配对和交叉（粗线期）（Pawlowski and Cande，2005）。次级精母细胞随后经历第二次减数分裂（持续数小时），其间发生姐妹染色单体分离（Pawlowski and Cande，2005）。姐妹染色单体分离后，细胞产生细胞间桥（Greenbaum et al.，2006）。随后，精子细胞形态和核含量发生变化，这是一个长达 26 天的过程，在此过程中发生 DNA 包装、顶体发生、中段形成、鞭毛生成和细胞质丢弃。这些过程使单倍体圆形精子细胞伸长成精子，并被释放到曲细精管管腔中（Tournaye et al.，2017）。其中任何一个环节出现异常都可能导致精子发生障碍，从而引起男性不育。

# 2 导致男性不育的候选基因

表 1 列出了到目前为止被报道的在男性不育患者中发生突变的基因清单。本文仅对最新的在特发性男性不育患者中发现的一些基因进行讨论。根据基因是在常染色体上还是在性染色体上，对候选基因进行分类。

**表 1 到目前为止被报道的在男性不育患者中发生突变的基因清单**

| 基因名 | 生育情况表型 | 染色体定位 | 参考文献 |
|---|---|---|---|
| *AK7* | 精子鞭毛异常 | 14q32.2 | Lores et al.，2018 |
| *AURKC* | 大头精子症 | 19q13.43 | Ben Khelifa et al.，2012 |
| *BRDT* | 无头精子症 | 1p22.1 | Li et al.，2017 |
| *CATSPER1* | 少精子症 | 11q13.1 | Avenarius et al.，2009 |
| *CCDC39* | 少弱精子症，鞭毛异常 | 3q26.33 | Ji et al.，2017. |
| *CEP135* | 非梗阻性无精子症（NOA） | 4q12 | Sha et al.，2017 |
| *CFAP43* | NOA | 10q25.1 | Coutton et al.，2018 |
| *CFAP44* | NOA | 3q13.2 | |
| *CFAP69* | NOA | 7q21.13 | Dong et al.，2018 |
| *DAZ1* | NOA | Yq11.223 | Mozdarani et al.，2018 |
| *DAZ2* | NOA | Yq11.223 | |

续表

| 基因名 | 生育情况表型 | 染色体定位 | 参考文献 |
|---|---|---|---|
| *DAZ3* | NOA | Yq11.23 | Mozdarani et al., 2018 |
| *DAZ4* | NOA | Yq11.223 | |
| *DBY*（*DDX3Y*） | NOA | Yq11.221 | Foresta et al., 2000 |
| *DMC1* | NOA | 22q13.1 | He et al., 2018 |
| *DMRT1* | NOA | 9p24.3 | Tuttelmann et al., 2018 |
| *DNAAF1* | 精子鞭毛异常 | 16q24.1 | Ji et al., 2017 |
| *DNAAF2* | 精子鞭毛异常，弱精子症 | 14q21.3 | |
| *DNAAF3* | 精子鞭毛异常 | 19q13.42 | |
| *DNAH1* | 精子鞭毛异常 | 3p21.1 | Ben Khelifa et al., 2014 |
| *DNAH5* | 精子鞭毛异常，弱精子症 | 5p15.2 | Ji et al., 2017 |
| *DNAH6* | NOA | 2p11.2 | Li et al., 2018b |
| *DNAI1* | 精子鞭毛异常，弱精子症 | 9p13-p21 | Ji et al., 2017 |
| *DNAI2* | 精子鞭毛异常 | 17q25 | |
| *DNAJB13* | 精子鞭毛异常 | 11q13.4 | El Khouri et al., 2016 |
| *DPY19L2* | 圆头精子症 | 12q14.2 | Elinati et al., 2012 |
| *DYX1C1*（*DNAAF4*） | 精子鞭毛异常，弱精子症 | 15q21.3 | Ji et al., 2017 |
| *FANCM* | NOA | 14q21.2 | Kasak et al., 2018 |
| *FSIP2* | 精子鞭毛异常 | 2q32.1 | Martinez et al., 2018 |
| *HAUS7* | 少精子症 | Xq28 | Li et al., 2018a |
| *HEATR2*（*DNAAF5*） | 精子鞭毛异常 | 7p22.3 | Ji et al., 2017 |
| *HSF2* | NOA | 6q22.31 | Mou et al., 2013 |
| *HYDIN* | 弱精子症 | 16q22.2 | Ji et al., 2017 |
| *KLHL10* | 少精子症 | 17q21.2 | Yatsenko et al., 2006 |
| *LRRC6* | 精子鞭毛异常，弱精子症 | 8q24.22 | Ji et al., 2017 |
| *MEIOB* | NOA | 16p13.3 | Gershoni et al., 2017 |
| *Nanos1* | NOA/少弱精子症 | 10q26.11 | Kusz-Zamelczyk et al., 2013 |
| *NR5A1* | NOA/少精子症 | 9q33.3 | Ferlin et al., 2015 |
| *PIH1D3* | 精子鞭毛异常 | Xq22.3 | Paff et al., 2017 |
| *PLK-4* | NOA | 4q28.1 | Miyamoto et al., 2016 |
| *RSPH1* | 精子鞭毛异常 | 21q22.3 | Ji et al., 2017 |
| *RSPH4A* | 精子鞭毛异常 | 6q22.1 | Ji et al., 2017 |
| *RSPH9* | 精子鞭毛异常 | 6p21.2 | Ji et al., 2017 |
| *SEPT12* | 少弱畸精子症（OAT） | 16p13.3 | Kuo et al., 2012 |
| *SLC26A8* | 弱精子症 | 6p21.31 | Dirami et al., 2013 |
| *SOHLH1* | NOA | 9q34.3 | Choi et al., 2010 |
| *SPATA16* | 圆头精子症 | 3q26.31 | Dam et al., 2007 |
| *SPINK2* | NOA，OAT | 4q12 | Kherraf et al., 2017 |
| *SUN5* | 无头精子症 | 20q11.21 | Zhu et al., 2016 |
| *SYCE1* | NOA | 10q26.3 | Maor-Sagie et al., 2015 |

续表

| 基因名 | 生育情况表型 | 染色体定位 | 参考文献 |
|---|---|---|---|
| *SYCP3* | NOA | 12q23.2 | Stouffs et al.，2005 |
| *TAF4B* | NOA，少精子症 | 18q11.2 | Ayhan et al.，2014 |
| *TDRD6* | OAT | 6p12.3 | Sha et al.，2018c |
| *TEX11* | NOA | Xq13.1 | Yatsenko et al.，2015 |
| *TEX14* | NOA | 17q22 | Gershoni et al.，2017 |
| *TEX15* | NOA | 8q12 | Colombo et al.，2017 |
| *TSGA10* | 无头精子症 | 2q11.2 | Sha et al.，2018b |
| *USP26* | NOA | Xq26.2 | Ma et al.，2016 |
| *WDR66* | 精子鞭毛异常 | 12q24.31 | Kherraf et al.，2018 |
| *ZMYND10* | 精子鞭毛异常 | 3q21.31 | Ji et al.，2017 |
| *ZMYND15* | NOA | 17p13.2 | Ayhan et al.，2014 |

## 2.1 X 连锁基因

*TEX11*（Xq13.1）是一种减数分裂特异因子，编码 104kDa 的蛋白质，在 DNA 双链断裂修复中发挥作用（Adelman and Petrini，2008），其在偶线期精母细胞中表达水平最高，而在晚粗线期精母细胞中表达水平最低（Blatch and Lassle，1999）。对一组非梗阻性无精子症患者 *TEX11* 区域进行测序，发现有 15%的减数分裂停滞的无精子症患者存在 *TEX11* 突变，而在纯睾丸支持细胞综合征（SCOS）的无精子症患者中没有检测到 *TEX11* 突变，且所有检测到 *TEX11* 突变的患者体内 FSH 和睾酮的含量均在正常范围内［除了 1 例部分减数分裂停滞的患者（c.2092G>A/p.A698T）显示 FSH 水平升高］（Yatsenko et al.，2015）。最近，Sha 等（2018a）在 1 例由减数分裂停滞导致的无精子症患者兄弟中发现了一个新的 *TEX11* 错义突变（c.2653G>T/p.W856C）。这些研究结果都证实 *TEX11* 是人类减数分裂及精子发生所必需的。

*HAUS7*（Xq28）编码参与组成确保中心体和纺锤体完整性的 Augmin 复合体的蛋白质，在有丝分裂和减数分裂期间染色体排列和分离过程中发挥重要作用（Lawo et al.，2009）。最近在 2 个严重少精子症的兄弟中发现了 *HAUS7*（c.G386T/p.G129V）突变位点（Li et al.，2018a）。

*USP26*（Xq26.2）编码泛素特异性蛋白酶 26（Wosnitzer et al.，2014），该蛋白酶是一种睾丸特异表达的蛋白质。在小鼠中，该蛋白定位于血-睾屏障和支持-生殖细胞界面附近（Lin et al.，2006）。Stouffs 等（2005）在部分 SCOS 患者中检测到三个 *USP26* 突变位点（c.T494C/p.L165S、c.370_371insACA、c.1423T/p.H475Y），其中两个突变（c.T494C/p.L165S 和 c.370_371insACA）在撒哈拉以南非洲、南亚及东亚人口可育男性中突变频率较高（Ravel et al.，2006）。因此，这两个突变似乎不影响精子发生。另一项对 776 名 NOA 患者和 709 名可育男性遗传筛查的研究发现了在 2 例中国汉族无精子症男性（停滞在精母细胞期）患者中存在 *USP26*（c.G1082A/p.R344W）突变（Ma et al.，2016），所有对照组均未检测到该突变。该突变会导致 *USP26* 由于去泛素化活性降低而

不能与雄激素受体（AR）结合，进而影响精子发生过程（Ma et al.，2016）。

## 2.2 常染色体上的基因

*MEIOB*（16p13.3）编码一种进化上保守的蛋白质，该蛋白质含有单链 DNA（ssDNA）结合位点（Souquet et al.，2013）。在小鼠中，第 383 位天冬氨酸残基是减数分裂特异 OB 域（meiosis specific with OB domain，MEIOB）、精子发生相关因子 22（spermatogenesis associated 22，SPATA22）和复制蛋白 A1（replication protein A1，PRA1）相互作用必不可少的（Xu et al.，2017）。*Meiob* 基因敲除小鼠可引起生殖细胞减数分裂停滞导致不育（Souquet et al.，2013）。*MEIOB* 突变在非梗阻性无精子症患者中已有报道。对一个家族中 4 个无精子症的兄弟进行了外显子测序分析，发现了 *MEIOB*（c.A191T/p.N64I）错义突变。患者睾丸组织学分析显示 *MEIOB* 突变导致精母细胞成熟停滞（Gershoni et al.，2017）。这些研究结果表明，*MEIOB* 是第一次减数分裂所必需的，它的突变导致精母细胞成熟停滞。

*TEX14*（17q22）编码一种进化上保守的蛋白质，该蛋白质含有 1497 个氨基酸残基，在睾丸中特异性表达。据报道，TEX14 主要定位于生殖细胞形成的细胞间桥中，是生殖细胞形成细胞间桥所必需的（Greenbaum et al.，2006）。*Tex14*$^{-/-}$小鼠精子发生停滞在第一次减数分裂前（Greenbaum et al.，2006）。对一个家系中两个无精子症兄弟患者进行外显子测序发现 *TEX14*（c.2668-2678del）突变，该突变导致产生 TEX14 截短蛋白。睾丸组织切片染色显示该突变导致曲细精管中精母细胞数量减少，这表明 *TEX14* 可能在第一次减数分裂的早期阶段发挥重要作用（Gershoni et al.，2017）。

*DNAH6*（2p11.2）编码在精子颈部表达的睾丸特异蛋白（Li et al.，2018b）。在 1 例精子头部畸形患者中也发现了 *DNAH6* 的复合杂合突变（c.2454A>T/p.E818D；c.7706G>A/p.R2569H）（Li et al.，2018b）。但目前 *DNAH6* 在精子发生中的作用尚不清楚，推测 *DNAH6* 可能在精子快速前向运动中发挥作用（Gershoni et al.，2017）。

*NR5A1*（9q33.3）编码一种转录因子，该转录因子参与类固醇合成、性别分化和生殖中发挥作用的基因的表达与调控。对一组不育男性患者进行遗传筛查发现，3.9%（4/103）的无精子症或隐匿精子症患者存在 *NR5A1* 突变，4.2%（2/48）的严重少精子症（精子浓度<100 万条/ml）患者存在 *NR5A1* 突变，2%（1/50）的中度少精子症患者存在 *NR5A1* 突变（精子浓度为 1 万～1000 万条/ml）。而在可育和正常精子发生男性或轻度少精子症（精子浓度>1000 万条/ml）患者中未发现该基因的突变（Bashamboo et al.，2010）。在对 414 例印度非梗阻性无精子症患者的研究中没有发现 *NR5A1* 突变（Sudhakar et al.，2017）。从组织学的角度来看，*NR5A1* 错义突变可导致纯睾丸支持细胞综合征（SCOS）、严重的生精功能低下或部分精母细胞发育停滞（Ferlin et al.，2015）。从文献报道的所有病例来看，带有 *NR5A1* 基因突变的无精子症患者的 FSH 水平升高（>10.7UI/ml），LH 水平也可能升高，但睾酮水平正常。

*SOHLH1*（9q34.3）编码配子发生过程中特异的碱性螺旋-环-螺旋蛋白 1，它与 *SOHLH2*（13q13.3）一起通过调控精原干细胞全能性维持的基因的表达来参与精原干细

胞的分化过程（Suzuki et al.，2012）。Choi 等（2010）对 96 例朝鲜族非梗阻性无精子症患者进行遗传分析时报道了 2 例患者携带 C.346-1G-A 剪接位点的突变。另外，在 2 例日本非梗阻性无精子症患者中也发现了该剪接位点的突变（Nakamura et al.，2017）。但到目前为止，还没有任何 *SOHLH2* 突变的报道。

*Nanos1*（10q26.11）编码生殖细胞发育中参与 mRNA 翻译的调控因子。对波兰籍男性不育患者进行遗传分析时发现了三个 *Nanos1* 突变位点（p.P77_S78delinsP、p.A173del、p.R246H），其中前两个突变导致单个氨基酸残基缺失。患者睾丸组织学表现为纯睾丸支持细胞综合征（Kusz-Zamelczyk et al.，2013）。错义突变 p.R246H 是在严重少弱精子症患者中发现的（Kusz-Zamelczyk et al.，2013）。

*TAF4B*（18q11.2），又称 *TAFII105*，编码的蛋白质包含 862 个氨基酸，属于 TATA 框结合蛋白家族（TAF）。TAF 与 TATA 结合蛋白（TBP）结合形成 TFIID 复合物，参与 RNA 聚合酶Ⅱ启动基因转录。*TAF4B* 主要在睾丸组织中表达（Freiman et al.，2001），其在精子发生中的确切作用尚不清楚，但研究发现 *Taf4b* 基因敲除的雄性小鼠出生后 3 个月会由于生殖细胞增殖受损而不育（Falender et al.，2005）。对一个家系的 4 个男性不育患者［三个患有无精子症，一个患有少精子症（600 万条/ml）］进行遗传筛查发现了 *TAF4B P.R611X* 无义突变（Ayhan et al.，2014）。这一突变导致产生一个只有 252 个氨基酸残基的截短蛋白，该截短蛋白缺少组蛋白折叠结构域（第 653～702 位氨基酸）。

*ZMYND15*（17p13.2）编码睾丸特异的组蛋白脱乙酰酶依赖的转录抑制因子，被认为在精子发生过程中控制单倍体细胞基因（如 *PRM1*、*Tnp1*、*Spem1* 和 *Catsper3*）在正确的时间表达。在小鼠中，ZMYND15 功能失活导致晚期精子细胞的耗竭（Yan et al.，2010）。Ayhan 等（2014）在一个家系的三个无精子症患者中发现了 *ZMYND15* 无义突变（p.K507Sfs*3）。睾丸组织学分析显示生精细胞发育停滞于精子细胞阶段。该无义突变导致产生了 ZMYND15 截短蛋白，该截短蛋白缺少富含脯氨酸结构域，而富含脯氨酸结构域是信号转导和与细胞骨架蛋白结合必不可少的。这些结果提示，*ZMYND15* 可能在生精细胞第二次减数分裂中发挥作用。另外，研究表明 *ZMYND15* 在睾丸中的表达与无精子症患者的睾丸取精成功与否存在联系（Hashemi et al.，2018）。

*SYCP3*（12q23.2）编码联会复合体蛋白 3，该蛋白是联会复合体侧轴的组成成分，参与第一次减数分裂前期联会复合体的组装（Fraune et al.，2012）。在小鼠中，*Sycp3* 敲除会导致精子发生停滞在减数分裂精母细胞阶段，从而导致无精子症（Yuan et al.，2000）。对 19 例无精子症患者进行遗传因素分析发现，11%（2/19）的无精子症患者中存在 *SYCP3* 基因的缺失突变（c.643delA），导致产生 SYCP3 截短蛋白（Miyamoto et al.，2003）。

*HSF2*（6q22.31）编码 HSF 家族蛋白，在应激条件下激活靶基因的表达。在小鼠中，*Hsf2* 通过与 *Hsp70i* 基因的启动子区域相互作用来参与细胞存活（Xing et al.，2005）。*Hsf2* 敲除小鼠的粗线期精母细胞联会复合体结构发生缺陷，并最终走向凋亡（Kallio et al.，2002）。在人类精母细胞成熟停滞的无精子症患者中，发现了导致无精子症的 *HSF2* 的杂合错义突变 p.R502H（Mou et al.，2013）。

*SYCE1*（10q26.3）编码联会复合体中轴蛋白 1，该蛋白是联会复合体中轴成分，是减数分裂前期Ⅰ所必需的（Fraune et al.，2012）。在 *Syce1* 敲除小鼠中，减数分裂停滞在

前期Ⅰ（Bolcun-Filas et al.，2009）。在两个伊朗犹太血统的无精子症兄弟中发现了导致精子发生提前终止的剪接位点突变的纯合子，这两个患者的精母细胞成熟受阻，患者的FSH未发现异常（Maor-Sagie et al.，2015）。另外，在3例精母细胞成熟停滞的中国患者中，发现了10号染色体上包含*SYCE1*基因的134kb缺失的纯合子。这些发现都支持*SYCE1*在无精子症发病机制中的作用。

*TEX15*（8q12）编码含2785个氨基酸残基的睾丸特异性蛋白，该蛋白在DSB修复中发挥作用(Yang et al.,2008)。雄性*Tex15*敲除小鼠精母细胞停滞在减数分裂早期(Yang et al.,2008)。在无精子症患者中发现了*TEX15*的无义突变(c.T2130G/p.Y710*)(Okutman et al.，2015)。睾丸组织学分析显示该患者停滞在初级精母细胞阶段。另外，在两个无精子症兄弟中发现了c.A2419T/p.L807*和c.3040delT/p.S1014Leufs*5复合杂合突变，患者血清学检测显示了高水平的LH和临界低睾酮值（Colombo et al.，2017）。

*PLK-4*（4q28.1）在维持睾丸生殖细胞中起一定作用。在小鼠中，它的点突变会导致睾丸生殖细胞缺如(Harris et al.,2011)。在81例SCOS患者中，发现1例患者有*PLK-4*的13bp的杂合缺失突变（Miyamoto et al.，2016）。

*DMRT1*（9p24.3）编码在睾丸分化过程中起关键作用的转录因子，主要在睾丸组织中表达（Vinci et al.，2007）。在5名无精子症但无性腺发育不全症状的不育男子中发现了*DMRT1*的小片段缺失突变（Lopes et al.，2013）。

*SEPT12*（16p13.3）编码一种睾丸特异的结合蛋白，主要在精子核边缘表达，在精子核塑型和核DNA压缩中起作用（Lin et al.，2011）。在1例严重少弱精子症患者中发现了*SEPT12*的杂合错义突变（c.G584A/p.D197N)，该突变显著降低了精子代谢的活性（Kuo et al.，2012）。

*KLHL10*（17q21.2）编码一种在精子细胞中特异表达的进化保守蛋白。Yatsenko等（2006）在轻度和中度少精子症患者中发现了c.A647C/p.Q216P和c.G937A/p.A313T错义突变，这两种突变都影响KLHL10的二聚体化。

*CATSPER1*（11q13.1）编码一种介导钙离子进入精子细胞的蛋白质。在少精子症患者中发现了*CATSPER1*的两种突变（c.539-540insT/p.Lys180LysfsX8和c.948-949insATGGC/p.Asp317 MetfsX18）（Avenarius et al.，2009）。

*FANCM*编码具有解旋酶基序的DNA结合蛋白，在进化上非常保守，参与识别DNA损伤感受器并启动下游修复通路，从而在维持基因组稳定性及响应DNA损伤方面发挥多重作用。Yin等(2019)在一例巴基斯坦近亲结婚的男性无精子症患者中发现了*FANCM*的移码突变（c.l946-1958del/p.P648Lfs*16）。另一个研究小组应用全外显子组测序的方法对来自爱沙尼亚的一个家系中的两个纯睾丸支持细胞综合征（支持细胞增生，生精上皮几乎缺失，精子缺失）兄弟进行遗传学分析，发现了（p.Gln1701*/p.Arg1931*）复合杂合突变（p.Gln1701*/p.Arg1931*）（Kasak et al.，2018），患者血清中FSH水平有所升高，LH水平也有异常。

## 3 结　语

男性不育症是一种病因学复杂的疾病，特发性无精子症的发病率高达75%。近年来，在男性特发性无精子症患者中首次发现了几种基因的突变。初步数据似乎支持在不明原因的无精子症或严重少精子症患者中，寻找这些候选基因的突变将改善患者治疗效果，因此，对特发性无精子症或严重少精子症患者进行广泛的基因诊断，会为临床诊断及治疗提供有价值的参考资料。

## 参 考 文 献


Adelman C A, Petrini J H. 2008. ZIP4H (TEX11) deficiency in the mouse impairs meiotic double strand break repair and the regulation of crossing over. PLoS Genet, 4(3): e1000042.

Asero P, Calogero A E, Condorelli R A, et al. 2014. Relevance of genetic investigation in male infertility. J Endocrinol Invest, 37(5): 415-427.

Avenarius M R, Hildebrand M S, Zhang Y, et al. 2009. Human male infertility caused by mutations in the CATSPER1 channel protein. Am J Hum Gen, 84(4): 505-510.

Ayhan O, Balkan M, Guven A, et al. 2014. Truncating mutations in TAF4B and ZMYND15 causing recessive azoospermia. J Med Genet, 51(4): 239-244.

Bashamboo A, Ferraz-de-Souza B, Lourenco D, et al. 2010. Human male infertility associated with mutations in NR5A1 encoding steroidogenic factor 1. Am J Hum Genet, 87(4): 505-512.

Ben Khelifa M, Coutton C, Blum M G, et al. 2012. Identification of a new recurrent aurora kinase C mutation in both European and African men with macrozoospermia. Hum Reprod, 27(11): 3337-3346.

Ben Khelifa M, Coutton C, Zouari R, et al. 2014. Mutations in *DNAH1*, which encodes an inner arm heavy chain dynein, lead to male infertility from multiple morphological abnormalities of the sperm flagella. Am J Hum Genet, 94(1): 95-104.

Blatch G L, Lassle M. 1999. The tetratricopeptide repeat: a structural motif mediating protein-protein interactions. Bioessays, 21(11): 93293-93299.

Bolcun-Filas E, Hall E, Speed R, et al. 2009. Mutation of the mouse *Syce1* gene disrupts synapsis and suggests a link between synaptonemal complex structural components and DNA repair. PLoS Genet, 5(2): e1000393.

Chen S R, Liu Y X. 2015. Regulation of spermatogonial stem cell self-renewal and spermatocyte meiosis by Sertoli cell signaling. Reproduction, 149(4): R159-R167.

Choi Y, Jeon S, Choi M, et al. 2010. Mutations in *SOHLH1* gene associate with nonobstructive azoospermia. Hum Mutat, 31(7): 788-793.

Colombo R, Pontoglio A, Bini M. 2017. Two novel *TEX15* mutations in a family with nonobstructive azoospermia. Gynecol Obstet Invest, 82(3): 283-286.

Coutton C, Vargas A S, Amiri-Yekta A, et al. 2018. Mutations in CFAP43 and CFAP44 causc male infertility and flagellum defects in *Trypanosoma* and human. Nat Commun, 9(1): 686.

Dam A H, Koscinski I, Kremer J A, et al. 2007. Homozygous mutation in *SPATA16* is associated with male infertility in human globozoospermia. Am J Hum Genet, 81(4): 813-820.

Dirami T, Rode B, Jollivet M, et al. 2013. Missense mutations in *SLC26A8*, encoding a sperm-specific activator of CFTR, are associated with human asthenozoospermia. Am J Hum Genet, 92(5): 760-766.

Dong F N, Amiri-Yekta A, Martinez G, et al. 2018. Absence of CFAP69 causes male infertility due to multiple morphological abnormalities of the flagella in human and mouse. Am J Hum Genet, 102(4): 636-648.

El Khouri E, Thomas L, Jeanson L, et al. 2016. mutations in *DNAJB13*, encoding an HSP40 family member, cause primary ciliary dyskinesia and male infertility. Am J Hum Genet, 99(2): 489-500.

Elinati E, Kuentz P, Redin C, et al. 2012. Globozoospermia is mainly due to *DPY19L2* deletion via non-allelic homologous recombination involving two recombination hotspots. Hum Mol Genet, 21(16): 3695-3702.

Falender A E, Freiman R N, Geles K G, et al. 2005. Maintenance of spermatogenesis requires TAF4b, a gonad-specific subunit of TFIID. Genes Dev, 19(7): 794-803.

Ferlin A, Rocca M S, Vinanzi C, et al. 2015. Mutational screening of *NR5A1* gene encoding steroidogenic factor 1 in cryptorchidism and male factor infertility and functional analysis of seven undescribed mutations. Fertil Steril, 104(1): 163-169 e1.

Foresta C, Ferlin A, Moro E. 2000. Deletion and expression analysis of AZFa genes on the human Y chromosome revealed a major role for DBY in male infertility. Hum Mol Genet, 9(8): 1161-1169.

Fraune J, Schramm S, Alsheimer M, et al. 2012. The mammalian synaptonemal complex: protein components, assembly and role in meiotic recombination. Exp Cell Res, 318(12): 1340-1346.

Freiman R N, Albright S R, Zheng S, et al. 2001. Requirement of tissue-selective TBP-associated factor TAFII105 in ovarian development. Science, 293(5537): 2084-2087.

Gershoni M, Hauser R, Yogev L, et al. 2017. A familial study of azoospermic men identifies three novel causative mutations in three new human azoospermia genes. Genet Med, 19(9): 998-1006.

Greenbaum M P, Yan W, Wu M H, et al. 2006. TEX14 is essential for intercellular bridges and fertility in male mice. Proc Natl Acad Sci USA, 103(13): 4982-4987.

Harris R M, Weiss J, Jameson J L. 2011. Male hypogonadism and germ cell loss caused by a mutation in Polo-like kinase 4. Endocrinology, 152(10): 3975-3985.

Hashemi M S, Mozdarani H, Ghaedi K, et al. 2018. expression of *ZMYND15* in testes of azoospermic men and association with sperm retrieval. Urology, 114: 99-104.

He W B, Tu C F, Liu Q, et al. 2018. *DMC1* mutation that causes human non-obstructive azoospermia and premature ovarian insufficiency identified by whole-exome sequencing. J Med Genet, 55(3): 198-204.

Ji Z Y, Sha Y W, Ding L, et al. 2017. Genetic factors contributing to human primary ciliary dyskinesia and male infertility. Asian J Androl, 19(5): 515-520.

Kallio M, Chang Y, Manuel M, et al. 2002. Brain abnormalities, defective meiotic chromosome synapsis and female subfertility in HSF2 null mice. EMBO J, 21(11): 2591-2601.

Kasak L, Punab M, Nagirnaja L, et al. 2018. Bi-allelic recessive loss-of-function variants in FANCM cause non-obstructive azoospermia. Am J Hum Genet, 103(2): 200-212.

Kherraf Z E, Amiri-Yekta A, Dacheux D, et al. 2018. A homozygous ancestral SVA-insertion-mediated deletion in WDR66 induces multiple morphological abnormalities of the sperm flagellum and male infertility. Am J Hum Genet, 103(3): 400-412.

Kherraf Z E, Christou-Kent M, Karaouzene T, et al. 2017. SPINK2 deficiency causes infertility by inducing sperm defects in heterozygotes and azoospermia in homozygotes. EMBO Mol Med, 9(8): 1132-1149.

Krausz C, Hoefsloot L, Simoni M, et al. 2014. EAA/EMQN best practice guidelines for molecular diagnosis of Y-chromosomal microdeletions: state-of-the-art 2013. Andrology, 2(1): 5-19.

Kuo Y C, Lin Y H, Chen H I, et al. 2012. *SEPT12* mutations cause male infertility with defective sperm annulus. Hum Mutat, 33(4): 710-719.

Kusz-Zamelczyk K, Sajek M, Spik A, et al. 2013. Mutations of *NANOS1*, a human homologue of the *Drosophila* morphogen, are associated with a lack of germ cells in testes or severe oligo-astheno-teratozoospermia. J Med Genet, 50(3): 187-193.

Lawo S, Bashkurov M, Mullin M, et al. 2009. HAUS, the 8-subunit human Augmin complex, regulates centrosome and spindle integrity. Curr Biol, 19(10): 816-826.

Li L, Sha Y, Wang X, et al. 2017. Whole-exome sequencing identified a homozygous BRDT mutation in a patient with acephalic spermatozoa. Oncotarget, 8(12): 19914-19922.

Li L, Sha Y W, Su Z Y, et al. 2018a. A novel mutation in *HAUS7* results in severe oligozoospermia in two brothers. Gene, 639: 106-110.

Li L, Sha Y W, Xu X, et al. 2018b. *DNAH6* is a novel candidate gene associated with sperm head anomaly. Andrologia, 50: e12953.

Lin Y H, Chou C K, Hung Y C, et al. 2011. SEPT12 deficiency causes sperm nucleus damage and developmental arrest of preimplantation embryos. Fertil Steril, 95(1): 363-365.

Lin Y H, Lin Y M, Teng Y N, et al. 2006. Identification of ten novel genes involved in human spermatogenesis by microarray analysis of testicular tissue. Fertil Steril, 86(6): 1650-1658.

Lopes A M, Aston K I, Thompson E, et al. 2013. Human spermatogenic failure purges deleterious mutation load from the autosomes and both sex chromosomes, including the gene *DMRT1*. PLoS Genet, 9(3): e1003349.

Lores P, Coutton C, El Khouri E, et al. 2018. Homozygous missense mutation *L673P* in adenylate kinase 7 (AK7) leads to primary male infertility and multiple morphological anomalies of the flagella but not to primary ciliary dyskinesia. Hum Mol Genet, 27(7): 1196-1211.

Ma Q, Li Y, Guo H, et al. 2016. A novel missense mutation in *USP26* gene is associated with nonobstructive azoospermia. Reprod Sci, 23(10): 1434-1441.

Maor-Sagie E, Cinnamon Y, Yaacov B, et al. 2015. Deleterious mutation in *SYCE1* is associated with non-obstructive azoospermia. J Assist Reprod Genet, 32(6): 887-891.

Martinez G, Kherraf Z E, Zouari R, et al. 2018. Whole-exome sequencing identifies mutations in FSIP2 as a recurrent cause of multiple morphological abnormalities of the sperm flagella. Hum Reprod, 33(10): 1973-1984.

Miyamoto T, Bando Y, Koh E, et al. 2016. A *PLK4* mutation causing azoospermia in a man with Sertoli cell-only syndrome. Andrology, 4(1): 75-81.

Miyamoto T, Hasuike S, Yogev L, et al. 2003. Azoospermia in patients heterozygous for a mutation in *SYCP3*. Lancet, 362(9397): 1714-1719.

Mou L, Wang Y, Li H, et al. 2013. A dominant-negative mutation of *HSF2* associated with idiopathic azoospermia. Hum Genet, 132(2): 159-165.

Mozdarani H, Ghoraeian P, Mozdarani S, et al. 2018. High frequency of *de novo* DAZ microdeletion in sperm nuclei of subfertile men: possible involvement of genome instability in idiopathic male infertility. Hum Fertil (Camb), 21(2): 137-145.

Nakamura S, Miyado M, Saito K, et al. 2017. Next-generation sequencing for patients with non-obstructive azoospermia: implications for significant roles of monogenic/oligogenic mutations. Andrology, 5(4): 824-831.

Neto F T, Bach P V, Najari B B, et al. 2016. Genetics of male infertility. Curr Urol Rep, 17(10): 70.

Okutman O, Muller J, Baert Y, et al. 2015. Exome sequencing reveals a nonsense mutation in *TEX15* causing spermatogenic failure in a Turkish family. Hum Mol Genet, 24(19): 5581-5588.

Paff T, Loges N T, Aprea I, et al. 2017. Mutations in *PIH1D3* cause X-linked primary ciliary dyskinesia with outer and inner dynein arm defects. Am J Hum Genet, 100(1): 160-168.

Pawlowski W P, Cande W Z. 2005. Coordinating the events of the meiotic prophase. Trends Cell Biol, 15(12): 674-681.

Ravel C, El Houate B, Chantot S, et al. 2006. Haplotypes, mutations and male fertility: the story of the testis-specific ubiquitin protease USP26. Mol Hum Reprod, 12(10): 643-646.

Sha Y, Zheng L, Ji Z, et al. 2018a. A novel *TEX11* mutation induces azoospermia: a case report of infertile brothers and literature review. BMC Med Genet, 19(1): 63.

Sha Y W, Sha Y K, Ji Z Y, et al. 2018b. *TSGA10* is a novel candidate gene associated with acephalic spermatozoa. Clin Genet, 93(4): 776-783.

Sha Y W, Wang X, Su Z Y, et al. 2018c. *TDRD6* is associated with oligoasthenoteratozoospermia by sequencing the patient from a consanguineous family. Gene, 659: 84-88.

Sha Y W, Xu X, Mei L B, et al. 2017. A homozygous *CEP135* mutation is associated with multiple morphological abnormalities of the sperm flagella (MMAF). Gene, 633: 48-53.

Souquet B, Abby E, Herve R, et al. 2013. MEIOB targets single-strand DNA and is necessary for meiotic recombination. PLoS Genet, 9(9): e1003784.

Stouffs K, Lissens W, Tournaye H, et al. 2005. *SYCP3* mutations are uncommon in patients with azoospermia. Fertil Steril, 84(4): 1019-1020.

Sudhakar D V S, Nizamuddin S, Manisha G, et al. 2017. *NR5A1* mutations are not associated with male infertility in Indian men. Andrologia, 50(163-9): e12931.

Suzuki H, Ahn H W, Chu T, et al. 2012. *SOHLH1* and *SOHLH2* coordinate spermatogonial differentiation. Dev Biol, 361(2): 301-312.

Tournaye H, Krausz C, Oates R D. 2017. Novel concepts in the aetiology of male reproductive impairment. Lancet Diabetes Endocrinol, 5(7): 544-553.

Tuttelmann F, Ruckert C, Ropke A. 2018. Disorders of spermatogenesis: perspectives for novel genetic diagnostics after 20 years of unchanged routine. Med Genet, 30(1): 12-20.

Vinci G, Chantot-Bastaraud S, El Houate B, et al. 2007. Association of deletion 9p, 46, XY gonadal dysgenesis and autistic spectrum disorder. Mol Hum Reprod, 13(9): 685-689.

Wosnitzer M S, Mielnik A, Dabaja A, et al. 2014. Ubiquitin specific protease 26 (USP26) expression analysis in human testicular and extragonadal tissues indicates diverse action of USP26 in cell differentiation and tumorigenesis. PLoS One, 9(6): e98638.

Xing H, Wilkerson D C, Mayhew C N, et al. 2005. Mechanism of *hsp70i* gene bookmarking. Science, 307(5708): 421-3.

Xu Y, Greenberg R A, Schonbrunn E, et al. 2017. Meiosis-specific proteins MEIOB and SPATA22 cooperatively associate with the single-stranded DNA-binding replication protein A complex and DNA double-strand breaks. Biol Reprod, 96(5): 1096-1104.

Yan W, Si Y, Slaymaker S, et al. 2010. *Zmynd15* encodes a histone deacetylase-dependent transcriptional repressor essential for spermiogenesis and male fertility. J Biol Chem, 285(41): 31418-31426.

Yang F, Eckardt S, Leu N A, et al. 2008. Mouse TEX15 is essential for DNA double-strand break repair and chromosomal synapsis during male meiosis. J Cell Biol, 180(4): 673-679.

Yatsenko A N, Georgiadis A P, Ropke A, et al. 2015. X-linked *TEX11* mutations, meiotic arrest, and azoospermia in infertile men. N Engl J Med, 372(22): 2097-2107.

Yatsenko A N, Roy A, Chen R, et al. 2006. Non-invasive genetic diagnosis of male infertility using spermatozoal RNA: *KLHL10* mutations in oligozoospermic patients impair homodimerization. Hum Mol Genet, 15(23): 3411-3419.

Yin H, Ma H, Hussain S, et al. 2019. A homozygous FANCM frameshift pathogenic variant causes male infertility. Genet Med, 21(1): 62-70.

Yuan L, Liu J G, Zhao J, et al. 2000. The murine *SCP3* gene is required for synaptonemal complex assembly, chromosome synapsis, and male fertility. Mol Cell, 5(1): 73-83.

Zhu F, Wang F, Yang X, et al. 2016. Biallelic *SUN5* mutations cause autosomal-recessive acephalic spermatozoa syndrome. Am J Hum Genet, 99(4): 942-949.

# 高龄男性生殖遗传学的研究进展

郭廷超[1*]　李春义[2**]

1 辽宁省计划生育科学研究院，沈阳

2 沈阳东方菁华医院，沈阳

**摘　要**　随着男性年龄增长(>40 岁),精子发生过程中积累的DNA损伤增多,有丝分裂和减数分裂相关的错配修复异常也增多，精子DNA碎片率增加，单基因突变增多，精子染色体数量或结构异常增多，导致子代中出现的相关异常增加,包括流产、罕见的单基因疾病和其他先天性异常。高龄男性子代自闭症、精神分裂症和其他形式的精神性疾病的发病率相对更高。高龄男性子代遗传性和表观遗传性疾病发病风险均有所升高。本文综述了高龄男性生殖遗传学的研究进展。

**关键词**　高龄男性，生殖，遗传，表观遗传，子代健康

随着社会发展，育龄夫妇生育年龄总体延迟。2016年1月我国开始实施“全面二孩”政策，高龄夫妇生育日益增多。已知高龄女性生育力逐年下降，但高龄男性生育力变化及其对子代遗传的影响还不完全清楚。本文就目前已知的高龄对男性睾丸功能、表观遗传及子代健康的影响进行综述，以期为高龄男性生育相关遗传风险咨询及生育健康提供参考资料。

## 1　男性生育年龄的趋势

目前有越来越多的高龄女性生育。男性也有类似的高龄化趋势。据美国国家人口出生统计结果，2003～2013年，男性生育年龄在35～39岁的比例增加9%，在40～44岁的比例增加14%，在45～49岁的比例增加16%，在50～54岁的比例增加8%（Martin et al.，2015）。1970年英国只有不到15%的男性在35岁以上生育，但1993年这一数字增加到25%，2003年为40%（Bray et al.，2006）。很明显，在过去的几十年里，许多西方国家男性生育年龄与女性生育年龄的增长趋势是一致的。随着经济发展，我国情况亦是如此，尤其是随着“单独二孩”到“全面二孩”政策的实施，有生育子代意向的高龄男性日益增多，以国内某男科门诊为例，40岁以上男性就诊者从2015年的4769例增长

*通讯作者：gtcxq@sina.com

**通讯作者：11269486@qq.com

到2016年的8235例，从占男科门诊量的19.5%增加到27%；50岁以上的患者门诊量也有所提升（张晗和范立青，2017）。男性高龄没有公认的年龄生育界限。目前普遍认为男性40岁或以上生育是高龄生育（Bray et al.，2006）。

# 2 高龄男性睾丸生物学及生育力变化

随年龄增长，睾丸会有一些生物学变化。与年轻男性相比，高龄男性睾丸间质细胞数量和睾酮生成量显著下降（Petersen and Pakkenberg，2000；Harman et al.，2001）。根据组织学评估，睾丸每日精子生成数量随着年龄增长而下降。但精液分析结果很难证明精子浓度随年龄增长而下降（Johnson et al.，1986；Kidd et al.，2001；Eskenazi et al.，2003）。一项回顾性队列研究表明，40岁或以上男性精子浓度较高，但其精液量和前向活动精子率较低（Lai et al.，2018）。人们对年龄对男性生育能力的影响有不同见解。女性伴侣情况及男性随年龄增长性交频率下降等因素都会影响对高龄男性生育力的评估。但有证据表明，随年龄增长，女性伴侣受孕时间延长（Ford et al.，2000）。

# 3 高龄男性精子遗传学变化

## 3.1 精子染色体异常

精子染色体异常和基因组不稳定通常是由于早期精子发生过程中减数分裂异常，染色体异常可以分为染色体数目异常（非整倍体）和结构异常（易位、倒位和重复等）（Luetjens et al.，2002）。高龄男性性染色体异常精子的比例会增加，进而产生性染色体异常的非整倍体子代，主要为47,XXY（克氏综合征）和47,XYY（Lowe et al.，2001）。男性年龄与精子染色体结构异常或基因组异常发生率之间显著相关（Rubes et al.，2005；Wang et al.，2012），但没有证据表明该相关性会导致子代新发染色体结构异常的频率增加（Luetjens et al.，2002；Macklon et al.，2002）。但随男性年龄增长，其子代罹患遗传性相互易位和唐氏综合征（21三体综合征）的概率会增加（Bonduelle et al.，2002）。年龄相关的染色体改变可能是由于随年龄增长，在持续终生的精子发生过程（细胞有丝分裂和减数分裂）中，累计受到的细胞损伤和环境因素影响增多，使得生精细胞更容易发生染色体损伤、重组错误及基因改变（Wang et al.，2012；Crow，2000；Conrad et al.，2011）。

## 3.2 精子DNA突变

男性高龄对精子DNA的影响主要为单核苷酸改变（包括致病突变，如碱基替换、缺失、插入等），这些缺陷可能来自DNA复制（合成）过程中的拷贝错误。DNA错配修复功能异常会进一步加重这些缺陷（Kong et al.，2012）。男性生殖细胞处于不断的DNA复制和分化过程中，40岁男性生殖细胞DNA的复制周期数高，导致其DNA突变率也会高（Crow，2000）。高龄男性的基因突变可能会遗传给子代（Kong et al.，2012；Wang et al.，2012）。

### 3.3 精子 DNA 甲基化和 DNA 碎片

精子的一些表观遗传学改变，特别是 DNA 甲基化缺陷，近年已被证明与男性高龄相关（Jenkins et al.，2014；Milekic et al.，2015）。在精子基因组特定区域积累了数百个与男性高龄相关的 DNA 甲基化缺陷，如 CpG 岛（Jenkins et al.，2014；Milekic et al.，2015；D'Onofrio et al.，2014）。这些缺陷有许多位于调控区或启动子区，与神经、精神和行为异常，如精神分裂症、躁狂抑郁症、自闭症、情绪不稳等相关。高龄男性子代更容易罹患这些疾病（Jenkins et al.，2014；D'Onofrio et al.，2014）。对年轻（3 个月）和高龄（12 个月）小鼠附睾精子进行全基因组 DNA 甲基化筛查，结果显示，转录调控区 DNA 甲基化程度随年龄增长而显著降低，这在小鼠水平上揭示了高龄可能会给子代带来的潜在风险。

Jenkins 等（2014）分析了人类精子 DNA 甲基化模式与年龄的关系，研究不仅检测了 DNA 甲基化类型和程度，还检测了有哪些特定的基因组区域持续受年龄影响，结果显示，随年龄增长，男性精子 DNA 整体甲基化水平显著升高，同时伴随局部区域低甲基化。而体细胞 DNA 随年龄增长整体甲基化水平降低，同时伴随局部高甲基化。二者形成鲜明对比（Day et al.，2013）。研究还推算出，精子在高甲基化区平均甲基化率每年增加 0.3%，低甲基化区每年增加 0.28%，两者都明显高于体细胞中随年龄变化的甲基化增加率——0.15%（Jenkins et al.，2014）。Jenkins 等（2014）的研究还显示，精子 DNA 一些区域甲基化改变与特定致病基因相关。117 个基因的高甲基化或低甲基化与年龄相关，其中至少 3 个基因与精神分裂症、双相情感障碍、糖尿病和高血压相关。双相情感障碍与上述鉴定基因最相关（与对照组相比），精神分裂症次之，这表明随年龄增长，男性精子的 DNA 甲基化并不是随机分布在基因组中的，在神经发育相关的基因区域中更为常见（Jenkins et al.，2014）。

总之，以上证据都表明随着年龄增长，男性精子中基因突变和 DNA 甲基化水平都会增加。然而，男性年龄与 DNA 甲基化及基因突变之间的确切关系仍是未知的。理论上来说，与年龄相关的 DNA 甲基化改变可能会产生以下三种结果：①不影响基因突变；②会导致基因突变；③可能会影响特定区域的突变率（Milekic et al.，2015）。

高龄男性精子 DNA 碎片率更高。DNA 碎片率高是已明确的生育结局预后差的一个指标（Bungum et al.，2004）。事实上，年龄对精子 DNA 碎片产生的影响是很明确的，似乎无年龄阈值，从具备生殖能力开始 DNA 碎片率就呈逐年升高的趋势。60 岁男性精子 DNA 碎片率是 20 岁男性的 1 倍，80 岁男性精子 DNA 碎片率是 20 岁男性的 5 倍（Wyrobek et al.，2006）。随年龄增长，减数分裂后生精细胞 DNA 修复能力受损，结果导致基因突变增多，DNA 碎片率增加很可能与这种基因突变的增多有关（Marchetti and Wyrobek，2005）。

# 4 男性高龄生育对子代的影响

## 4.1 对子代产前结局的影响

男性高龄生育与胎儿产前结果相关。在美国加利福尼亚州（*n*=5121）和丹麦（*n*=23 000）的两项出生队列前瞻性流行病学研究表明，与年轻男性相比，年龄大于 35 岁的男性，其妻子流产（指妊娠 6～20 周的妊娠丢失）的风险增加 27%；若男性年龄超过 50 岁，则其妻子流产的风险翻倍（Slama et al.，2005；Nybo et al.，2004）。这两项研究均对生活方式和母源因素等干扰因子进行了校正。妊娠 32 周之前的早产与男性高龄也有一定关系。20 世纪 90 年代在意大利和丹麦对 20～29 岁女性进行了为期 10 年的跟踪研究，结果显示，与年轻男性相比，45 岁以上的男性子代早产的比值比为 1.7～2.1（Nybo et al.，2004；Ramasamy et al.，2015；Lambert et al.，2006）。但同期美国一项针对 20～35 岁女性的研究却没有显示出类似的结果（Kuhnert and Nieschlag，2004）。另一项对丹麦 23 831 例分娩中发生胎儿死亡的研究表明，与年轻夫妇相比，男性年龄在 50 岁以上的夫妇（*n*=124），胎儿死亡风险比为 1.88（Nybo et al.，2004）。一项基于美国人群的队列回顾性研究显示，男性年龄越大，子代早产的风险越高，子代出生体重越轻，Apgar 评分越低。女性年龄校正后，不考虑胎龄，45 岁或以上男性的子代早产发生率比 25～34 岁男性的高出 14%（Khandwala et al.，2018）。因此，相对更多的流行病学证据表明男性年龄会影响产前结局。

## 4.2 对子代出生缺陷的影响

基于美国人群的两项大型回顾性队列研究调查了不同年龄男性所生育子女患 22 种出生缺陷的发生情况（Practice Committee of American Society for Reproductive Medicine，2013；Yang et al.，2007）。这两项研究都使用了美国出生登记系统数据评估出生缺陷，研究表明，总体出生缺陷率为 1.5%～2%，其中约 1/3 可归因于男性高龄。更确切地说，与 20 多岁的男性相比，30～35 岁男性的子代出生缺陷风险增加 4%；若男性年龄超过 50 岁，则该风险增加到 15%。其他研究（*n*=86）显示，随着男性年龄增长，其子代发生先天性异常的风险会增加 20%，其发生率从基础的 2%上升到 2.4%（Yang et al.，2007；Lian et al.，1986）。此外，男性年龄相关的子代发病风险曲线与女性年龄相关的非整倍体受精曲线十分相似（Crow，2000）。美国人口的数据表明，子代出生缺陷率与男性高龄相关。

男性高龄与子代出生缺陷之间潜在的遗传机制一直受到关注。性染色体为二倍体（XX、XY 或 YY）的精子随着男性年龄的增长而增多，这可能与子代克氏综合征发生相关。类似地，21 号染色体非整倍体增多可导致子代出现唐氏综合征（Rubes et al.，2005；Sartorius and Nieschlag，2010）。除了这两种疾病，还没有明确的有关高龄男性染色体导致的子代出生缺陷的研究报道。此外，虽然随着男性年龄的增长，其精子染色体结构异常增多，但这与子代出生缺陷无关（Harman et al.，2001；Ford et al.，2000；McLnnes et al.，1998）。单基因突变检测结果显示，男性年龄与子代出生缺陷之间有很强的相关性。经典的“哨兵表型”（sentinel phenotype）由罕见的但高度外显的点突变所导致，如肾母细胞瘤、软骨发育不全、甲型血友病等。这些疾病在 50 岁以上男性生育的子代中发生的频率比 20～30 岁男性生育的子代高出 10 倍。以上结果表明，一些单基因新发突变可能与男性高龄所致的子代出生缺陷风险增加有关（Harman et al.，2001；Macklon et al.，2002；Bonduelle et al.，2002）。

## 4.3 对子代成年性疾病的影响

男性高龄是导致子代成年性疾病的一个重要原因。许多疾病涉及父源传递的新发突变（Crow，2000）。Malaspina 等（2011）推测高龄男性精子 DNA 突变率增加可能会导致子代神经发育性疾病的增加。对以色列国家精神疾病登记处的 87 907 例出生人口的研究显示，大于 50 岁的男性，其子代患精神分裂症的相对风险是 20～24 岁男性子代的 2.96 倍。男性年龄超过 30 岁，其子代患精神分裂症的相对风险几乎呈线性增长（Rabinowitz et al.，1997）。这些发现后来在瑞典和美国的国家疾病登记处人口研究中得到了证实（D’Onofrio et al.，2014；Brown et al.，2002）。

分子遗传学研究证实了流行病学发现的男性年龄与子代患精神分裂症之间的关系。在一项对 78 个特殊的冰岛家庭的遗传学研究中，Kong 等（2012）比较了夫妇和子代三人的全基因组序列，子代被诊断为精神分裂症或自闭症，但双亲均未发现任何异常。研究显示，对于双亲 DNA 不存在但子代 DNA 存在的新发突变，男性传给子代这类新发突变的数量约是女性的 4 倍，为 55∶14。该结果与其他报道一致（Forster et al.，2015）。男性年龄与子代基因组中几乎所有的新发突变（97%）都有关系，并且随年龄增长，男性传给子代新发突变的数量呈指数增长。研究表明，一位 36 岁男性传给子代新发突变的数量是 20 多岁男性传给子代新发突变数量的 2 倍，而一位 70 岁男性传给子代新发突变的数量是 20 多岁男性传给子代新发突变数量的 8 倍。因为子代新发突变基本都与神经发育相关（Malaspina et al.，2001），所以这些新发突变很可能就是导致大部分儿童患精神分裂症和自闭症的原因。

除精神分裂症外，研究还包括子代其他神经发育类疾病发病风险与男性年龄之间的关系，如自闭症和精神病。瑞典国家人口出生登记处人员调查了 1973～2010 年瑞典所有出生人口（$n$=2 615 081），结果显示，年龄大于 45 岁男性的子代比年龄为 20～24 岁男性的子代患自闭症的概率高 3.45 倍，患注意缺陷多动障碍的概率高 13.1 倍，患精神病的概率高 2.07 倍。总之，分子遗传学和流行病学研究都表明男性高龄与子代精神类疾病发病率密切相关（D’Onofrio et al.，2014）。

大部分研究表明年龄大于 45 岁的男性与年龄在 20～30 岁的男性相比，子代新发突变率随男性年龄的增长而呈线性增加；当男性年龄增长到一定程度后，子代新发突变率以指数增长。最近研究表明，年轻男性也会产生大量的点突变并可能遗传给子代。在一项对来自欧洲、中东和非洲的父母及先证者的 24 097 份 DNA 样本的研究中，Forster 等

（2015）通过评估微卫星重复序列来研究两代之间的新发突变率。受孕时，队列中最年轻的男性年龄为 12.1 岁，最大年龄为 70.1 岁，结果显示，不论双亲年龄如何，子代遗传突变负荷都主要来自男性生殖细胞（Forster et al.，2015）。

## 5 结 语

男性年龄越大，子代患遗传病的风险越大。然而，确切的风险发生年龄及风险的大小仍不清楚，很可能非常复杂或表现为循序渐进的过程。精子 DNA 碎片增多和表观遗传学改变与男性高龄相关。高龄男性子代发病风险增加，表现为流产、罕见的单基因病和先天性异常等。随着男性年龄增长，其子代自闭症、精神分裂症和其他精神类疾病的发病率增高。目前，还没有针对高龄男性相关疾病的筛查项目，相关夫妇应根据具体的情况进行遗传咨询和产前检查。

## 参 考 文 献

张晗，范立青. 2017. 高龄男性的遗传学改变研究进展. 生殖医学杂志, 26(11): 1114-1117.

Bonduelle M, van Assche E, Joris H, et al. 2002. Prenatal testing in ICSI pregnancies: incidence of chromosomal anomalies in 1586 karyotypes and relation to sperm parameters. Hum Reprod, 17(10): 2600-2614.

Bray I, Gunnell D, Davey S G. 2006. Advanced paternal age: how old is too old? J Epidemiol Community Health, 60(10): 851-853.

Brown A S, Schaefer C A, Wyatt R J, et al. 2002. Paternal age and risk of schizophrenia in adult offspring. Am J Psychiatry, 159(9): 1528-1533.

Bungum M, Humaidan P, Spano M, et al. 2004. The predictive value of sperm chromatin structure assay (SCSA) parameters for the outcome of intrauterine insemination, IVF and ICSI. Hum Reprod, 19(6): 1401-1408.

Conrad D F, Keebler J E M, DePristo M A, et al. 2011. Variation in genome-wide mutation rates within and between human families. Nat Genet, 43(7): 712-714.

Crow J F. 2000. The origins, patterns and implications of human spontaneous mutation. Nat Rev Genet, 1(1): 40-47.

Day K, Waite L L, Thalacker-Mercer A, et al. 2013. Differential DNA methylation with age displays both common and dynamic features across human tissues that are influenced by CpG landscape. Genome Biol, 14(9): R102.

D'Onofrio B M, Rickert M E, Frans E, et al. 2014. Paternal age at childbearing and offspring psychiatric and academic morbidity. JAMA Psychiatry, 71(4): 432-438.

Eskenazi B, Wyrobek A J, Sloter E, et al. 2003. The association of age and semen quality in healthy men. Hum Reprod, 18(2): 447-454.

Ford W C L, North K, Taylor H, et al. 2000. Increasing paternal age is associated with delayed conception in a large population of fertile couples: evidence for declining fecundity in older men. Hum Reprod, 15(8): 1703-1708.

Forster P, Hohoff C, Dunkelmann B, et al. 2015. Elevated germline mutation rate in teenage fathers. Proc Biol Sci, 282(1803): 20142898.

Harman S M, Metter E J, Tobin J D, et al. 2001. Longitudinal effects of aging on serum total and free testosterone levels in healthy men. Baltimore longitudinal study of aging. J Clin Endocrinol Metab, 86(2): 724-731.

Jenkins T G, Aston K I, Pflueger C, et al. 2014. Age associated sperm DNA methylation alterations: possible implications in offspring disease susceptibility. PLoS Genet, 10(7): e1004458.

Johnson L, Petty C S, Neaves W B. 1986. Age-related variation in seminiferous tubules in men. A stereologic evaluation. J Androl, 7(5): 316-322.

Khandwala Y S, Baker V L, Shaw G M, et al. 2018. Association of paternal age with perinatal outcomes between 2007 and 2016 in the United States: population based cohort study. BMJ, 363: k4372.

Kidd S A, Eskenazi B, Wyrobek A J. 2001. Effects of male age on semen quality and fertility: a review of the literature. Fertil Steril, 75(2): 237-248.

Kong A, Frigge M L, Masson G, et al. 2012. Rate of *de novo* mutations and the importance of father's age to disease risk. Nature, 488(7412): 471-475.

Kuhnert B, Nieschlag E. 2004. Reproductive functions of the ageing male. Hum Reprod Update, 10(4): 327-339.

Lai S F, Li R H, Yeung W S, et al. 2018. Effect of paternal age on semen parameters and live birth rate of *in-vitro* fertilisation treatment: a retrospective analysis. Hong Kong Med J, 24(5): 444-450.

Lambert S M, Masson P, Fisch H. 2006. The male biological clock. World J Urol, 24(6): 611-617.

Lian Z H, Zack M M, Erickson J D. 1986. Paternal age and the occurrence of birth defects. Am J Hum Genet, 39(5): 648-660.

Lowe X, Eskenazi B, Nelson D O, et al. 2001. Frequency of XY sperm increases with age in fathers of boys with Klinefelter syndrome. Am J Hum Genet, 69(5): 1046-1054.

Luetjens C M, Rolf C, Gassner P, et al. 2002. Sperm aneuploidy rates in younger and older men. Hum Reprod, 17(7): 1826-1832.

Macklon N S, Geraedts J P, Fauser B C. 2002. Conception to ongoing pregnancy: the 'black box' of early pregnancy loss. Hum Repro Update, 8(4): 333-343.

Malaspina D, Harlap S, Fennig S, et al. 2001. Advancing paternal age and the risk of schizophrenia. Arch Gen Psychiatry, 58(4): 361-367.

Marchetti F, Wyrobek A J. 2005. Mechanisms and consequences of paternally-transmitted chromosomal abnormalities. Birth Defects Res C Embryo Today, 75(2): 112-129.

Martin J A, Hamilton B E, Osterman M J, et al. 2015. Births: final data for 2013. Natl Vital Stat Rep, 64(1): 1-65.

McInnes B, Rademaker A, Martin R. 1998. Donor age and the frequency of disomy for chromosomes 1, 13, 21 and structural abnormalities in human spermatozoa using multicolour fluorescence *in-situ* hybridization. Hum Reprod, 13(9): 2489-2494.

Milekic M H, Xin Y, O'Donnell A, et al. 2015. Age-related sperm DNA methylation changes are transmitted to offspring and associated with abnormal behavior and dysregulated gene expression. Mol Psychiatry, 20(8): 995-1001.

Nybo A M, Hansen K D, Andersen P K, et al. 2004. Advanced paternal age and risk of fetal death: a cohort study. Am J Epidemiol, 160(12): 1214-1222.

Petersen P M, Pakkenberg B. 2000. Stereological quantitation of Leydig and Sertoli cells in the testis from young and old men. Image Anal Stereol, 9: 215-218.

Practice Committee of American Society for Reproductive Medicine. 2013. Practice Committee of Society for Assisted Reproductive Technology. Recommendations for gamete and embryo donation: a committee opinion. Fertil Steril, 99(1): 47-62.

Rabinowitz J, Mark M, Popper M, et al. 1997. Physical illness among all discharged psychiatric inpatients in a national case register. J Ment Health Adm, 24(1): 82.

Ramasamy R, Chiba K, Butler P, et al. 2015. Male biological clock: a critical analysis of advanced paternal age. Fertil Steril, 103(6): 1402-1406.

Rubes J, Vozdova M, Oracova E. 2005. Individual variation in the frequency of sperm aneuploidy in humans. Cytogenet Genome Res. 111(3-4): 229-236.

Sartorius G A, Nieschlag E. 2010. Paternal age and reproduction. Hum Reprod Update, 16(1): 65-79.

Slama R, Bouyer J, Windham G, et al. 2005. Influence of paternal age on the risk of spontaneous abortion. Am J Epidemiol, 161(9): 816-823.

Wang J, Fan H C, Behr B, et al. 2012. Genome-wide single-cell analysis of recombination activity and *de novo* mutation rates in human sperm. Cell, 150(2): 402-412.

Wyrobek A J, Eskenazi B, Young S, et al. 2006. Advancing age has differential effects on DNA damage, chromatin integrity, gene mutations, and aneuploidies in sperm. Proc Natl Acad Sci USA, 103(25): 9601-9606.

Yang Q, Wen S W, Leader A, et al. 2007. Paternal age and birth defects: how strong is the association? Hum Reprod, 22(3): 696-701.

# 常染色体结构异常与男性不育

刘丽丽*

沈阳东方菁华医院，沈阳

**摘 要** 男性不育病因复杂，相当一部分是由遗传因素所致。除了性染色体异常之外，常染色体结构异常也可导致男性精子生成障碍，在常染色体结构异常患者中较多发生无精子或少弱精子等症状，从而引起不育。导致男性不育的基因很多，包括影响精子发生和精子成熟的基因。染色体结构异常，与精子生成相关的基因缺失、突变或表达异常都可能导致精子生成障碍，造成少精子症或无精子症，导致男性不育。

**关键词** 常染色体，结构异常，精子生成障碍，不育

育龄人群中有10%～15%的夫妇患有不育症，世界卫生组织（WHO）定义，育龄夫妇不采用任何避孕措施生活1年以上、由于男方因素造成女方不孕者称为男性不育。男性精子生成障碍是导致男性不育的重要因素。已经证实，与精子发生相关的基因约有2300个（Bhasin et al.，1994）。*NR5A1*、*DMRT1*、*TEX11*基因的改变，在一些患者中被证实是导致精子生成障碍的原因，*RNF212*、*STAG3*、*RFX2*、*ZMYND15*、*TAF4B*、*DMC1*、*TEX15*是导致精子生成障碍的候选基因（Yu et al.，2018；Bracke et al.，2018）。精子发生是一个极其复杂的过程，经历精原干细胞的增殖分化、精母细胞的减数分裂和精子形成等3个主要阶段。这个漫长的过程受到诸多有序表达的基因的调控，其中任何一个环节出现异常，都将导致精子发生的异常（Dieterich et al.，2007）。因此，无精子症、少精子症、反复流产和辅助生殖技术无法解释的反复失败患者，应进行染色体检查（Kim et al.，2017；Donker et al.，2017）。

## 1 常染色体片段拷贝数变异

近年来随着遗传学研究方法的快速发展，DNA拷贝数变异（copy number variation，CNV）逐渐被人们关注。CNV是一种长度为数千碱基对（kb）到数百万碱基对（Mb）的一种大片段拷贝数改变引起的结构变异。由于CNV覆盖的区域大且通常包含大量的基因、突变位点及一些功能性元件，携带大量遗传信息，具有较高的研究价值。研究表明，检测纯睾丸支持细胞综合征或特发性严重少精子症患者的拷贝数变异，可检出23

*通讯作者：1298360028@qq.com

个未知的 CNV。非梗阻性无精子症患者会存在 9p24.3 区域的 *DMRT1* 基因的拷贝数缺失，提示 *DMRT1* 基因的拷贝数缺失可能是人类精子生成障碍的风险因素。

# 2 常染色体结构异常

近年认为常染色体结构异常也可导致精子生成障碍。在生殖细胞的发育过程中，常染色体的畸变可导致减数分裂阻断或部分阻断，表现为初级精母细胞第一次减数分裂时同源染色体互换率降低，中变期不对称的双价体、多价体和单价体增多，从而使精子生成阻滞在精母细胞水平而不能继续分化成精子，影响生精功能（涂向东和张宝珍，2004）。另有研究表明，染色体异常发生率与精子生成率成反比，不育男性的性染色体结构异常和常染色体结构异常发生率比正常男性高 10 倍以上（Flannigan and Schlegel，2017）。

Rovio 等（2001）研究显示，精子发生相关基因的异常不仅可以出现在 Y 染色体上，还可以出现在常染色体及线粒体 DNA 上。这说明在常染色体上存在调节生精的基因，精子发生可能是由位于多条染色体上的多个基因共同调控的。研究发现，人类 *DAZ* 基因家族至少包括 3 个成员：*DAZ*、*DAZL* 和 *BOULE*。*DAZ* 基因家族的同源基因可以分为 2 类：*BOULE* 和 *DAZL*，它们都是“祖先”减数分裂调节基因 *Boule* 的进化产物，对生殖细胞的发育起直接调节作用（Xu et al.，2001）。另外，已确定的一些常染色体上的基因突变可以引起 46,XY 男性不育症，如 1、2、3、4、5、7、8、9、10、11、12、15、17、19、21 号染色体上的特定基因的突变，所引起的疾病综合征常伴有男性不育。常染色体结构异常同样可以导致精子生成障碍，其中 1 号染色体结构异常导致的男性不育已有数例报道（Maraschio et al.，1994；Teyssier et al.，1993；Lorda-Sanchez et al.，2001；Meschede et al.，1994；Chandley et al.，1987）。*AZF* 基因是男性 Y 染色体上与精子生成相关的基因。AZF 同源片段的存在提示 3 号染色体上可能存在与生精相关的基因（Saxena et al.，1996；Yen et al.，1996）。在小鼠 17 号染色体上克隆了 1 个在雄性生精细胞特异表达的基因，称为 *Tcte3*，研究人员认为该基因与雄性不育有关（Rappold et al.，1992）。应用体细胞杂种系将 *Tcte3* 与人同源片段定位于 6 号染色体 q27 上。如果含有上述基因的染色体发生结构改变，则有可能导致精子生成障碍。

## 2.1 平衡易位

平衡易位是指两条染色体发生断裂后相互交换，仅有位置的改变，没有可见的染色体片段的增减，所含基因也未增减，所以，平衡易位携带者通常不会有异常表型，即外貌、智力和发育等通常都是正常的。染色体平衡易位在不育男性中约占 1%，在无精子症或严重少精子症患者中比例更高。所有的常染色体都会发生平衡易位，每条染色体平衡易位出现的频率不尽相同，由于断裂点周围可能存在调控精子生成的相关基因，因此推测平衡易位会造成位置效应，从而使精子生成受影响（梁玥宏等，2014；高雪峰等，2005）。刘燕等（2018）报道了一例涉及 2 号、3 号、14 号和 18 号 4 条染色体断裂重排复杂平衡易位男性患者，该患者表现为无精子症，推测是平衡易位使精子生成基因位置及相邻关系发生变化，导致精子生成基因的调控及功能发生变化，也有可能 2 号染色体上的 *BOULE* 基因和 3 号染色体上的 *DAZL* 基因对生殖细胞发育起直接的调节作用（Baccetti et al.，2002；Daniel，2002）。

一些染色体平衡易位的断裂位点可干扰重要基因的结构，导致不育，这种影响可能与平衡易位涉及的染色体或断裂位点有关。从理论上讲，大多数平衡易位断裂点位于 DNA 的非编码区，虽然染色体结构发生了改变，但功能基因在总体上保持了数量的平衡并能行使正常功能（Rappold et al.，1992），所以大部分携带者的表型正常。但对携带者精子的形态、活力、染色体组成等方面的研究证实，平衡易位对男性生育能力有负面影响（Baccetti et al.，2002；Daniel，2002），推测在断裂点周围可能存在未知的精子生成相关基因，或者位置效应等对精子生成产生影响。生殖细胞在发育过程中，基因的断裂和重接，使得少量的碱基游离，而造成了一个相对不平衡易位，影响正常的减数分裂，导致生精异常（Daniel，2002；商微等，2000）。对平衡易位携带者的精液脱落生殖细胞进行检查，结果显示，脱落生殖细胞减数分裂发生早期被阻断，并可见同源染色体配对异常，这意味着同源染色体在减数分裂前期不能联会，即不能形成平衡配子，造成生殖细胞死亡，从而导致无精子症或少弱精子症（肖勇等，1994）。常染色体平衡易位导致精子生成障碍，现有的报道涵盖了基本上所有的染色体，各条染色体出现平衡易位的频率不尽相同（高雪峰等，2005）。归纳总结文献检索结果，染色体平衡易位造成精子生成障碍的原因可能是：第一，在精子发生过程中，联会期无法进行正常配对，通过联会调节机制进行异型配对；未进行异型配对的四射体与 X 或 Y 染色体相连，导致该区域基因失活，触发凋亡，从而减少达到粗线期的生精细胞数。第二，平衡易位形成的四射体结构与性染色体相连干扰 X 染色体失活，对生精细胞产生致死效应。第三，平衡易位断裂点破坏其所在区段的基因结构完整性，影响调节精子生成基因的表达，导致精子生成障碍。

## 2.2 罗伯逊易位

罗伯逊易位是发生于近端着丝粒染色体的一种易位方式，两条染色体在着丝粒处断裂，长臂相互拼接成一条长的中央着丝粒染色体，短臂相互连接形成交互产物，在细胞分裂过程中丢失，因此罗伯逊易位携带者只有 45 条染色体，但短臂上遗传基因不多，遗传效应不明显，故罗伯逊易位携带者的表型和智力发育一般正常。研究显示，男性罗伯逊易位携带者通常因为无精子症或少精子症而不育，少精子症患者中罗伯逊易位发生率约为 1.6%（Egozcue et al.，2002）。男性罗伯逊易位携带者的精子在电镜下具有呈球形、核大、去固缩及顶体缺乏等不成熟特征（Baccetti et al.，2002），表明这种易位影响了生殖细胞的减数分裂。肖勇等（1994）对罗伯逊易位携带者的精液脱落生殖细胞进行检查，结果显示，脱落生殖细胞减数分裂发生早期被阻断，并可见同源染色体配对异常，这意味着同源染色体在减数分裂前期不能联会，即不能形成平衡配子，造成生殖细胞死亡，从而导致无精子症或少精子症。其产生的原因是罗伯逊易位引起染色体交叉和联会异常，进而导致减数分裂异常，使配子细胞基因组分配不平衡，甚至导致细胞死亡。多色荧光原位杂交（multiple color FISH）实验证实，罗伯逊易位染色体可以对其他正常染色体在减数分裂过程中的配对分离产生不良影响（Hatakeyama et al.，2006）。在 7462 例染色体核型分析中，检测到 8 例男性有罗伯逊易位，年龄在 18～37 岁，临床全部表现为少弱精子症、无精子症。这些男性罗伯逊易位携带者，其不育症发生率、弱精子症发生率、无精子症发生率明显高于正常对照人群，精子浓度和精子活力明显低于正常对照人群（冯亮等，2016）。

### 2.3 倒位

倒位是指染色体发生两次断裂后，产生的两断点之间的断片倒转 180°后重新连接，可分为臂内倒位及臂间倒位。其中，臂内倒位是指发生在染色体一条臂上不包含着丝粒的倒位，臂间倒位是指发生在短臂和长臂之间的倒位。倒位导致染色体上基因的顺序发生变化，但没有遗传物质的丢失，可能与染色体上基因原有顺序的改变及重排有关，但该观点尚需大规模临床研究的证实，由于减数分裂开始时倒位的染色体和同源的正常染色体之间的配对发生困难，从而影响了精子发生过程，使精子发生过程阻滞在精母细胞阶段，而不能分化成正常精子，患者表现为无精子症或少弱精子症，最终导致男性不育及配偶的不良妊娠结局（李侃等，2012）。研究显示，男性染色体倒位的检出率与女性染色体倒位的检出率接近，男性染色体倒位对生育障碍的影响不容忽视，需同等重视（李侃等，2012）。

## 3 结　　语

综上所述，常染色体结构发生异常，与男性精子生成障碍密切相关，但就目前的医学来说，明确到底有多少个基因影响男性的精子发生，揭开最终导致不育的分子机制仍很困难。有人推论，约占基因组 1%的基因可能与人的精子发生有关，相信随着现代分子生物学和遗传学的不断发展，将发现越来越多的与生精障碍有关的新基因，这将加深对精子发生及生精障碍的认识，从而有利于对男性生育调控的研究和对男性不育的诊断与治疗。

## 参 考 文 献

冯亮，姜丽民，袁海燕．2016．罗伯逊易位携带者引起生殖异常的临床分析．中国妇幼保健，31(17): 3577-3578.

高雪峰，陈咏健，杨丽萍，等．2005．常染色体异常与男性不育的细胞遗传学分析．中国优生与遗传杂志，13(5): 44-47.

李侃，熊焰，张静．2012．Y 染色体长度变异的细胞遗传学研究．中国实验诊断学，16(12): 2267-2268.

梁玥宏，王文靖，任晨春，等．2014．常染色体结构异常与男性精液异常的关系．继续医学教育，28(5): 9-10.

刘燕，陈虹，刘敏，等．2018．1 例染色体复杂易位的无精子症患者遗传学分析．中华男科学杂志，24(10): 957-959.

商微，张彦，李惜芳，等．2000．常染色体异常与无精子症的关系(附 2 例世界首报异常核型)．中国优生与遗传杂志, 8(4): 48.

涂向东, 张宝珍. 2004. 男性常染色体平衡易位三例. 中华医学遗传学杂志, 21(3): 256.

肖勇, 白秀英, 王秀英, 等. 1994. 260 例不育症的细胞遗传学研究. 男性学杂志, 1994(8): 33-35.

Baccetti B, Capitani S, Collodel G, et al. 2002. Infertile spermatozoa in a human carrier of Robertsonian translocation 14;22. Fertil Steril, 78: 1127-1130.

Bhasin S, De Kretser D M, Baker H W. 1994. Clinical review 64: pathology and natural history of male infertility. Clin Endocrind Metab, 79(6): 1525-l529.

Brugnon F, van Assche E, Verheyen G, et al. 2006. Study of two markers of apoptosis and meiotic segregation in ejaculated sperm of chromosomal translocation carrier patients. Hum Reprod, 21: 685-693.

Bracke A, Peeters K, Punjabi U, et al. 2018. A search for molecular mechanisms underlying male idiopathic infertility. Reprod Biomed Online, 36(3): 327-339.

Chandley A C, McBeath S, Speed R M, et al. 1987. Pericentric inversion in human chromosome 1 and the risk for male sterility. J Med Genet, 24(6): 325-334.

Daniel A. 2002. Distortion of female meiotic segregation and reduced male fertility in human Robertsonian translocations: consistent with the centromere model of co-evolving centromere DNA/centromeric histone (CENP-A). Am J Med Genet, (111): 450-452.

Dieterich K, Soto Rifo R, Faure A K, et al. 2007. Homozygous mutation of AURKC yields large -headed polyploid spermatozoa and causes male infertility. Nat Genet, 39(5): 661-665.

Donker R B, Vloeberghs V, Groen H, et al. 2017. Chromosomal abnormalities in 1663 infertile men with azoospermia: the clinical consequences. Hum Reprod, 32(12): 2574-2580.

Egozcue S, Blanco J, Vidal F, et al. 2002. Diploid sperm and the origin of triploidy. Hum Reprod, 17(1): 5-7.

Flannigan R, Schlegel P N. 2017. Genetic diagnostics of male infertility in clinical practice. Best Pract Res Clin Obstet Gynaecol, 44: 26-37.

Hatakeyama C, Gao H, Harmer K, et al. 2006. Meiotic segregation patterns and ICSI pregnancy outcome of a rare (13;21) Robertsonian translocation carrier: a case report. Hum Reprod, 21 (4): 976-979.

Kim S Y, Kim H J, Lee B Y, et al. 2017. Y chromosome microdeletions in infertile men with non- obstructive azoospermia and severe oligozoospermia. J Reprod Infertil, 18(3): 307-315.

Lorda-Sanchez I, Tejedor C, Sanz R, et al. 2001. A maternal inherited translocation t(1;22)(q11;p11) in two infertile brothers. Genet Couns, 12(1): 95-100.

Maraschio P, Tupler R, Dainotti E, et al. 1994. Molecular analysis of a human Y;1 translocation in an azoospermic male. Cytogenet Cell Genet, 65(4): 256-260.

Meschede D, Froster U G, Bergmann M, et al. 1994. Familial pericentric inversion of chromosome 1 (p34;q23) and male infertility with stage specific spermatogenic arrest. J Med Genet, 31(7): 573-575.

Rappold G A, Trowsdale J, Lichter P. 1992. Assignment of the human homologue of the mouse t-complex gene *TCTE3* to human chromosome 6q27. Genomics, 13(4): 1337-1339.

Rovio A T, Marchington D R, Donat S, et al. 2001. Mutations at the mitochondrial DNA polymerase (POLG) locus associated with male infertility. Nat Genet, 29: 261-262.

Saxena R, Brown L G, Hawkins T, et al. 1996. The DAZ gene cluster on the human Y chromosome arose from an autosomal gene that was transposed, repeatedly amplified and pruned. Nat Genet, 14(3): 292-299.

Teyssier M, Rafat A, Pugeat M. 1993. Case of (Y: 1) familial translocation. Am J Med Genet, 46(3): 339-340.

Xu E Y, Frederick L M, Renee A, et al. 2001. A gene family required for human germ cell development evolved from an ancient meiotic gene conserved in metazoans. PNAS, 98: 7414-7419.

Yen P H, Chai N N, Salido E C. 1996. The human autosomal gene *DAZLA*: testis specificity and a candidate for male infertility. Hum Mol Genet, 5(12): 2013-2017.

Yu C H, Xie T, Zhang R P, et al. 2018. Association of the common SNPs in *RNF212*, *STAG3* and *RFX2* gene with male infertility with azoospermia in Chinese population. Eur J Obstet Gynecol Reprod Biol, 221: 109-112.

# 氧化应激对男性精子 DNA 的影响

王蕾童　许　蓬　李春义*

沈阳东方菁华医院，沈阳

**摘　要**　氧化应激是氧化-抗氧化平衡的一种紊乱，这种失衡可能是由于活性氧自由基过多而导致机体抗氧化能力不足。在生理浓度下，活性氧在精子的获能、信号转导、顶体反应、与卵母细胞的结合中发挥着重要作用。然而，在 25%～40%不育患者的精子中可以检出活性氧的过度产生。许多因素可以导致氧化应激增加，如泌尿生殖系统感染、精索静脉曲张、应激、缺锌和吸烟等。当细胞内活性氧水平超过细胞的缓冲能力时，就会产生氧化应激，可能造成 DNA 损伤，包括 DNA 断裂、线粒体 DNA 损伤、表观遗传学异常、端粒损耗、精子 DNA 甲基化受损和 Y 染色体微缺失，导致精子质量下降。本文阐述了氧化应激的来源和氧化应激对精子 DNA 的损伤及其机制。

**关键词**　活性氧，氧化应激，精子，DNA 损伤

不育症影响着全球约 15%的夫妻。在不育症病例中约有 50%是由女性因素引起的，20%～30%由男性因素引起，另外的 20%～30%是由男性和女性因素的综合作用引起的（Agarwal et al.，2015）。男性不育是一种常见的疾病，影响着全球约 7%的男性。男性不育与精液中活性氧（ROS）过多有着密切关系。ROS 包括高氧化自由基，如羟基自由基；非自由基，如超氧阴离子（$O_2^-$）或过氧化氢（$H_2O_2$），它们都是正常的人体代谢产物（Valko et al.，2007）。

ROS 是精子发挥许多特定功能所必需的。精子本身可以产生 ROS，线粒体代谢是 ROS 的主要来源。精子中产生的 ROS 主要类型是 $O_2^-$，它会自发产生 $H_2O_2$。由于 $O_2^-$ 和 $H_2O_2$ 的半衰期短，在正常情况下，对精子无害，并且男性生殖系统的抗氧化机制有助于维持相关功能所需的 ROS 平衡。ROS 可以诱导精子中的环腺苷一磷酸（cAMP），抑制酪氨酸磷酸酶，并促进必要的酪氨酸磷酸化（O'Flaherty et al.，2006）。酪氨酸磷酸化定位于鞭毛，与精子过度活化有关（Leclerc et al.，1997；Nassar et al.，1999），酪氨酸磷酸化也与精子和卵透明带的结合有关（Liu et al.，2006；Urner et al.，2001），并且是顶体反应所必需的（Dona et al.，2011；Varano et al.，2008）。因此，在生理浓度下，ROS 在哺乳动物精子的获能、信号转导、顶体反应、与卵子的结合中发挥着重要作用。氧化应激是一种氧化-抗氧化平衡紊乱，这种失衡可能是由于 ROS 过多而导致机体抗氧

*通讯作者：11269486@qq.com

化能力不足。高水平的 ROS 与男性不育密切相关，在 25%～40%的男性不育患者精子中可以检出高水平的 ROS 和低浓度的抗氧化剂（Agarwal et al.，2006）。

# 1 活性氧的来源

ROS 的主要来源是精液中未成熟的精子和白细胞。ROS 会随着生殖道感染或炎症（即附睾炎和前列腺炎）和细胞防御机制所导致的白细胞增加而增加（Henkel，2011）。过氧化物酶阳性的白细胞可以通过增加还原型烟酰胺腺嘌呤二核苷酸磷酸（NADPH）的产量，而产生比精子多许多倍的 ROS（Ford et al.，1997）。未成熟的精子在鞭毛的中间部分含有过剩的残留细胞质，葡糖-6-磷酸脱氢酶（G6PD）是一种细胞质酶，其刺激线粒体还原型烟酰胺腺嘌呤二核苷酸（NADH）依赖性氧化还原酶系统而导致 ROS 的产生。过多的 ROS 会破坏精子中抗氧化剂的中和能力，引起氧化应激，造成细胞膜脂质过氧化和细胞核与线粒体中的 DNA 损伤（Valko et al.，2006）。导致氧化应激的内源性因素包括泌尿生殖系统感染、精索静脉曲张、代谢综合征等，外源性因素包括吸烟、酗酒、娱乐性药物滥用、电离辐射、电磁辐射、心理压力、剧烈运动、脊髓损伤和环境污染等。

# 2 氧化应激与精子 DNA 损伤

## 2.1 DNA 损伤

DNA 损伤增加的男性精子抗氧化能力下降，精液中 ROS 浓度升高（Aktan et al.，2013；Khosravi et al.，2012）。DNA 碎片是 ROS 介导的典型的 DNA 损伤现象，在不育男性精子中最常见（Dorostghoal et al.，2017；Bisht et al.，2017）。精子 DNA 断裂产生了 DNA 碎片，现在被认为是造成男性不育的重要因素。精子中 DNA 碎片的水平与妊娠及分娩呈负相关关系，并且与复发性自然流产密切相关。精子 DNA 损伤常见的原因是 ROS 和氧化应激（Aitken et al.，2010）。ROS 可以直接或间接介导 DNA 单链或双链片段的损伤。DNA 含有亲核基团，ROS 能与亲核基团反应使 DNA 链聚集，改变 DNA 正常结构。ROS 也可以通过生成氧化的 DNA 加合物［如 8-羟基脱氧鸟苷（8-OHdG）、1,$N^6$-亚乙烯基腺苷（1,$N^6$-ethenoadenosine）、1,$N^6$-亚乙烯基鸟苷（1,$N^6$-ethenoguanosine）］直接损伤 DNA，形成去碱基位点，进而破坏 DNA 结构并导致随后的单链断裂（Badouard et al.，2008）。NO 也可以通过硝化或脱氨基的过程诱导去碱基位点（Doshi et al.，2012）。另外，ROS 还可以通过脂质过氧化作用影响 DNA，引起超氧化物歧化酶（SOD）基因表达的变化，从而影响 DNA 的合成，提高 DNA 碎片指数（Doshi et al.，2012）。

## 2.2 线粒体 DNA 损伤

在精子鞭毛的中段有线粒体。线粒体 DNA（mtDNA）是一种位于线粒体内的小型环状 DNA。mtDNA 在氧化磷酸化和 ATP 生成中起关键作用。此外，它还编码了 13 种电子传递链复合物的多肽，这些复合物是精子发生和精子运动所必需的（Amaral et al.，2013）。线粒体中 ROS 的生成起源于功能缺陷的精子，可攻击正常精子的 DNA，影响精子的生理功能（Koppers et al.，2008）。由于 mtDNA 是固有的环状结构，几乎没有碱基对，缺乏组蛋白和核苷酸切除修复通路，因此与核 DNA 相比，mtDNA 更容易发生基因突变，并且 mtDNA 的基因突变率是核 DNA 的 2 倍。线粒体损伤较多的精子不能完全凋亡，可能导致大量精子 DNA 损伤（Shamsi et al.，2008）。在线粒体基因突变的精子中，ROS 生成增加，ATP 水平降低。随着线粒体拷贝数增加，可能导致精子发生过程中减数分裂停止或轴丝复合体紊乱而导致精子异常（Feng et al.，2008）。

## 2.3 端粒损耗

端粒是位于染色体末端的帽状结构，是维持正常基因组结构所必需的。它们是非编码的、重复的 DNA 序列（5′-TTAGGG-3′），保护染色体的末端不被识别为 DNA 断裂并被降解。此外，端粒由于丰富的鸟嘌呤结构和较低的氧化电位而可能成为 ROS 的靶点（Guz et al.，2013）。类似于 DNA 断裂的机制，ROS 产生高度突变的 DNA 碱基加合物，导致单链和双链 DNA 断裂（De Iuliis et al.，2009）和端粒磨损加速（Kawanishi and Oikawa，2004；Ma et al.，2013）。

在每一次细胞分裂中，末端复制问题都会导致大多数端粒重复丢失。细胞经历多次分裂后，端粒过度缩短，氧化应激加速导致端粒融合、细胞阻滞和细胞凋亡（Artandi and DePinho，2000）。与女性的端粒相比，男性的端粒更短。在动物研究中，极短的端粒与精子 DNA 碎片有关（Rodrí guez et al.，2005）。在哺乳动物雄性生殖细胞中，端粒酶对精子形成有帮助。在不育男性中，睾丸组织检测结果显示，端粒酶活性较低（Fujisawa et al.，1998）。端粒酶活性是维持端粒长度所必需的，ROS 通过降低端粒酶活性间接损伤端粒（Haendeler et al.，2004）。

## 2.4 表观遗传学异常

表观遗传修饰由核染色质的修饰或与 DNA 相关的碱基的共价修饰引起的基因表达变化。这些修饰导致表型的改变而基因型没有任何改变。表观遗传学机制，如 DNA 甲基化、磷酸化、乙酰化和泛素化，是基因表达和细胞分化的必要条件。ROS 在表观遗传学中的作用及其对男性不育的影响是一个新的研究领域。DNA 甲基转移酶可引起 DNA 中胞嘧啶残基的甲基化。在小鼠动物模型中，DNA 甲基转移酶 3L（Dnmt3L）活性缺乏的雄性生殖细胞表现出不完全的精子发生和精子成熟（Bourc and Bestor，2004；Oakes et al.，2007）。在人类中，ROS 介导的低 DNA 甲基化也与纯睾丸支持细胞综合征、睾丸癌和低精子生成有关（Faure et al.，2003；Olszewska et al.，2017；Urdinguio et al.，2015）。组蛋白乙酰化是表观遗传学的另一个重要修饰，在氧化应激条件下也可能发生异常。

### 2.5 Y 染色体微缺失

Y 染色体特异性基因编码的分子对性别决定或男性生育能力来说是至关重要的。在不育男性中可以观察到 Y 染色体的微缺失和 ROS 升高（Venkatesh et al.，2011）。Y 染色体非常容易发生基因缺失，因为单倍体基因组无法定位重组修复，也无法检索丢失的遗传信息（Aitken and Krausz，2001）。在正常情况下，双链 DNA 断裂会在受精和第一次卵裂开始之间的短时间内通过同源重组修复，而在 Y 染色体的非重组区域内是无法进行重组的。Y 染色体中含有精子发生的关键基因，当 DNA 损伤过度时，Y 染色体长臂上的基因会导致男性不育。这也是一种安全机制，它限制了突变在生殖细胞中的传递。

## 3 结 语

综上所述，ROS 引起氧化应激会导致 DNA 损伤表现为多种形式，如 DNA 断裂、线粒体 DNA 损伤、表观遗传学异常、端粒损耗和 Y 染色体微缺失。由此可见，氧化应激和 DNA 损伤所导致的临床后果是有害的，可导致男性不育。确定氧化应激的来源，并采取适当的治疗方案降低氧化应激对男性生育力的影响，有助于提高精子质量和增加成功妊娠的机会。

**致 谢** 本项工作得到了国家重点研发计划重点专项课题（2016YFC1000601）和沈阳市卫生和计划生育委员会课题（2016084）的资助，谨此致谢！

## 参考文献

Agarwal A, Mulgund A, Hamada A, et al. 2015. A unique view on male infertility around the globe. Reprod Biol Endocrinol, 13: 37.

Agarwal A, Sharma R K, Nallella, K P, et al. 2006. Reactive oxygen species as an independent marker of male factor infertility. Fertil Steril, 86(4): 878-885.

Aitken R J, Krausz C. 2001. Oxidative stress, DNA damage and the Y chromosome. Reproduction, 122(4): 497-506.

Aitken R J, De Iuliis G N, Finnie J M, et al. 2010. Analysis of the relationships between oxidative stress, DNA damage and sperm vitality in a patient population: development of diagnostic criteria. Hum Reprod, 25(10): 2415-2426.

Aktan G, Dogru-Abbasoglu S, Kucukgergin C, et al. 2013. Mystery of idiopathic male infertility: is oxidative stress an actual risk? Fertil Steril, 99(5): 1211-1215.

Amaral A, Lourenco B, Marques M, et al. 2013. Mitochondria functionality and sperm quality. Reproduction, 146(5): R163-R174.

Artandi S E, DePinho R A. 2000. A critical role for telomeres in suppressing and facilitating carcinogenesis. Curr Opin Genet Dev, 10(1): 39-46.

Badouard C, Menezo Y, Panteix G, et al. 2008. Determination of new types of DNA lesions in human sperm. Zygote, 16(1): 9-13.

Bisht S, Faiq M, Tolahunase M, et al. 2017. Oxidative stress and male infertility. Nat Rev Urol, 14(8): 470-485.

Bourc'his D, Bestor T. 2004. Meiotic catastrophe and retrotransposon reactivation in male germ cells lacking Dnmt3L. Nature, 431(7004): 96-99.

De Iuliis G N, Thomson L, Mitchell L, et al. 2009. DNA damage in human spermatozoa is highly correlated with the efficiency of chromatin remodeling and the formation of 8-hydroxy-2′-deoxyguanosine, a marker of oxidative stress. Biol Reprod, 81(3): 517-524.

Dona G, Fiore C, Tibaldi E, et al. 2011. Endogenous reactive oxygen species content and modulation of tyrosine phosphorylation during sperm capacitation. Int J Androl, 34(5 Pt 1): 411-419.

Dorostghoal M, Kazeminejad S, Shahbazian N, et al. 2017. Oxidative stress status and sperm DNA fragmentation in fertile and infertile men. Andrologia, 49(10): e12762.

Doshi S B, Khullar K, Sharma R K, et al. 2012. Role of reactive nitrogen species in male infertility. Reprod Biol Endocrinol, 10: 109.

Faure A, Pivot-Pajot C, Kerjean A, et al. 2003. Misregulation of histone acetylation in Sertoli cell-only syndrome and testicular cancer. Mol Hum Reprod, 9(12): 757-763.

Feng C Q, Song Y B, Zou Y G, et al. 2008. Mutation of *MTCYB* and *MTATP6* is associated with asthenospermia. National Journal of Andrology, 14(4): 321-323.

Ford W C, Whittington K, Williams A C. 1997. Reactive oxygen species in human sperm suspensions: production by leukocytes and the generation of NADPH to protect sperm against their effects. Int J Androl, 20: 44-49.

Fujisawa M, Tanaka H, Tatsumi N, et al. 1998. Telomerase activity in the testis of infertile men with selected causes. Hum Reprod, 13(6): 1476-1479.

Guz J, Gackowski D, Foksinski M, et al. 2013. Comparison of oxidative stress/DNA damage in semen and blood of fertile and infertile men. PLoS One, 8(7): e68490.

Haendeler J, Hoffmann J, Diehl J F, et al. 2004. Antioxidants inhibit nuclear export of telomerase reverse transcriptase and delay replicative senescence of endothelial cells. Circ Res, 94(6): 768-775.

Henkel R R. 2011. Leukocytes and oxidative stress: dilemma for sperm function and male infertility. Asian J Androl, 13(1): 43-52.

Kawanishi S, Oikawa S. 2004. Mechanism of telomere shortening by oxidative stress. Annals of Ann N Y Acad Sci, 1019: 278-284.

Khosravi F, Valojerdi M R, Amanlou M, et al. 2012. Relationship of seminal reactive nitrogen and oxygen species and total antioxidant capacity with sperm DNA fragmentation in infertile couples with normal and abnormalsperm parameters. Andrologia, 46(1): 17-23.

Koppers A, De Iuliis G, Finnie J, et al. 2008. Significance of mitochondrial reactive oxygen species in the generation of oxidative stress in spermatozoa. J Clin Endocrinol Metab, 93(8): 3199-3207.

Leclerc P, de Lamirande E, Gagnon C. 1997. Regulation of protein-tyrosine phosphorylation and human sperm capacitation by reactive oxygen derivatives. Free Radic Biol Med, 22(4): 643-656.

Liu D Y, Clarke G N, Baker H W. 2006. Tyrosine phosphorylation on capacitated human sperm tail detected by immunofluorescence correlates strongly with sperm-zona pellucida (ZP) binding but not with the ZP-induced acrosome reaction. Hum Reprod, 21(4): 1002-1008.

Ma D, Zhu W, Hu S, et al. 2013. Association between oxidative stress and telomere length in type 1 and type 2 diabetic patients. J Endocrinol Invest, 36(11): 1032-1037.

Nassar A, Mahony M, Morshedi M, et al. 1999. Modulation of sperm tail protein tyrosine phosphorylation by pentoxifylline and its correlation with hyperactivated motility. Fertil. Steril, 71(5): 919-923.

Oakes C C, La Salle S, Smiraglia D J, et al. 2007. Developmental acquisition of genome-wide DNA methylation occurs prior to meiosis in male germ cells. Dev Biol, 307(2): 368-379.

O'Flaherty C, de Lamirande E, Gagnon C. 2006. Reactive oxygen species modulate independent protein phosphorylation pathways during human sperm capacitation. Free Radic Biol Med, 40(6): 1045-1055.

Olszewska M, Barciszewska M, Fraczek M, et al. 2017. Global methylation status of sperm DNA in carriers of chromosome structural aberrations. Asian J Androl, 19(1): 117-124.

Rodríguez S, Goyanes V, Segrelles E, et al. 2005. Critically short telomeres are associated with sperm DNA fragmentation. Fertil Steril, 84(4): 843-845.

Shamsi M, Kumar R, Bhatt A, et al. 2008. Mitochondrial DNA Mutations in etiopathogenesis of male infertility. Indian J Urol, 24(2): 150-154.

Urdinguio R, Bayon G, Dmitrijeva M, et al. 2015. Aberrant DNA methylation patterns of spermatozoa in men with unexplained infertility. Hum Reprod, 30(5): 1014-1028.

Urner F, Leppens-Luisier G, Sakkas D. 2001. Protein tyrosine phosphorylation in sperm during gamete interaction in the mouse: the influence of glucose. Biol Reprod, 64(5): 1350-1357.

Valko M, Rhodes C J, Moncol J, et al. 2006. Free radicals, metals and antioxidants in oxidative stress-induced cancer. Chem Biol Interact, 160(1): 1-40.

Valko M, Leibfritz D, Moncol J, et al. 2007. Free radicals and antioxidants in normal physiological functions and human disease. Int J Biochem Cell Biol, 39(1): 44-84.

Varano G, Lombardi A, Cantini G, et al. 2008. Src activation triggers capacitation and acrosome reaction but not motility in human spermatozoa. Hum Reprod, 23(12): 2652-2662.

Venkatesh S, Thilagavathi J, Kumar K, et al. 2011. Cytogenetic, Y chromosome microdeletion, sperm chromatin and oxidative stress analysis in male partners of couples experiencing recurrent spontaneous abortions. Arch Gynecol Obstet, 284(6): 1577-1584.

# 肿瘤对男性患者生育力的影响

刘晓华　张欣宗*

广东省计划生育科学技术研究所，广州

**摘　要**　伴随着肿瘤患者总生存期的延长，处于生育年龄的患者群体在治疗后的生育力及生育安全问题也越来越受到关注。男性肿瘤患者自身及其治疗过程会降低精液质量，甚至造成生精功能不可逆的损伤，抗肿瘤药物的生殖毒性导致的染色体异常、DNA 损伤及表观遗传修饰的改变，会对肿瘤患者的生育安全造成影响。男性肿瘤患者诊断时，应被告知其面临的生育风险，并在治疗前选择可行的生育力保存方案，以及做好治疗过程中的生殖腺保护。本文综述了肿瘤对男性患者生育力的影响，并分析了可能存在的遗传风险。

**关键词**　肿瘤，男性生育力，遗传风险，表观遗传，生育力保存

肿瘤发病率的持续增加，严重危害着人类健康（Chen et al.，2016）。据统计，仅中国 2013 年肿瘤新发病例数就达 368.2 万例（Chen et al.，2017），在过去 20 年，基于肿瘤早期诊断方法和治疗方案的改进，有超过 75%的年轻肿瘤患者可长期生存（Wallace et al.，2005；Dohle，2010）。如何满足肿瘤患者愈后高质量生活的需求显得尤为重要，统计数据显示，一半以上经治疗的年轻男性肿瘤患者有生育子代的意愿，其中未生育男性患者约占该群体的 75%（Choy and Brannigan，2013）。本文综述了肿瘤对男性患者生育力的影响，并分析了可能存在的遗传风险。

## 1　肿瘤自身对男性患者生育力的影响

明确肿瘤自身对男性患者生育能力的影响，有助于患者选择生育力保存的方式与时机。肿瘤本身会影响男性生育力，甚至会造成无精子症，肿瘤所致的激素分泌及代谢异常可能是影响男性精液质量的主要因素。肿瘤分泌的内源性物质导致的应激反应使得男性肿瘤患者的生殖类激素紊乱。另外，营养不良、高热、细胞因子释放也与男性肿瘤患者的精液质量息息相关。

一项包括 764 例男性肿瘤患者的研究结果表明，64%的患者在治疗前即出现精液参数异常，约 12%的患者因无精子症或重度少精子症而失去自精保存机会（van Casteren et al.，2010），其中睾丸肿瘤患者的自存精失败风险远大于其他类型的肿瘤患者（Williams et al.，

*通讯作者：13857170787@139.com

2009）。MacKenna 等（2017）研究表明，睾丸肿瘤患者的精子浓度中位数为 $18\times10^6$ 条/ml，其中 35%的患者为少精子症、12.7%的患者为重度少精子症、4.1%的患者为无精子症，与其他类型肿瘤患者相比，睾丸肿瘤患者的精子浓度显著下降，其中少精子症患者比例显著上升（Freour et al.，2012）。虽然大部分学者认可睾丸肿瘤对精子质量有负面影响，但也有研究指出，睾丸肿瘤患者自存精时精液质量与其他类型肿瘤患者之间不存在显著差异（Meseguer et al.，2006）。除睾丸肿瘤外，好发于生育年龄的白血病、霍奇金淋巴瘤等也会对男性生育力造成破坏（van Casteren et al.，2010；Bizet et al.，2012）。霍奇金淋巴瘤、白血病患者的精液量及精子浓度显著降低（Depalo et al.，2016）。另外一项回顾性分析的研究结果显示，淋巴细胞白血病对精液参数的影响甚于睾丸肿瘤（Hotaling et al.，2013），但也有文献认为，对霍奇金淋巴瘤对精液质量的影响仍存有争议（Shekarriz et al.，1995；Ragni et al.，2003）。肿瘤自身影响精液的生物学机制涉及多个因素，如：①过多的甲胎蛋白和 β-人绒毛膜促性腺素（β-HCG）的分泌，扰乱下丘脑-垂体-睾丸轴的正常调节，进而抑制精子发生（Carroll et al.，1987；Hansen et al.，1989）；②细胞毒性免疫反应阻碍精子生成；③淋巴细胞浸润导致的细胞因子分泌增多及活性氧过剩，破坏血-睾屏障，引发免疫攻击（Moss et al.，2016）。

值得注意的是，男性肿瘤患者除精液质量受影响外，其精子冷冻过程中的低温耐受性低，精子的冷冻复苏率低，在自精保存时应适当增加可保存精子的数量（Hallak et al.，1999，2000a，2000b；Freour et al.，2012；Hotaling et al.，2013）。

# 2　肿瘤治疗对男性患者生育力的影响

肿瘤的治疗对男性生育力的影响已得到男科临床医生及该领域研究人员的广泛认可，但是不同的化疗方案及放疗策略，对男性生育力的影响存在一定的差异，肿瘤靶向及免疫抗体类药物的应用也可能影响男性正常的生精功能。

## 2.1　肿瘤传统治疗方案对男性患者生育力的影响

放化疗可造成“一过性”或者永久性的生精功能损伤，睾丸对于肿瘤的放疗异常敏感，其损伤程度取决于放射野的大小、放射总剂量及分割放疗方案的采用（Speiser et al.，1973），虽然分割放疗方案可保证治疗效果，但阻碍了睾丸损伤后的自我修复。当放射剂量为 0.1～1.2Gy 时，就会阻碍精子发生过程，超过 4Gy 可能导致不可逆的生精障碍（Centola et al.，1994）。化疗对睾丸的副作用主要取决于化疗药物的类别、剂量、使用周期、是否联合及患者年龄等因素（Wallace et al.，1991；Mackie et al.，1996；Thomson et al.，2002）。绝大多数的化疗药物都存在生殖毒性，如丙卡巴肼、铂类及烷化剂等。与放疗相似，睾丸生精上皮也极易受化疗药物的干扰，进而导致少精子症或无精子症。

放化疗导致的生精功能障碍在患者治疗结束后可自然恢复，患者治疗前的生育力评估可以作为生精能力恢复的一个重要指标。化疗药物的选用也是一个重要因素。例如，在霍奇金淋巴瘤的治疗中，使用氮芥-长春花碱-丙卡巴肼-泼尼松（MVPP）方案的患者在治疗结束后约有 90%出现无精子症并伴随 FSH 升高（Ronquist and Brody，1985）；使用氮芥-长春新碱-丙卡巴肼-泼尼松（MOPP）方案超过三个周期治疗后的患者一年内无精子症的发生率可达 85%～90%（Lee et al.，2006）；而 MOPP 结合阿霉素-博来霉素-敏毕瘤冻晶-达卡巴仁（ABVD）方案的生殖毒性显著降低，约有 40%的患者在两年左右可以恢复生精功能（Madison et al.，2014）；单独使用 ABVD 方案 12 个月后，约有 90%的患者可恢复精液质量（Tal et al.，2000）。另外，常用的铂类化疗药物比环磷酰胺表现出较低的生殖毒性，使用铂类药物化疗后的男性患者有 55%～80%可以恢复生精功能（Trottmann et al.，2007），相反，由于环磷酰胺诱导各发育阶段生殖细胞凋亡，当白血病患者联合全身放射治疗时，约有 83%的患者出现永久性不育（Jacob et al.，1998；Anserini et al.，2002）。除生精功能恢复能力外，男性肿瘤患者精液质量在治疗后的恢复周期也是一个需要关注的问题。研究表明，睾丸肿瘤患者的精子浓度及活力易在治疗后的 3～6 个月出现最低值，小剂量化疗 12 个月后精子浓度及活力开始恢复，24 个月后部分男性精子浓度及活力恢复正常水平（Bujan et al.，2013）。也有研究指出，肿瘤患者精液质量的恢复可能需要 5 年甚至更久的时间，63%的睾丸肿瘤患者治疗一年后精液质量可恢复，5 年后这个比例将提升至 80%（Howell and Shalet，2005）。另外，肿瘤的其他治疗方案，如睾丸切除术及相关并发症，也会导致男性生育力的下降（Kort et al.，2014）。

## 2.2 前沿靶向及免疫治疗对男性患者生育力的影响

靶向与免疫类的生物制剂是一类相对较新的抗肿瘤药物，近年来成为抗肿瘤治疗领域的研究热点，该类药物通常针对特定的受体、生长因子或信号通路设计。

作为慢性髓细胞性白血病（CML）一线治疗药物的伊马替尼，男性患者使用后其精子浓度、活力、存活率等都显著降低，该小分子可穿透血-睾屏障影响男性生育力，但对睾丸结构及性激素水平无显著影响（Machtinger et al.，2016）；在雄性小鼠模型中对索拉非尼的研究也得到了类似的结果（Foster et al.，2016）。另外，硼替佐米的使用可导致长时间的睾丸功能损伤，包括生精细胞凋亡增加、性激素水平改变、睾丸重量改变、生精阻滞、精子浓度降低等（Ronquist，2012），这些睾丸功能的异常改变可能与氧化损伤的增加及 AMP 活化蛋白激酶的诱导活化有关，促使了生精细胞凋亡并干扰支持细胞-生精细胞间锚定连接，最终干扰正常的生精过程（Du et al.，2016）。经达沙替尼治疗后长期生存的慢性髓细胞性白血病患者中，59%的女性患者可自然受孕，48%的男性患者保持生育力，但妊娠结局存在较大差异，治疗后自然受孕的女性患者中仅 33%可生育正常婴儿，39%选择性流产，17%自发性流产，11%异常妊娠，与之相比，治疗后的男性患者生育结局良好，91%的男性患者子代出生时未见异常（Cortes et al.，2015）。

肿瘤免疫治疗被认为是近几年来肿瘤治疗领域最成功的方法之一，该技术将会对肿瘤患者延长生命、提升生活质量发挥重大作用。免疫抑制剂类的单克隆抗体治疗原理在于解除免疫抑制而达到激活免疫系统进而消灭癌细胞的目的，因此一般伴随机体免疫系统平衡被破坏。有证据显示，美国食品药品监督管理局（FDA）批准的 PD-1 抗体 Atezolizumab 存在一定的生殖毒性，在动物实验中免疫排斥反应风险的增加会导致孕期胎儿的死亡；另一个获批应用于膀胱癌治疗的 PD-1 抗体 Keytruda，在食蟹猴的动物实验中未发现其对生殖器官的影响，是否对生育能力造成影响仍然未知（Dauti et al.，2017）。

随着越来越多的肿瘤治疗生物制剂开发及临床应用的批准，我们期待看到更多关于该类药物对生育力影响的相关报道，这有助于对男性肿瘤患者治疗前后生育力做出准确的评估并提前做好应对方案。

# 3 男性肿瘤患者的遗传风险分析

在生育年龄人群中肿瘤幸存者占有较大的比例，虽然抗肿瘤治疗后其精液质量可恢复并可自然受孕生育子代，但肿瘤幸存者精子的安全性仍然令人担忧。

## 3.1 染色体与 DNA

首先，肿瘤患者自身细胞会因为高剂量的放疗和化疗药物而损伤 DNA，进而诱发第二原发癌（Sankila et al.，1995；Goldsby et al.，2008；Meadows et al.，2009）；其次，放化疗会导致精子染色体非整倍体率和 DNA 碎片率的增加（De Mas et al.，2001；Tempest et al.，2007；Smit et al.，2010；Bujan et al.，2013；Ghezzi et al.，2016）。研究发现，男性肿瘤患者精子非整倍体率的最高点出现在使用博来霉素-依托泊苷-顺铂（BEP）方案化疗后的 6 个月，在 18 个月后才显著下降，治疗结束后 2 年，仍可检测到精子 DNA 损伤和染色体的装配异常（O'Flaherty et al.，2010；Liu et al.，2015）。基于此，研究人员建议肿瘤患者在治疗结束后的 2 年内避孕，以防止子代遗传缺陷风险的增加（Tempest et al.，2007）。放化疗导致的染色体异常、DNA 碎片率增加及可能的基因突变，使得肿瘤患者担心其子代出生缺陷概率增加，约有 9%的肿瘤幸存者因此放弃生育子代（Reinmuth et al.，2008），子代的健康问题成为影响肿瘤患者生育选择的主要因素。

理论上抗肿瘤治疗可能增加子代出生缺陷的风险，但现阶段的流行病学统计结果没有显示抗肿瘤治疗后的子代出生缺陷率增高，但仍需深入研究。多项研究表明，男性患者抗肿瘤治疗后，其配偶自然受孕的妊娠结局良好，子代遗传缺陷比例未见增加（Green et al.，1991；Byrne et al.，1998；Chow et al.，2009；Mueller et al.，2009；Winther et al.，2009；Signorello et al.，2011），但分析丹麦和瑞士人口登记系统数据时，观察到肿瘤患者子代的出生缺陷比例显著增加（Ståhl et al.，2011）。尽管大部分数据支持肿瘤患者与子代出生缺陷之间缺乏相关性的观点，但研究人员仍持谨慎态度，并建议应用基因组测序方法以分析潜在的突变位点（Yauk et al.，2013）。

放化疗导致染色体异常及 DNA 损伤与男性肿瘤患者子代出生结局间并不存在精确的对应关系。究其原因：其一，这得益于自然选择机制，抗肿瘤治疗后的自然受孕可能是出生缺陷减少的主要因素（Yauk et al.，2013）；其二，生物体基于自身的保护机制识别染色体异常和基因突变进而诱发早期流产，在一定程度上也降低了出生缺陷发生的概率（Brent，2007）。随着统计学数据的累积和基因检测技术的发展，男性患者抗肿瘤治疗与子代遗传缺陷风险的相关性将进一步被明确。

### 3.2 表观遗传修饰改变的潜在风险

在恶性肿瘤患者中，原先体内表观遗传沉默基因的状态会被改变（Herman and Baylin，2003）。某些抗肿瘤药物如阿扎胞苷、地西他滨、折布拉林、法扎拉滨和二氢胞苷等存在诱导表观遗传修饰改变的风险（Momparler，2005；Griffiths and Gore，2008；Kurkjian et al.，2008）。

经 BEP 方案治疗后的睾丸肿瘤患者精子 DNA 甲基化模式发生改变，并且基因中不同片段的敏感性存在差异（Chan et al.，2011）。化疗药物替莫唑胺的使用，在降低精液参数的同时也显著降低了父源印记基因 *H19* DNA 甲基化差异区（DMR）的甲基化水平（Berthaut et al.，2013）；Pathak 等（2009）在他莫昔芬处理的小鼠模型上发现了父源印记基因 *H19* 甲基化控制区域的异常，破坏了 *Igf2* 与 *H19* 基因表达的平衡，最终导致胚胎吸收率的增加。骨肉瘤患者化疗 10 年后其精子 DNA 甲基化差异区的甲基化水平与正常人群仍存在差异（Shnorhavorian et al.，2017）。研究指出，子代出现印记基因缺陷性疾病类综合征主要是由父方的印记基因缺陷导致的（Kobayashi et al.，2009），所以抗肿瘤治疗后精子表观修饰的改变，也可能是导致子代出生缺陷的危险因素。目前研究仍缺少男性肿瘤患者抗肿瘤治疗后子代出现表观遗传缺陷性疾病的相关数据。

在缺少循证医学证据的情况下，对肿瘤患者在抗肿瘤治疗后生育风险的评估仍存在挑战。不同研究中入选标准、方法论、队列、变量等因素的差异性，最终导致了研究结果的非一致性。此外，化疗药物的联合、放化疗方案的结合及肿瘤自身，都可能引起生殖细胞变异，在一定程度上增加了追溯难度，这些变量的不确定性阻碍了肿瘤治疗后生殖安全标准的推广。现阶段有必要针对这一患者人群进行更多的前瞻性临床试验，以获得更多的数据支持，从而制定更准确的指导方案。抗肿瘤治疗前的精子冷冻保存技术，仍是规避放化疗生殖毒性的最佳方案，对于在非安全时间内有生育需要但没有冷冻保存精子的肿瘤患者，应建议他们在生育前进行遗传咨询和相关的医学检查。

## 4 结 语

男性肿瘤患者自身及其治疗过程会降低精液质量甚至造成生精功能不可逆的损伤，抗肿瘤药物的生殖毒性导致的染色体异常、DNA 损伤及表观修饰的改变也会对肿瘤患者的生育安全造成影响。男性肿瘤患者诊断时应被告知其面临的生育风险，并在治疗前选择可行的生育力保存方案，以及做好治疗过程中的生殖腺保护。人类精子库开展的生殖保险业务是现阶段最为成熟的生育力保存方案，随着肿瘤和生殖医学的发展与合作，将会有越来越多的男性肿瘤患者可以生育健康子代。

## 参 考 文 献

Anserini P, Chiodi S, Spinelli S, et al. 2002. Semen analysis following allogeneic bone marrow transplantation. Additional data for evidence-based counselling. Biol Blood Marrow Transplant, 30(7): 447-451.

Berthaut I, Montjean D, Dessolle L, et al. 2013. Effect of temozolomide on male gametes: an epigenetic risk to the offspring. J Assist Reprod Genet, 30(6): 827-833.

Bizet P, Saias-Magnan J, Jouve E, et al. 2012. Sperm cryopreservation before cancer treatment: a 15-year monocentric experience. Reprod Biomed Online, 24(3): 321-330.

Brent R L. 2007. Lauriston S. Taylor lecture: fifty years of scientific research: the importance of scholarship and the influence of politics and controversy. Health Physics, 93(5): 348-379.

Bujan L, Walschaerts M, Moinard N, et al. 2013. Impact of chemotherapy and radiotherapy for testicular germ cell tumors on spermatogenesis and sperm DNA: a multicenter prospective study from the CECOS network. Fertil Steril, 100(3): 673-680.

Byrne J, Rasmussen S A, Steinhorn S C, et al. 1998. Genetic disease in offspring of long-term survivors of childhood and adolescent cancer. Am J Hum Genet, 62(1): 45-52.

Carroll P R, Whitmore W F Jr, Herr H W, et al. 1987. Endocrine and exocrine profiles of men with testicular tumors before orchiectomy. J Urol, 137(3): 420-423.

Centola G M, Keller J W, Henzler M, et al. 1994. Effect of low-dose testicular irradiation on sperm count and fertility in patients with testicular seminoma. J Androl, 15(6): 608-613.

Chan D, Delbès G, Landry M, et al. 2011. Epigenetic alterations in sperm DNA associated with testicular cancer treatment. Toxicol Sci, 125(2): 532-543.

Chen W, Zheng R, Baade P D, et al. 2016. Cancer statistics in China, 2015. CA Cancer J Clin, 66(2): 115-132.

Chen W, Zheng R, Zhang S, et al. 2017. Cancer incidence and mortality in China, 2013. Cancer Lett, 401: 63-71.

Chow E J, Kamineni A, Daling J R, et al. 2009. Reproductive outcomes in male childhood cancer survivors: a linked cancer-birth registry analysis. Arch Pediatr Adolesc Med, 163(10): 887-894.

Choy J T, Brannigan R E. 2013. The determination of reproductive safety in men during and after cancer treatment. Fertil Steril, 100(5): 1187-1191.

Cortes J E, Abruzzese E, Chelysheva E, et al. 2015. The impact of dasatinib on pregnancy outcomes. Am J Hematol Oncol, 90(12): 1111-1115.

Dauti A, Gerstl B, Chong S, et al. 2017. Improvements in clinical trials information will improve the reproductive health and fertility of cancer patients. J Adolesc Young Adult Oncol, 6(2): 235-269.

De Mas P, Daudin M, Vincent M C, et al. 2001. Increased aneuploidy in spermatozoa from testicular tumour patients after chemotherapy with cisplatin, etoposide and bleomycin. Hum Reprod, 16(6): 1204-1208.

Depalo R, Falagario D, Masciandaro P, et al. 2016. Fertility preservation in males with cancer: 16-year monocentric experience of sperm banking and post-thaw reproductive outcomes. Ther Adv Med Oncol, 8(6): 412-420.

Dohle G R. 2010. Male infertility in cancer patients: review of the literature. Int J Urol, 17(4): 327-331.

Du J, Shen J, Wang Y, et al. 2016. Boar seminal plasma exosomes maintain sperm function by infiltrating into the sperm membrane. Oncotarget, 7(37): 58832-58847.

Foster B P, Balassa T, Benen T D, et al. 2016. Extracellular vesicles in blood, milk and body fluids of the female and male urogenital tract and with special regard to reproduction. Crit Rev Clin Lab Sci, 53(6): 379-395.

Freour T, Mirallie S, Jean M, et al. 2012. Sperm banking and assisted reproductive outcome in men with cancer: a 10 years' experience. Int J Clin Oncol, 17(6): 598-603.

Ghezzi M, Berretta M, Bottacin A, et al. 2016. Impact of Bep or carboplatin chemotherapy on testicular function and sperm nucleus of subjects with testicular germ cell tumor. Front Pharmacol, 7: 122.

Goldsby R, Burke C, Nagarajan R, et al. 2008. Second solid malignancies among children, adolescents, and young adults diagnosed with malignant bone tumors after 1976. Cancer, 113(9): 2597-2604.

Green D M, Zevon M A, Lowrie G, et al. 1991. Congenital anomalies in children of patients who received chemotherapy for cancer in childhood and adolescence. N Engl J Med, 325(3): 141-146.

Griffiths E A, Gore S D. 2008. DNA methyltransferase and histone deacetylase inhibitors in the treatment of myelodysplastic syndromes. Semin Hematol, 45(1): 23-30.

Hallak J, Kolettis P N, Sekhon V S, et al. 1999. Cryopreservation of sperm from patients with leukemia. Cancer, 85(9): 1973-1978.

Hallak J, Mahran A, Chae J, et al. 2000a. The effects of cryopreservation on semen from men with sarcoma or carcinoma. J Assist Reprod Genet, 17(4): 218-221.

Hallak J, Mahran A M, Agarwal A. 2000b. Characteristics of cryopreserved semen from men with lymphoma. J Assist Reprod Genet, 17(10): 591-595.

Hansen P V, Trykker H, Andersen J, et al. 1989. Germ cell function and hormonal status in patients with testicular cancer. Cancer, 64(4): 956-961.

Herman J G, Baylin S B. 2003. Gene silencing in cancer in association with promoter hypermethylation. N Engl J Med, 349(21): 2042-2054.

Hotaling J M, Lopushnyan N A, Davenport M, et al. 2013. Raw and test-thaw semen parameters after cryopreservation among men with newly diagnosed cancer. Fertil Steril, 99(2): 464-469.

Howell S J, Shalet S M. 2005. Spermatogenesis after cancer treatment: damage and recovery. J Natl Cancer Inst Monogr, (34): 12-17.

Jacob A, Barker H, Goodman A, et al. 1998. Recovery of spermatogenesis following bone marrow transplantation. Biol Blood Marrow Transplant, 22(3): 277-279.

Kobayashi H, Hiura H, John R M, et al. 2009. DNA methylation errors at imprinted loci after assisted conception originate in the parental sperm. Eur J Hum Genet, 17(12): 1582-1591.

Kort J D, Eisenberg M L, Millheiser L S, et al. 2014. Fertility issues in cancer survivorship. CA Cancer J Clin, 64(2): 118-134.

Kurkjian C, Kummar S, Murgo A J. 2008. DNA methylation: its role in cancer development and therapy. Curr Probl Cancer, 32(5): 187.

Lee S J, Schover L R, Partridge A H, et al. 2006. American Society of Clinical Oncology recommendations on fertility preservation in cancer patients. J Clin Oncol, 24(18): 2917-2931.

Liu M, Maselli J, Hales B, et al. 2015. The effects of chemotherapy with bleomycin, etoposide, and *cis*-platinum on telomeres in rat male germ cells. Andrology, 3(6): 1104-1112.

Machtinger R, Laurent L C, Baccarelli A A. 2016. Extracellular vesicles: roles in gamete maturation, fertilization and embryo implantation. Hum Reprod Update, 22(2): 182-193.

MacKenna A, Crosby J, Huidobro C, et al. 2017. Semen quality before cryopreservation and after thawing in 543 patients with testicular cancer. JBRA Assist Reprod, 21(1): 31-34.

Mackie E J, Radford M, Shalet S M. 1996. Gonadal function following chemotherapy for childhood Hodgkin's disease. Med Pediatr Oncol, 27(2): 74-78.

Madison M N, Roller R J, Okeoma C M. 2014. Human semen contains exosomes with potent anti-HIV-1 activity. Retrovirology, 11: 102.

Meadows A T, Friedman D L, Neglia J P, et al. 2009. Second neoplasms in survivors of childhood cancer: findings from the Childhood Cancer Survivor Study cohort. J Clin Oncol, 27(14): 2356-2362.

Meseguer M, Molina N, Garcia-Velasco J A, et al. 2006. Sperm cryopreservation in oncological patients: a 14-year follow-up study. Fertil Steril, 85(3): 640-645.

Momparler R L. 2005. Epigenetic therapy of cancer with 5-aza-2′-deoxycytidine (decitabine). Semin Oncol, 32(5): 443-451.

Moss J L, Choi A W, Keeter M K F, et al. 2016. Male adolescent fertility preservation. Fertil Steril, 105(2): 267-273.

Mueller B A, Chow E J, Kamineni A, et al. 2009. Pregnancy outcomes in female childhood and adolescent cancer survivors: a linked cancer-birth registry analysis. Arch Pediatr Adolesc Med, 163(10): 879-886.

O'Flaherty C, Hales B F, Chan P, et al. 2010. Impact of chemotherapeutics and advanced testicular cancer or Hodgkin lymphoma on sperm deoxyribonucleic acid integrity. Fertil Steril, 94(4): 1374-1379.

Pathak S, Kedia-Mokashi N, Saxena M, et al. 2009. Effect of tamoxifen treatment on global and insulin-like growth factor 2-H19 locus-specific DNA methylation in rat spermatozoa and its association with embryo loss. Fertil Steril, 91(5 Suppl): 2253-2263.

Ragni G, Somigliana E, Restelli L, et al. 2003. Sperm banking and rate of assisted reproduction treatment: insights from a 15-year cryopreservation program for male cancer patients. Cancer, 97(7): 1624-1629.

Reinmuth S, Liebeskind A K, Wickmann L, et al. 2008. Having children after surviving cancer in childhood or adolescence-results of a Berlin survey. Klinische Pädiatrie, 220(3): 159-165.

Ronquist G. 2012. Prostasomes are mediators of intercellular communication: from basic research to clinical implications. J Intern Med, 271(4): 400-413.

Ronquist G, Brody I. 1985. The prostasome: its secretion and function in man. Biochim Biophys Acta, 822(2): 203-218.

Sankila R, Pukkala E, Teppo L. 1995. Risk of subsequent malignant neoplasms among 470, 000 cancer patients in Finland, 1953-1991. Int J Cancer, 60(4): 464-470.

Shekarriz M, Tolentino M V Jr, Ayzman I, et al. 1995. Cryopreservation and semen quality in patients with Hodgkin's disease. Cancer, 75(11): 2732-2736.

Shnorhavorian M, Schwartz S M, Stansfeld B, et al. 2017. Differential DNA methylation regions in adult human sperm following adolescent chemotherapy: potential for epigenetic inheritance. PLoS One, 12(2): e0170085.

Signorello L B, Mulvihill J J, Green D M, et al. 2011. Congenital anomalies in the children of cancer survivors: a report from the childhood cancer survivor study. J Clin Oncol, 30(3): 239-245.

Smit M, van Casteren N, Wildhagen M, et al. 2010. Sperm DNA integrity in cancer patients before and after cytotoxic treatment. Hum Reprod, 25(8): 1877-1883.

Speiser B, Rubin P, Casarett G. 1973. Aspermia following lower truncal irradiation in Hodgkin's disease. Cancer, 32(3): 692-698.

Ståhl O, Boyd H A, Giwercman A, et al. 2011. Risk of birth abnormalities in the offspring of men with a history of cancer: a cohort study using Danish and Swedish national registries. J Natl Cancer Inst, 103(5): 398-406.

Tal R, Botchan A, Hauser R, et al. 2000. Follow-up of sperm concentration and motility in patients with lymphoma. Hum Reprod, 15(9): 1985-1988.

Tempest H, Ko E, Chan P, et al. 2007. Sperm aneuploidy frequencies analysed before and after chemotherapy in testicular cancer and Hodgkin's lymphoma patients. Hum Reprod, 23(2): 251-258.

Thomson A B, Campbell A J, Irvine D C, et al. 2002. Semen quality and spermatozoal DNA integrity in survivors of childhood cancer: a case-control study. Lancet, 360(9330): 361-367.

Trottmann M, Becker A J, Stadler T, et al. 2007. Semen quality in men with malignant diseases before and after therapy and the role of cryopreservation. Eur Urol, 52(2): 355-367.

van Casteren N J, Boellaard W, Romijn J C, et al. 2010. Gonadal dysfunction in male cancer patients before cytotoxic treatment. Int J Androl, 33(1): 73-79.

Wallace W H B, Shalet S M, Lendon M, et al. 1991. Male fertility in long-term survivors of childhood acute lymphoblastic leukaemia. Int J Androl, 14(5): 312-319.

Wallace W H B, Anderson R A, Irvine D S. 2005. Fertility preservation for young patients with cancer: who is at risk and what can be offered. Lancet Oncol, 6(4): 209-218.

Williams D H, Karpman E, Sander J C, et al. 2009. Pretreatment semen parameters in men with cancer. J Urol, 181(2): 736-740.

Winther J, Boice J, Frederiksen K, et al. 2009. Radiotherapy for childhood cancer and risk for congenital malformations in offspring: a population-based cohort study. Clin Genet, 75(1): 50-56.

Yauk C L, Argueso J L, Auerbach S S, et al. 2013. Harnessing genomics to identify environmental determinants of heritable disease. Mutat Res Rev Mutat Res, 752(1): 6-9.

# *TUBB8* 突变致卵子成熟障碍的研究进展

李彩虹　许　蓬　李春义*

沈阳东方菁华医院，沈阳

**摘　要**　卵母细胞减数分裂的正常进行是受精的必要前提。*TUBB8* 基因多个位点突变可破坏卵母细胞减数分裂或早期胚胎有丝分裂时纺锤体中α/β-微管蛋白异二聚体的组装过程，从而导致卵子成熟障碍、受精障碍、受精卵不卵裂、胚胎早期发育停滞及胚胎种植失败等一系列表型。*TUBB8* 不同位点的突变有三种遗传来源：①常染色体显性遗传；②常染色体隐性遗传；③新发突变。突变位点与表型谱的不断扩大，对女性不孕、卵子减数分裂及微管功能机制等方面的研究具有重要意义。

**关键词**　*TUBB8*，突变，卵子成熟障碍

人类的生殖繁衍起始于成熟卵母细胞（第二次减数分裂中期的卵母细胞）和精子融合形成受精卵。原始生殖细胞在妊娠 8～13 周开始进入第一次减数分裂，并停留在第一次减数分裂前期直至排卵前（称为初级卵母细胞）；青春期后在黄体生成素的刺激作用下，卵母细胞恢复第一次减数分裂。卵母细胞停滞在第一次减数分裂前期时含有完整的细胞核，称为生发泡（germinal vesicle，GV），重新获得减数分裂能力时生发泡破裂。第一次减数分裂通过不对称分裂产生一个小的极体和一个大的卵细胞，之后进入第二次减数分裂并停滞在第二次减数分裂中期（metaphase Ⅱ，MⅡ）等待受精，受精后再次恢复减数分裂并排出第二极体（Mehlmann，2005）。只有处于第二次减数分裂中期的卵母细胞才具有受精能力（Feng et al.，2016a）。

## 1　卵子成熟障碍

目前世界范围内通过体外受精-胚胎移植（*in vitro* fertilization-embryo transfer，IVF-ET）技术出生的婴儿占全部新生儿的 1%～3%（Santos et al.，2010）。在卵巢及人绒毛膜促性腺激素的作用下，部分卵母细胞不能发育成熟的临床病例普遍存在，但因全部卵母细胞均不能发育成熟而被报道的病例极少，并且造成这种临床表型的遗传机制完全未知（Bergere et al.，2001；Hartshorne et al.，1999；Levran et al.，2002）。全部卵母细胞均不能发育成熟又称为卵子成熟障碍，根据停滞时期的不同可分为生发泡（GV）

*通讯作者：11269486@qq.com

期阻滞、第一次减数分裂中期（MⅠ）阻滞、第二次减数分裂中期（MⅡ）阻滞。

## 1.1 纺锤体异常致卵子成熟障碍

卵母细胞减数分裂过程中，纺锤体（由α-微管蛋白和β-微管蛋白组装形成异二聚体）形成缺陷可引起减数分裂停滞在MⅠ期（Combelles，2012）。尽管哺乳动物卵母细胞减数分裂纺锤体在某些方面不同于体细胞有丝分裂纺锤体，但是微管蛋白（tubulin）都是纺锤体最主要的成分（Manandhar et al.，2005；Schuh and Ellenberg，2007）。这些动态的纺锤体微丝都是由α/β-微管蛋白异二聚体组装而成的，然而α-微管蛋白和β-微管蛋白的聚合不能自发完成，需要有分子伴侣参与（Cowan and Lewis，2001；Vainberg et al.，1998）。α-微管蛋白和β-微管蛋白均由多基因家族编码，α-微管蛋白基因家族编码7种蛋白，β-微管蛋白基因家族编码9种蛋白，每个基因表达一种蛋白亚型，各亚型间的氨基酸序列高度同源，整条多肽链上仅有几个保守氨基酸残基及羧基端不同（Janke，2014）。物种间各微管蛋白亚型的氨基酸序列高度保守，且每种亚型都有一定组织及功能特异性。近期大量自发突变证实了各种α-微管蛋白及β-微管蛋白亚型的生物学功能，这些突变引起的一系列严重发育异常，统称为微管病（Bahi-Buisson et al.，2014；Breuss and Keays，2014）。

## 1.2 *TUBB8*突变致卵子成熟障碍

### 1.2.1 发现 *TUBB8* 多个位点突变

β-微管蛋白的9种亚型分别为TUBB1、TUBB2A、TUBB2B、TUBB3、TUBB4A、TUBB4B、TUBB5、TUBB6和TUBB8（Janke，2014）。经过翻译后修饰及与微管结合蛋白结合，每种微管蛋白亚型都有其特定功能。在β-微管蛋白的9种亚型中，只有TUBB8在灵长类动物中特异性表达（van Geel et al.，2002）。

2016年首次发现*TUBB8*基因多个位点突变均会导致卵子减数分裂阻滞于MⅠ期；相关突变一部分遗传自父亲，另一部分为新发突变；实验进一步证实，*TUBB8*突变通过破坏人类卵母细胞的纺锤体组装而引起卵子成熟失败（Feng et al.，2016a）。该研究综合应用遗传学及功能基因组学的方法，对不育症患者四代家系中的5名患者（因卵母细胞第一次减数分裂阻滞而不育）和家系中其他成员，以及另外23个患病家系的DNA样本进行全外显子组测序，检测候选基因*TUBB8*的突变情况。

### 1.2.2 *TUBB8* 的基因结构及突变来源

通过RT-PCR检测卵母细胞、早期胚胎、精子细胞和部分组织中*TUBB8*基因和其他β-微管蛋白亚型基因的表达，发现*TUBB8*基因只在卵母细胞和早期发育胚胎中特异性表达，该基因几乎编码所有表达的微管蛋白。进一步研究发现，*TUBB8*基因包含4

个外显子和 3 个内含子，不同位点突变会造成一系列表型（Chen et al.，2017b）。截至 2018 年已发现的 *TUBB8* 突变类型有 26 种，大多数已知突变都集中在第 4 号外显子上（Wang et al.，2018）。*TUBB8* 不同位点的突变有三种遗传来源：①常染色体显性遗传；②常染色体隐性遗传；③新发突变。男性携带 *TUBB8* 突变时可育，这与成熟精子中 *TUBB8* 不表达相一致，更显示出在男性和女性减数分裂过程中纺锤体的形成机制不同。有两个家系的 *TUBB8* 突变遗传自母亲，说明此类突变体可能存在不完全外显模式，或者在这两个家系中存在其他保护性因素（Chen et al.，2017b）。

### 1.2.3 *TUBB8* 突变影响减数分裂的原因分析

正常的纺锤体由 α-微管蛋白和 β-微管蛋白组装形成异二聚体，因此研究人员设计实验评估 *TUBB8* 突变是否影响 α/β-微管蛋白异二聚体的体外组装、HeLa 细胞系中的微管结构、酵母细胞中的微管动力学，以及小鼠和人类卵母细胞的纺锤体组装。结果发现，*TUBB8* 多个位点突变都会影响依赖分子伴侣的折叠及 α/β-微管蛋白异二聚体的组装过程，破坏体外培养细胞中微管的表达方式，改变体内细胞中的微管动力学，导致纺锤体组装过程出现严重缺陷，进而引起小鼠和人类卵母细胞的发育停滞（Feng et al.，2016a）。

免疫细胞化学染色检测结果表明，*TUBB8* 不同位点突变的卵子可分为三类（Feng et al.，2016b）：①纺锤体严重受损，卵母细胞停留在 MⅠ期；②可见形态异常纺锤体，卵母细胞停留在 MⅠ期；③纺锤体受损或消失，卵母细胞停留在 MⅡ期。大多数位点发生 *TUBB8* 杂合错义突变时，通过破坏 β-微管蛋白的稳定性或纺锤体原纤维之间的聚合而影响微管蛋白的行为，表现为显性负效应。*TUBB8* 在一些位点发生纯合突变时，胚胎发育早期纺锤体在没有功能性 *TUBB8* 存在的情况下也可以发生聚合，但纺锤体形态异常，表现为单倍剂量不足（Feng et al.，2016b）。

### 1.2.4 *TUBB8* 表型与突变谱的扩展

在一项包含 43 例卵子成熟障碍患者的小规模队列研究中，高达 30%的病例可检测到 *TUBB8* 突变，其中部分位点突变表现为受精障碍和早期胚胎发育停滞（Feng et al.，2016b）。受精障碍是减数分裂异常的一种，Dokshin 等（2013）发现 *Stra8* 表达缺失的小鼠卵母细胞在没有第一次减数分裂前染色体复制和重组的情况下也可以排出第一极体，说明小鼠卵母细胞分化与减数分裂在遗传上是分离的。因此，*TUBB8* 突变的受精障碍表型为人类卵母细胞分化与减数分裂产生功能性卵子在遗传上是两个独立的过程提供了直接证据（Feng et al.，2016b；Manandhar et al.，2005；Schuh and Ellenberg，2007）。因此，一些位点发生 *TUBB8* 纯合突变的卵母细胞能形成雌雄原核但是不发生卵裂，说明 *TUBB8* 突变影响到的是有丝分裂过程中纺锤体的结构（Yuan et al.，2018）。此外，部分突变类型虽然纺锤体受损，但卵子可以正常受精、卵裂，只是后期发育停滞（Chen et al.，2019）。在 *TUBB8* 突变与女性不孕患者表型相关性的进一步研究中，发现胚胎种植失败是 *TUBB8* 突变的新表型（Chen et al.，2019）。这种表型可用来解释部分患者虽然胚胎形态正常，但 *TUBB8* 突变导致胚胎内部发育异常，最终引起种植失败。

目前的研究不断扩大不育症患者 *TUBB8* 的表型与突变谱，逐渐完善了对微管病的认识。*TUBB8* 不仅可以作为卵子成熟障碍的分子诊断指标，也可为评估卵子质量提供参考依据。此外，探索 *TUBB8* 突变的分子机制对研究女性不孕、卵子减数分裂及微管功能机制等具有重要意义，最终有望为女性不孕患者的精确分子诊断、遗传咨询及分子治疗提供依据。*TUBB8* 突变只能解释约 30%的卵子成熟障碍致病原因，其他遗传学原因尚不清楚。2017 年，Chen 等发现 *PATL2* 纯合突变能引起 GV 期阻滞（Chen et al.，2017a），说明还有其他卵子成熟障碍致病基因尚未被发现。现阶段已发现携带有 *TUBB8* 基因突变的不育症患者只能接受供卵助孕治疗，希望将来能有办法为这类原发不育患者解决生育问题。

## 2 结 语

纺锤体在减数分裂染色体分离过程中起关键作用。纺锤体微丝由 α/β-微管蛋白异二聚体组装而成，其中 TUBB8 蛋白为灵长类动物特异性表达的 β-微管蛋白亚型。*TUBB8* 基因不同位点突变可通过损坏纺锤体结构而引起卵母细胞成熟障碍、受精障碍、发育停滞、种植失败等一系列表型。*TUBB8* 突变谱的扩大使其可以作为卵子成熟障碍的分子诊断指标，为女性不孕患者的遗传咨询及分子治疗提供依据。

**致 谢** 本项工作得到了国家重点研发计划重点专项课题（2016YFC1000601）的资助，谨此致谢！

## 参 考 文 献

Bahi-Buisson N, Poirier K, Fourniol F, et al. 2014. The wide spectrum of tubulinopathies: what are the key features for the diagnosis? Brain, 137(Pt 6): 1676-1700.

Bergere M, Lombroso R, Gombault M, et al. 2001. An idiopathic infertility with oocytes metaphase I maturation block: case report. Hum Reprod, 16(10): 2136-2138.

Breuss M, Keays D A. 2014. Microtubules and neurodevelopmental disease: the movers and the makers. Adv Exp Med Biol, 800: 75-96.

Chen B, Li B, Li D, et al. 2017a. Novel mutations and structural deletions in *TUBB8*: expanding mutational and phenotypic spectrum of patients with arrest in oocyte maturation, fertilization or early embryonic development. Hum Reprod, 32(2): 457-464.

Chen B, Wang W, Peng X, et al. 2019. The comprehensive mutational and phenotypic spectrum of TUBB8 in female infertility. Eur J Hum Genet, 27(2): 300-307.

Chen B, Zhang Z, Sun X, et al. 2017b. Biallelic mutations in *PATL2* cause female infertility characterized by oocyte maturation arrest. Am J Hum Genet, 101(4): 609-615.

Combelles C. 2012. Unique patient issues: early interventions and management. Semin Reprod Med, 30(3): 243-252.

Cowan N J, Lewis S A. 2001. Type II chaperonins, prefoldin, and the tubulin-specific chaperones. Adv Protein Chem, 59: 73-104.

Dokshin G A, Baltus A E, Eppig J J, et al. 2013. Oocyte differentiation is genetically dissociable from meiosis in mice. Nat Genet, 45(8): 877-883.

Feng R, Sang Q, Kuang Y, et al. 2016a. Mutations in *TUBB8* and human oocyte meiotic arrest. N Engl J Med, 374(3): 223-232.

Feng R, Yan Z, Li B, et al. 2016b. Mutations in *TUBB8* cause a multiplicity of phenotypes in human oocytes and early embryos. J Med Genet, 53(10): 662-671.

Hartshorne G, Montgomery S, Klentzeris L. 1999. A case of failed oocyte maturation *in vivo* and *in vitro*. Fertil Steril, 71(3): 567-570.

Janke C. 2014. The tubulin code: molecular components, readout mechanisms, and functions. J Cell Biol, 206(4): 461-472.

Levran D, Farhi J, Nahum H, et al. 2002. Maturation arrest of human oocytes as a cause of infertility: case report. Hum Reprod, 17(6): 1604-1609.

Manandhar G, Schatten H, Sutovsky P. 2005. Centrosome reduction during gametogenesis and its significance. Biol Reprod, 72(1): 2-13.

Mehlmann L M. 2005. Stops and starts in mammalian oocytes: recent advances in understanding the regulation of meiotic arrest and oocyte maturation. Reproduction, 130(6): 791-799.

Santos M A, Kuijk E W, Macklon N S. 2010. The impact of ovarian stimulation for IVF on the developing embryo. Reproduction, 139(1): 23-34.

Schuh M, Ellenberg J. 2007. Self-organization of MTOCs replaces centrosome function during acentrosomal spindle assembly in live mouse oocytes. Cell, 130(3): 484-498.

Vainberg I E, Lewis S A, Rommelaere H, et al. 1998. Prefoldin, a chaperone that delivers unfolded proteins to cytosolic chaperonin. Cell, 93(5): 863-873.

van Geel M, Eichler E E, Beck A F, et al. 2002. A cascade of complex subtelomeric duplications during the evolution of the hominoid and old world monkey genomes. Am J Hum Genet, 70(1): 269-278.

Wang A C, Zhang Y S, Wang B S, et al. 2018. Mutation analysis of the *TUBB8* gene in primary infertile women with arrest in oocyte maturation. Gynecol Endocrinol, 34(10): 900-904.

Yuan P, Zheng L, Liang H, et al. 2018. A novel mutation in the *TUBB8* gene is associated with complete cleavage failure in fertilized eggs. J Assist Reprod Genet, 35(7): 1349-1356.

# *PATL2* 突变致卵子 GV 期阻滞研究进展

李彩虹　许　蓬　李春义*

沈阳东方菁华医院，沈阳

**摘　要**　*PATL2* 是目前观察到的导致卵子成熟障碍的第二个致病基因，也是阐明卵子 GV 期阻滞的第一个致病基因。PATL2 作为翻译抑制因子，抑制 GV 期卵母细胞中蛋白质的合成。*PATL2* 突变的遗传符合隐性遗传规律，其发生纯合无义突变会干扰正常的翻译抑制过程，最终导致卵子成熟障碍。深入研究 *PATL2* 基因作用的分子机制，有助于对遗传因素所致卵子成熟障碍的理解和诊断，也为今后这类疾病的分子治疗提供了参考资料。

**关键词**　*PATL2*，突变，GV 期阻滞

目前，全世界范围内有 10.7%～15.5%的夫妇受到不孕不育的影响，因此不育症被认为是一种全球健康问题（Thoma et al.，2013）。尽管不同患者之间不育症的病因具有高度异质性，但研究其原因对指导治疗仍具有重要意义。此外，深入研究不育症的致病机制对揭示人类生殖的本质非常关键。体外受精-胚胎移植（*in vitro* fertilization-embryo transfer，IVF-ET）技术是目前不育症患者的常规治疗方法。卵巢刺激晚期在人绒毛膜促性腺素的作用下诱发排卵，获得成熟卵母细胞（处于第二次减数分裂中期）是实行体外受精的必要条件。随着 IVF 技术的应用，一些排除内分泌和机械因素的异常卵子表型被观察到。在卵巢刺激及人绒毛膜促性腺素的作用下，全部卵母细胞均不能发育成熟的称为卵子成熟障碍，这样的病例极少，目前对造成这种临床表型的遗传机制了解甚少。

## 1　正常卵母细胞的成熟过程

人类在出生前其卵子就已发育并分化为初级卵母细胞（停留在第一次减数分裂前期的双线期）直至排卵。青春期后在黄体生成素刺激作用下，卵母细胞恢复减数分裂。第一次减数分裂通过不对称分裂产生一个小的极体和一个大的卵细胞，之后进入第二次减数分裂并停滞在第二次减数分裂中期，直到受精后完成第二次减数分裂，排出第二极体。在恢复减数分裂前这段漫长的时间里为避免活跃转录，染色质以浓缩状态存在，因此细胞内信号控制在转录水平。mRNA 结合蛋白（mRNP）复合体在阻止卵母细胞内 mRNA 翻译的整个过程中起关键作用（Bouvet and Wolffe，1994）。减数分裂重新启动时，通过

*通讯作者：11269486@qq.com

mRNP 复合体表达量的变化调控卵母细胞内 mRNA 的翻译。

在小鼠特异性基因敲除模型中已检测到几种与卵母细胞减数分裂各时期停滞相关的基因。例如，*Cdc25b* 基因（参与环腺苷一磷酸调控）缺失表现为 GV（germinal vesicle）期阻滞（Vaccari et al.，2008）；作为 Mei1 调控因子的 *H1foo* 基因（参与减数分裂时染色体的联会过程）缺失表现为 MⅠ期阻滞（Ryu et al.，2008）；*Smc1b* 基因（减数分裂联会复合体中的一种特异性成分）缺失表现为 MⅡ期阻滞（Takabayashi et al.，2009）。然而到目前为止，尚未观察到以上任何基因突变与人类卵子成熟障碍有关。

# 2 *PATL2* 突变导致人类卵子成熟障碍

2016 年复旦大学王磊课题组检测到第一个人类卵子成熟障碍的致病基因 *TUBB8*，TUBB8 是减数分裂过程中纺锤体上一种特异性的微管蛋白亚型，该基因发生杂合错义突变时可引起卵子成熟障碍（Feng et al.，2016）。*TUBB8* 突变是导致我国汉族人群卵子成熟障碍的一个重要遗传学原因，占目前所研究卵子成熟障碍病例的 30%（Feng et al.，2016）。

2017 年王磊课题组发现了第二个卵子成熟障碍的致病基因，也是卵子 GV 期阻滞的第一个致病基因 *PATL2*（Chen et al.，2017b）。该研究在一例发生卵子 GV 期阻滞的不孕患者中检测到 *PATL2* 纯合无义突变，随后又在其他 4 例不孕患者中检测到 *PATL2* 基因不同位点的复合杂合突变。之后证实该基因功能缺失会在细胞水平上破坏蛋白质功能，导致患者卵子及颗粒细胞中蛋白质发生显著降解。此外，还发现 *PATL2* 不同位点突变会引起患者表型的多样性。*PATL2* 发生破坏性严重的突变（终止密码子及剪接突变）会造成卵子 GV 期阻滞，发生破坏性较轻的突变（错义突变）会造成卵子 MⅠ期阻滞及 MⅡ期阻滞（Chen et al.，2017b）。

针对非洲北部地区卵子成熟障碍患者的小型队列研究结果显示，26%的入组患者携带 *PATL2* 纯合无义突变（Christou-Kent et al.，2018）。此外，该研究还观察到非洲北部地区卵子成熟障碍患者中 *TUBB8* 的突变比例并不高。两项分别针对我国汉族和非洲北部卵子成熟障碍患者的研究结果表明，不同地区人群卵子成熟障碍的主要致病基因不同（Christou-Kent et al.，2018）。

# 3 *PATL2* 及其作用机制

## 3.1 PATL2 蛋白的结构

*PATL2* 编码一种 mRNA 结合蛋白（mRNP）。mRNP 作为翻译抑制因子抑制细胞内蛋白质的翻译。PATL2 蛋白的三维结构包含一个保守的 N 端结构域、一个多聚脯氨酸结构域、一个中段结构域和一个 C 端结构域。对 PATL2 二级结构的预测表明，在其全部的 541 个氨基酸残基中，N 端的 290 个氨基酸残基高度灵活且无固定结构，第 299～540 位氨基酸残基形成稳定的三维折叠。第 370 位甘氨酸残基朝向超螺旋折叠的疏水内核，

如果该氨基酸突变为精氨酸，则将在疏水内核中引入电荷，严重影响蛋白质结构的稳定（Maddirevula et al.，2017）。因此 PATL2 蛋白第 370 位的甘氨酸残基从酵母到人一直很保守（Maddirevula et al.，2017）。*PATL2* 突变符合隐性遗传规律，并且只有女性携带 *PATL2* 纯合缺失突变时才致病，男性携带该基因纯合缺失突变者可育。

## 3.2 PATL2 在动物模型中的研究

pat1p 是啤酒酵母中 PATL2 和 PATL1 的同源物（Ozgur et al.，2010），与 mRNP（如 Xp54、xRAP55 和 CPEB 等）有关（Nakamura et al.，2010；Radford et al.，2008）。此外，Nakamura 等（2010）发现，x-pat1a 是 PATL2 在非洲爪蟾中的同源物，在发育的卵泡中特异性表达。x-pat1a 在卵母细胞中起翻译抑制作用，伴随减数分裂的重新启动 x-pat1a 蛋白表达量逐渐下降，这表明 x-pat1a 蛋白含量的变化在正常卵母细胞成熟过程中受到严格调控。小鼠 *Patl2* 基因敲除模型证实 *Patl2* 缺失会导致卵子成熟障碍。然而在 *Patl2*$^{-/-}$ 小鼠中，并未检测到微管蛋白基因表达量减少，说明 *Patl2* 突变引起的卵子成熟障碍与微管蛋白无关（Christou-Kent et al.，2018）。此研究为 *Patl2* 体内外突变后的功能变化提供了遗传学证据。

## 3.3 PATL2 在人卵母细胞中的研究

PATL2 在卵母细胞 GV 期、MⅠ期、MⅡ期的表达量远高于其他体细胞（Chen et al.，2017b），进一步比较 PATL2 在卵母细胞不同阶段的表达量，用正常 GV 期、MⅠ期、MⅡ期卵母细胞做免疫荧光染色，结果观察到 PATL2 在 GV 期卵母细胞胞质内广泛表达，荧光强度显示，在 MⅠ期、MⅡ期卵母细胞中表达量逐渐降低（Chen et al.，2017b）。这些结果表明 PATL2 在卵母细胞成熟过程中发挥重要作用。此外，PATL2 表达量下降对于卵母细胞减数分裂的重新启动是必要的，它的异位表达会引起第一次减数分裂停滞（Ozgur et al.，2010）。PATL1 不能替代 PATL2 在减数分裂过程中的作用，因为 PATL1 只能在减数分裂后期被检测到。在组织培养细胞中，HPat（Pat1 的同源物）具有连接 mRNA 的 3′-去腺苷酸化和 5′-脱帽的活性（Ozgur et al.，2010）。然而 PATL2 在卵母细胞中只表现出 RNA 结合和翻译抑制活性，并没有联结 mRNA 的 3′-去腺苷酸化和 5′-脱帽的活性。这与卵母细胞的独特性一致，卵母细胞稳定存在的 mRNA 不含有 3′-多腺苷酸尾。

x-pat1a 在非洲爪蟾卵母细胞中作为翻译抑制因子而发挥功能，其过表达会引起卵子成熟障碍（Nakamura et al.，2010）。作为翻译抑制因子，在人类 PATL2 发生功能缺失突变的患者中，PATL2 表达量减少不引起蛋白质合成加速，反而表现出蛋白质降解加速，从而引起卵子成熟障碍。这可能是由于 PATL2 过表达和缺失发挥作用的机制不同，或者在卵子成熟过程中 PATL2 的作用具有双向性（Nakamura et al.，2010）。卵母细胞中 PATL2 蛋白含量减少可能会异常激活下游转录本的蛋白质合成，从而干扰正常的翻译抑制过程，最终导致卵子成熟障碍。因此，推测 *PATL2* 缺失突变通过引起相关 mRNP 数量的减少而引起相应的表型。目前 PATL2 的功能在很大程度上仍然未知，在卵子成熟过程中 PATL2 的确切作用机制还需要继续深入研究。

## 4 PATL2 研究的意义

PATL2 通过调控减数分裂和早期胚胎发育过程中 mRNA 的翻译，在卵子生长和成熟过程中发挥重要作用。PATL2 失效会引起人类卵子成熟障碍表型，揭示卵子成熟障碍的分子机制有助于对疾病的理解和诊断。此外，对卵子成熟过程分子机制的深入理解，有助于卵母细胞体外成熟技术的快速发展。临床上，可用于肿瘤患者（尤其是青春期前肿瘤患者）放化疗前的生育力保存（Kim et al.，2016），以及卵巢早衰患者初级/次级卵泡的体外成熟（Yin et al.，2016）。

## 5 结 语

卵母细胞停留在 GV 期时，为避免活跃转录，染色质以浓缩状态存在，因此细胞内信号控制在转录水平。PATL2 在卵母细胞中作为翻译抑制因子而发挥作用，*PATL2* 突变是导致卵子 GV 期阻滞的第一个致病基因。此外，不同位点 *PATL2* 突变也与大极体、受精障碍、胚胎碎片等有关。对 *PATL2* 致病机制的研究，使人们对卵子成熟障碍疾病有了新认识，为患者遗传咨询提供了新的分子指标。

**致 谢** 本项工作得到了国家重点研发计划重点专项课题（2016YFC1000601）的资助，谨此致谢！

## 参 考 文 献

Bouvet P, Wolffe A P. 1994. A role for transcription and FRGY2 in masking maternal mRNA within *Xenopus* oocytes. Cell, 77(6): 931-941.

Chen B, Li B, Li D, et al. 2017a. Novel mutations and structural deletions in *TUBB8*: expanding mutational and phenotypic spectrum of patients with arrest in oocyte maturation, fertilization or early embryonic development. Hum Reprod, 32(2): 457-464.

Chen B, Zhang Z, Sun X, et al. 2017b. Biallelic mutations in *PATL2* cause female infertility characterized by oocyte maturation arrest. Am J Hum Genet, 101(4): 609-615.

Christou-Kent M, Kherraf Z E, Amiri-Yekta A, et al. 2018. PATL2 is a key actor of oocyte maturation whose invalidation causes infertility in women and mice. EMBO Mol Med, 10(5): e8515.

Feng R, Sang Q, Kuang Y, et al. 2016. Mutations in *TUBB8* and human oocyte meiotic arrest. N Engl J Med, 374(3): 223-232.

Haas G, Braun J E, Igreja C, et al. 2010. HPat provides a link between deadenylation and decapping in metazoa. J Cell Biol, 189(2): 289-302.

Kim S Y, Kim S K, Lee J R, et al. 2016. Toward precision medicine for preserving fertility in cancer patients: existing and emerging fertility preservation options for women. J Gynecol Oncol, 27(2): e22.

Maddirevula S, Coskun S, Alhassan S, et al. 2017. Female infertility caused by mutations in the

oocyte-specific translational repressor PATL2. Am J Hum Genet, 101(4): 603-608.
Marnef A, Maldonado M, Bugaut A, et al. 2010. Distinct functions of maternal and somatic Pat1 protein paralogs. RNA, 16(11): 2094-2107.
Nakamura Y, Tanaka K J, Miyauchi M, et al. 2010. Translational repression by the oocyte-specific protein P100 in *Xenopus*. Dev Biol, 344(1): 272-283.
Ozgur S, Chekulaeva M, Stoecklin G. 2010. Human Pat1b connects deadenylation with mRNA decapping and controls the assembly of processing bodies. Mol Cell Biol, 30(17): 4308-4323.
Radford H E, Meijer H A, de Moor C H. 2008. Translational control by cytoplasmic polyadenylation in *Xenopus* oocytes. Biochim Biophys Acta, 1779(4): 217-229.
Ryu K Y, Sinnar S A, Reinholdt L G, et al. 2008. The mouse polyubiquitin gene *Ubb* is essential for meiotic progression. Mol Cell Biol, 28(3): 1136-1146.
Takabayashi S, Yamauchi Y, Tsume M, et al. 2009. A spontaneous *smc1b* mutation causes cohesin protein dysfunction and sterility in mice. Exp Biol Med (Maywood), 234(8): 994-1001.
Thoma M E, McLain A C, Louis J F, et al. 2013. Prevalence of infertility in the United States as estimated by the current duration approach and a traditional constructed approach. Fertil Steril, 99(5): 1324-1331.
Vaccari S, Horner K, Mehlmann L M, et al. 2008. Generation of mouse oocytes defective in cAMP synthesis and degradation: endogenous cyclic AMP is essential for meiotic arrest. Dev Biol, 316(1): 124-134.
Yin O, Cayton K, Segars J H. 2016. *In vitro* activation: a dip into the primordial follicle pool? J Clin Endocrinol Metab, 101(10): 3568-3570.

# 衰老相关的卵母细胞质量调控研究进展

刘传明[1]　江小华[2]　丁利军[1*]

1 南京大学医学院附属鼓楼医院，南京

2 中国科学技术大学附属第一医院，合肥

**摘　要**　由于社会角色的转变，女性生育延迟现象明显。而随着年龄的增长，女性生育能力显著降低，主要是因为卵巢卵泡数量减少和卵母细胞质量下降。目前，临床上难以恢复高龄女性的卵母细胞质量，更无法提升高龄女性的生育能力。诸多研究证实，女性年龄增长时，卵母细胞会发生一系列的生理变化，包括线粒体功能障碍、染色质结构变化、表观遗传修饰改变、基因表达和代谢紊乱，越来越多的证据将衰老相关的卵母细胞质量下降与遗传、表观遗传改变联系起来。本文简要综述了卵母细胞质量与衰老的关系，主要从遗传学和表观遗传学层面，描述高龄女性卵母细胞质量的变化，介绍衰老相关的卵母细胞质量受损机制及干预靶点。

**关键词**　卵母细胞衰老，遗传，表观遗传

生育延迟是现代社会的一个重要现象，导致女性不孕症发病率日益增加。美国疾病预防控制中心的数据显示，美国女性初次生育年龄由 21.2 岁（1970 年），上升至 25.8 岁（2012 年），35 岁初产妇超过 1/12。2017 年韩国女性初次生育年龄达到 31 岁。与年轻女性相比，高龄女性更易出现不孕、流产、死胎和多胎等危险，伴随衰老的卵母细胞质量降低可能在其中发挥关键作用（Yuan et al.，2016; Sutovsky et al.，1999; Schandera and Mackey，2016）。研究表明，在女性 20 岁时，卵母细胞染色体出现异常的概率仅为 2%，而 40 岁时可达到 35%（Chiang et al.，2012）。对于 35 岁以下的女性来说，一个卵母细胞产生存活后代的比例约为 26%，而 42 岁以上高龄女性的概率仅为 1%（Silber et al.，2017）。越来越多的研究发现，相较于年轻卵母细胞，衰老的卵母细胞线粒体功能、染色体结构、物质代谢等出现异常。随着高通量测序技术的迅速发展，科学家开始将基因组学、转录组学、蛋白质组学和表观遗传学应用于卵母细胞与生殖衰老的研究，并取得了许多研究进展。

## 1　衰老相关的卵母细胞质量变化

衰老会导致哺乳动物卵母细胞出现明显的非整倍体，影响卵母细胞功能（Hassold

*通讯作者：xmljding@163.com

and Hunt，2014）。其中一个主要的原因是减数分裂过程中染色体黏结蛋白缺失（Jessberger，2012）。此外，在姐妹染色单体分离过程中，着丝粒同时受到来自相反方向的纺锤丝的牵引，引起染色体的不同步分离，这是非整倍体出现的另一个重要原因（Shomper et al.，2014）。纺锤体组装检查点（spindle assembly checkpoint，SAC）监控染色体错误分离的异常情况，其缺失可导致非整倍体率显著提高（Polanski，2013；Yun et al.，2014）。对 CD1 小鼠的研究表明，12 月龄的老年组小鼠卵母细胞非整倍体率为 31.6%，而年轻组仅为 4.9%，研究者发现衰老通过降低 $HCO_3^-$和 $Cl^-$的交换导致小鼠卵母细胞 pH 增大，卵母细胞中染色体黏结蛋白复合物的重要组成成分染色体结构维持蛋白 3（SMC3）减少（Cheng et al.，2016）。在 C57BL/6 小鼠中发现，虽然高龄卵母细胞的黏结蛋白缺失，但与 CD1 小鼠不同的是，着丝粒定位蛋白 SGO2 的表达在年轻小鼠和高龄小鼠卵母细胞中并无差异，这提示 C57BL/6 小鼠出现非整倍体的概率要远小于其他种属的小鼠。在衰老过程中，与 SAC 活化相关的 Mad2 蛋白、与微管-着丝粒错误纠正相关的 Aurora C 蛋白各减少超过 30%，其中 Mad2 在衰老小鼠卵母细胞中的含量相较于年轻小鼠降低了 30%，而 Aurora C 降低了约一半（Yun et al.，2014）。老化的卵母细胞普遍存在端粒缩短的现象，端粒缩短会引发 DNA 损伤反应，导致卵母细胞出现异常分裂的纺锤体（Wang et al.，2017a）。而端粒的缩短主要是衰老引起的 ROS 水平增高所导致的（Keefe，2016）。

# 2 衰老相关的卵母细胞遗传学变化

## 2.1 基因表达变化

衰老可导致卵母细胞内参与细胞周期信号转导的基因发生显著变化，与纺锤体组装检查点、DNA 稳定性、染色体分离、细胞分裂、微管和 RNA 定位相关的蛋白质也发生变化（Grøndahl et al.，2010）。对高龄和年轻大鼠原始卵泡进行微阵列分析，结果表明，与核苷酸结合、RNA 结合、核糖体结构成分、转录因子活性、细胞周期、同源重组、减数分裂、DNA 复制和 MAPK 信号通路相关的分子功能存在显著差异（Paul et al.，2016）。对其他物种，如日本黑牛和海门山羊的研究也得到了类似的转录本变化，特别是在高龄母牛卵母细胞中发现存在真核起始因子 2（eukaryotic initiation factor 2，eIF2）信号通路的高表达（Duncan et al.，2017；Dorji et al.，2012；Takeo et al.，2013）。很多基因的改变都会影响卵母细胞质量，加速卵巢衰老。例如，参与减数分裂纺锤体组装的乳腺癌 1 号基因（*BRCA1*），*BRCA1* 突变，女性表现出卵巢衰老加速（Oktay et al.，2015；Lin et al.，2017b）。细胞质多腺苷酸元件结合蛋白 1（CPEB1）是调节卵母细胞 mRNA 翻译的关键因子，MAPK 可以通过触发 CPEB1 磷酸化，阻碍 mRNA 翻译，与小鼠卵母细胞的减数分裂密切相关。对于 *Erk1/2* 敲除小鼠的卵母细胞，给予 CPEB1 下游转录激活剂 DAZL 可以部分挽救减数分裂异常（Sha et al.，2017）。此外，已有文献报道衰老的卵母细胞内重要基因发生了显著性变化，详见表 2。

**表 2 衰老卵母细胞内表达发生变化的基因**

| 基因 | 基因功能 | 参考文献 |
|---|---|---|
| *FIGN* | 参与合成染色体分离和细胞分裂的 ATP 依赖性微管因子 | Mukherjee et al.，2012 |
| *FIGNL1* | 通过同源重组参与 DNA 双链断裂的修复 | Latorre-Pellicer et al.，2006 |
| *REC8* | 参与合成减数分裂凝聚复合物 | Latorre-Pellicer et al.，2006 |
| *SMC1B* | 参与合成减数分裂凝聚复合物 | Tachibana et al.，2010 |
| *TUBAL3* | 具有与 α-微管蛋白相似的功能 | Latorre-Pellicer et al.，2006 |
| *CENP1* | 编码一种着丝粒蛋白，其蛋白质产物是微管与染色体连接所必需的 | Fortuño et al.，2014 |
| *NUPR1* | 染色体蛋白和转录激活因子，调节细胞周期 | Million et al.，2008 |
| *PTX3* | 参与卵丘细胞外基质形成，与 *GDF9* 特异性相互作用 | Salustri et al.，2004 |
| *FGF8* | 卵母细胞特异性生长因子，可与 *BMP15* 共同作用 | Sánchez et al.，2009 |
| *MAPK13* | MAPK 家族成员，在细胞增殖、分化、细胞周期方面发挥作用 | Inoue et al.，1998 |
| *MRPL17* | 参与线粒体蛋白质合成 | Li et al.，2010 |
| *ZP2* | 卵母细胞生长、早期发育和分化的标志物 | Wassarman et al.，2004 |
| *TGFB1/1* | 控制细胞增殖和迁移 | Robker et al.，2009 |
| *SFXN1* | 编码三羧酸载体蛋白，靶向线粒体膜 | Li et al.，2010 |
| *RGS16* | 参与 G 蛋白介导的信号转导途径 | Takeo et al.，2013 |
| *PGC-1a* | 调节线粒体生物发生和呼吸，控制代谢和能量稳态 | Bahrami et al.，2016 |
| *NRF-1* | *PGC-1a* 的下游基因，激活参与能量产生的基因表达 | Wu et al.，1999 |
| *HAT1* | 编码组蛋白乙酰化酶，参与染色质组装 | Cui et al.，2011 |
| *SNRPN* | DNA 甲基化相关印迹基因，在卵母细胞形成和成熟中具有关键作用 | Liang et al.，2008 |
| *AD2* | 编码纺锤体组装检查点蛋白，调节哺乳动物卵母细胞活力和发育 | Nakao et al.，1997 |
| *BRCA* | 参与同源 DNA 重组，并且在双链 DNA 断裂修复中起作用 | Oktay et al.，2015 |
| *CPEB1* | 调节卵母细胞 mRNA 翻译的关键卵母细胞因子 | Qian et al.，2015 |
| *Fgf8* | 促有丝分裂和细胞存活活性，参与多种发育的生物过程 | Knight et al.，2006 |
| *Gdf9* | 调节 SMAD 家族转录因子的募集和活化 | Knight et al.，2006 |
| *Bmp15* | 调节 SMAD 家族转录因子的募集和活化，与卵巢早衰有关 | Knight et al.，2006 |

女性衰老后卵母细胞发生线粒体功能障碍，包括 ROS 增多、线粒体融合、线粒体电子传递链失活、线粒体代谢变化、钙稳态失衡、线粒体膜电位变化等。很多导致线粒体突变的基因加速了卵母细胞的衰老。ROS 被认为是衰老相关的获得性线粒体 DNA（mtDNA）突变的主要来源（Babayev et al.，2016）。在采用转录组学、蛋白质组学、代谢组学联合分析衰老过程中线粒体 DNA 的变异时发现，线粒体单一基因位点的改变即可影响线粒体蛋白稳态、活性氧生成、胰岛素信号转导、端粒短缩和线粒体功能障碍等衰老相关的功能（Latorre-Pellicer et al.，2006）。在卵母细胞内特异性敲除线粒体分裂蛋白 1（*Drp1*）基因实验证实线粒体对于卵泡成熟和卵母细胞衰老变化至关重要（Udagawa et al.，2014）。去除线粒体内非折叠蛋白或错误折叠蛋白、维持线粒体稳定性对于卵母细胞至关重要。CLPP、AFG3L2、PHB、OMA1、LONP1、PARL 等控制线粒体质量的蛋白酶，其缺陷会导致线粒体相关受损疾病的出现，其中一些已经被证实可以加速卵母细胞的衰老（Ferreirinha et al.，2004；Maltecca et al.，2008；Plun-Favreau et al.，2012；Kitada et al.，2007；Gispert et al.，2013；Martins et al.，2004）。

## 2.2 蛋白质代谢变化

一项对 C57BL/6 小鼠高通量测序的研究发现，卵母细胞衰老相关差异基因的表达高度保守，此外，蛋白质代谢是卵母细胞内的另一个主要变化。随着年龄的增长，与蛋白质质量控制（蛋白质修饰和非折叠蛋白反应）相关的基因变化剧烈，蛋白质代谢相关的细胞成分（核仁）发生改变，蛋白质代谢酶存在差异表达。而炎症相关因子表达、细胞质中核糖体数量均显著增加（Branco et al.，2011）。在衰老小鼠的卵母细胞内核糖体蛋白 S2（*Rps2*）基因高表达，这进一步表明衰老会导致核糖体数量的增加（Pan et al.，2008）。采用蛋白质组学研究衰老的猪卵母细胞，发现差异表达的蛋白质主要涉及代谢、应激反应、活性氧和细胞周期调节方面（Jiang et al.，2011）。目前，研究最为深入的几种蛋白质主要是促成熟因子（MPF）、Sirtuin 家族（Sirt1、Sirt2、Sirt3）等（Jiang et al.，2011；Wang et al.，2017a；Stricker et al.，2016；Stricker and Ravichandran，2017）。在卵母细胞衰老期间，抗凋亡蛋白 BCL2 的表达逐渐减少（Liu et al.，2009；Takahashi et al.，2009；Gordo et al.，2000），胱天蛋白酶（caspase）活化（Gordo et al.，2000，2002）。伴随雌性小鼠年龄的增长，卵母细胞中染色体结构维持蛋白 5/6（SMC5/6）表达水平下降，其年龄依赖性消耗导致卵母细胞非整倍体的发生率增加（Kobayashi et al.，2012）。

## 2.3 衰老相关的卵母细胞表观遗传学变化

### 2.3.1 DNA 甲基化及去甲基化修饰

Hamatani 等（2004）比较年轻和高龄 C57BL/6 雌性小鼠 MⅡ期卵母细胞的 mRNA 表达谱时发现 5%的转录本存在明显差异，其中包括编码参与表观遗传修饰、染色质重塑和 DNA 甲基化的蛋白质，如 DNA 甲基转移酶 1、DNA 甲基转移酶 3a、DNA 甲基转移酶 3b、DNA 甲基转移酶 3L 和 DNMT 相关蛋白-1（Damp1）（Pearce E L and Pearce E J，2013）。使用不同品系小鼠进行微阵列基因表达分析获得了相似结果（Govindaraj et al.，2017）。衰老影响卵母细胞 DNA 甲基转移酶的表达，从而催化 DNA 甲基化，发生表观遗传修饰。老龄昆明小鼠的死胎和胎儿畸形率高于年轻组，与卵母细胞 DNA 的甲基化异常有关（Yue et al.，2012）。然而采用不同年龄的牛的卵母细胞进行基因甲基化水平评估时发现，一些对卵母细胞和早期胚胎发育至关重要的基因，其甲基化水平似乎不受年龄影响（Mattern et al.，2016）。尽管 DNA 甲基化与衰老的报道有所差别，但是一般认为 DNA 甲基化修饰在卵母细胞衰老过程中扮演重要角色。近年来发现 TET 蛋白是 DNA 去甲基化过程中的一种重要的酶，TET 可以通过胸腺嘧啶-DNA 糖基化酶（TDG）或碱基切除修复（BER），促进 5-甲基胞嘧啶向未甲基化的胞嘧啶转化（Branco et al.，2011）。DNA 去甲基化可能参与卵母细胞的衰老并成为潜在的药物作用靶点（Qian et al.，2015）。

### 2.3.2 组蛋白修饰

组蛋白修饰包括甲基化/去甲基化、乙酰化/去乙酰化、泛素化/去泛素化、磷酸化/

去磷酸化等。组蛋白乙酰化是细胞功能发生的关键，如染色体浓缩、DNA 断裂修复和转录等（Berger，2002；Bird et al.，2002；Masumoto et al.，2005）。在哺乳动物卵母细胞成熟期间，组蛋白 H3 和 H4 可发生乙酰化修饰。衰老卵母细胞表现出基因表达和组蛋白乙酰化的改变（De La Fuente et al.，2006）。检测不同时期卵母细胞 H4K5、H4K8、H4K12 和 H4K16 的乙酰化，结果表明，MⅡ期卵母细胞组蛋白乙酰化的改变最初出现在生发泡（germinal vesicle，GV）阶段（Manosalva and González，2010；Greer el et al.，2010；Li et al.，2010；Shao et al.，2015；Hamatani et al.，2004；Rakoff-Nahoum et al.，2004）。而组蛋白脱乙酰酶（histone deacetylase，HDAC）在衰老小鼠的卵母细胞中转录水平下降（Hamatani et al.，2004）。相较于年轻小鼠，老年小鼠卵母细胞中 H4K16 乙酰化相关的 *sirt2* 表达较低（Rakoff-Nahoum et al.，2004）。年轻小鼠 MⅡ期卵母细胞在 H4K12 位点乙酰化水平低，而衰老卵母细胞 40%发生乙酰化（Akiyama et al.，2006）。衰老小鼠的卵母细胞 H4K12 乙酰化水平显著增加，这可能影响受精过程中原核的乙酰化，导致卵母细胞发育潜能降低（Suo et al.，2010）。在人卵母细胞研究中发现，与小鼠相似，人 GV 期卵母细胞 H4K5、H4K8、H4K12 和 H4K16 显示乙酰化信号。尽管在成熟过程中逐渐发生去乙酰化，但是大部分卵母细胞保留了上述赖氨酸的乙酰化。随着衰老的进程，乙酰化卵母细胞数量增加，这表明衰老使卵母细胞最后成熟阶段 H4K12 的去乙酰化能力降低（van den Berg et al.，2011）。

组蛋白 H3K4 的甲基化通常与基因激活和衰老有关(Eissenberg and Shilatifard，2010；Manosalva and González，2010）。H3K4 的二甲基化在年轻小鼠 MⅡ期卵母细胞中显示出比衰老小鼠 MⅡ期卵母细胞更高的水平。而当 H3K4 三甲基化去甲基化酶-视黄醇结合蛋白 2 缺乏时，蠕虫和果蝇寿命缩短（Greer et al.，2010）。分别检测 6～8 周和 42～44 周小鼠的卵母细胞中 H3K4 的单甲基化、二甲基化和三甲基化(H3K4 me1、H3K4 me2 和 H3K4 me3)，发现 GV 期卵母细胞二甲基化和三甲基化水平呈现下降趋势，而在衰老小鼠 GV 期卵母细胞中，负责催化 H3K4 去甲基化的赖氨酸脱甲基化酶（Kdm1a）表达增加（Shao et al.，2015）。此外，组蛋白甲基化相关因子（*Cbx1* 和 *Sirt1*）表达也在衰老的 GV 期卵母细胞中发生变化。

# 3 潜在干预靶点

到目前为止，尚无有效的措施延迟卵巢衰老或改善卵母细胞质量。由于线粒体功能障碍与卵巢衰老有关，因此线粒体功能的改善可能会减缓或逆转卵母细胞的衰老。线粒体营养药物被用于改善卵母细胞质量，包括辅酶 $Q_{10}$、白藜芦醇、雷帕霉素、α 硫辛酸、Sirt3 等（Liu et al.，2018）。自体线粒体移植似乎可以提高高龄女性的妊娠成功率（Woods and Tilly，2015），但是近年来研究表明，自体线粒体移植并不能改善衰老卵母细胞质量（Sheng et al.，2019）。此外，文献报道，ω-3 脂肪酸可能延迟卵巢衰老和提高卵母细胞质量（Li et al.，2016）。一些通过减少氧化应激、抗炎和清除自由基发挥作用的药物，如 C-藻蓝蛋白（PC）、褪黑素等似乎能改善卵母细胞质量，提高女性生育力（Song et al.，2016；Nehra et al.，2012）。但是缓解衰老对卵母细胞质量的影响，仍需更多研究。从遗传学和表观遗传学上深刻认识衰老相关的卵母细胞质量调控，可以加快认识进程，为改善高龄女性的生育力打下基础。

## 4 结 语

综上所述，衰老会影响卵母细胞的质量，包括线粒体功能、非整倍体、代谢紊乱、表观遗传修饰改变，以及后代健康。本文主要讨论了衰老对卵母细胞遗传和表观遗传产生的影响。来自多种属的研究表明，衰老对卵母细胞的遗传和表观遗传改变是相似的。伴随高通量测序技术的发展，对衰老卵母细胞的多组学变化了解更加深入，但是衰老引起卵母细胞质量下降的详细机制仍需进一步探讨。此外，如何改善卵母细胞质量、预防衰老对卵母细胞遗传和表观遗传修饰的改变仍任重道远。

## 参 考 文 献


Akiyama T, Nagata M, Aoki F, et al. 2006. Inadequate histone deacetylation during oocyte meiosis causes aneuploidy and embryo death in mice. Proc Natl Acad Sci USA, 103(19): 7339-7344.

Babayev E, Wang T, Szigeti-Buck K, et al. 2016. Reproductive aging is associated with changes in oocyte mitochondrial dynamics, function, and mtDNA quantity. Maturitas, 93: 121-130.

Bahrami S A, Bakhtiari N. 2016. Ursolic acid regulates aging process through enhancing of metabolic sensor proteins level. Biomed Pharmaco Ther, 82: 8-14.

Berger S L. 2002. Histone modifications in transcriptional regulation. Curr Opin Genet Dev, 12(2): 142-148.

Bird A W, Yu D Y, Pray-Grant M G, et al. 2002. Acetylation of histone H4 by Esa1 is required for DNA double-strand break repair. Nature, 419(6905): 411-415.

Branco M R, Ficz G, Reik W, et al. 2011. Uncovering the role of 5-hydroxymethylcytosine in the epigenome. Nat Rev Genet, 13(1): 7-13.

Cheng J M, Li J, Tang J X, et al. 2016. Elevated intracellular pH appears in aged oocytes and causes oocyte aneuploidy associated with the loss of cohesion in mice. Cell Cycle, 15(18): 2454-2463.

Chiang T, Schultz R M, Lampson M A, et al. 2012. Meiotic origins of maternal age-related aneuploidy. Biol Reprod, 86(1): 1-7.

Cui M S, Wang X L, Tang D W, et al. 2011. Acetylation of H4K12 in porcine oocytes during *in vitro* aging: potential role of ooplasmic reactive oxygen species. Theriogenology, 75(4): 638-646.

De La Fuente R. 2006. Chromatin modifications in the germinal vesicle (GV) of mammalian oocytes. Dev Biol, 292(1): 1-12.

Dorji, Ohkubo Y, Miyoshi K, et al. 2012. Gene expression profile differences in embryos derived from prepubertal and adult Japanese Black cattle during *in vitro* development. Reprod Fertil Dev, 24(2): 370-381.

Duncan F E, Jasti S, Paulson A, et al. 2017. Age-associated dysregulation of protein metabolism in the mammalian oocyte. Aging Cell, 16(6): 1381-1393.

Eissenberg J C, Shilatifard A. 2010. Histone H3 lysine 4 (H3K4) methylation in development and differentiation. Dev Biol, 339(2): 240-249.

Ferreirinha F, Quattrini A, Pirozzi M, et al. 2004. Axonal degeneration in paraplegin-deficient mice is associated with abnormal mitochondria and impairment of axonal transport. J Clin Invest, 113(2): 231-242.

Fortuño C, Labarta E. 2014. Genetics of primary ovarian insufficiency: a review. J Assist Reprod Genet, 31(12): 1573-1585.

Gispert S, Parganlija D, Klinkenberg M, et al. 2013. Loss of mitochondrial peptidase *Clpp* leads to infertility, hearing loss plus growth retardation via accumulation of CLPX, mtDNA and inflammatory factors. Hum Mol Genet, 22(24): 4871-4887.

Gordo A C, Rodrigues P, Kurokawa M, et al. 2002. Intracellular calcium oscillations signal apoptosis rather than activation in *in vitro* aged mouse eggs. Biol Reprod, 66(6): 1828-1837.

Gordo A C, Wu H, He C L, et al. 2000. Injection of sperm cytosolic factor into mouse metaphase II oocytes induces different developmental fates according to the frequency of [Ca(2+)](i) oscillations and oocyte age. Biol Reprod, 62(5): 1370-1379.

Govindaraj V, Krishnagiri H, Chakraborty P, et al. 2017. Age-related changes in gene expression patterns of immature and aged rat primordial follicles. Syst Biol Reprod Med, 63(1): 37-48.

Greer E L, Maures T J, Hauswirth A G, et al. 2010. Members of the H3K4 trimethylation complex regulate lifespan in a germline-dependent manner in *C. elegans*. Nature, 466(7304): 383-387.

Grøndahl M L, Yding Andersen C, Bogstad J, et al. 2010. Gene expression profiles of single human mature oocytes in relation to age. Hum Reprod, 25(4): 957-968.

Hamatani T, Falco G, Carter M G, et al. 2004. Age-associated alteration of gene expression patterns in mouse oocytes. Hum Mol Genet, 13(19): 2263-2278.

Hassold T, Hunt P. 2014. To err (meiotically) is human: the genesis of human aneuploidy. Nat Rev Genet, 2(4): 280-291.

Inoue M, Naito K, Nakayama T, et al. 1998. Mitogen-activated protein kinase translocates into the germinal vesicle and induces germinal vesicle breakdown in porcine oocytes. Biol Reprod, 58(1): 130-136.

Jessberger R. 2012. Age-related aneuploidy through cohesion exhaustion. EMBO Rep, 13(6): 539-546.

Jiang G J, Wang K, Miao D Q, et al. 2011. Protein profile changes during porcine oocyte aging and effects of caffeine on protein expression patterns. PLoS One, 6(12): e28996.

Keefe D L. 2016. Telomeres, reproductive aging, and genomic instability during early development. Reprod Sci, 23(12): 1612-1615.

Kitada T, Pisani A, Porter D R, et al. 2007. Impaired dopamine release and synaptic plasticity in the striatum of PINK1-deficient mice. Proc Natl Acad Sci USA, 104(27): 11441-11446.

Knight P G, Glister C. 2006. TGF-beta superfamily members and ovarian follicle development. Reproduction, 132(2): 191-206.

Kobayashi H, Sakurai T, Imai M, et al. 2012. Contribution of intragenic DNA methylation. in mouse gametic DNA methylomes to establish oocyte-specific heritable marks. PLoS Genet, 8(1): e1002440.

Latorre-Pellicer A, Moreno-Loshuertos R, Lechuga-Vieco A V, et al. 2006. Mitochondrial. and nuclear DNA matching shapes metabolism and healthy ageing. Nature, 535(7613): 561-565.

Li L, Greer C, Eisenman R N, et al. 2010. Essential functions of the histone demethylase lid. PLoS Genet, 6(11): e1001221.

Li X, Han D. 2010. Developmental expression of sideroflexin family genes in xenopus embryos. Dev Dyn, 239(10): 2742-2747.

Li Y J, Han Z, Ge L, et al. 2016. C-phycocyanin protects against low fertility by inhibiting reactive oxygen species in aging mice. Oncotarget, 7(14): 17393-17409.

Liang X W, Zhu J Q, Miao Y L, et al. 2008. Loss of methylation imprint of Snrpn in postovulatory aging mouse oocyte. Biochem Biophys Res Commun, 371(1): 16-21.

Lin L T, Cheng J T, Wang P H, et al. 2017a. Dehydroepiandrosterone as a potential agent to slow down ovarian aging. J Obstet Gynaecol Res, 43(12): 1855-1862.

Lin W, Titus S, Moy F, et al. 2017b. Ovarian aging in women with BRCA germline mutations. J Clin Endocrinol Metab, 102(10): 3839-3847.

Liu M J, Sun A G, Zhao S G, et al. 2018. Resveratrol improves *in vitro* maturation of oocytes in aged mice and humans. Fertil Steril, 109(5): 900-907.

Liu N, Wu Y G, Lan G C, et al. 2009. Pyruvate prevents aging of mouse oocytes. Reproduction, 138(2):

223-234.

Maltecca F, Aghaie A, Schroeder D G, et al. 2008. The mitochondrial protease AFG3L2 is essential for axonal development. J Neurosci, 28(11): 2827-2836.

Manosalva I, González A. 2009. Agin alters histone H4 acetylation and CDC2A in mouse germinal vesicle stage oocytes. Biol Reprod, 81(6): 1164-1171.

Manosalva I, González A. 2010. Aging changes the chromatin configuration and histone methylation of mouse oocytes at germinal vesicle stage. Theriogenology, 74(9): 1539-1547.

Martins L M, Morrison A, Klupsch K, et al. 2004. Neuroprotective role of the reaper-related serine protease HtrA2/Omi revealed by targeted deletion in mice. Mol Cell Biol, 24(22): 9848-9862.

Masumoto H, Hawke D, Kobayashi R, et al. 2005. A role for cell-cycle regulated histone H3 lysine 56 acetylation in the DNA damage response. Nature, 436(7048): 294-298.

Mattern F, Herrmann D, Heinzmann J, et al. 2016. DNA methylation and mRNA expression of developmentally important genes in bovine oocytes collected from donors of different age categories. Mol Reprod Dev, 83(9): 802-814.

Million Passe C M, White C R, King M W, et al. 2008. Loss of the protein NUPR1 (p8) leads to delayed LHB expression, delayed ovarian maturation, and testicular development of a Sertoli cell-only syndrome-like phenotype in mice. Biol Reprod, 79(4): 598-607.

Mourot M, Dufort I, Gravel C, et al. 2006. The influence of follicle size, FSH-enriched maturation medium, and early cleavage on bovine oocyte maternal mRNA levels. Mol Reprod Dev, 73(11): 1367-1379.

Mukherjee S, Diaz Valencia J D, Stewman S, et al. 2012. Human fidgetin is a microtubule severing the enzyme and minus-end depolymerase that regulates mitosis. Cell Cycle, 11(12): 2359-2366.

Nakao A, Imamura T, Souchelnytskyi S, et al. 1997. TGF-beta receptor-mediatedsignalling through Smad2, Smad3 and Smad4. EMBO J, 16(17): 5353-5362.

Nehra D, Le H D, Fallon E M, et al. 2012. Prolonging the female reproductive lifespan and improving egg quality with dietary omega-3 fatty acids. Aging Cell, 11(6): 1046-1054.

Oktay K, Turan V, Titus S, et al. 2015. BRCA mutations, DNA repair deficiency, and ovarian aging. Biol Reprod, 93(3): 67.

Pan H, Ma P, Zhu W, et al. 2008. Age-associated increase in aneuploidy and changes in gene expression in mouse eggs. Dev Biol, 316(2): 397-400.

Paul F, Arkin Y, Giladi A, et al. 2016. Transcriptional heterogeneity and lineage commitment in myeloid progenitors. Cell, 164(1-2): 325.

Pearce E L, Pearce E J. 2013. Metabolic pathways in immune cell activation and quiescence. Immunity, 38(4): 633-643.

Plun-Favreau H, Burchell V S, Holmström KM, et al. 2012. HtrA2 deficiency cause mitochondrial uncoupling through the F1F0-ATP synthase and consequent ATP depletion. Cell Death Dis, 3: e335.

Polanski Z. 2013. Spindle assembly checkpoint regulation of chromosome segregation in mammalian oocytes. Reprod Fertil Dev, 25(3): 472-483.

Qian Y, Tu J, Tang N L, et al. 2015. Dynamic changes of DNA epigenetic marks in mouse oocytes during natural and accelerated aging. Int J Biochem Cell Biol, 67: 121-127.

Rakoff-Nahoum S, Paglino J, Eslami-Varzaneh F, et al. 2004. Recognition of commensal microflora by toll-like receptors is required for intestinal homeostasis. Cell, 118(2): 229-241.

Robker R L, Akison L K, Russell D L, et al. 2009. Control of oocyte release by progesterone receptor-regulated gene expression. Nucl Recept Signal, 7: e012.

Salustri A, Garlanda C, Hirsch E, et al. 2004. PTX3 plays a key role in the organization of the cumulus oophorus extracellular matrix and *in vivo* fertilization. Development, 131(7): 1577-1586.

Sánchez F, Adriaenssens T, Romero S, et al. 2009. Quantification of oocyte-specific transcripts in follicle-enclosed oocytes during antral development and maturation *in vitro*. Mol Hum Reprod, 15(9): 539-550.

Schandera J, Mackey T K. 2016. Mitochondrial replacement techniques: divergence in global policy. Trends Genet, 32(7): 385-390.

Sha Q Q, Dai X X, Dang Y, et al. 2017. A MAPK cascade couples maternal mRNA translation and degradation to meiotic cell cycle progression in mouse oocytes. Development, 144(3): 452-463.

Shao G B, Wang J, Zhang L P, et al. 2015. Aging alters histone H3 lysine 4 methylation in mouse germinal vesicle stage oocytes. Reprod Fertil Dev, 27(2): 419-426.

Sheng X, Yang Y, Zhou J, et al. 2019. Mitochondrial transfer from aged adipose-derived stem cells does not improve the quality of aged oocytes in C57BL/6 mice. Mol Reprod Dev, DOI: 10.1002/mrd.23129.

Shomper M, Lappa C, FitzHarris G, et al. 2014. Kinetochore microtubule establishment is defective in oocytes from aged mice. Cell Cycle, 13(7): 1171-1179.

Silber S J, Kato K, Aoyama N, et al. 2017. Intrinsic fertility of human oocytes. Fertil Steril, 107(5): 1232-1237.

Song C, Peng W, Yin S, et al. 2016. Melatonin improves age-induced fertility decline and attenuates ovarian mitochondrial oxidative stress in mice. Sci Rep, 6: 35165.

Stricker S A, Beckstrom B, Mendoza C, et al. 2016. Oocyte aging in a marine protostome worm: the roles of maturation promoting factor and extracellular signal regulated kinase form of mitogen-activated protein kinase. Dev Growth Differ, 58(3): 250-259.

Stricker S A, Ravichandran N. 2017. The potential roles of c-Jun N-terminal kinase (JNK) during the maturation and aging of oocytes produced by a marine protostome worm. Zygote, 25(6): 686-696.

Suo L, Meng Q G, Pei Y, et al. 2010. Changes in acetylation on lysine 12 of histone H4 (acH4K12) of murine oocytes during maternal aging may affect fertilization and subsequent embryo development. Fertil Steril, 93(3): 945-951.

Sutovsky P, Moreno R D, Ramalho-Santos J, et al. 1999. Ubiquitin tag for sperm mitochondria. Nature, 402(6760): 371-372.

Tachibana-Konwalski K, Godwin J, van der Weyden L, et al. 2010. Rec8 containing cohesin maintains bivalents without turnover during the growing phase of mouse oocytes. Genes Dev, 24(22): 2505-2516.

Takahashi T, Igarashi H, Kawagoe J, et al. 2009. Poor embryo development in mouse oocytes aged *in vitro* is associated with impaired calcium homeostasis. Biol Reprod, 80(3): 493-502.

Takeo S, Kawahara-Miki R, Goto H, et al. 2013. Age-associated changes in gene expression and developmental competence of bovine oocytes, and a possible counter measure against age-associated events. Mol Reprod Dev, 80(7): 508-521.

Te Velde E R, Pearson P L. 2002. The variability of female reproductive aging. Hum Reprod Update, 8(2): 141-154.

Udagawa O, Ishihara T, Maeda M, et al. 2014. Mitochondrial fission factor Drp1 maintains oocyte quality via dynamic rearrangement of multiple organelles. Curr Biol, 24(20): 2451-2458.

van den Berg I M, Eleveld C, van der Hoeven M, et al. 2011. Defective deacetylation of histone 4 K12 in human oocytes is associated with advanced maternal age and chromosome misalignment. Hum Reprod, 26(5): 1181-1190.

Wang H, Jo Y J, Oh J S, et al. 2017a. Quercetin delays postovulatory aging of mouse oocytes by regulating SIRT expression and MPF activity. Oncotarget, 8(24): 38631-38641.

Wang T, Gao Y Y, Chen L, et al. 2017b. Melatonin prevents postovulatory oocyte aging and promotes subsequent embryonic development in the pig. Aging (Albany NY), 9(6): 1552-1564.

Wang Y, Feigon J. 2017. Structural biology of telomerase and its interaction at telomeres. Curr Opin Struct Biol, 47: 77-87.

Wassarman P M, Jovine L, Litscher E S, et al. 2004. Mouse zona pellucida genes and glycoproteins. Cytogenet Genome Res, 105(2-4): 228-234.

Woods D C, Tilly J L. 2015. Autologous germline mitochondrial energy transfer (AUGMENT) in human assisted reproduction. Semin Reprod Med, 33(6): 410-421.

Wu Z, Puigserver P, Andersson U, et al. 1999. Mechanisms controlling mitochondrial biogenesis and respiration through the thermogenic coactivator PGC-1. Cell, 98(1): 115-124.

Yuan Y, Hakimi P, Kao C, et al. 2016. Reciprocal changes in phosphoenolpyruvate carboxykinase and pyruvate kinase with age are a determinant of aging in *Caenorhabditis elegans*. J Biol Chem, 291(3): 1307-1319.

Yue M X, Fu X W, Zhou G B, et al. 2012. Abnormal DNA methylation in oocytes could be associated with a decrease in reproductive potential in old mice. J Assist Reprod Genet, 29(7): 643-650.

Yun Y, Holt J E, Lane S I, et al. 2014. Reduced ability to recover from spindle disruption and loss of kinetochore spindle assembly checkpoint proteins in oocytes from aged mice. Cell Cycle, 13(12): 1938-1947.

# 从基因多态性看卵巢低反应的遗传学因素

朱洁茹[1]　欧建平[1*]　朱伟杰[2**]

1 中山大学附属第三医院，广州

2 暨南大学生命科学技术学院，广州

**摘　要**　体外受精-胚胎移植（IVF-ET）良好的妊娠结局有赖于卵巢对外源性促性腺激素（Gn）的反应性，9%～24%的不孕女性在促排卵过程中可出现卵巢低反应（POR），承受了极大的心理压力。卵巢对药物的反应具有个体差异性，遗传因素可能占据了重要地位。近20年来，对基因多态性与POR关系的研究取得了很大进展，尤其是卵泡刺激素受体（*FSHR*）基因的单核苷酸多态性（SNP）对卵巢反应性的影响得到了深入研究。雌激素受体（*ESR*）基因、芳香化酶（*CYP19*）基因、叶酸代谢通路相关基因、与卵泡形成方面有关的生长分化因子9（*GDF-9*）基因、骨形态生成蛋白15（*BMP15*）基因等也被认为可能对卵巢反应性造成影响。本文重点阐述了 *FSHR* 基因、*ESR* 基因与 POR 的联系，并对可能影响卵巢反应性的其他基因作简要论述。

**关键词**　卵巢低反应，基因多态性，卵泡刺激素受体（*FSHR*），控制性卵巢刺激，体外受精-胚胎移植

人类辅助生殖技术诞生于1978年（Barnreuther，2016），控制性超促排卵（controlled ovarian hyperstimulation，COH）是其中的重要环节。使用超生理剂量的外源性促性腺激素（gonadotropin，Gn）促使同一个卵泡发育周期的多个卵泡同步发育与成熟，有别于自然周期的单卵泡发育。因此，体外受精-胚胎移植（*in vitro* fertilization-embryo transfer，IVF-ET）的结局有赖于卵巢对促排药物的反应性。卵巢低反应（poor ovarian response，POR）是指超促排卵过程中卵巢对外源性促性腺激素反应不良，使用较大剂量的促性腺激素仍不能促使足够数量的卵泡发育成熟，雌激素水平低下、获卵数少，最终导致不良的妊娠结局。POR 长久以来无统一标准，直到 2011 年欧洲人类生殖与胚胎学会（European Society of Human Reproduction and Embryology，ESHRE）在博洛尼亚制定了 POR 的诊断标准（Ferraretti et al.，2011）。尽管 COH 的方案已经非常成熟，用于 COH 的药物也多种多样，但是仍有 9%～24%的不孕患者存在卵巢低反应（Dakhly et al.，2016），从而极大地降低了妊娠率。POR 在中国的发生率约为 11.9%（Yu et al.，2015）。

*通讯作者：oujianping1968@qq.com

**通讯作者：tzhuwj@jnu.edu.cn

造成 POR 的原因主要有遗传和免疫因素、高龄、卵巢手术史、肿瘤、肥胖、医源性因素及不明原因等（Kolibianakis et al.，2009）。

遗传因素在个体卵巢反应的差异性方面可能发挥重要作用，研究已证实部分 POR 的发生与基因多态性有关（Mohiyiddeen et al.，2013；Zamaniara et al.，2018）。基因多态性（gene polymorphism）是指在同一生物群体中存在两种或多种不同的基因型，常常导致临床表现的多样性，甚至造成遗传性疾病的发生。单核苷酸多态性（single nucleotide polymorphism，SNP）是基因多态性中的一种表现形式，是指基因组 DNA 序列中由于单个核苷酸的突变而引起的多态性。对卵巢反应性相关基因的研究大部分集中在卵泡刺激素受体（follicle-stimulating hormone receptor，FSHR）上（Mohiyiddeen et al.，2013），近年来对雌激素的生物合成方面，如芳香化酶（*CYP19*）基因（Altmäe et al.，2011）、雌激素受体（estrogen receptor，*ESR*）基因（Kaviani et al.，2018），以及与卵泡形成有关的转化生长因子超家族成员的生长分化因子 9（growth differentiation factor 9，*GDF-9*）基因、骨形态生成蛋白 15（bone morphogenetic protein 15，*BMP15*）基因等的报道也陆续增加（Wang et al.，2010）。当前，*FSHR* 680 位点基因多态性是研究得最深入的卵巢反应性遗传标记。

提早识别 POR 人群对临床方案的选择和用药指导具有重要意义。深入了解基因多态性与卵巢反应性的关系，有助于预测和筛查 POR 的高危人群，甚至有望从基因的角度干预和改善卵巢反应性。本文综述了与 POR 相关的基因多态性的研究进展。

## 1　卵泡刺激素受体基因 *FSHR*

卵泡刺激素（follicle-stimulating hormone，FSH）为卵泡发育所必需，它通过与颗粒细胞上的 FSH 受体结合，促进颗粒细胞的增殖与分化，激活芳香化酶从而合成雌激素，并调节卵泡的募集和优势卵泡的选择。因此，颗粒细胞上的 FSH 受体只有保持数量的充足和功能的完好，FSH 才能发挥生物学作用。*FSHR* 基因的异常可导致 FSH 结合及其信号转导的异常，从而使卵泡的生长及主导化受损。2018 年一项新近发表的 Meta 分析表明，*FSHR* 特定的基因型参与调节 FSH 受体对外源性 FSH 的反应，并影响 COH 的预后（Alviggi et al.，2018）。

人类 *FSHR* 基因位于 2 号染色体短臂 2 区 1 带，包括 10 个外显子、9 个内含子及启动子区域，具有超过 2000 种 SNP，与 COH 有关的突变位点包括 Thr307Ala（rs6165）、Asn680Ser（rs6166）、–29G/A（rs1394205）、Ile160Thr（rs121909659）等（Altmäe et al.，2011；Riccetti et al.，2017）。

rs6165 和 rs6166 都位于 *FSHR* 基因编码区的第 10 号外显子区，二者处于连锁不平衡状态，通过其中一个位点的研究结果可以推断另一个位点的结果（Casarini et al.，2011）。rs6165 位于核苷酸 919 位，其中碱基 A 被碱基 G 取代，使密码子 307 对应的氨基酸由丙氨酸（Ala）变为苏氨酸（Thr），记为 Thr307Ala；rs6166 位于核苷酸 2039 位，碱基 G 被碱基 A 取代，使密码子 680 对应的氨基酸由丝氨酸（Ser）变为天冬氨酸（Asn），记为 Asn680Ser。FSHR 末端所包含的大量的苏氨酸残基和丝氨酸残基可能是潜在的磷酸化底物，对于680位密码子，若丝氨酸被天冬氨酸取代，则磷酸化受到影响，进而减弱了信号转导通路的传导。所以，*FSHR* 680位点上的突变将影响受体的生物学活性，不利于FSH配体与受体的结合，故导致FSH的敏感性下降（Huang et al.，2015）。

Perez等（2000）报道了*FSHR* 680Ser/Ser变异的患者具有更高的基础FSH水平，COH过程中FSH的用量更多。随后，也有不少研究支持这一观点（Loutradis et al.，2006；Livshyts et al.，2009），研究表明，*FSHR* Thr307Ala与POR具有相关性（Kaviani et al.，2018）。然而，可能由于样本量不同或种族的差异，部分研究得出了不一致的结论，认为*FSHR*基因型与卵巢反应没有显著相关性（Klinkert et al.，2006）。为此，2013年Mohiyiddeen等开展了一项包含421名首个IVF周期的不孕妇女的研究，结果提示*FSHR* 680不同基因型的妇女，其获卵数、Gn用量均无显著差异，得出了*FSHR* Asn680Ser不能很好地预测POR的结论（Mohiyiddeen et al.，2013）。，后来我国学者亦开展了一项纳入了1250名中国不孕妇女的大样本研究，结果证实了*FSHR* 680位点SS基因型的患者基础FSH水平更高、外源性Gn的剂量更大、获得的卵母细胞数量更少（Huang et al.，2015），与Mohiyiddeen等（2013）的结论不同。这也是迄今为止*FSHR*基因多态性样本量最大的研究。

相对于*FSHR* Thr307Ala和*FSHR* 680Ser/Ser，*FSHR* –29G/A是一个新近发现的多态性位点。–29G/A位于*FSHR* 5′端的启动子区域（Nakayama et al.，2006），该位点的鸟嘌呤（G）被腺嘌呤（A）取代后，*FSHR*基因的转录活性下降（Tohlob et al.，2016），因此*FSHR* –29G/A可能与FSH受体数量的减少有关（Riccetti et al.，2017），进而导致POR的发生。该位点上等位基因G为祖先等位基因，GG基因型为祖先纯合子，AG基因型为杂合子，AA基因型为突变纯合子（Zamaniara et al.，2018）。研究显示，*FSH* –29位AA基因型的受试者需要更高剂量的外源性FSH诱导排卵，与GA基因型相比，AA基因型的患者人绒毛膜促性腺激素给药前的雌二醇浓度、排卵前卵泡数和获卵数显著降低（Achrekar et al.，2009）。但是，这一结论并未得到后续一些研究的证实。英国一项纳入559例患者的研究提示，–29G/A基因型与卵巢储备指标或卵巢反应指标没有显著的相关关系（Tohlob et al.，2016）。近期一项来自伊朗的研究结果亦表明，–29G/A基因型与卵巢低反应无显著相关性（Zamaniara et al.，2018）。

总体而言，*FSHR*多态性对卵巢刺激的反应性有一定的影响，或许可以发展成为POR的一个独立预测指标。

## 2 雌激素受体基因

雌激素可协同FSH促进卵泡的发育，其对卵泡生长、成熟和排卵的直接作用已被证实。雌激素生物学作用的信号转导通过与雌激素受体（ESR）结合而启动，*ESR*基因编码受体蛋白，参与调节卵泡的发育。人类存在两种ER亚型，即ERα和ERβ，分别由基因*ESR1*和*ESR2*编码，其中*ESR1*位于6号染色体长臂2区5带，*ESR2*位于14号染色体长臂2区3带（Motawi et al.，2017）。截至2011年，已发现超过2200种*ESR1* SNP和超过700种*ESR2* SNP，常见的有*ESR1* PvuII T/C（rs2234693）、*ESR1* XbaI A/G （rs9340799）、*ESR2* Val328Val（rs1256049）、*ESR2* AluI G/A（rs4986938）等（Altmäe et al.，2011）。

早在 1997 年就有学者分析了 *ESR* 基因多态性与 IVF 结局的关系，结果表明 *ESR* 基因多态性对卵巢反应、卵泡质量均有影响，甚至可能影响胚胎种植（Georgiou et al.，1997）。近 20 年来陆续有研究探索了 *ESR* 基因多态性与 POR 的关系，但结果仍有争议，尤其是在不同种族人群中得到的结果不尽一致。对瑞典人群的研究表明，XbaI GG 基因型的女性在 COH 中有更高的雌激素水平（Altmäe et al.，2007），对伊朗人群的研究却显示 XbaI A/G 基因型和卵巢反应性没有显著关系（Zamaniara et al.，2018）；对埃及女性的研究表明，AluI AA 基因型在 POR 人群中显著升高，且与 COH 中卵母细胞数量的减少有关（Motawi et al.，2017），而对伊朗人群的研究却表明 AluI G/A 和卵巢反应性没有相关性（Kaviani et al.，2018）。对于中国人群，尚缺乏大规模的数据报道。造成上述结果的原因除种族差异外，还有研究方法、样本量大小的差异。因此，关于 *ESR* 基因多态性与卵巢反应性的关系仍需要大样本、前瞻性的研究进一步证实。

## 3 其他基因

除了上述两个基因，黄体生成素受体（luteinizing hormone receptor，*LHR*）基因、芳香化酶基因 *CYP19A1*、亚甲基四氢叶酸还原酶（methylenetetrahydrofolate reductase，*MTHFR*）基因、*BMP15* 基因、*CDF-9* 基因、性激素结合球蛋白（sex hormone binding globulin，*SHBG*）基因等与 POR 的关系相继被报道（Wang et al.，2010；Pabalan et al.，2014；Riccetti et al.，2017），对临床有一定的指导作用。例如，研究表明，黄体生成素 β 亚单位（luteinizing hormone beta，*LHβ*）基因 SNP 之一 Trp8Arg/Ile15Thr 常见于卵巢抵抗的女性中，这类人群对 FSH 的敏感性降低，因此，在 COH 过程中，额外添加 LH 有效，而增加 FSH 的剂量无效（Alviggi et al.，2011，2013）。另外，有研究显示 *GDF-9* c.G546A 与卵巢储备功能下降的育龄妇女的 POR 发生有关（Wang et al.，2010）。对这些新近提出的 SNP 的研究仍比较少而分散，且样本量小，多为回顾性研究，结论尚需进一步考量。

## 4 结 语

综上所述，POR 的发生可能与特定的基因型有关。深入了解基因多态性与 POR 的联系，有助于我们认识 POR 的发生机制与遗传背景，优化临床工作中的个体化治疗。近年来，个别基因的 SNP 对卵巢反应性的影响已逐步得到证实和认可，已将 *FSHR*、*LHR* 等基因多态性纳入卵巢反应性的评估中。

复杂的性状常常由多基因调控，单基因对 POR 的调节能力有限，也许这也是上述研究结论不一的原因之一，POR 的发生有可能是多基因协同的结果。基于单基因预测 POR 的局限性，有学者尝试对 POR 人群进行多位点基因模型分析。研究表明，*ESR1* 和 *ESR2* 位点与 *FSHR* 位点相互作用，并参与控制 COH 治疗期间卵泡的产生（de Castro et al.，

2004）。对于 *FSHR* Ser680Asn CC/*ESR1* PvuII AA 基因型组合的患者，COH 所需的 FSH 剂量更高、卵巢反应更差（Anagnostou et al.，2012）。有效地预测卵巢不良反应，提早发现 POR 的潜在人群，对提高临床工作效率、增加 COH 的药物经济学效益及减轻患者的精神心理负担均有重要作用。无论是单基因作用还是多基因协同，基因多态性对认识 POR 的遗传病因与机制，以及 POR 人群的预测与诊疗均具有重要意义。

## 参 考 文 献


Achrekar S K, Modi D N, Desai S K, et al. 2009. Poor ovarian response to gonadotrophin stimulation is associated with FSH receptor polymorphism. Reprod Biomed Online, 18(4): 509-515.

Altmäe S, Haller K, Peters M, et al. 2007. Allelic estrogen receptor 1 (ESR1) gene variants predict the outcome of ovarian stimulation in *in vitro* fertilization. Mol Hum Reprod, 13(8): 521-526.

Altmäe S, Hovatta O, Stavreus-Evers A, et al. 2011. Genetic predictors of controlled ovarian hyperstimulation: where do we stand today? Hum Reprod Update, 17(6): 813-828.

Alviggi C, Clarizia R, Pettersson K, et al. 2011. Suboptimal response to GnRHa long protocol is associated with a common LH polymorphism. Reprod Biomed Online, 18(1): 9-14.

Alviggi C, Conforti A, Santi D, et al. 2018. Clinical relevance of genetic variants of gonadotrophins and their receptors in controlled ovarian stimulation: a systematic review and meta-analysis. Hum Reprod Update, 24(5): 599-614.

Alviggi C, Pettersson K, Longobardi S, et al. 2013. A common polymorphic allele of the LH beta-subunit gene is associated with higher exogenous FSH consumption during controlled ovarian stimulation for assisted reproductive technology. Reprod Biol Endocrinol, 11: 51-58.

Anagnostou E, Mavrogianni D, Theofanakis C, et al. 2012. ESR1, ESR2 and FSH receptor gene polymorphisms in combination: a useful genetic tool for the prediction of poor responders. Curr Pharm Biotechnol, 13(3): 426-434.

Barnreuther S. 2016. Innovations 'Out of Place': controversies over IVF beginnings in India between 1978 and 2005. Med Anthropol, 35(1): 73-89.

Casarini L, Pignatti E, Simoni M. 2011. Effects of polymorphisms in gonadotropin and gonadotropin receptor genes on reproductive function. Rev Endocr Metab Disord, 12(4): 303-321.

Dakhly D M, Bayoumi Y A, Gad A S. 2016. Which is the best IVF/ICSI protocol to be used in poor responders receiving growth hormone as an adjuvant treatment? A prospective randomized trial. Gynecol Endocrinol, 32(2): 116-119.

de Castro F, Morón F J, Montoro L. 2004. Human controlled ovarian hyperstimulation outcome is a polygenic trait. Pharmacogenetics, 14(5): 285-293.

Ferraretti A P, La Marca A, Fauser B C J M, et al. 2011. ESHRE consensus on the definition of 'poor response' to ovarian stimulation for *in vitro* fertilization: the Bologna criteria. Hum Reprod, 26(7): 1616-1624.

Georgiou I, Konstantelli M, Syrrou M, et al. 1997. Oestrogen receptor gene polymorphisms and ovarian stimulation for *in-vitro* fertilization. Hum Reprod, 12(7): 1430-1433.

Huang X, Li L, Hong L, et al. 2015. The Ser680Asn polymorphism in the follicle-stimulating hormone receptor gene is associated with the ovarian response in controlled ovarian hyperstimulation. Clin Endocrinol, 82(4): 577-583.

Kaviani M, Ghaderian S M H, Arefi S, et al. 2018. Role of FSHR rs6165 and ESR2 rs4986938 polymorphisms in ovarian stimulation of Iranian women who underwent assisted reproduction treatment. Human Antibodies, 26(3): 121-126.

Klinkert E R, Te V E, Weima S, et al. 2006. FSH receptor genotype is associated with pregnancy but not with ovarian response in IVF. Reprod Biomed Online, 13(5): 687-695.

Kolibianakis E M, Venetis C A, Diedrich K, et al. 2009. Addition of growth hormone to gonadotrophins in ovarian stimulation of poor responders treated by *in-vitro* fertilization: a systematic review and meta-analysis. Hum Reprod Update, 15(6): 613-622.

Livshyts G, Podlesnaja S, Kravchenko S, et al. 2009. A distribution of two SNPs in exon 10 of the FSHR gene among the women with a diminished ovarian reserve in Ukraine. J Assist Reprod Genet, 26(1): 29-34.

Loutradis D, Patsoula E, Minas V, et al. 2006. FSH receptor gene polymorphisms have a role for different ovarian response to stimulation in patients entering IVF/ICSI-ET programs. J Assist Reprod Genet, 23(4): 177-184.

Mohiyiddeen L, Newman W G, Cerra C, et al. 2013. A common Asn680Ser polymorphism in the follicle-stimulating hormone receptor gene is not associated with ovarian response to gonadotropin stimulation in patients undergoing *in vitro* fertilization. Fertil Steril, 99(1): 149-155.

Motawi T M K, Rizk S M, Maurice N W, et al. 2017. The role of gene polymorphisms and AMH level in prediction of poor ovarian response in Egyptian women undergoing IVF procedure. J Assist Reprod Gen, 34(12): 1659-1666.

Nakayama T, Kuroi N, Sano M, et al. 2006. Mutation of the follicle-stimulating hormone receptor gene 5′-untranslated region associated with female hypertension. Hypertension, 48(3): 512-518.

Pabalan N, Trevisan C M, Peluso C, et al. 2014. Evaluating influence of the genotypes in the follicle-stimulating hormone receptor (FSHR) Ser680Asn (rs6166) polymorphism on poor and hyper-responders to ovarian stimulation: a meta-analysis. J Ovarian Res, 7(285): 122-133.

Perez M M, Gromoll J, Behre H M, et al. 2000. Ovarian response to follicle-stimulating hormone (FSH) stimulation depends on the FSH receptor genotype. J Clin Endocrinol Metab, 85(9): 3365-3369.

Riccetti L, De Pascali F, Gilioli L, et al. 2017. Genetics of gonadotropins and their receptors as markers of ovarian reserve and response in controlled ovarian stimulation. Best Pract Res Cl Ob, 44: 15-25.

Tohlob D, Abo Hashem E, Ghareeb N, et al. 2016. Association of a promoter polymorphism in FSHR with ovarian reserve and response to ovarian stimulation in women undergoing assisted reproductive treatment. Reprod Biomed Online, 33(3): 391-397.

Wang T, Wu Y, Dong M, et al. 2010. G546A polymorphism of growth differentiation factor-9 contributes to the poor outcome of ovarian stimulation in women with diminished ovarian reserve. Fertil Steril, 94(6): 2490-2492.

Yu X, Ruan J, He L P, et al. 2015. Efficacy of growth hormone supplementation with gonadotrophins *in vitro* fertilization for poor ovarian responders: an updated meta-analysis. Int J Clin Exp Med, 8(4): 4954-4967.

Zamaniara T, Taheripanah R, Ghaderian S M H, et al. 2018. Polymorphism FSHR (-29G/A) as a genetic agent together with ESRI (XbaIG/A) in women with poor response to controlled ovarian hyperstimulation. Human Antibodies, 26(3): 143-147.

# 基因组印记对胚胎发育的影响

刘　双　许　蓬　李春义*

沈阳东方菁华医院，沈阳

**摘　要**　基因组印记是哺乳动物中重要的遗传机制，不同来源的印记基因在胚胎发育过程中发挥着不同的作用。基因组印记能影响营养物质从母体向胚胎的转运，也可能影响胚胎在子宫内的生长和出生后的行为。异常基因组印记还是一些综合征的病因。基因组印记研究使人们对发育过程中基因的表观遗传修饰有了新的见解。因此深入探索基因组印记对胚胎和胎盘发育的调节机制，对胚胎宫内发育迟缓、出生缺陷及后期疾病的预防具有重要的指导意义。

**关键词**　基因组印记，印记基因，胚胎发育，甲基化，表观遗传

基因组印记（genomic imprinting）是指在组织或细胞中，基因的表达具有亲本选择性，即只有一个亲本的等位基因表达，而另一个亲本的等位基因不表达或很少表达的现象，相应的基因则称为印记基因。20 世纪 80 年代早期，基因组印记现象最早在两组小鼠核移植实验中被发现（McGrath and Solter，1983）。该核移植实验用于产生全部染色体都为父源或母源染色体的胚胎（单亲胚胎）或特定染色体为单亲来源的胚胎（单亲二体胚胎）。在上述两种情况下，人们惊讶地发现哺乳动物基因的功能可能不同，这取决于基因是父源还是母源（Haig，2014；Moore and Haig，1991）。20 世纪 90 年代初第一个印记基因被发现，该基因在母源和父源染色体上表达不同，人们开始认识到基因组印记可能对人类遗传疾病研究具有重大意义（Moore and Haig，1991）。此外，还发现 DNA 甲基化是基因组印记产生的关键分子机制。甲基化标记了基因组印记在卵子和精子中的不同，导致基因差异表达（Haertle et al.，2017）。

在过去几年中，科学家对基因组印记的理解取得了重大进展，已经检测到印记基因的重要表型效应，尤其是在控制胚胎生长和出生后的行为方面（Gonzalez-Nahm et al.，2018）。一些顺式作用元件对控制印记基因的表达十分重要。人们对印记基因的进化地位及生物学功能的认识在加深。印记基因研究使人们对表观遗传机制在胚胎发育中的作用有了新的见解。因此，本文从印记基因的特征及其在胎盘中的表达和胚胎发育中的作用等方面进行综述，旨在为了解基因组印记概况及其研究趋势提供参考。

*通讯作者：11269486@qq.com

# 1　印记基因的遗传特征

印记基因的一个显著特征是不易被单独检测到。大约 80%的印记基因成簇相连。印记基因的这种成簇连接方式被认为可以反映染色体结构域中基因之间的相互协调作用。其中 X 失活中心控制整个 X 染色体的失活，通过比较 X 染色体失活情况，已经在一些簇中发现了印记中心或印记控制区，它们是印记基因或是控制印记基因表达所必需的（Bartolomei and Ferguson-Smith，2011）。

虽然有些蛋白质与胚胎发育有关，但在比较印记基因编码的蛋白质序列时，并不能识别出统一特征（Peters，2014）。印记基因 DNA 序列有两个一般特征：一个是含有异常丰富的 CpG 岛，大约 88%的小鼠印记基因含有 CpG 岛；另一个是含有重复序列，重复序列经常出现在 CpG 岛附近或内部（Potabattula et al.，2018）。重复序列可能是已知或未知的重复序列家族，它们被认为参与或维持甲基化基因的差异表达。无论是 CpG 岛还是重复序列都不是印记基因所特有的，因此这些特征不能用于系统地寻找新的印记基因。

目前检测到的绝大多数印记基因在亲代等位基因之间存在 DNA 甲基化差异，但甲基化差异区域可能具有不同的性质（Khamlichi and Feil，2018）。例如，一些甲基化差异区域中的差异 DNA 甲基化可被引入亲代生殖细胞中，并在所有发育阶段和组织中维持正常水平（Kato et al.，2007）。但也有一些在发育过程中甲基化发生明显变化，并形成组织特异性甲基化模式，这可能与组织特异性印记基因表达有关（Prickett and Oakey，2012）。一些甲基化发生在非活性基因拷贝中，另一些甲基化发生在活性基因拷贝中，形成甲基化差异区域（Reik and Walter，2001）。印记基因在染色质结构和具体的基因修饰方面也可能有所不同，如组蛋白乙酰化（Lawrence et al.，2016）。

印记基因的确切性质及其在发育过程中的变化仍不十分清楚，但上述表观遗传修饰可能都与印记基因有关。然而，目前尚无直接证据表明组蛋白修饰或其他染色质修饰在基因组印记中发挥独立于 DNA 甲基化的作用。事实上，DNA 甲基化的重要性，至少在维持基因组印记方面有明确的遗传学证据（Zhang et al.，2016）。因此，在大多数情况下将“基因组印记”等同于“甲基化印记”或“差异甲基化”，以简化讨论。

# 2　印记基因与胎盘发育

近年来通过对多种组织的基因组特征（Luedi et al.，2007）、基因表达（Babak et al.，2015；Metsalu et al.，2014）和甲基化（Choufani et al.，2011；Hanna et al.，2016）等进行比较，鉴定出了许多新的印记基因（Choi et al.，2018）。在哺乳动物中，印记基因在胎盘发育中起着重要作用。它们影响胎盘的生长、形态和营养传递功能，从而控制胚胎生长所需的营养供应。*Igf2-H19* 基因复合物在该过程中起核心作用（Brekke et al.，2016）。和正常小鼠相比，*Igf2* 启动子 P0 缺失小鼠胎盘 *Igf2* 的 mRNA 表达下降，胎盘与胚胎之间的营养平衡被破坏。反过来，DNA 甲基化对印记基因起到表观遗传修饰作用，这关系到环境因素对胎盘表型及胎儿出生前后发育的影响。因此，印记基因的表达变化对胎盘发育具有重要意义（Marjonen et al.，2018）。

印记基因具有组织特异性、物种依赖性和发育调节性。在小鼠、绵羊和人类中，*Igf2* 基因属于印记基因，在大多数胚胎组织中，父源等位基因表达。但在大脑中，父源和母源等位基因都表达。等位基因表达的印记状态和特异性也因物种而异。一些基因在小鼠和人类中都具有印记现象，但有一些基因则仅在小鼠中有印记现象，而在人类发育的类似阶段没有印记现象。在生殖系中，所有基因组印记在早期发育过程中均随全基因组去甲基化而被清除，然后在胚胎晚期和产后早期再重新建立。

已知小鼠体内大约有 80 个印记基因在胎盘中特异表达。它们的胎盘定位与亲本来源无关，可能广泛存在于胎盘组织或特定于胎盘某些细胞类型中。一般来说，父源表达的基因促进胎盘生长，而母源表达的基因抑制胎盘生长。实际上，基因敲除引起的胎盘重量变化与胚胎体重变化密切相关。因此，印记基因对胚胎生长的作用可能部分是通过对胎盘发育的影响来介导的，尤其是胎盘迷路层的变化，它是妊娠晚期母体-胚胎营养传递的主要层面（Marjonen et al.，2018）。

## 3 *Igf2* 印记区域与胎盘发育

在小鼠胎盘中，*Igf2* 基因 mRNA 在第 5.5 天首先在滋养层和胎盘外锥体中检测到，第 7.5 天在所有胚胎外组织中表达，此时转录本也开始出现在胚胎中胚层。这些 *Igf2* 基因转录本由 4 个不同的启动子以组织特异性的方式表达。*Igf2* 基因 P0 启动子是迷路层滋养细胞所独有的，而 *Igf2* 基因 P1～P3 启动子在其他胚胎和胚外组织中发挥作用（Xiao et al.，2016）。从第 9.5 天到第 18.5 天，*Igf2* 在胎盘的血管和滋养层组织中表达。最初，*Igf2* 在海绵状滋养细胞中表达最多，但 12.5 天后，在胎盘糖原细胞中表达最多。在迷路层，*Igf2* 在妊娠晚期表达。*Igf2* 基因在灵长类、大鼠和豚鼠等物种中也有类似的胎盘表达模式。

所有胎盘细胞或迷路层滋养细胞缺乏 *Igf2* 的小鼠，胎盘在妊娠后期生长减慢 25%～50%。胎盘完全缺失 *Igf2* 的小鼠表现为胚胎生长受限伴随糖原细胞丢失和整体发育不全。在 *Igf2* 基因 P0 突变体中，所有胎盘层均按比例变小，表面积减少 50%，迷路交换屏障厚度增加 28%。到第 14 天，*Igf2* 基因 P0 突变体和完全缺失 *Igf2* 的小鼠胎盘重量下降程度相同。但此后，两个突变胎盘的生长情况有所不同。这些研究表明，*Igf2* 基因 P0 转录本是正常胎盘发育所必需的，而其他 *Igf2* 转录本则不是胎盘早期生长所必需的（Xiao et al.，2016）。

在第 16 天和第 19 天，*Igf2* 基因 P0 突变体小鼠胎盘生长迟缓的程度低于完全缺失 *Igf2* 的小鼠。暴露于胚胎循环 IGF-Ⅱ正常水平的突变体胎盘比未暴露的胎盘重 14%～24%。因此，妊娠后期胎盘的生长可能受到 *Igf2* 四种启动子的局部表达和/或胚胎组织产生的循环 IGF-Ⅱ的影响。在嵌合胚胎中，胎盘组织中 *Igf2* 表达正常但胚胎组织中 *Igf2* 缺乏，胎盘重量减少 14%。相反，当 *Igf2* 基因印记丢失和编码 IGF-Ⅱ清除受体的 *Igf2r* 基因缺失导致胚胎 IGF-Ⅱ水平升高时，该种胎鼠体重较足月胎鼠明显增大。因此，小鼠胎盘的生长似乎同时依赖于印记基因 *Igf2* 的旁分泌和内分泌作用。

*Igf2* 基因 P0 转录本影响胎盘整体生长，即使它仅在迷路层表达，但它也可能通过调节干细胞或祖细胞的数量，最终影响所有类型的胎盘细胞。在完全缺失 *Igf2* 的小鼠中，胎盘和胚胎发育迟缓是同时发生的，大约从妊娠中期开始，直到妊娠后期才减慢。这些结果表明，*Igf2* 影响胎盘大小及胎盘将营养物质传递给胚胎（Xiao et al.，2016）。

## 4 *Dlk1-Dio3* 印记区域与胚胎发育

*Dlk1-Dio3* 印记区域位于小鼠 12 号染色体和人类 14 号染色体的末端。小鼠 *Dlk1-Dio3* 区域包含 3 个蛋白编码基因，均为父源表达。*Dlk1* 编码一种跨膜糖蛋白，该糖蛋白在细胞膜外具有 6 个表皮生长因子样基序。与其他 Notch 配体相反，DLK1 蛋白不具有 Delta/Serrate/Lin-12（DSL）结构域，该结构域介导 Notch 受体与配体的相互作用；相反，一些研究表明，DLK1 蛋白可以作为 Notch 拮抗剂。该区域第二个父源表达的基因是 *Rtl*，其是一种类似反转录转座子的基因，失去了自主反转录的能力，与反转录子的 *Ty3/gypsy* 家族同源。*Rtl* 主要在胚胎期的组织亚群和胎盘中表达。基因靶向研究表明，其表达对正常胎盘发育至关重要（Ito et al.，2015）。*Dio3* 是 *Dlk1-Dio3* 印记区域最末端的一个基因，位于 *Dlk1* 下游 800kb 处。*Dio3* 编码碘化甲状腺原氨酸脱碘酶III（D3），这是一种保守的含硒的半胱氨酸酶，可将甲状腺激素（TH）降解为非活性代谢物。胎盘和子宫中高水平的 D3 活性可以为发育中的组织提供针对过量 TH 的保护。有研究指出，在父源生殖系中，*Igf2-H19* 和 *Dlk1-Dio3* 是仅有的两个在印记控制区甲基化的基因，它们对孤雌胚胎的致死率起着重要作用（Kawahara et al.，2009）。改变 *Dlk1-Dio3* 区域的印记基因的剂量会导致一系列的表型，包括从胚胎和胎盘的生长发育缺陷到成人代谢和大脑功能的缺陷。

## 5 *Peg10* 印记区域与胚胎发育

小鼠 *Peg10* 基因是位于 6 号染色体近端印记基因簇中的单拷贝基因，人类同源基因位于 7q21。*Peg10* 基因结构分析表明，它是由 *Ty3/gypsy* 长末端重复序列（LTR）反转录转座子衍生而来的，但它并不是一个活跃的反转座子。作为一种内源性基因，*Peg10* 广泛表达于胚胎组织和胎盘中。*Peg10* 在哺乳动物中高度保守，在所有哺乳动物中都有同源基因，表明 *Peg10* 在失去反转座子功能后，获得了作为内源性基因的一些重要功能。科学家尝试构建 *Peg10* 敲除小鼠进行研究，当首次分离出胚胎早期致死性表型小鼠的 *Peg10* 基因作为候选印记基因时，观察到敲除 *Peg10* 的小鼠可致死。设计基因打靶载体以敲除整个编码区，同时保留启动子区，因为启动子区与差异甲基化区域重叠。利用靶向胚胎干细胞克隆细胞，培育两只雄性嵌合小鼠，其后代很快就遗传了重组 ES 细胞衍生的等位基因。然而，没有一只子代小鼠为 *Peg10* 基因敲除小鼠。

解剖处于不同胚胎阶段的怀孕雌鼠发现，所有 $Peg10^{+/-}$ 胚胎在孕 10.5 天时均死于子宫内，但在孕 9.5 天时，胚胎基因型检测频率近似孟德尔期望频率。在形态学上，$Peg10^{+/-}$ 胚胎和卵黄囊在孕 9.5 天时发育正常，主要发育变化为功能性绒毛膜尿囊融合、头部结构形成、心脏收缩开始、卵黄囊血管化。然而，在孕 10.5 天时，胚胎严重发育迟缓甚至心跳消失。在孕 9.5 天时，*Peg*10$^{+/-}$胎盘大小略小于正常野生型胎盘，在孕 10.5 天时胎盘严重衰竭。然而，在孕 7.5 天和 8.5 天时胎盘没有形态学差异。胎盘形成的严重缺陷是 *Peg10*$^{+/-}$胚胎生长发育迟缓和早期胚胎死亡的原因。*Peg10* 基因表达谱支持该假设：在 9.5 天和 12.5 天时，胚胎外组织中均有高表达；在 12.5 天时，胚胎大脑和椎体软骨中均有低表达。*Peg*10$^{+/-}$的早期胚胎致死是由于胎盘不能完全形成。目前的研究还表明，*Peg10* 可能对小鼠孤雌生殖发育起关键作用，因为含有母源基因组的孤雌胚胎缺乏所有父源印记基因的表达（Ono et al.，2006）。最近报道，人 *PEG10* 通过与 TGF-β 受体 ALK1 相互作用，参与 TGF-β 信号转导，可能在影响细胞周期进程或抑制 SIAH1 介导的细胞凋亡中具有致癌功能（Yahiro et al.，2018）。因此，*PEG10* 可能具有多种功能，如调节细胞生长和分化以及胎盘功能。

## 6 *Ido1* 印记区域与胚胎发育

最近 Spinelli 等（2019）发现编码色氨酸分解酶 IDO1 和 IDO2 的基因在小鼠胚外组织中被印记。色氨酸是一种必需氨基酸，哺乳动物不能从头合成，需要从饮食中获得。大部分色氨酸被分解产生烟酰胺腺嘌呤二核苷酸（NAD），这个过程的限速步骤是 IDO1 和 IDO2 催化色氨酸转化为犬尿酸原（Cervenka et al.，2017）。其中 IDO1 对色氨酸的亲和力较高，是催化该反应的主要酶。小鼠 *Ido1* 基因与人类 *IDO1* 基因具有 83%的同源性，位于 8 号染色体 *Ido2* 基因上游 20.6kb 处。*Ido1* 基因在子宫、胎盘、蜕膜、淋巴结和脾中表达（Yeung et al.，2015）。在人类妊娠过程中，母体血浆色氨酸水平从妊娠早期到妊娠晚期自然下降 30%～40%，流产或妊娠妇女血浆或组织色氨酸水平升高更为常见，表明色氨酸适当的分解代谢可能影响妊娠结局（Badawy，2014；Luan et al.，2014；Sedlmayr et al.，2014）。高水平的犬尿氨酸有助于免疫反应抑制。在胎盘，色氨酸分解代谢通过抑制母体免疫反应来保护异基因胚胎（Aluvihare et al.，2004）。色氨酸分解代谢在维持妊娠中发挥重要作用，*Ido1* 基因甲基化与妊娠失败有关。

## 7 结　　语

综上所述，哺乳动物胎盘和胚胎的生长发育受多种印记基因的调控，印记基因功能异常可导致胚胎的发育受限。印记基因在胎盘和胚胎的表达模式与在成年动物组织中的表达模式存在显著差异，由此表明哺乳动物胎盘及胚胎中印记基因具有至关重要的调控功能。

**致　谢**　本项工作得到了国家重点研发计划重点专项课题（2016YFC1000601）的资助，谨此致谢！

## 参 考 文 献

Allach E, Khattabi L, Backer S, et al. 2019. A genome-wide search for new imprinted genes in the human placenta identifies DSCAM as the first imprinted gene on chromosome 21. Eur J Hum Genet, 27(1): 49-60.

Aluvihare V R, Kallikourdis M, Betz A G. 2004. Regulatory T cells mediate maternal tolerance to the fetus. Nat Immunol, 5(3): 266-271.

Babak T, DeVeale B, Tsang E K, et al. 2015. Genetic conflict reflected in tissue-specific maps of genomic imprinting in human and mouse. Nat Genet, 47(5): 544-549.

Badawy A A. 2014. The tryptophan utilization concept in pregnancy. Obstet Gynecol Sci, 57(4): 249-259.

Bartolomei M S, Ferguson-Smith A C. 2011. Mammalian genomic imprinting. Cold Spring Harb Perspect Biol, 3(7): 1-17.

Brekke T D, Henry L A, Good J M. 2016. Genomic imprinting, disrupted placental expression, and speciation. Evolution, 70(12): 2690-2703.

Cervenka I, Agudelo L Z, Ruas J L. 2017. Kynurenines: tryptophan's metabolites in exercise, inflammation, and mental health. Science, 357(6349): eaaf9794.

Choi N Y, Bang J S, Lee H J, et al. 2018. Novel imprinted single CpG sites found by global DNA methylation analysis in human parthenogenetic induced pluripotent stem cells. Epigenetics, 13(4): 343-351.

Choufani S, Shapiro J S, Susiarjo M, et al. 2011. A novel approach identifies new differentially methylated regions (DMRs) associated with imprinted genes. Genome Res, 21(3): 465-476.

Dakouane-Giudicelli M, Duboucher C, Fortemps J, et al. 2010. Characterization and expression of netrin-1 and its receptors UNC5B and DCC in human placenta. Eur J Histochem, 58(1): 73-82.

Dakouane-Giudicelli M, Duboucher C, Fortemps J, et al. 2012. Identification and localization of netrin-4 and neogenin in human first trimester and term placenta. Placenta, 33(9): 677-681.

Gonzalez-Nahm S, Mendez M A, Benjamin-Neelon S E, et al. 2018. DNA methylation of imprinted genes at birth is associated with child weight status at birth, 1 year, and 3 years. Clin Epigenetics, 10: 90.

Haertle L, Maierhofer A, Bock J, et al. 2017. Hypermethylation of the non-imprinted maternal MEG3 and paternal MEST alleles is highly variable among normal individuals. PLoS One, 12(8): e0184030.

Haig D. 2014. Coadaptation and conflict, misconception and muddle, in the evolution of genomic imprinting. Heredity, 113(2): 96-103.

Hanna C W, Penaherrera M S, Saadeh H, et al. 2016. Pervasive polymorphic imprinted methylation in the human placenta. Genome Res, 26(6): 756-767.

Ito M, Sferruzzi-Perri A N, Edwards C A, et al. 2015. A *trans*-homologue interaction between reciprocally imprinted *miR-127* and *Rtl1* regulates placenta development. Development, 142(14): 2425-2430.

Kato Y, Kaneda M, Hata K, et al. 2007. Role of the Dnmt3 family in *de novo* methylation of imprinted and repetitive sequences during male germ cell development in the mouse. Hum Mol Genet, 16(19): 2272-2780.

Kawahara M, Morita S, Takahashi N, et al. 2009. Defining contributions of paternally methylated imprinted genes at the *Igf2-H19* and *Dlk1-Gtl2* domains to mouse placentation by transcriptomic analysis. J Biol Chem, 284(26): 17751-17765.

Khamlichi A A, Feil R. 2018. Parallels between mammalian mechanisms of monoallelic gene expression. Trends Genet, 34(12): 954-971.

Lawrence M, Daujat S, Schneider R. 2016. Lateral thinking: how histone modifications regulate gene expression. Trends Genet, 32(1): 42-56.

Luan H M, Meng N, Liu P, et al. 2014. Pregnancy-induced metabolic phenotype variations in maternal plasma. J Proteome Res, 13(3): 1527-1536.

Luedi P P, Dietrich F S, Weidman J R, et al. 2007. Computational and experimental identification of novel human imprinted genes. Genome Res, 17(12): 1723-1730.

Marjonen H, Auvinen P, Kahila H, et al. 2018. rs10732516 polymorphism at the IGF2/H19 locus associates with genotype-specific effects on placental DNA methylation and birth weight of newborns conceived by assisted reproductive technology. Clin Epigenetics, 10: 80.

McGrath J, Solter D. 1983. Nuclear transplantation in mouse embryos. J Exp Zool, 228(2): 355-362.

Metsalu T, Viltrop T, Tiirats A, et al. 2014. Using RNA sequencing for identifying gene imprinting and random monoallelic expression in human placenta. Epigenetics, 9(10): 1397-1409.

Moore T, Haig D. 1991. Genomic imprinting in mammalian development: a parental tug-of-war. Trends Genet, 7(2): 45-49.

Ono R, Nakamura K, Inoue K, et al. 2006. Deletion of Peg10, an imprinted gene acquired from a retrotransposon, causes early embryonic lethality. Nat Genet, 38(1): 101-106.

Peters J. 2014. The role of genomic imprinting in biology and disease: an expanding view. Nat Rev Genet, 15(8): 517-530.

Potabattula R, Dittrich M, Bock J, et al. 2018. Allele-specific methylation of imprinted genes in fetal cord blood is influenced by cis-acting genetic variants and parental factors. Epigenomics, 10(10): 1315-1326.

Prickett A R, Oakey R J. 2012. A survey of tissue-specific genomic imprinting in mammals. Mol Genet Genomics, 287(8): 621-630.

Reik W, Walter J. 2001. Genomic imprinting: parental influence on the genome. Nat Rev Genet, 2(1): 21-32.

Sedlmayr P, Blaschitz A, Stocker R. 2014. The role of placental tryptophan catabolism. Front Immunol, 5: 230.

Spinelli P, Latchney S E, Reed J M, et al. 2019. Identification of the novel *Ido1* imprinted locus and its potential epigenetic role in pregnancy loss. Hum Mol Genet, 28(4): 662-674.

Xiao X, Zhao Y, Jin R, et al. 2016. Fetal growth restriction and methylation of growth-related genes in the placenta. Epigenomics, 8(1): 33-42.

Yahiro Y, Maeda S, Shinohara N, et al. 2018. PEG10 counteracts signaling pathways of TGF-β and BMP to regulate growth, motility and invasion of SW1353 chondrosarcoma cells. J Bone Miner Metab, 37(3): 441-454.

Yeung A W S, Terentis A C, King N J C, et al. 2015. Role of indoleamine 2, 3-dioxygenase in health and disease. Clin Sci, 129(7): 601-672.

Zhang T, Termanis A, Ozkan B, et al. 2016. G9a/GLP complex maintains imprinted DNA methylation in embryonic stem cells. Cell Rep, 15(1): 77-85.

# *WEE2* 致受精障碍研究进展

李彩虹　李春义　许　蓬*

沈阳东方菁华医院，沈阳

**摘　要**　受精是成熟的精子与次级卵母细胞相互作用并结合为受精卵的过程。临床上个别患者其卵子始终无法与精子结合完成受精，称为受精障碍。*WEE2* 是目前观察到的第二个导致人类卵子受精障碍的致病基因，其突变的遗传符合孟德尔隐性遗传规律。*WEE2* 基因突变通过降低其自身的蛋白质表达水平、破坏自身磷酸化和 CDC2 第 15 位酪氨酸磷酸化而引起受精失败。随着其突变谱的不断扩展，*WEE2* 将来有可能作为 IVF/ICSI 反复失败的遗传学诊断指标。此外，向 *WEE2* 突变患者的体外卵子中注射一定剂量正常 *WEE2* 的 cRNA，其卵子成功受精并发育成基因组水平相对正常的囊胚，这为今后 *WEE2* 突变导致不孕患者的治疗提供了潜在的分子干预方法。

**关键词**　*WEE2*，突变，受精障碍

受精是指单倍体精子与卵子结合形成二倍体受精卵的过程，受精卵可发育成完整个体（Clift and Schuh，2013）。受精是生命早期由减数分裂转换为有丝分裂的关键步骤，是人类生殖成功的必要环节之一，受精过程的异常会导致女性不孕。

体外受精-胚胎移植（*in vitro* fertilization-embryo transfer，IVF-ET）治疗，是指从患者体内取出成熟的卵子与精子，在体外完成受精并启动胚胎的早期发育过程，之后将发育至卵裂期或囊胚期的可利用胚胎移植至子宫腔内建立妊娠。正常卵子于受精后 16～20h 呈现出 2 个清晰的原核，临床上个别患者虽然取出的卵子和精子在外观上正常，但其卵子始终无法与精子结合完成受精，称为受精障碍。受精障碍在常规 IVF 周期的发生率为 5%～10%，ICSI 周期的发生率为 1%～3%（Vanden et al.，2014）。受精障碍与精子和卵子的质量、受精过程中的体外环境因素有关，其可能是某些不明原因不育症夫妇长期不能自然受孕的病因所在。其中有一部分患者是由遗传因素所致，这样的病例很罕见且目前对遗传因素所致受精障碍的分子机制了解甚少。

## 1　人类生殖早期的遗传学研究

近年来遗传学家围绕人类卵子及早期胚胎发育异常进行了一系列研究，相继检测出

*通讯作者：2285852636@qq.com

几个致病基因。2015 年发现了第一个卵子受精障碍的致病基因 *TLE6*（Alazami et al.，2015），2016 年检测到第一个卵子成熟障碍的致病基因 *TUBB8*（Feng et al.，2016），之后又发现了第二个卵子成熟障碍的致病基因 *PATL2*（Chen et al.，2017）、第一个早期胚胎停育的致病基因 *PADI6*（Qian et al.，2018）及第二个卵子受精障碍的致病基因 *WEE2*（Sang et al.，2018）。这一系列研究成果为人类卵子及早期胚胎质量的判断提供了潜在的分子指标，也是精准医学研究在生殖医学中的具体实践。

目前已发现超过 5000 种人类孟德尔遗传病，其中绝大多数都与出生后特征相关。近几年观察到越来越多人类生殖早期的表型遵循孟德尔遗传规律，在基因组时代，系统的遗传学检测、广泛深入的表型分析能帮助人类发现与生殖相关的新基因、新通路、新功能，这些新的研究成果将促进不育症的遗传学诊断、指导不育症的个体化分子治疗。

# 2 *WEE2* 在动物模型卵母细胞中的研究

## 2.1 WEE 蛋白家族

WEE 家族包括 WEE1-A、WEE1-B 和 MYT1 三种蛋白激酶，从酵母到人类一直保守存在（Mueller and Leise，2005）。WEE1-A 主要存在于体细胞中，WEE1-B 主要存在于胚胎细胞中，MYT1 在体细胞和胚胎细胞中都存在（Zhu et al.，2017）。最初在裂殖酵母中观察到 WEE1 蛋白激酶参与细胞分裂周期（Russell and Nurse，1987）。人类 WEE1 蛋白激酶是调控有丝分裂 $G_2$ 期到 M 期的关键靶点。在进入有丝分裂前，WEE1 蛋白激酶促进完成 DNA 复制和 DNA 损伤修复。WEE1 在细胞周期的 S 期和 $G_2$ 期非常活跃，可磷酸化周期蛋白依赖性激酶 2（CDK2）的第 15 位酪氨酸，继而降低 CDC2 的生物活性，最后特异性调控细胞周期和有丝分裂（Gould and Nurse，1989）。

## 2.2 WEE2 蛋白的功能

*WEE1B* 也称为 *WEE2*，编码一种酪氨酸蛋白激酶。为研究 WEE2 蛋白在小鼠卵母细胞中的功能，2011 年 Oh 等制作了 *Wee2* 基因敲除小鼠模型，对 WEE2 蛋白在小鼠卵母细胞减数分裂各个时期的作用进行了一系列研究（Oh et al.，2011）。该研究检测了 WEE2 蛋白在小鼠卵母细胞各个时期及卵母细胞向早期胚胎转化过程中的表达情况。大多数母源性 mRNA 在卵子成熟过程中逐渐被降解，而 *Wee2* mRNA 在卵母细胞整个减数分裂周期中持续表达，之后发育至 2 细胞或 4 细胞时 WEE2 替换为 WEE1。与 *Wee2* mRNA 的表达情况一致，WEE2 蛋白在小鼠卵母细胞整个减数分裂周期中稳定表达，但其在生发泡（germinal vesicle，GV）期和第二次减数分裂中期（MⅡ）发挥的作用不同。

## 2.3 WEE2 蛋白作用机制的研究

在整个细胞周期进程中，CDC2 的活性不仅受到细胞周期蛋白合成和降解的调控，还受到 WEE2 磷酸化的调控。在小鼠卵母细胞处于 GV 期时，WEE2 是一种特异性激酶，介导 CDC2 磷酸化失活而抑制促成熟因子（maturation promoting factor，MPF）活性，从而维持卵母细胞的 GV 期停滞状态（Han et al.，2005）。当小鼠卵母细胞处于 MⅡ期时，精子进入卵母细胞后通过钙调蛋白依赖性激酶（CaMKII）引起胞质内钙离子振荡，进而激活卵子（Jones，2005）。在卵子激活过程中，CaMKII 激活 WEE2，进而引起 CDC2 的磷酸化失活后，导致 MPF 的抑制作用增强，从而恢复第二次减数分裂。此时如果 WEE2 表达下调，则对 MPF 的抑制作用减弱，MPF 保持高活性，最终导致 CaMKII 驱动的减数分裂停滞在 MⅡ期，卵子无法被钙离子信号激活而形成原核。进一步研究发现，CaMKII 直接磷酸化 WEE2 第 15 位丝氨酸而对其进行激活，钙离子激活剂 A23187 能显著增强 WEE2 的磷酸化，WEE2 第 15 位丝氨酸突变后，WEE2 的磷酸化消失（Oh et al.，2011）。

为进一步验证 WEE2 的丝氨酸磷酸化是否为小鼠卵母细胞激活及正常受精所必需的，分别向小鼠 MⅡ期卵子中注射野生型及突变型 *Wee2* 的 cRNA，结果显示，所有注射突变型 *Wee2* cRNA 的卵子原核形成率显著下降，进一步实验发现 *Wee2* 突变通过破坏 CDC2 第 15 位酪氨酸磷酸化及 WEE2 蛋白自身第 15 位丝氨酸磷酸化而发挥作用，使得 MPF 活性升高，进而 MⅡ期失败，最终引起受精失败（Oh et al.，2011）。

对猪卵母细胞中 WEE2 蛋白的研究表明，WEE2 蛋白是猪卵母细胞中 CDC2 的抑制因子，在哺乳动物卵母细胞中的功能是保守的（Shimaoka et al.，2009；Nishimura et al.，2009）。Hanna 等（2010）对非人灵长类动物模型——恒河猴卵母细胞中 WEE2 蛋白的功能进行了研究，将用绿色荧光蛋白标记的 *WEE2* mRNA 显微注射至恒河猴卵母细胞中，观察到 WEE2 蛋白定位于 GV 期卵母细胞的细胞核内。进一步对恒河猴卵母细胞中的 WEE2 蛋白进行功能研究，结果表明，WEE2 蛋白是卵母细胞中一种保守的减数分裂抑制因子，在非人灵长类动物的卵母细胞中作为 cAMP 的下游作用底物而发挥作用（Hanna et al.，2010）。

# 3 *WEE2* 在人类卵母细胞中的研究

人类 *WEE2* 基因首次被检测到在睾丸组织中表达丰富，人们预测其蛋白由 561 个氨基酸组成，之后动物实验证实了其母性来源（Nakanishi et al.，2000）。对 4 个受精障碍患者的家系进行研究，结果发现，4 名患者的 *WEE2* 基因均存在不同位点的纯合错义突变（蛋白丧失功能）或纯合移码突变（蛋白截短），其突变的遗传符合孟德尔隐性遗传规律（Sang et al.，2018）。具体突变位点分别为 c.700G>C、c.1473dupA、c.220_223delAAAG、c.1006_1007insTA。进一步的体外实验观察到，p.His337Tyrfs*24 和 p.Glu75Valfs*6 位点突变对蛋白质的影响很大，直接引起蛋白质降解。*WEE2* 基因突变通过降低其自身蛋白的表达水平、破坏其自身蛋白磷酸化和对 CDC2 第 15 位酪氨酸磷酸化而引起受精失败，表型与小鼠的 *Wee2* 基因敲除模型相似。在小鼠卵母细胞反向实验中，*Wee2* 过表达能驱动卵子的原核形成，然而并未发生皮质颗粒的胞外分泌，这说明在缺少钙离子信号的情况下原核也可以形成（Sang et al.，2018）。

为了确定 *WEE2* 突变患者的受精障碍表型能否逆转，研究者直接向 1 例 *WEE2* 突变患者的体外卵子中注射一定剂量正常 *WEE2* 的 cRNA，结果卵子成功受精并产生了基因组水平相对正常的囊胚（不具有大片段重复或缺失），这为今后 *WEE2* 突变患者提供了潜在的分子治疗方法（Sang et al.，2018）。

近期对 6 例受精障碍患者的 *WEE2* 基因进行测序分析，结果检测到 2 个新的突变位点，分别为 c.1286_1288delGAG（p.G429del）、c.C598T（p.R200X），其中 1 例 *WEE2* 突变患者有少数几枚卵子正常受精，但不发生卵裂，说明该患者的 *WEE2* 功能未完全缺失（Zhang et al.，2019）。对 25 例典型受精障碍患者进行了 *WEE2* 基因测序分析，结果显示，其中 10 例携带 *WEE2* 突变，占全部受检者的 40%（Zhang et al.，2019）。由以上可知，*WEE2* 在人类卵子的受精过程中发挥重要作用。随着其突变谱的不断扩展，*WEE2* 将来可能作为 IVF/ICSI 反复失败的遗传学诊断指标。

## 4 结 语

*WEE2* 是目前检测出的引起人类卵子受精障碍的第二个致病基因。*WEE2* 突变患者的表型与小鼠 *Wee2* 基因敲除模型类似。研究表明，*WEE2* 在哺乳动物卵母细胞中的功能保守。通过构建 *Wee2* 基因敲除小鼠模型，对 *WEE2* 在卵母细胞受精过程中的分子机制进行了详细研究，证实 *WEE2* 功能缺失会引起卵子受精障碍。随着其突变谱的不断扩展，*WEE2* 将来有可能作为 IVF/ICSI 反复失败的遗传学诊断指标。此外，通过向 *WEE2* 突变患者的卵子中注射一定剂量正常 *WEE2* 的 cRNA，成功逆转了其受精障碍表型，为将来这部分患者的分子治疗奠定了基础。

**致 谢** 本项工作得到了国家重点研发计划重点专项课题（2016YFC1000601）的资助，谨此致谢！

## 参 考 文 献

Alazami A M, Awad S M, Coskun S, et al. 2015. *TLE6* mutation causes the earliest known human embryonic lethality. Genome Biol, 16: 240.

Chen B, Zhang Z, Sun X, et al. 2017. Biallelic mutations in *PATL2* cause female infertility characterized by oocyte maturation Arrest. Am J Hum Genet, 101(4): 609-615.

Clift D, Schuh M. 2013. Restarting life: fertilization and the transition from meiosis to mitosis. Nat Rev Mol Cell Biol, 14(9): 549-562.

Feng R, Sang Q, Kuang Y, et al. 2016. Mutations in *TUBB8* and human oocyte meiotic arrest. N Engl J Med, 374(3): 223-232.

Gould K L, Nurse P. 1989. Tyrosine phosphorylation of the fission yeast cdc2$^{+}$ protein kinase regulates entry into mitosis. Nature, 342(6245): 39-45.

Han S J, Chen R, Paronetto M P, et al. 2005. Wee1B is an oocyte-specific kinase involved in the control of meiotic arrest in the mouse. Curr Biol, 15(18): 1670-1676.

Hanna C B, Yao S, Patta M C, et al. 2010. WEE2 is an oocyte-specific meiosis inhibitor in rhesus macaque monkeys. Biol Reprod, 82(6): 1190-1197.

Jones K T. 2005. Mammalian egg activation: from $Ca^{2+}$ spiking to cell cycle progression. Reproduction,

130(6): 813-823.

Mueller P R, Leise W R. 2005. Measurement of Wee kinase activity. Methods Mol Biol, 296: 299-328.

Nakanishi M, Ando H, Watanabe N, et al. 2000. Identification and characterization of human Wee1B, a new member of the Wee1 family of Cdk-inhibitory kinases. Genes Cells, 5(10): 839-847.

Nishimura T, Shimaoka T, Kano K, et al. 2009. Insufficient amount of Cdc2 and continuous activation of Wee1 B are the cause of meiotic failure in porcine growing oocytes. J Reprod Dev, 55(5): 553-557.

Oh J S, Susor A, Conti M. 2011. Protein tyrosine kinase Wee1B is essential for metaphase II exit in mouse oocytes. Science, 332(6028): 462-465.

Qian J, Nguyen N, Rezaei M, et al. 2018. Biallelic *PADI6* variants linking infertility, miscarriages, and hydatidiform moles. Eur J Hum Genet, 26(7): 1007-1013.

Russell P, Nurse P. 1987. Negative regulation of mitosis by *wee1*$^+$, a gene encoding a protein kinase homolog. Cell, 49(4): 559-567.

Sang Q, Li B, Kuang Y, et al. 2018. Homozygous mutations in *WEE2* cause fertilization failure and female infertility. Am J Hum Genet, 102(4): 649-657.

Shimaoka T, Nishimura T, Kano K, et al. 2009. Critical effect of pig Wee1B on the regulation of meiotic resumption in porcine immature oocytes. Cell Cycle, 8(15): 2375-2384.

Vanden M F, Nikiforaki D, Heindryckx B, et al. 2014. Assisted oocyte activation following ICSI fertilization failure. Reprod Biomed Online, 28(5): 560-571.

Zhang Z, Mu J, Zhao J, et al. 2019. Novel mutations in *WEE2*: expanding the spectrum of mutations responsible for human fertilization failure. Clin Genet, 95(4): 520-524.

Zhu J Y, Cuellar R A, Berndt N, et al. 2017. Structural basis of Wee kinases functionality and inactivation by diverse small molecule inhibitors. J Med Chem, 60(18): 7863-7875.

# 多囊卵巢综合征的表观遗传机制

刘 双 许 蓬 李春义*

沈阳东方菁华医院，沈阳

**摘 要** 多囊卵巢综合征（PCOS）是育龄期女性常见的一种内分泌系统疾病，影响女性生殖和代谢等功能。这种疾病与亚临床心血管疾病、子宫内膜癌和卵巢癌的发病率增加有关。PCOS 具有高度的遗传异质性，目前尚不清楚哪些因素导致了特定表型的形成。在环境因素影响下，易感基因和保护性基因的相互作用可通过表观遗传修饰来改变 PCOS 的临床表现。本文主要对与 PCOS 发生相关的表观遗传调控基因，以及表观遗传学在 PCOS 发病机制中的作用进行综述。

**关键词** PCOS，表观遗传调控基因，表观遗传学

多囊卵巢综合征（polycystic ovary syndrome，PCOS）影响着 5%～7%的育龄期女性，是女性常见的内分泌系统疾病之一（Carmina and Lobo，1999）。PCOS 的主要特征是雄激素过多、慢性无排卵和多囊卵巢。此外，PCOS 女性常表现为胰岛素抵抗和中央型肥胖，具有多种心血管疾病危险标志物和早期亚临床动脉粥样硬化症状（Glueck et al.，2009；Ilie et al.，2012；Pepene et al.，2011）。遗传因素被广泛认为是造成 PCOS 的原因之一（Goodarzi et al.，2011）。本文主要对与 PCOS 发生相关的表观遗传调控基因，以及表观遗传学在 PCOS 发病机制中的作用进行综述。

## 1 与 PCOS 发生有关的表观遗传调控基因

到目前为止，已经有几个基因被证实与 PCOS 的发生有关系。这些基因包括黄体生成素（*LH*）/人绒毛膜促性腺激素受体基因、雄激素受体（*AR*）基因、性激素结合球蛋白（*SHBG*）基因、肿瘤坏死因子-α（*TNF-α*）基因、胰岛素受体（*INSR*）基因、可变数目串联重复序列（*VNTR*）基因、过氧化物酶体-γ（*PPAR-γ*）基因和肥胖（*FTO*）基因等。尽管上述基因与 PCOS 的发生有关系，但没有一个被确定为是 PCOS 的致病基因（Chen et al.，2011；Diamanti-Kandarakis and Piperi，2005；Kosova and Urbanek，2013；Urbanek，2007）。

大量证据显示，环境因素也通过表观遗传修饰影响临床表现，这有助于了解 PCOS

*通讯作者：11269486@qq.com

的起源、病理生理学和发展（Escobar-Morreale et al.，2005；Hickey et al.，2006）。表观遗传变异与常见疾病如 2 型糖尿病、各种癌症及精神疾病（包括精神分裂症和抑郁症）有着紧密的联系（Martin et al.，2018；Sang et al.，2014）。

表观遗传修饰是指基因表达发生变化，而 DNA 序列没有发生变化，可以通过有丝分裂或减数分裂遗传而导致表型改变（Wang et al.，2013）。表观遗传修饰通常包括 DNA 修饰（如甲基化修饰）及组蛋白修饰。它们可导致基因表达异常，从而使个体易于发生 PCOS（Li and Huang，2008）。然而到目前为止，对表观基因组学，特别是 PCOS 病理生理学中的 DNA 甲基化谱知之甚少（Wang et al.，2014a）。

子宫内环境和遗传因素可能决定 PCOS 是否继续发展（Xu et al.，2014）。有研究指出，胚胎早期一些异常的表观遗传重编程是继续进行的，如子宫内胎儿暴露于高雄激素水平中，可能会干扰胎儿生殖组织的表观遗传重编程，从而导致育龄妇女产后发生 POCS 表型（Li and Huang，2008；Qu et al.，2012；Shen et al.，2013；Xu et al.，2011）。这些表观遗传变化不仅导致体细胞改变，也会导致配子发生变化，从而影响后代（Daxinger and Whitelaw，2012；Xu et al.，2014）。

动物模型研究指出 PCOS 是从胎儿起源的。例如，恒河猴、绵羊、小鼠和大鼠在妊娠早期或晚期暴露于雄激素，会导致成年期 PCOS 表型的后续发展（Dumesic et al.，2007；Li and Huang，2008）。在早期发育过程中，过多地暴露于内源性或外源性内分泌干扰化学物质（endocrine disrupting chemical，EDC），可导致子代的生殖和代谢系统持续紊乱（Xu et al.，2014）。对 20 名 PCOS 女性与 20 名无 PCOS 且体重指数和年龄匹配的正常女性进行 DNA 甲基化模式对比，发现二者没有显著差异（Xu et al.，2010）。将新生恒河猴和成年恒河猴内脏脂肪组织暴露于雄性激素后进行全基因组特异性甲基化分析，结果观察到许多差异甲基化位点（Xu et al.，2011）。同时发现了几种重要途径，包括人抗增殖蛋白（TOB）在 T 细胞中的抗增殖作用和转化生长因子-β 的信号转导。尽管有这些显著的发现，但目前尚未清楚和 PCOS 发生有关的基因甲基化谱与 PCOS 的直接关系（Sang et al.，2013）。

## 2　促卵泡激素抑释素基因

促卵泡激素抑释素（follistatin，FST）是一种激活素结合蛋白，可在体外拮抗激活素。尽管这种普遍存在的蛋白质在卵巢组织中浓度最高，但其在 PCOS 中的作用仍存在争议（Norman et al.，2001；Roberts et al.，1994）。PCOS 患者体内的循环 FST 增加，但颗粒细胞（GC）不存在 *FST* 基因的 mRNA 表达。有研究表明，*FST* 基因启动子和 5′-UTR 中 CpG 位点的甲基化水平与 PCOS 无关（Sang et al.，2013）。

## 3　过氧化物酶体-γ 基因

过氧化物酶体-γ（PPAR-γ）通过其不同的亚型影响生殖和代谢。例如，PPAR-γ1 专门调控卵巢功能（Froment et al.，2005）。PPAR-γ 的转录受共抑制因子，即核受体辅助抑制因子（NCOR1）、组蛋白脱乙酰酶 3（HDAC3）和共激活因子的调节（Battaglia et al.，2010；Jiang et al.，2014）。卵巢功能障碍引起的雄激素增多，可能改变 *PPAR-γ1* 和 *NCOR1* 基因的甲基化及 *HDAC3* 基因的乙酰化作用（Qu et al.，2012）。并且，在妊娠成功组和妊娠失败组之间存在 *PPAR-γ1*、*NCOR1* 及 *HDAC3* 基因表达差异。在妊娠失败组中，*PPAR-γ1* 基因 mRNA 表达下降，而 *NCOR1* 和 *HDAC3* 基因 mRNA 表达明显升高。

对 PCOS 大鼠模型的研究表明，*PPAR-γ1* 过表达和 *NCOR1* 低甲基化，与卵巢发育过程中 PPAR-γ1 活性降低及 *NCOR1* 基因转录增加有关。由过量雄激素暴露引起的卵巢功能障碍可能受到 *PPAR-γ1* 和 *NCOR1* 基因甲基化改变的影响，同时雄激素暴露影响 HDAC3 乙酰化（Ilie and Georgescu，2015）。

## 4 雄激素受体基因

一些研究将 DNA 甲基化与 PCOS 的关系集中于雄激素受体（*AR*）基因第 1 号外显子中的 CAG 重复序列上（Yuan et al.，2014）。由于 *AR* 基因位于 X 染色体上，优先激活短或长等位基因的表观遗传修饰，可以解释引起临床异质性的 AR 活性差异，即雄激素的特性。Dasgupta 等（2010）指出，在 PCOS 患者与正常对照组中，*CAG* 等位基因分布都是均一的，表明 *CAG* 重复多态性本身不能区分 PCOS。在具有非随机 X 染色体失活（XCI）模式的 PCOS 病例中，短等位基因优先被激活。

*AR* 基因 CAG 重复序列定位和 DNA 甲基化模式的差异可能影响信号转导，导致 PCOS 的发生（Baculescu，2013）。事实上，*AR* 基因多态性，即 CAG 微卫星重复序列和 XCI 均可影响卵泡刺激素（FSH）和 LH 的表达，可能与 PCOS 的发生发展有关（Laisk et al.，2010）。其他对 XCI 的评估研究显示，较短的 CAG 重复可以改变受体对雄激素的敏感性，从而触发 PCOS（Shah et al.，2008；van Nieuwerburgh et al.，2008）。

XCI 与早期胚胎发生有关，被认为是随机发生的。由于 *AR* 基因位于 X 染色体上，环境暴露或等位基因差异引发的非随机 X 染色体失活可能在 PCOS 中发挥了作用。研究显示，患有高雄激素性多毛症或特发性多毛症的女性与正常女性，XCI 没有显著差异（Calvo et al.，2000；Shah et al.，2008）。Shah 等（2008）还观察到在非随机 X 染色体失活的一组患者中，具有较短 CAG 等位基因的染色体优先活跃。这一发现提示 PCOS 发病机制可能与遗传和表观遗传学的改变有关。

## 5 核纤层蛋白 A/C 基因

高雄激素血症、胰岛素抵抗、PCOS 等疾病似乎与核纤层蛋白 A/C（*LMNA*）基因的变异和脂肪代谢紊乱有关（Choudhary et al.，2014；Huang-Doran and Franks，2016）。然而，既往关于 *LMNA* 基因变异与 PCOS 之间关系的研究尚无定论（Gambineri et al.，2008；Urbanek et al.，2009）。使用 MassArray 进行 DNA 甲基化研究，在 PCOS 患者中检查 *LMNA* 基因甲基化状态与胰岛素抵抗之间的关系，发现在 20 个胞嘧啶-磷酸-鸟嘌呤（CpG）位点中有 12 个存在明显差异，提示 *LMNA* 基因 CpG 岛高甲基化与 PCOS 患者的胰岛素抵抗有关。因此，该基因可能在 PCOS 相关的胰岛素抵抗的调节中起重要作用。

## 6　人绒毛膜促性腺激素受体基因（*HCGR*）

越来越多的研究探讨了表观遗传机制在 PCOS 中的作用（Pan et al.，2018），如对小鼠模型中 LH 受体（LHR）基因的去甲基化的研究（Zhu et al.，2010）。Wang 等（2014b）使用全基因组关联分析研究了 LH/人绒毛膜促性腺激素受体（HCGR）与 PCOS 的关系。对 192 例 PCOS 患者 *HCGR* 基因的外显子和侧翼区域进行测序，但是没有发现新的体细胞突变。对 85 例 PCOS 患者和 88 例对照的外周血进行焦磷酸测序，评估 *HCGR* 启动子区域 6 个 CpG 位点的甲基化状态，确定了–174 和–111 CpG 的两个低甲基化位点。亚硫酸氢盐测序在启动子中发现了额外的 CpG 位点，包括+17 CpG 的显著低甲基化。进一步用颗粒细胞检测甲基化状态，观察到 8 个显著的低甲基化 CpG 位点（–174、–148、–61、–43、–8、+10、+17、+20）导致 *HCGR* 转录增加。不同组织间 *HCGR* 基因低甲基化和相应的表达支持 HCGR 在 PCOS 中的作用，但需要进一步的研究才能更充分地证实这种关系。

## 7　环氧化物水解酶 1 基因（*EPHX1*）

Gharani 等（1997）使用来自 PCOS 患者的外周血，证实了环氧化物水解酶 1（*EPHX1*）基因的启动子区域中 CpG 簇子集的甲基化水平降低。*EPHX1* 基因编码了一种关键的酶 EPHX1，这种酶可以将反应性环氧化合物（由内源性和外源性芳香族化合物降解产生的）转化为可偶联和代谢的二氢二醇。*EPHX1* 基因的两个外显子单核苷酸多态性似乎与 PCOS 相关（Ilie and Georgescu，2015；Korhonen et al.，2003）。因此，PCOS 患者的 *EPHX1* 基因启动子区域甲基化水平降低，可能激活了 EPHX1 的表达，从而抑制睾酮转化为雌二醇（$E_2$），增加了 PCOS 发生的风险。

## 8　其他表观遗传调控基因

通过全基因组甲基化 DNA 免疫共沉淀，发现了 79 个基因的甲基化在胰岛素抵抗和非胰岛素抵抗 PCOS 中存在差异（Shen et al.，2013）。与对照组相比，40 个基因在 PCOS 患者中具有不同的甲基化模式。通过基因本体论（gene ontology，GO）和通路富集分析发现，PCOS 患者与健康人群之间免疫应答类基因甲基化程度存在差异，这些患者的癌症通路基因也存在差异甲基化。使用 DNA 甲基化分析与转录组分析，与正常卵巢相比，多囊卵巢中存在至少 3%的差异甲基化位点和 650 个差异转录物（Wang et al.，2014b）。此外，在 PCOS 患者中，54 个基因的甲基化状态与转录水平有关。这些结果为鉴定可能参与 PCOS 的新表观遗传学调控基因开辟了新途径，这些异常甲基化的基因和表达的转录产物也可能作为 PCOS 的生物标志物。DNA 甲基化的几个重要变化位于基因编码区。虽然没有明显的基因转录直接调控，但这些变化可能通过选择性剪接途径影响基因表达（Li-Byarlay et al.，2013）。

综上所述，有证据表明表观遗传事件可能是 PCOS 发生的部分原因。1 型糖尿病、p53、结节样受体信号转导及免疫和炎症疾病都与该过程有关，阐明 PCOS 表观遗传修饰的确切机制还需要更多的研究。

**致 谢** 本项工作得到了国家重点研发计划重点专项课题（2016YFC1000601）的资助，谨此致谢！

## 参 考 文 献

Baculescu N. 2013. The role of androgen receptor activity mediated by the CAG repeat polymorphism in the pathogenesis of PCOS. J Med Life, 6(1): 18-25.

Battaglia S, Maguire O, Thorne J L, et al. 2010. Elevated NCOR1 disrupts PPAR alpha/gamma signaling in prostate cancer and forms a targetable epigenetic lesion. Carcinogenesis, 31(9): 1650-1660.

Calvo R M, Asuncion M, Sancho J, et al. 2000. The role of the CAG repeat polymorphism in the androgen receptor gene and of skewed X-chromosome inactivation, in the pathogenesis of hirsutism. J Clin Endocrinol Metab, 85(4): 1735-1740.

Carmina E, Lobo R A. 1999. Polycystic ovary syndrome (PCOS): arguably the most common endocrinopathy is associated with significant morbidity in women. J Clin Endocrinol Metab, 84(6): 1897-1899.

Chen Z J, Zhao H, He L, et al. 2011. Genome-wide association study identifies susceptibility loci for polycystic ovary syndrome on chromosome 2p16.3, 2p21 and 9q33.3. Nat Genet, 43(1): 55-59.

Choudhary M, Muthusamy V, Hossain F, et al. 2014. Characterization of beta-carotene rich MAS-derived maize inbreds possessing rare genetic variation in beta-carotene hydroxylase gene. Indian J Genet Pl Br, 74(4): 620-623.

Dasgupta S, Sirisha P V, Neelaveni K, et al. 2010. Androgen receptor CAG repeat polymorphism and epigenetic influence among the south Indian women with polycystic ovary syndrome. PLoS One, 5(8): e12401.

Daxinger L, Whitelaw E. 2012. Understanding transgenerational epigenetic inheritance via the gametes in mammals. Nat Rev Genet, 13(3): 153-162.

Diamanti-Kandarakis E, Piperi C. 2005. Genetics of polycystic ovary syndrome: searching for the way out of the labyrinth. Hum Reprod Update, 11(6): 631-643.

Dumesic D A, Abbott D H, Padmanabhan V. 2007. Polycystic ovary syndrome and its developmental origins. Rev Endocr Metab Disord, 8(2): 127-141.

Escobar-Morreale H F, Luque-Ramirez M, San Millan J L. 2005. The molecular-genetic basis of functional hyperandrogenism and the polycystic ovary syndrome. Endocr Rev, 26(2): 251-282.

Froment P, Gizard F, Staels B, et al. 2005. A role of PPAR gamma in reproduction? Med Sci, 21(5): 507-511.

Gambineri A, Semple R K, Forlani G, et al. 2008. Monogenic polycystic ovary syndrome due to a mutation in the lamin A/C gene is sensitive to thiazolidinediones but not to metformin. Eur J Endocrinol, 159(3): 347-353.

Gharani N, Waterworth D M, Batty S, et al. 1997. Association of the steroid synthesis gene CYP11a with polycystic ovary syndrome and hyperandrogenism. Hum Mol Genet, 6(3): 397-402.

Glueck C J, Morrison J A, Goldenberg N, et al. 2009. Coronary heart disease risk factors in adult premenopausal white women with polycystic ovary syndrome compared with a healthy female population. Metabolism, 58(5): 714-721.

Goodarzi M O, Dumesic D A, Chazenbalk G, et al. 2011. Polycystic ovary syndrome: etiology, pathogenesis and diagnosis. Nat Rev Endocrinol, 7(4): 219-231.

Hickey T E, Legro R S, Norman R J. 2006. Epigenetic modification of the X chromosome influences susceptibility to polycystic ovary syndrome. J Clin Endocrinol Metab, 91(7): 2789-2791.

Huang-Doran I, Franks S. 2016. Genetic rodent models of obesity-associated ovarian dysfunction and subfertility: insights into polycystic ovary syndrome. Front Endocrinol (Lausanne), 7: 53.

Ilie I R, Georgescu C E. 2015. Polycystic ovary syndrome-epigenetic mechanisms and aberrant microRNA. Adv Clin Chem, 71: 25-45.

Ilie I R, Marian I, Mocan T, et al. 2012. Ethinylestradiol 30mug-drospirenone and metformin: could this combination improve endothelial dysfunction in polycystic ovary syndrome? BMC Endocr Disord, 12: 9.

Jiang X T, Ye X, Guo W, et al. 2014. Inhibition of HDAC3 promotes ligand-independent PPAR gamma activation by protein acetylation. J Mol Endocrinol, 53(2): 191-200.

Korhonen S, Romppanen E L, Hiltunen M, et al. 2003. Two exonic single nucleotide polymorphisms in the microsomal epoxide hydrolase gene are associated with polycystic ovary syndrome. Fertil Steril, 79(6): 1353-1357.

Kosova G, Urbanek M. 2013. Genetics of the polycystic ovary syndrome. Mol Cell Endocrinol, 373(1-2): 29-38.

Laisk T, Haller-Kikkatalo K, Laanpere M, et al. 2010. Androgen receptor epigenetic variations influence early follicular phase gonadotropin levels. Acta Obstet Gynecol Scand, 89(12): 1557-1563.

Li Z, Huang H. 2008. Epigenetic abnormality: a possible mechanism underlying the fetal origin of polycystic ovary syndrome. Med Hypotheses, 70(3): 638-642.

Li-Byarlay H, Li Y, Stroud H, et al. 2013. RNA interference knockdown of DNA methyl-transferase 3 affects gene alternative splicing in the honey bee. Proc Natl Acad Sci USA, 110(31): 12750-12755.

Martin S L, Kala R, Tollefsbol T O. 2018. Mechanisms for the inhibition of colon cancer cells by sulforaphane through epigenetic modulation of microRNA-21 and human telomerase reverse transcriptase (hTERT) down-regulation. Curr Cancer Drug Targets, 18(1): 97-106.

Norman R J, Milner C R, Groome N P, et al. 2001. Circulating follistatin concentrations are higher and activin concentrations are lower in polycystic ovarian syndrome. Hum Reprod, 16(4): 668-672.

Pan J X, Tan Y J, Wang F F, et al. 2018. Aberrant expression and DNA methylation of lipid metabolism genes in PCOS: a new insight into its pathogenesis. Clin Epigenetics, 10: 6.

Pepene C E, Ilie I R, Marian I, et al. 2011. Circulating osteoprotegerin and soluble receptor activator of nuclear factor kappaB ligand in polycystic ovary syndrome: relationships to insulin resistance and endothelial dysfunction. Eur J Endocrinol, 164(1): 61-68.

Qu F, Wang F F, Yin R, et al. 2012. A molecular mechanism underlying ovarian dysfunction of polycystic ovary syndrome: hyperandrogenism induces epigenetic alterations in the granulosa cells. J Mol Med, 90(8): 911-923.

Roberts V J, Barth S, El-Roeiy A, et al. 1994. Expression of inhibin/activin system messenger ribonucleic acids and proteins in ovarian follicles from women with polycystic ovarian syndrome. J Clin Endocrinol Metab, 79(5): 1434-1439.

Sang Q, Li X, Wang H, et al. 2014. Quantitative methylation level of the EPHX1 promoter in peripheral blood DNA is associated with polycystic ovary syndrome. PLoS One, 9(2): e88013.

Sang Q, Zhang S Z, Zou S, et al. 2013. Quantitative analysis of follistatin (FST) promoter methylation in peripheral blood of patients with polycystic ovary syndrome. Reprod Biomed Online, 26(2): 157-163.

Shah N A, Antoine H J, Pall M, et al. 2008. Association of androgen receptor CAG repeat polymorphism and polycystic ovary syndrome. J Clin Endocrinol Metab, 93(5): 1939-1945.

Shen H R, Qiu L H, Zhang Z Q , et al. 2013. Genome-wide methylated DNA immunoprecipitation analysis of patients with polycystic ovary syndrome. PLoS One, 8(5): e64801.

Urbanek M. 2007. The genetics of the polycystic ovary syndrome. Nat Clin Pract Endocrinol Metab, 3(2):

103-111.

Urbanek M, Nampiaparampil G, D'Souza J, et al. 2009. The role of genetic variation in the lamin A/C gene in the etiology of polycystic ovary syndrome. J Clin Endocrinol Metab, 94(7): 2665-2669.

van Nieuwerburgh F, Stoop D, Cabri P, et al. 2008. Shorter CAG repeats in the androgen receptor gene may enhance hyperandrogenicity in polycystic ovary syndrome (PCOS). J Biotechnol, 136: S190.

Wang P, Zhao H, Li T, et al. 2014a. Hypomethylation of the LH/choriogonadotropin receptor promoter region is a potential mechanism underlying susceptibility to polycystic ovary syndrome. Endocrinology, 155(4): 1445-1452.

Wang T, Qian Y, Huang J, et al. 2013. The relationship between insulin resistance and CpG island methylation of LMNA gene in polycystic ovary syndrome. Cell Biochem Biophys, 67(3): 1041-1047.

Wang X X, Wei J Z, Jiao J, et al. 2014b. Genome-wide DNA methylation and gene expression patterns provide insight into polycystic ovary syndrome development. Oncotarget, 5(16): 6603-6610.

Xu N, Azziz R, Goodarzi M O. 2010. Epigenetics in polycystic ovary syndrome: a pilot study of global DNA methylation. Fertil Steril, 94(2): 781-783.

Xu N, Chua A K, Jiang H, et al. 2014. Early embryonic androgen exposure induces transgenerational epigenetic and metabolic changes. Mol Endocrinol, 28(8): 1329-1336.

Xu N, Kwon S, Abbott D H, et al. 2011. Epigenetic mechanism underlying the development of polycystic ovary syndrome (PCOS)-like phenotypes in prenatally androgenized rhesus monkeys. PLoS One, 6(11): e27286.

Yuan C, Gao L L, Mao Y D, et al. 2014. CAG and GGN repeats in androgen receptor gene and its potential epigenetic effects in polycystic ovary syndrome (PCOS). Hum Reprod, 29: 315-315.

Zhu J Q, Zhu L, Liang X W, et al. 2010. Demethylation of LHR in dehydroepiandrosterone-induced mouse model of polycystic ovary syndrome. Mol Hum Reprod, 16(4): 260-266.

# microRNA 对多囊卵巢综合征的效应

顾　恒　钟兴明*

广东省计划生育专科医院，广州

**摘　要**　微 RNA（microRNA，miRNA）是一类具有基因调控功能的小 RNA 分子，一般通过作用于靶基因 mRNA 的 3′非翻译区（3′-UTR）引起靶基因 mRNA 降解或翻译受阻，起到负调控作用。miRNA 在卵巢组织中广泛表达，在卵巢功能调节过程中发挥着重要的作用。多囊卵巢综合征（PCOS）是一种病因不明、发病机制不清、以内分泌紊乱和代谢异常为主要特征的疾病。越来越多的证据表明，miRNA 与 PCOS 关系密切。miRNA 在 PCOS 患者与正常人群血清中的表达差异性具有统计学意义。血液中的 miRNA 易于获取，倘若能找到临床公认的 miRNA 来诊断 PCOS，这将有助于对 PCOS 的精准治疗。本文综述了 miRNA 对 PCOS 的效应。

**关键词**　microRNA（miRNA），多囊卵巢综合征（PCOS）

## 1　miRNA 的概述

微 RNA（microRNA，miRNA）是一类具有基因调控功能的小 RNA 分子，一般通过作用于靶基因 mRNA 的 3′非翻译区（3′-UTR）引起靶基因 mRNA 降解或翻译受阻，可通过调控靶基因转录后水平，调节细胞的发育、分化、增殖和凋亡（Liu et al.，2005）。它属于调节性 RNA 分子，由 20～24 个核酸分子组成，具有单链性、小片段性、非编码性的特点。随着对 miRNA 研究的逐渐深入，越来越多的研究证明，miRNA 涉及各种重要的细胞生理和病理过程的调节，包括细胞分化、增殖、凋亡，以及激素合成与分泌等（Zhang et al.，2016）。miRNA 对靶基因的调控与两者配对程度有关，当两者完全或接近完全配对时，调控机制类似于 siRNA 介导的基因沉默；但当两者不完全配对时，则通过抑制 mRNA 启动翻译并抑制其延长，最终实现对 mRNA 翻译的抑制（Liu et al.，2005）。近年来，发现一些 miRNA 在子宫、输卵管、卵巢等女性生殖器官中呈异常表达，并参与调控女性卵泡发育成熟、受精、受精卵着床及胚胎发育等生理过程。miRNA 的合成、代谢及生物活性对女性生殖功能具有重要的调控作用，某些 miRNA 合成的关键蛋白（如

*通讯作者：xingmingzh@126.com

Dicer 酶）可直接影响小鼠的生育功能，特异性敲除卵泡颗粒细胞 *Dicer* 基因可导致小鼠无生育能力，闭锁卵泡增多，且黄体化卵泡内可见滞留的卵母细胞（Fiedler et al.，2008）。

## 2 miRNA 对卵巢的调控作用

女性卵巢具有分泌雌激素、孕激素及少量雄激素的重要功能。研究显示，miRNA 在哺乳动物（包括人类、猪、小鼠、牛、羊、马等）的卵巢中广泛表达（Li et al.，2011）。在卵泡发育过程中，卵泡刺激素（FSH）可增加颗粒细胞中雌激素和孕酮的产量，进而调控动情周期和生殖。Yao 等（2010）研究证实，在小鼠颗粒细胞 FSH 诱导孕酮分泌过程中，miR-29a 和 miR-30d 表达量显著下调，表明这两种 miRNA 均参与了孕酮的生成过程。Sirotkin 等（2009）应用大规模芯片技术检测了 miRNA 对卵巢甾体激素合成的调控作用，结果显示，miR-24、miR-25、miR-122、miR-182、miR-18、miR-125 和 miR-32 的表达量上调可以增加人颗粒细胞孕激素的分泌。miRNA 可能参与卵泡发育的调控。Dicer 酶是 miRNA 合成过程中的关键酶，敲除小鼠卵母细胞的 *Dicer* 基因，卵母细胞合成 miRNA 受抑制，导致卵母细胞减数分裂过程中染色体凝集和纺锤体结构缺失，卵母细胞无法进行减数分裂，使卵泡出现生长、成熟和排卵障碍（Fiedler et al.，2008），从这项研究可以看出，卵巢内 miRNA 的缺失，会直接影响卵巢的发育、成熟。

## 3 多囊卵巢综合征的遗传学病因

多囊卵巢综合征（polycystic ovary syndrome，PCOS）是一种病因不明、发病机制不清、以内分泌紊乱和代谢异常为主要特征的疾病（Yildiz et al.，2012），PCOS 患者约占生育期妇女的 5%～10%，以高雄激素血症、胰岛素抵抗（IR）和持续性无排卵为主要特征。然而，PCOS 具体发病机制至今仍然不明。分子遗传学研究认为，PCOS 的家族聚集现象是该病遗传学理论的重要依据（Moghetti et al.，2000；Pasquali et al.，2000）。双胞胎遗传学研究可以证明一种疾病是否与遗传因素有关。如果双胞胎在同样的家庭环境中长大，那么可以基本消除环境因素的影响，从而估算出遗传因素在疾病发生中所起的作用。基于以上观点，对双胞胎人群进行研究发现，约 70%的 PCOS 患者发病与遗传因素有关（Goodarzi et al.，2011）。但是 PCOS 的发病并未遵循孟德尔遗传规律，因为 PCOS 是一种复杂的遗传性疾病，其发病受到易感基因和环境因素的共同作用。PCOS 女性患者的兄弟血液中硫酸脱氢表雄酮值升高，这说明他们与其患有 PCOS 的姐妹一样，在合成雄激素方面存在缺陷（Legro et al.，2002）。另一项研究显示，PCOS 女性患者的兄弟在胰腺 B 细胞功能方面存在缺陷，其患 2 型糖尿病的风险增加（Sam et al.，2008）。还有一些基因，如雄激素受体（androgen receptor，AR）基因、性激素结合球蛋白（sex hormone binding globulin，SHBG）基因等也被报道与 PCOS 的发病有关。尽管以上的研究证实了某些基因与 PCOS 的发病具有相关性，但是还没有一种基因被证实是 PCOS 发病的主要原因（Kosova and Urbanek，2013；Chen et al.，2011）。

## 4 miRNA 与多囊卵巢综合征的关系

随着对 miRNA 在基因转录后水平调控作用的发现，miRNA 在 PCOS 发病中的作用逐渐被认识。目前，对 PCOS 疾病相关的 miRNA 研究尚少，且大多以 PCOS 动物模型、人类卵巢颗粒细胞和卵泡液为研究对象。近年来，发现一些 miRNA 在子宫、输卵管、卵巢等女性生殖器官中呈异常表达，并参与调控女性卵泡发育成熟、受精、受精卵着床及胚胎发育等生理过程。PCOS 患者卵巢颗粒细胞有 7 种差异表达的 miRNA，包括 miR-132、miR-320、miR-24、miR-520c-3p、miR-193b、miR-483-5p 和 miR-222（Sang et al.，2013）。与正常人群相比，PCOS 患者卵泡液中的 miR-132 和 miR-320 的表达水平呈现显著性下调（Roth et al.，2014）。这些研究结果都说明 miRNA 与 PCOS 发病有密切关系。

## 5 miRNA 在 PCOS 患者与正常人群血清中的差异性表达

因 PCOS 对育龄期女性影响较大，所以其早期诊断和有效治疗是改善预后的关键所在。由于 PCOS 患者卵巢颗粒细胞和卵泡液取材困难，且 miRNA 可以进入微泡里或者自由循环，血清 miRNA 作为 PCOS 的一种非侵入性的生物标志物，具有相对稳定、易于检测及疾病的特异性等特性，可作为多种疾病的预测因子。研究发现，人类胰腺癌组织中 miRNA（miRNA-10b、miRNA-21 及 miRNA-155）表达水平较正常胰腺组织或慢性胰腺炎组织中明显升高。因此，在对胰腺癌患者的诊疗过程中可以结合血清 miRNA 作为参考。

对 PCOS 患者血清中的 miRNA 已有多项研究。Ding 等（2015）对 PCOS 患者和健康对照者的血清进行基因芯片分析，结果显示，有 19 种 miRNA 表达存在差异；经过 qRT-PCR 和 Sam 分析验证后得出 PCOS 患者血清中 5 种 miRNA（let-7i-3pm、miR-5706、miR-4463、miR-3665、miR-638）显著上调，4 种 miRNA（miR-124-3p、miR-128、miR-29a-3p、let-7c）显著下调。而 Long 等（2014）进行的基因芯片分析结果则提示，与健康对照者相比，PCOS 患者血清中 8 种 miRNA（miR-222、miR-16、miR-19a、miR-106b、miR-30c、miR-146a、miR-24、miR-186）上调、1 种 miRNA（miR-320）下调，经年龄匹配的 PCOS 组（$n=68$）和健康对照组（$n=68$）qRT-PCR 验证结果显示，3 种 miRNA（miR-222、miR-30c、miR-146a）在 PCOS 患者血清中上调。进一步分析结果显示，联合这 3 种 miRNA 有助于 PCOS 的诊断，其中 miR-222 与血清中胰岛素浓度正相关，而 miR-146a 与血清中睾酮浓度负相关。

但是上述对于 PCOS 患者血清中 miRNA 的研究并未发现有共同差异表达的 miRNA，这可能与血清 miRNA 来源较复杂，以及样本的选择、样本量的多少、试验方法等有关，因此亟待更多相关的研究去证实。血清中的 miRNA 易于获取，倘若能找到临床公认的 miRNA 来诊断 PCOS，将有助于对 PCOS 的精准治疗。

## 参 考 文 献

Chen Z J, Zhao H, He L, et al. 2011. Genome-wide association study identifies susceptibility loci for polycystic ovary syndrome on chromosome 2p16.3, 2p21 and 9q33.3. Nat Genet, 43(1): 55-59.

Ding C F, Chen W Q, Zhu Y T, et al. 2015. Circulating microRNA in patients with polycystic ovary syndrome. Hum Fertil, 18(1): 22-29.

Fiedler S D, Carletti M Z, Hong X, et al. 2008. Hormonal regulation of microRNA expression in periovulatory mouse mural granulosa cells. Biol of Reprod, 79(6): 1030-1037.

Goodarzi M O, Dumesic D A, Chazenbalk G, et al. 2011. Polycystic ovary syndrome: etiology, pathogenesis and diagnosis. Nat Rev Endocrinol, 7(4): 219-231.

Kosova G, Urbanek M. 2013. Genetics of the polycystic ovary syndrome. Mol Cell Endocrinol, 373(1-2): 29-38.

Legro R S, Kunselman A R, Demers L, et al. 2002. Elevated dehydroepiandrosterone sulfate levels as the reproductive phenotype in the brothers of women with polycystic ovary syndrome. J Clin Endoc Metab, 87(5): 2134-2138.

Li M, Liu Y, Wang T, et al. 2011. Repertoire of porcine microRNA in adult ovary and testis by deep sequencing. Internat J Biol Sci, 7(7): 1045-1055.

Liu J, Rivas F V, Wohlschlegel J, et al. 2005. A role for the P-body component GW182 in microRNA function. Nat Cell Biol, 7(12): 1261.

Long W, Zhao C, Ji C B, et al. 2014. Characterization of serum microRNA profile of PCOS and identification of novel noninvasive biomarkers. Cell Physiol Biochem, 33(5): 1304-1315.

Moghetti P, Castello R, Negri C, et al. 2000. Metformin effects on clinical features, endocrine and metabolic profiles, and insulin sensitivity in polycystic ovary syndrome: a randomized, double-blind, placebo-controlled 6-month trial, followed by open, long-term clinical evaluation. J Clin Endoc Metab, 85(1): 139-146.

Pasquali R, Gambineri A, Biscotti D, et al. 2000. Effect of long-term treatment with metformin added to hypocaloric diet on body composition, fat distribution, and androgen and insulin levels in abdominally obese women with and without the polycystic ovary syndrome. J Clin Endoc Metab, 85(8): 2767-2774.

Roth L W, McCallie B, Alvero R, et al. 2014. Altered microRNA and gene expression in the follicular fluid of women with polycystic ovary syndrome. J Assisted Reproduct Genet, 31(3): 355-362.

Sam S, Sung Y A, Legro R S, et al. 2008. Evidence for pancreatic β-cell dysfunction in brothers of women with polycystic ovary syndrome. Metabolism, 57(1): 84-89.

Sang Q, Yao Z, Wang H, et al. 2013. Identification of microRNA in human follicular fluid: characterization of microRNA that govern steroidogenesis *in vitro* and are associated with polycystic ovary syndrome *in vivo*. J Clin Endoc Metab, 98(7): 3068-3079.

Sirotkin A V, Ovcharenko D, Grossmann R, et al. 2009. Identification of microRNA controlling human ovarian cell ste-roidogenesis via a genome-scale screen. J Cellul Physiol, 219(2): 415-420.

Yao N, Yang B Q, Liu Y, et al. 2010. Follicle-stimulating hormone regulation of microRNA expression on progesterone production in cultured rat granulosa cells. Endocrine, 38: 158-166.

Yildiz B O, Bozdag G, Yapici Z, et al. 2012. Prevalence, phenotype and cardio metabolic risk of polycystic ovary syndrome under different diagnostic criteria. Hum Reprod, 27: 3067-3073.

Zhang Y, Zhang Z, Li Z, et al. 2016. MicroRNA-497 inhibits the proliferation, migration and invasion of human bladder transitional cell carcinoma cells by targeting E2F3. Onco Reports, 36(3): 1293.

# 环境内分泌干扰物对多囊卵巢综合征的影响

杨 玫[1] 陈 曦[2*]

1 北京家圆医院，北京

2 北京大学人民医院，北京

**摘　要**　环境内分泌干扰物（EED）在环境中天然存在或存在于污染物中，它们与内源性激素结构相似，影响机体内源性激素的合成、分泌及代谢过程，从而给生殖健康带来巨大影响。多囊卵巢综合征（PCOS）是育龄期妇女常见的一种内分泌代谢性疾病，是生殖内分泌领域研究的热点。PCOS 的发病率为 5%～10%，其发病机制尚未完全阐明，但与女性体内激素的改变密不可分。该病为遗传因素和环境因素共同作用的结果，本文综述了目前研究的几种热门 EED 对多囊卵巢综合征的影响。

**关键词**　环境内分泌干扰物，双酚 A，邻苯二甲酸酯，二氯苯氧氯酚（三氯生），多囊卵巢综合征

环境内分泌干扰物（environmental endocrine disruptor，EED）是在环境中天然存在或存在于污染物中，与内源性激素结构相似，可以通过直接与激素受体相互作用或通过表观遗传和细胞周期调节作用，影响机体内源性激素的合成、分泌及代谢过程，从而影响机体或其后代内分泌系统稳定性的外源性物质，也称为内分泌干扰化学物（endocrine disrupting chemical，EDC）（McLachlan，2016；Zama and Uzumcu，2010）。这类物质普遍具有化学性质稳定、不易被生物降解、脂溶性强、可在生物体内富集等特点。随着现代工业的发展，越来越多的化学污染物被释放于日常生活环境中。大量的环境污染物，如双酚 A（bisphenol A，BPA）、邻苯二甲酸酯（phthalate，PAE）、三氯生（triclosan，TCS）已被证明会破坏机体正常的内分泌功能，对女性生殖系统的负面影响较大（Sifakis et al.，2017；Karwacka et al.，2019），有使女性不孕的潜在危害（Mínguez-Alarcón and Gaskins，2017）。

多囊卵巢综合征（polycystic ovary syndrome，PCOS）是育龄期妇女常见的一种内分泌代谢性疾病，以月经稀发、高雄激素血症和胰岛素抵抗（insulin resistance，IR）为主要临床特征，是无排卵性不孕的主要原因。PCOS 是生殖内分泌领域的研究热点，其发病机制复杂，至今仍未阐明。该病为遗传因素和环境因素共同作用的结果，但目前的医疗手段尚无法控制遗传因素的影响。因此，阐明环境因素对 PCOS 的影响，研究环境

*通讯作者：chenxi@pkuph.edu.cn

因素在 PCOS 发病中的作用，可为预防 PCOS 的发生提供依据。

# 1 EED 概述

## 1.1 EED 的来源

EED 主要来自于现代工业污染，如石油、塑料、农药、造纸和电子等行业，是人类在生产和生活中排放到环境中的有机污染物及重金属物质。随着现代工业污染的加剧，EED 成为继工业革命导致的煤烟污染和汽车工业带来的光化学烟雾污染之后的又一严重的全球性环境公害问题，属于第三代环境污染物。在众多的 EED 中，研究报道最多的就是本文关注的双酚 A（BPA）、邻苯二甲酸酯（PAE），以及广谱抗菌剂，如三氯生（TCS），其广泛应用于食品包装、塑料制品和家庭卫生用品中（Craig et al.，2011）。

## 1.2 EED 的分类

目前被初步证实的 EED 可达数百种（Tapia-Orozco et al.，2017），按其生物学效应分为 4 类：①雌激素/抗雌激素类物质，包括 BPA、PAE、多氯联苯和有机氯农药等；②雄激素/抗雄激素类物质，包括 PAE、苯乙烯和氟他胺等；③干扰甲状腺激素物质，包括二硫代氨基甲酸酯类（DC）和多卤芳烃类；④干扰其他内分泌功能，如干扰儿茶酚胺、促性腺激素及催乳素活性等的环境污染物（Piazza and Urbanetz，2019）。

# 2 不同种类 EED 在 PCOS 发病中的作用

## 2.1 双酚 A

双酚 A（bisphenol A，BPA）是目前最常见，而且最受关注的一种 EED，它是塑料的主要成分，被广泛应用于食品、饮料包装和婴幼儿奶瓶等塑料制品的制造中（Legeay and Faure，2017）。早在 2002 年，就有学者第一次测定了人体内的血清 BPA 水平，发现所有受试者血清 BPA 水平与总睾酮和游离睾酮水平均呈显著正相关关系，并提出这可能是由于 BPA 与雄激素代谢有关（Takeuchi and Tsutsumi，2002）。高雄激素血症是 PCOS 患者的主要临床特点，很多学者认为，高雄激素血症是诊断 PCOS 的一个必要指标（Tziomalos et al.，2013）。2006 年，国际雄激素过多协会（Androgen Excess Society，AES）也发表声明，PCOS 应首先被认为是由雄激素过多或高雄激素血症导致的功能紊乱，并且在 PCOS 的诊断中应把高雄激素血症放到第 1 位，这更加说明了高雄激素血症在 PCOS 发病中的重要性（Azziz et al.，2006）。研究表明，PCOS 妇女体液的 BPA 水平较高，BPA 参与了高雄激素血症的发生，并且母亲在怀孕期间接触 BPA 也可能导致子代 PCOS 的发生（Rutkowska and Rachoń，2014）。Meta 分析也显示，PCOS 患者血清的 BPA 水平较高，进一步表明 BPA 可能参与 IR 和高雄激素血症的发生（Hu et al.，2018）。

BPA 与雄激素相互作用，参与 PCOS 的发生发展过程（Rutkowska and Diamanti-Kandarakis，2016）。BPA 与雄激素相互作用的可能机制有：首先，BPA 可以增强卵巢卵泡膜细胞的雄激素生成，并可能通过与 SHBG 和羟化酶作用来调控雄激素在肝的代谢。其次，BPA 及其代谢产物作为雄激素和孕酮受体的配体，可能抑制内源性激素的产生。最后，雄激素可以抑制 BPA 在肝的分解代谢，从而使循环中的 BPA 水平增加（Palioura and Diamanti-Kandarakis，2015）。在动物实验中发现，持续地高水平接触 BPA，下丘脑神经内分泌功能会受影响，下丘脑释放的 GnRH 增多后，刺激垂体 LH 和 FSH 的合成与释放，LH 和 FSH 共同调节配子的成熟和类固醇激素的合成与释放，最终影响 PCOS 的发生发展过程，导致卵巢形态和功能的改变（Kurian et al.，2015）。此外，BPA 对 DNA 表观遗传修饰的改变，也是导致 PCOS 发生的重要原因（Piazza and Urbanetz，2019）。

## 2.2 邻苯二甲酸酯

邻苯二甲酸酯（phthalate，PAE）又称酞酸酯，是一种类雌激素的内分泌干扰物，作为常用的增塑剂和稳定剂而广泛用于塑料玩具、化妆品、医疗用品、食品包装及装修材料中，在空气、土壤、水甚至人体多种组织中均能检出（Ren et al.，2018）。PAE 在体内的代谢至少经历两个步骤：①PAE 被水解为初级代谢物，即邻苯二甲酸单酯；②邻苯二甲酸单酯在尿苷 5′-二磷酸葡糖醛酸基转移酶的催化作用下生成亲水的葡糖苷酸结合物。PAE 在体内的主要代谢产物如下：邻苯二甲酸（2-乙基己酯［di (2-ethylhexyl) phthalate，DEHP］、邻苯二甲酸二丁酯（di-*n*-butyl phthalate，DBP）、邻苯二甲酸二乙酯（diethyl phthalate，DEP）、邻苯二甲酸二甲酯（dimethyl phthalate，DMP）、邻苯二甲酸二辛酯（dioctyl phthalate，DOP）、邻苯二甲酸丁基苄基酯（benzyl butyl phthalate，BBP）等。

PAE 对人类健康的影响早就受到了关注。1996 年美国环境保护署曾对食品和饮用水中 PAE 的毒性做了检测，检测内容就包括 PAE 所导致的生殖损害。研究发现，PAE 的损害作用取决于作用剂量、作用时间和个体发育阶段。胎儿、新生儿和青春期青少年最易受其影响（Bajkin et al.，2014）。对人类的研究还显示出一个有趣的现象，在所有年龄组中，育龄期妇女尿液中的 PAE 水平要高于男性或者老年女性，这可能与育龄期妇女接触 PAE 类物质频率较高有关（Barr et al.，2005）。

PAE 作为一种类雌激素的内分泌干扰物，通过破坏下丘脑和垂体的类固醇反馈及卵巢对类固醇的反应，而直接改变了女性下丘脑-垂体-卵巢轴（hypothalamic-pituitary-ovarian axis，HPO 轴）的功能（Puttabyatappa and Padmanabhan，2018）。卵巢类固醇生成受影响后，进一步破坏卵泡内环境，最终损害卵母细胞的成熟（Rutkowska and Diamanti-Kandarakis，2016）。已经证明 HPO 轴是实现正常排卵的必要条件，PAE 有可能通过改变 HPO 轴的功能而参与 PCOS 患者无排卵的发生（Legro，2016）。现有的大部分实验均是针对某一种 PAE 而设计的，已有动物实验表明，小鼠短期暴露于 DBP 后，其卵巢的功能遭到破坏。DBP 靶向作用于卵巢的窦卵泡，并呈剂量依赖性，它可以改变窦卵泡中有关细胞周期和凋亡因子的表达，导致细胞周期阻滞、雌激素分泌减少及卵泡闭锁（Craig et al.，2013）。将雌性大鼠暴露于 BPA、DBP 及 DEHP 的混合物中，其 $F_3$

代肥胖和卵巢疾病（原发性卵巢功能不全和PCOS）的发病率增加，结果表明，BPA和PAE 的混合物可以促进表观遗传的跨代遗传，从而在成年时导致 PCOS 等疾病的发生（Manikkam et al.，2013）。体内实验结果表明，PCOS患者血清中PAE浓度升高，并且作为内分泌干扰物参与了PCOS的发生（Vagi et al.，2014）。在雄性动物中，DEHP具有抗雄激素作用，导致大鼠睾丸、前列腺及精囊的重量均下降，同时出现输精管内腔坏死，严重影响生精功能（Wang et al.，2016），其在雌性动物体内所导致的卵巢形态学改变还需进一步研究。

## 2.3 三氯生

三氯生（triclosan，TCS）是目前流行的一种多用途抗菌剂，广泛用于化妆品、纺织品和建筑材料中，尤其是一些高接触产品（如牙膏、肥皂和乳液）中必含的化学品（Ginsberg and Balk，2016）。近期研究表明，TCS是环境中持久存在的内分泌干扰物，呈现生物累积性和持久性，会对环境及生物健康产生意想不到的负面影响，造成潜在的健康风险（Halden et al.，2017）。

由于TCS的化学结构与BPA相似，基于结构-活性的关系推测TCS与BPA一样，可以模拟或改变雌激素或其他天然激素的功能，从而导致高雄激素血症、无排卵和LH升高等PCOS的典型症状（Ye et al.，2018）。许多研究显示，TCS具有雌激素的作用，而且可干扰甲状腺激素的功能，这些均与PCOS有关（Christen et al.，2010；Axelstad et al.，2013）。我国的一项最新研究探讨了TCS暴露与PCOS发病之间的相关性，发现PCOS患者体内TCS水平明显高于健康妇女对照组，并且对照组TCS浓度与LH和LH/FSH之间呈非线性关系，而PCOS患者TCS浓度与LH和LH/FSH之间呈正相关关系，这与PCOS的典型临床表现高度一致，故得出在中国人群中TCS暴露与PCOS的发病显著相关的结论（Ye et al.，2018）。此外，还有体外实验表明，TCS能影响线粒体的正常功能，干扰钙离子信号转导，从而影响细胞的正常功能（Weatherly et al.，2016）。

# 3 结 语

综上所述，EDC作为日常生活环境中的污染物，与PCOS发病之间的关系密切。然而，特别值得关注的是，EDC对女性生殖能力有潜在影响，但是女性暴露于非持久性EDC，其生殖能力受到影响的证据还是有限的，还需要进一步研究，尤其需重视多种EDC混合物对生殖的负效应。

# 参考文献

Axelstad M, Boberg J, Vinggaard A M, et al. 2013. Triclosan exposure reduces thyroxine levels in pregnant and lactating rat dams and in directly exposed offspring. Food Chem Toxicol, 59: 534-540.

Azziz R, Carmina E, Dewailly D, et al. 2006. Positions statement: criteria for defining polycystic ovary syndrome as a predominantly hyperandrogenic syndrome: an Androgen Excess Society guideline. J Clin Endocrinol Metab, 91(11): 4237-4245.

Bajkin I, Bjelica A, Icin T, et al. 2014. Effects of phthalic acid esters on fetal health. Med Pregl, 67(5-6): 172-175.

Barr D B, Wang R Y, Needham L L. 2005. Biologic monitoring of exposure to environmental chemicals throughout the life stages: requirements and issues for consideration for the National Children's Study. Environ Health Perspect, 113(8): 1083-1091.

Christen V, Crettaz P, Oberli-Schrämmli A, et al. 2010. Some flame retardants and the antimicrobials triclosan and triclocarban enhance the androgenic activity *in vitro*. Chemosphere, 81(10): 1245-1252.

Craig Z R, Hannon P R, Wang W, et al. 2013. Di-n-butyl phthalate disrupts the expression of genes involved in cell cycle and apoptotic pathways in mouse ovarian antral follicles. Biol Reprod, 88(1): 23.

Craig Z R, Wang W, Flaws J A. 2011. Endocrine-disrupting chemicals in ovarian function: effects on steroidogenesis, metabolism and nuclear receptor signaling. Reproduction, 142(5): 633-646.

Ginsberg G L, Balk S J. 2016. Consumer products as sources of chemical exposures to children: case study of triclosan. Curr Opin Pediatr, 28(2): 235-42.

Halden R U, Lindeman A E, Aiello A E, et al. 2017. The florence statement on triclosan and triclocarban. Environ Health Perspect, 125(6): 064501.

Hu Y, Wen S, Yuan D, et al. 2018. The association between the environmental endocrine disruptor bisphenol A and polycystic ovary syndrome: a systematic review and meta-analysis. Gynecol Endocrinol, 34(5): 370-377.

Karwacka A, Zamkowska D, Radwan M, et al. 2019. Exposure to modern, widespread environmental endocrine disrupting chemicals and their effect on the reproductive potential of women: an overview of current epidemiological evidence. Hum Fertil (Camb), 22(1): 2-25.

Kurian J R, Keen K L, Kenealy B P, et al. 2015. Acute influences of bisphenol A exposure on hypothalamic release of gonadotropin-releasing hormone and kisspeptin in female rhesus monkeys. Endocrinology, 156(7): 2563-2570.

Legeay S, Faure S. 2017. Is bisphenol A an environmental obesogen? Fundam Clin Pharmacol, 31(6): 594-609.

Legro R S. 2016. Ovulation induction in polycystic ovary syndrome: current options. Best Pract Res Clin Obstet Gynaecol, 37: 152-159.

Manikkam M, Tracey R, Guerrero-Bosagna C, et al. 2013. Plastic derived endocrine disruptors (BPA, DEHP and DBP) induce epigenetic transgene rational inheritance of obesity, reproductive disease and sperm epimutations. PLoS One, 8(1): e55387.

McLachlan J A. 2016. Environmental signaling: from environmental estrogens to endocrine-disrupting chemicals and beyond. Andrology, 4(4): 684-694.

Mínguez-Alarcón L, Gaskins A J. 2017. Female exposure to endocrine disrupting chemicals and fecundity: a review. Curr Opin Obstet Gynecol, 29(4): 202-211.

Palioura E, Diamanti-Kandarakis E. 2015. Polycystic ovary syndrome (PCOS) and endocrine disrupting chemicals (EDCs). Rev Endocr Metab Disord, 16(4): 365-371.

Piazza M J, Urbanetz A A. 2019. Environmental toxins and the impact of other endocrine disrupting chemicals in women's reproductive health. JBRA Assist Reprod, 23(2): 154-164.

Puttabyatappa M, Padmanabhan V. 2018. Ovarian and extra-ovarian mediators in the development of polycystic ovary syndrome. J Mol Endocrinol, 61(4): R161-R184.

Ren L, Lin Z, Liu H, et al. 2018. Bacteria-mediated phthalic acid esters degradation and related molecular mechanisms. Appl Microbiol Biotechnol, 102(3): 1085-1096.

Rutkowska A Z, Diamanti-Kandarakis E. 2016. Polycystic ovary syndrome and environmental toxins. Fertil Steril, 106(4): 948-958.

Rutkowska A, Rachoń D. 2014. Bisphenol A (BPA) and its potential role in the pathogenesis of the polycystic ovary syndrome (PCOS). Gynecol Endocrinol, 30(4): 260-265.

Sifakis S, Androutsopoulos V P, Tsatsakis A M, et al. 2017. Human exposure to endocrine disrupting chemicals: effects on the male and female reproductive systems. Environ Toxicol Pharmacol, 51: 56-70.

Takeuchi T, Tsutsumi O. 2002. Serum bisphenol a concentrations showed gender differences, possibly linked to androgen levels. Biochem Biophys Res Commun, 291(1): 76-78.

Tapia-Orozco N, Santiago-Toledo G, Barrón V, et al. 2017. Environmental epigenomics: Current approaches to assess epigenetic effects of endocrine disrupting compounds (EDC's) on human health. Environ Toxicol Pharmacol, 51: 94-99.

Tziomalos K, Katsikis I, Papadakis E, et al. 2013. Comparison of markers of insulin resistance and circulating androgens between women with polycystic ovary syndrome and women with metabolic syndrome. Hum Reprod, 28(3): 785-793

Vagi S J, Azziz-Baumgartner E, Sjödin A, et al. 2014. Exploring the potential association between brominated diphenyl ethers, polychlorinated biphenyls, organochlorine pesticides, perfluorinated compounds, phthalates, and bisphenol A in polycystic ovary syndrome: a case-control study. BMC Endocr Disord, 14: 86.

Wang C, Yang L, Wang S, et al. 2016. The classic EDCs, phthalate esters and organochlorines, in relation to abnormal sperm quality: a systematic review with meta-analysis. Sci Rep, 6: 19982.

Weatherly L M, Shim J, Hashmi H N, et al. 2016. Antimicrobial agent triclosan is a proton ionophore uncoupler of mitochondria in living rat and human mast cells and in primary human keratinocytes. J Appl Toxicol, 36(6): 777-789.

Ye J, Zhu W, Liu H, et al. 2018. Environmental exposure to triclosan and polycystic ovary syndrome: a cross-sectional study in China. BMJ Open, 8(10): e019707.

Zama A M, Uzumcu M. 2010. Epigenetic effects of endocrine-disrupting chemicals on female reproduction: an ovarian perspective. Front Neuroendocrino, 31(4): 420-439.

# 性染色体病的临床表现与治疗进展

张雪瑞　曹东华*

大连市妇幼保健院，大连

**摘　要**　性染色体病是指性染色体 X 或 Y 发生数目或结构异常所引起的疾病。性染色体虽然只有 1 对，但性染色体病约占染色体病的 1/3；新生儿中性染色体病的总发病率为 1/500。本文对性染色体数目异常及结构异常的多种疾病分别进行了总结，从发生率、临床表现、核型、病因、临床治疗等多个方面进行阐述，使性染色体病能够被充分了解和重视，做到早发现、早干预、早治疗，为患者减轻痛苦，提高患者的生活质量。

**关键词**　性染色体病，克氏综合征，XYY 综合征，多 X 综合征，特纳综合征

性染色体病是指性染色体 X 或 Y 发生数目或结构异常所引起的疾病。这些疾病因缺乏特殊外观、不易在生命早期发现，至青春期由于生长滞后、性征异常、原发闭经等一系列发育障碍表现就诊，此时已错过最佳治疗时机。该类疾病若能早期确诊，在青春期前及时给予激素替代及辅助心理指导等治疗措施，可明显缓解症状，提高患者生活质量。因此，早期诊断并及时干预至关重要。本文对性染色体数目异常及结构异常的多种疾病分别进行了总结，从发生率、临床表现、核型、病因、临床治疗等多个方面进行了阐述，以期帮助临床开展针对该类疾病的早诊、早治工作。

## 1　性染色体的数目异常

### 1.1　克氏综合征

1942 年 Klinefelter 等首先报道并命名为克氏综合征（Klinefelter syndrome），也称先天性睾丸发育不全或原发性小睾丸症。本病在男性新生儿中占 1/1000～2/1000，本病患者在男性不育患者中约占 3%，在无精子症患者中约占 13%。

克氏综合征的主要临床表现为原发性性腺功能下降，表现为睾丸不发育，明显的小睾丸，一般睾酮低于 6mg/ml，睾酮水平明显低于正常人，多数人表现为无精子症，偶有患者表现为严重的少精子症。克氏综合征患者可能表现为体型异常、认知心理障碍、代谢异常（张欢等，2017），体型异常包括身材高大、骨骼细长、乳房发育及臀部宽大

*通讯作者：dhcao427@sina.com

等女性化特征，认知心理障碍包括智力低下、抑郁、焦虑、精分、自闭症、孤独症等，代谢异常是指有高血糖、高血脂等（Groth et al.，2012；Skakkebæk et al.，2015，2013；Turriff et al.，2016；Nieschlag et al.，2016）。

绝大多数患者的核型为 47，XXY，占全部病例的 *80%*。非典型染色体核型包括48,XXXY、49,XXXXY，以及嵌合型如 46,XY/47,XXY、46,XX/47,XXY 等。嵌合型患者中 46,XY 的正常细胞比例大时，临床表现轻，可有生育力。患者的 X 染色体越多，智力发育障碍越严重，男性化障碍程度亦越明显，并伴有躯体畸形。

目前，国内对儿童期及青春期的克氏综合征因为无法早期发现，较少有关于治疗方案的大样本报道。对成人克氏综合征患者的治疗以替代性雄激素治疗为主，经过雄激素的治疗基本可以维持正常的性功能，但通过药物治疗基本无法导致其配偶自然怀孕。近年来辅助生殖技术的成熟，特别是睾丸取精术和单精子卵细胞质内注射（ICSI）的联合使用，使克氏综合征患者可获得正常后代，其生育问题得到了解决（李芃等，2017）。但是其产生性染色体异常子代的风险始终存在，因此行 ICSI 后，仍需进行胚胎植入前和出生前的遗传学诊断。

产前诊断发现克氏综合征胎儿后，是否终止妊娠是一个饱受争议的伦理问题。是否终止妊娠不仅受妊娠夫妇的文化差异、家庭情况、异常 B 超征象影响，还与遗传咨询密切相关。因此，给予妊娠夫妇详细的遗传咨询非常重要，应使他们充分了解该疾病，最终决定是否终止妊娠。

## 1.2 XYY 综合征

1961 年由 Sandburg 等首次报告本病。本病的发生率为 1/900。核型为 47,XYY，额外的 Y 染色体肯定是父方精子形成过程中第二次减数分裂时发生 Y 染色体的不分离。

一般认为本症的主要特征是身材高大，患儿可能生长较快，成年后平均高度常超过180cm；另外，部分患者有性格和行为异常，如性格暴躁或孤僻，易发生攻击性行为。但也有观点认为，行为问题并非特别常见。有学者认为，患者的行为异常被夸大了，行为异常可能是遗传与环境相互作用的结果，通过改善其生活环境，加强社会和家庭教育等积极措施，其异常行为发生率可降低。

XYY 综合征患者多数尚能生育，产生的染色体异常后代较少，通常为 1%或更低（Martin et al.，2001；Shi and Martin，2000），也就是说 XYY 综合征患者不增加其子代性染色体异常 X 的风险，了解精子染色体情况对于正确评估生育子代的遗传风险有重要意义，但外周血染色体核型分析并不能代表精子染色体情况，可应用荧光原位杂交（fluorescence *in situ* hybridization，FISH）技术分析该类患者的精子染色体，为评估其子代染色体异常风险提供客观的实验数据（张建林等，2014）。

## 1.3 多 X 综合征

多 X 综合征是患者体细胞核中多了一条或多条 X 染色体。由 1959 年 Jacob 首先发现 1 例 47,XXX 女性，亦称为“超雌”。本病发生率在新生女婴中为 1/1000。本综合征的核型多数为 47,XXX，少数为 46,XX/47,XXX。极少数为 48,XXXX 甚至 49,XXXXX。X 染色体越多，患者智力发育越迟缓，畸形亦越多见。

47,XXX 的产生原因，与体细胞染色体非整倍体的产生原因类似，主要是母方染色体不分离所致，其中主要错误发生阶段是第一次减数分裂时期。

47,XXX 综合征患者没有明显的外表特征。所有的患者皆为女性，身高一般略高于正常女性平均高度。正常智力发展水平，但是智商（intelligence quotient，IQ）平均值较同龄人低 10～15 点。部分患者有轻度的学习、语言和行动方面障碍。单纯的 47,XXX 患者通常没有特征性的生理缺陷。

47,XXX 综合征患者缺乏明显病理特征的主要原因是染色体组的 X 失活（X inactivation），即体细胞的 X 染色体除了一条外其余皆失活成巴氏小体（Barr body）。47,XXX 综合征患者有两条巴氏小体和一条正常的 X 染色体，额外的 X 染色体一般不会对患者造成很大的生理影响。然而，必须注意，并不是所有巴氏小体内的基因都会失活。例如，*Xis* 就是一类可以在失活的 X 染色体中高度表达，而在正常的染色体中表达程度较低的基因；此外，还有一些基因在巴氏小体和正常染色体中的表达水平相当；X 染色体中的伪染色体区域（与部分 Y 染色体区域相对应的区域），亦可通过某种未被确认的机制避开 X 失活的影响。这些基因的异常表达都有可能造成 47,XXX 综合征患者不同程度的异常症状（Daibata et al.，2003）。

大部分 47,XXX 综合征患者有正常的生育能力，但是必须在孕期进行产前诊断。对患者的长期跟踪调查显示，其后代中患有染色体异常状况的概率并不比正常人的后代有显著的提高。一种假设认为，47,XXX 患者之所以生育力正常，是因为在减数分裂过程中，虽然个体可能会生成不同核型的卵子，但只有核型为 23,X 的卵子才能够正常减数分裂并存活下来，这也使得患者的后代并没有显著的染色体异常现象增加的趋势。

随着对该疾病研究的增多，对多 X 综合征患者的特征有了更客观的认识。一般来说，47,XXX 女性能够健康地生活，大部分人具有正常的生育能力。有研究显示，对于被诊断为 47,XXX 的胎儿，其父母决定终止妊娠的概率在近 20 年呈现降低的趋势。在产前检查中检测出胎儿为纯 47,XXX 核型时，院方应该在其亲方做出决定前，提供足够的有关该综合征方面的资料，给予耐心的产前咨询。

## 1.4　特纳综合征

1938 年 Turner 首先报道并命名特纳综合征（Turner syndrome），特纳综合征也称为女性先天性性腺发育不全或先天性卵巢发育不全，发生率在新生女婴中约为 1/5000，占原发性闭经人群的 1/3（李远眺和李勇，2013）。

特纳综合征患者的典型特征为身材矮小，其成年患者身高较同种族、同年龄的女性人群平均低约 20cm（李远眺和李勇，2013）。大多数患者表现为性腺发育不全、卵巢被纤维组织替代、原发性或继发性不孕及第二性征不发育。患者常因身材矮小或原发闭经就诊。研究表明（De Sanctis et al.，2012），身材矮小这一体征与身材矮小同源盒（short stature homeobox-containing，*SHOX*）基因及其单倍体剂量不足密切相关。*SHOX*基因位于两条性染色体短臂远端（Xp22 或 Yp11.3）区域（Oliveria and Alves，2011），该基因的异常可导致特纳综合征患者的身材矮小。还有研究表明（Welt et al.，2004），女性卵巢相关基因位于 Xp11～p22、Xq22～q26 区域，当该区域内基因发生突变时，可表现出原发闭经和第二性征发育不良等症状。

约 55%的病例为 45,X，还有各种嵌合型和结构异常的核型，最常见的嵌合型为45,X/46,XX，结构异常为 46,X,i（Xq）。对于嵌合型来说，异常染色体核型所占的比例越高，临床症状越重，而有 Y 染色体的嵌合型可表现出男性化的特征。

青春期用雌激素治疗，可以促进第二性征和生殖器官的发育、月经来潮，改善患者的心理状态，但不能促进长高和解决生育问题。对特纳综合征患者来说，卵泡闭锁的加速使其在生育年龄前卵巢就已衰竭（一般在青春期前就已发生），不孕是她们面临的最大挑战。在卵巢衰竭之前，冷冻卵巢组织、卵母细胞对保存生育力有一定的帮助；对于卵巢尚未衰竭的患者，尊重患者意愿尝试自体卵母细胞体外受精（IVF）是有意义的，建议在该类患者行 IVF 助孕时辅以植入前遗传学诊断（PGD）技术。依靠赠卵的辅助生殖技术仍是卵巢衰竭的特纳综合征妇女生育的主要选择。

# 2 X 染色体的结构异常

常见的 X 染色体结构异常有各种缺失、易位和等臂染色体。它们的临床表现多样，主要取决于染色体上的哪些区段发生异常，因为不同的区段载有不同的基因，缺失导致的体征也不同。

## 2.1 X 短臂缺失

决定身高的基因大多定位于 X 染色体短臂上。与特纳综合征身材矮小相关的基因*SHOX*，主要定位 Xp11～p22 区域（Zhong and Layman，2012；Guedes et al.，2008）。Xp11 片段对卵巢的发育具有重要作用，此片段缺失会引起不孕。

一般等长臂 i（Xq）或等短臂染色体 i（Xp）是在细胞分裂期着丝粒区水平方向发生断裂形成的。对于 i（Xq），X 染色体短臂上的基因是单体型，长臂上的基因则是三体型，患者身高一般在 140cm 以下，有原发闭经、条索状性腺和其他特殊体征（如蹼颈、盾形胸、肘外翻等），其表型近似 45,X 型，这也说明 X 染色体短臂的缺失是造成特纳综合征的主要因素（刘芳等，2011）。

## 2.2 X 长臂缺失

卵巢功能维持基因主要定位于 Xp11 及 X 染色体长臂上，关键区可能在 Xq13～28，其中 q26～qter 区域命名为 POF1 位点，Xq13.3～q21.1 区域命名为 POF2 位点（Colao et al.，2013）。POF1 位点缺失主要发生于 24～39 岁女性群体，多表现为继发闭经或卵巢早衰；

POF2 位点缺失多发生于 16～21 岁女性群体，常表现为原发闭经。

对于 i（Xp），相当于 X 染色体长臂的缺失，大都表现为原发闭经、身高正常、性腺发育不良或月经稀发、常伴色素痣，其与缺失部位和程度有关。

# 3 染色体正常的性发育异常

## 3.1 真两性畸形

真两性畸形是指患者体内同时并存睾丸和卵巢两种性腺组织，外生殖器形态不同程度介于男性和女性之间的一种性分化异常疾病。真两性畸形的发生机制尚不完全明确，目前认为与胚胎发育过程中性染色体异常、性腺发育异常及相关内分泌紊乱等因素密切相关。真两性畸形发病率约为 1/20 000。

真两性畸形患者中，核型为 46,XX 的占 60%，核型为 46,XY 的占 20%，核型为嵌合体 46,XX/46,XY 的约占 20%。

真两性畸形患者外生殖器为男女生殖器并存，以男性或女性为主，主要有 3 种表现：①外生殖器男性化；②外生殖器两性化；③外生殖器基本呈女性化。

真两性畸形首先应根据性别确认来决定整形手术。尽早发现、及时进行手术治疗，有利于减少对两性畸形患者生理及心理的影响。一般认为儿童在 2 岁以后逐步形成性别意识，1～2 岁时完成手术对患者影响最小（黄鲁刚等，2004；张敬德等，2010）。

## 3.2 假两性畸形

### 3.2.1 女性假两性畸形

核型为 46,XX。性腺为卵巢，内外生殖器呈间性，第二性征发育有男性化倾向。女性假两性畸形最常见的病因是先天性肾上腺皮质增生症（congenital adrenal hyperplasia，CAH），呈 AR 遗传，基因定位于 6p21.3，其中以 21-羟化酶缺陷为多见，其次为 11-羟化酶缺陷。

手术治疗的目的主要是对患者外生殖器形态进行矫正，并切除与其社会性别不一致的性腺。女性假两性畸形患者影像学检查可见发育不良的子宫或始基子宫，如果儿童时期能尽早确诊并积极接受综合治疗，成年后有生育的可能，故制订治疗方案时，一般建议其保留女性性别。

### 3.2.2 男性假两性畸形

核型为 46,XY。性腺为睾丸，内外生殖器呈间性，第二性征异常。部分有女性化表型。

男性假两性畸形最常见的病因是雄激素不敏感综合征，可分为完全性和不完全性。

完全性患者的表型基本接近正常女性；不完全性患者的表型差异较大，有阴蒂肥大、阴道短小等不同程度的男性化表现。由于男性假两性畸形的表现更为复杂多样，在最终确定性别时需结合内外生殖器发育情况、生化检查及患者意愿综合考虑。但若选择保留男性，术后需长期补充雄激素，面临更多的并发症，生活质量较差，故主张选择女性。但生物组织工程材料技术的发展，如阴茎及睾丸假体的出现，为希望选择男性的部分患者提供了更多的机会与选择（Fossum et al.，2007）。

## 3.3 46,XX 男性综合征

46,XX 男性综合征是一种罕见的性反转畸形，群体发病率为 1/40 000～1/20 000（吴宏飞，2008）。46,XX 男性综合征患者社会及心理性别一般为男性，临床表型也为男性特征，外观表现正常，平均身高低于正常男性，双侧睾丸体积偏小，质地偏硬，部分患者伴有隐睾，青春期发育时睾丸缺乏生精功能，少部分患者伴有尿道下裂或者外生殖器两性畸形，有的患者还会出现男性乳房女性化。

1990 年 Sinclair 在对 46,XX 男性综合征患者的研究中发现了 Y 染色体性别决定区（SRY），此后大量研究进一步证实，定位于 Yp11.31 的 SRY 基因在性别决定与发育中起关键作用，是睾丸决定因子（testis determination factor，TDF）的最佳候选基因（黄国宁和孙海翔，2012）。46,XX 性反转男性中 *SRY* 阳性者占 80%～90%，*SRY* 阴性者占 10%～20%（蒙县宗和梁季鸿，2010）。*SRY* 阳性，大多是因为父亲的精原细胞在减数分裂时，Y 染色体和 X 染色体或常染色体部分遗传物质发生了互换。*SRY* 阴性的分子机制尚不明确，推断可能有以下几种：①*SRY* 基因镶嵌于其他染色体上；②一些常染色体或 X 染色体连锁的基因突变导致性腺发育不良；③*SRY* 下游基因异常表达（Seeherunvong et al.，2012；Sukumaran et al.，2013；Moalem et al.，2012；Polanco et al.，2010；Chiang et al.，2013）。

## 3.4 46,XY 女性综合征

46,XY 女性综合征（Swger 综合征）的发病率约为 1/100 000（陈雪娇等，2013）。约 15%的病例检出有 *SRY* 基因的突变，患者性腺呈条索状，外生殖器呈女性，第二性征不发育，体型瘦长，或高大丰满、乳房不发育，原发闭经。其相关致病基因主要有以下两个。

*SRY* 基因：该基因位于 Yp11.32，是 Y 染色体短臂上的性别决定基因，该基因编码的蛋白质在性别决定中起关键作用，诱导原始性腺分化发育成为睾丸组织，是睾丸决定因子（TDF）的最佳候选基因。*SRY* 基因突变或缺失可导致完全性性腺发育不全，表现为女性表型，睾丸未分化，正常女性内外生殖器或幼稚型女性外生殖器、内生殖器发育不全（刘智等，1995）。

*SOX9* 基因：*SRY* 基因编码的蛋白质有与 DNA 结合的模体，称为 HMG 盒，在 HMG 盒内与 *SRY* 产物具有 60%以上的氨基酸序列相似性的编码基因，称为 *SOX* 基因，其中

*SOX9* 基因位于 17q24.3-25.1，在软骨发育和性腺分化过程中起作用，*SOX9* 基因突变会导致常染色体异常引起的性发育异常和弯肢性发育异常（campomelic dysplasia）综合征。在缺乏 *SRY* 基因的情况下，额外拷贝的 *SOX9* 基因可以启动睾丸分化，也就是说作为 *SRY* 同源基因的 *SOX9* 基因，其高表达与睾丸分化相关（Huang et al.，1999）。

## 4 结 语

性染色体病种类多样，临床表型与性染色体息息相关，一般而言，X 染色体失活、Y 染色体外显基因少，使性染色体不平衡的临床表现减少到最低限度，故没有常染色体病严重。除特纳综合征患者及个别性染色体病患者外，其他性染色体病患者大多数在婴儿时期无明显临床表现，要到青春期因第二性征发育障碍或异常才就诊。本文通过对各种性染色体病的临床表现、核型、病因、临床治疗等多个方面进行阐述，使性染色体病能够被充分了解和重视，做到早发现、早干预、早治疗，为患者减轻痛苦，提高患者的生活质量。

## 参 考 文 献


陈雪娇, 许惠惠, 潘映秋, 等. 2013. 46, XY 女性性逆转患者的 NR5A1 基因突变分析. 医学研究杂志, 42(3): 107-110.

黄国宁, 孙海翔. 2012. 体外受精-胚胎移植实验室技术. 北京: 人民卫生出版社: 64-67.

黄鲁刚, 黄斌, 王明和, 等. 2004. 儿童真两性畸形诊断与治疗: 附 9 例报告. 临床儿科杂志, 22(6): 356-358.

李芃, 许蓬, 任海琴, 等. 2017. 非嵌合型克氏综合征患者睾丸显微取精结合 ICSI 临床妊娠一例报道. 中国优生与遗传杂志, 2(25): 123-124.

李远眺, 李勇. 2013. 64 例 Turner 综合征的染色体核型与临床分析. 国际检验医学杂志, (3): 291-295.

刘芳, 史彩虹, 王厚照, 等. 2011. X 染色体异常的临床与遗传学分析. 中国优生与遗传杂志, 11: 54-55, 128.

刘智, 熊正刚, 肖广惠, 等. 1995. 七例 46, XY 女性的 SRY 基因分析. 中华医学遗传学杂志, 12(5): 258-261.

蒙县宗, 梁季鸿. 2010. SRY 基因阴性男性性反转综合征 1 例. 中国现代医生, 48(16): 106-107.

吴宏飞. 2008. 精道外科学. 南京: 东南大学出版社: 220-221.

张欢, 余海燕, 陈杰. 2017. 克氏综合征的临床认知. 实用医学杂志, 33(9): 1526-1528.

张建林, 李海波, 姜胜华, 等. 2014. 一个超雄综合征伴 Yqh+家系的遗传学分析. 中华医学遗传学杂志. 31(2): 210-213.

张敬德, 戴海英, 邢新. 2010. 两性畸形的外科治疗. 中国美容整形外科杂志, 21(9): 543-546.

Chiang H S, Wu Y N, Wu C C, et al. 2013. Cytogenic and molecular analyses of 46, XX male syndrome with clinical comparison to other groups with testicular azoospermia of genetic origin. J Formos Med Assoc, 112(2): 72-78.

Colao E, Granata T, Vismara M F, et al. 2013. A case of premature ovarian failure in a 33-year-old woman. Case Rep Genet, 2013: 573841.

Daibata M, Machida H, Nemoto Y, et al. 2003. Pure red cell aplasia in a patient with trrisomy X chromosome abnormality and reactivated Epstein-Barr virus infection. Int J Hematol, 77(4): 354-358.

De Sanctis V, Tosetto I, Iughetti L, et al. 2012. The *SHOX* gene and the short stature. Roundtable on diagnosis and treatment of short stature due to SHOX haploinsufficiency: how genetics, radiology and anthropometry can help the pediatrician in the diagnostic process Padova (April 20th, 2011). Pediatr Endocrinol Rev, 9(4): 727-733.

Fossum M, Svensson J, Kratz G, et al. 2007. Autologous *in vitro* cultured urothelium in hypospadias repair. J Pediatr Urol, 3(1): 10-18.

Groth K A, Skakkebæk A, Høst C, et al. 2012. Klinefelter syndrome—A clinical update. J Clin Endocrinol Metab, 98(1): 20-30.

Guedes A D, Bianco B, Callou E Q, et al. 2008. Growth hormone treatment in Turner syndrome: data and reflections. Arq Bras Endocrinol Metabol, 52(5): 757-764.

Huang B, Wang S, Ning Y, et al. 1999. Autosomal XX sex reversal caused by duplication of *SOX9*. Am J Med Genet, 87(4): 349-353.

Martin R H, Qinghua Shi, Field L L. 2001. Recombination in the pseudoautosomal region in a 47, XYY male. Hum Genet, 109(2): 143-145.

Moalem S, Babul-Hirji R, Stavropolous D J, et al. 2012. XX male sex reversal with genital abnormalities associated with a *de novo SOX3* gene duplication. Am J Med Genet A, 158A(7): 1759-1764.

Nieschlag E, Ferlin A, Gravholt C H, et al. 2016. The Klinefelter syndrome: current management and research challenges. Andrology, 4(3): 545-549.

Oliveria C S, Alves C. 2011. The role of the *SHOX* gene in the pathophysiology of Turner syndrome. Endocrinol Nutr, 58(8): 433-442.

Polanco J C, Wilhelm D, Davidson T L, et al. 2010. Sox10 gain-of-function causes XX sex reversal in mice: implications for human 22q-linked disorders of sex development. Hum Mol Genet, 19(3): 506-516.

Seeherunvong T, Ukarapong S, McElreavey K, et al. 2012. Duplication of SOX9 is not a common cause of 46, XX testicular or 46, XX ovotesticular DSD. J Pediatr Endocrinol Metab, 25(1-2): 121-123.

Shi Q, Martin R H. 2000. Multicolor fluorescence in situ hybridization analysis of meiotic chromosome segregation in a 47, XYY male and a review of the literature. Am J Med Genet, 93(1): 40-46.

Skakkebæk A, Gravholt C H, Rasmussen P M, et al. 2013. Neuroanatomical correlates of Klinefelter syndrome studied in relation to the neuropsychological profile. NeuroImage: Clin, 29(4): 1-9

Skakkebæk A, Wallentin M, Gravholt C H. 2015. Neuropsychology and socioeconomic aspects of Klinefelter syndrome: new developments. Curr Opin Endocrinol Diabetes Obes, 22(3): 209-216.

Sukumaran A, Desmangles J C, Gartner L A, et al. 2013. Duplication of dosage sensitive sex reversal area in a 46, XY patient with normal sex determining region of Y causing complete sex reversal. J Pediatr Endocrinol Metab, 26(7-8): 775-779.

Turriff A, Macnamara E, Levy H P. et al. 2016. The impact of living with Klinefelter syndrome: a qualitative exploration of adolescents and adults. J Genet Couns, 26(4): 728-737.

Welt C K, Smith P C, Taylor A E. 2004. Evidence of early ovarian aging in fragile X permutation carriers. J Clin Endocrinol Metab, 89(9): 4569-4574.

Zhong Q, Layman L C. 2012. Genetic considerations in the patient with Turner syndrome—45, X with or without mosaicism. Fertil Steril, 98(4): 775-779.

# 常见的染色体多态性变异

孙绍华 曹东华*

大连市妇幼保健院，大连

**摘　要**　人类染色体核型是一个高度变异体系，在正常人群中可见各种染色体形态微小变异，如结构、带型及着色强度差异等，通常认为这种多态变异不会引起表型的异常变化。近年来发现染色体多态性变异可导致不孕不育、胚胎停育、反复流产、不良妊娠等异常生殖临床症状。本文阐述了常见的染色体多态性变异机制及其导致异常生殖临床症状的原因，以及染色体多态性变异的临床意义。

**关键词**　倒位，异染色质，随体，流产

染色体多态性是可遗传的同源染色体位点变异或染色体区域变异，主要表现在同源染色体的大小、形态及着色深度等方面的差异，这种多态性是可以遗传的，一般只涉及一对同源染色体中的一条，通常认为这种多态变异不会引起表型的异常变化，不具有病理意义。近年来，随着基因检测技术的发展，研究表明，多态性的染色体多态部分很可能在细胞分裂过程中造成同源染色体配对困难，使染色体不分离，从而形成异常的配子或合子，使胚胎发生染色体非整倍性变异或减数分裂异常，导致不孕不育、胚胎停育、反复流产、不良妊娠等异常生殖临床症状。研究染色体多态性与生殖异常之间的关系，对于指导优生优育具有重要意义。本文阐述了常见的染色体多态性变异机制及其导致异常临床症状的原因，以及染色体多态性的临床意义。

## 1　倒　位

染色体倒位是指一条染色体内出现两处断裂，中间片断倒转 180° 后重新连接，发生在长臂和短臂之间且包含了着丝粒区的倒位称为臂间倒位，臂间倒位使长臂和短臂的长度出现增减，可出现于每条染色体上；同理，发生在同一臂内的倒位则称为臂内倒位。染色体倒位是比较常见的染色体结构重排，66%的倒位由遗传所致（Nielsen and Sillesen，1975）。染色体倒位在活产儿中的发生率为 0.1%，而在不育夫妇中的发生率显著升高，可达 0.6%（Munne et al.，2000），常见的有 9 号染色体臂间倒位、Y 染色体臂间倒位，还有部分染色体臂内倒位。

*通讯作者：dhcao427@sina.com

### 1.1 9号染色体臂间倒位

9号染色体臂间倒位检出率相对较高，在人群中的发生率平均高达1.0%。9号染色体臂间倒位一般发生在着丝粒和异染色质区域，发生率最高的是次缢痕区的倒位，即p11q12，占9号染色体臂间倒位的34.2%；其次就是p11q13的倒位，占全部病例的28.1%。从排名前5位的倒位区带来看，9号染色体倒位好发的区带在短臂的2区1带与长臂的2区1带之间，说明在这段区域内，9号染色体易发生断裂（郭东花等，2017），此区域含有高度重复的DNA序列，几乎不含编码的结构基因，属于多态性，通常认为不会导致表型异常。但近年来有报道称，inv（9）在不育症、复发性流产、出生缺陷人群中发生率明显增高，在9号染色体短臂末端片段上有松弛素（relaxin）基因，该基因会影响女性卵泡发育的成熟过程，也影响精子运动和穿透卵子的能力。目前，研究表明，inv（9）引起流产和不育，是减数分裂过程形成不平衡重排配子所致。很多临床数据表明，9号染色体臂间倒位在不育和流产，或发育异常、智力低下患者中的检出率显著高于一般人群。在8836例患者中共检出179例inv（9），检出率为2.03%，与正常人群1%的检出率有显著统计学差异；其中女性、男性不育症患者的inv（9）检出率分别为2.27%和2.11%，高于总体患者的检出率（王贺等，2017）。因此，9号染色体的臂间倒位对生育异常具有临床意义。由于染色体G显带方法的分辨率相对较低，其对9号染色体臂间倒位的定位并不完全准确。9号染色体臂间倒位是否存在微缺失或重复，需要通过基因测序或基因芯片来证实，从而找出9号染色体臂间倒位不同倒位位点导致的相应临床症状。

### 1.2 Y染色体臂间倒位

Y染色体臂间倒位在正常人群中的发生率约为0.1%。不同种族不同人群的发生率不同，东印度人种发生率最高（5.67%），其次是黑种人（0.63%），其他人种发生率较低（高雪峰等，2006）。目前大多认为Y染色体臂间倒位是一种结构多态性，本身不会导致病理性改变，Y染色体臂间倒位大多数是由于在Y染色体的p11.1和q11.2两处发生断裂，断裂的染色体片段倒转180°后重新连接。Y染色体臂间倒位遗传物质没有缺失和增加，患者一般没有特殊的临床表征。但是由于反复流产、原发性或继发性不育症就诊者染色体核型分析显示，其Y染色体臂间倒位发生率较正常人群偏高，所以有文献指出Y染色体臂间倒位可能与精液异常、流产、不育相关（张清健等，2006）。Y染色体1区1带上有精子产生基因，如果此区域断裂重组，则会导致相关基因密码子改变，因此一部分Y染色体臂间倒位的就诊者的精液检测异常结果会是少精子症或弱精子症，甚至无精子症。精子浓度低下组的Y染色体臂间倒位发生率比精子浓度正常组的高，男性精子生成功能的异常可能是Y染色体结构的改变所致，故部分Y染色体臂间倒位可能不但影响精子生成，而且与精子质量及功能异常存在一定的相关性（王贺等，2018）。单纯倒位的Y染色体如果没有损伤到生精相关基因，则其携带者可能具有正常的生育能力。Y染色体臂间倒位可能是男性少精子症和无精子症的常见遗传学病因，Y染色体臂间倒位患者的精子浓度低，精子活力低下，精子头部畸形率较高。44例inv（Y）患者中，原发性不育患者 25 例，继发性不育患者 13 例，配偶曾发生自然流产的 6 例，其中有 16 例患者表现为弱精子症、少精子症（王丽娟等，2012）。这些研究结果提示 inv（Y）可能会导致男性生精功能低下和性分化异常，以及配偶不良孕史。从理论上来说，倒位染色体的遗传物质并没有增减，但在减数分裂过程中会产生不平衡的配子，因此有患者表型正常，但临床上表现为不孕不育，或其配偶发生早期流产等不良妊娠结局。目前，对于倒位染色体是否影响生育，在减数分裂过程中是否会干扰其他染色体的联会配对，尚存在不同见解。

# 2　异染色质长短变异

异染色质通常位于基因较少的染色体着丝粒区。异染色质分 2 种：功能性异染色质和结构性异染色质。功能性异染色质通常无转录活性，是非多态性的。结构性异染色质由高度重复的 DNA 序列组成，属高度多态性的易变结构，可以自由伸展，使附近基因失活，形成位置效应斑（position-effect variegation，PEV）。人类染色体的异染色质由高度重复的 DNA 非编码区构成，没有任何遗传物质，没有表达功能，故认为异染色质参与有丝分裂和减数分裂过程中的染色体移动，具有一定的结构功能而无遗传活性。但研究表明，异染色质可能在一些结构基因的表达中起重要保护和调节作用（Misteli，2001）。异染色质变异主要包括 1、9、16 号染色体和 Y 染色体长臂次缢痕的变异，以及 D/G 组染色体短臂的变异。

## 2.1　1、9、16 号染色体异染色质变异

常染色体多态性改变中，1、9、16 号染色体次缢痕增加为最常见变异。亚洲人群中 1qh+、9qh+、16qh+检出率分别为 0～10.0%、0～8.3%、0～9.0%。1、9、16 号染色体长臂的次缢痕会出现长度增加、远端染色体片段重复，这些变异在流产患者中发生率较高。高度重复的 DNA 序列增加，造成同源染色体配对困难，引起异常有丝分裂，从而形成生殖异常。异染色质在维持着丝粒功能方面起重要作用，是正确的姐妹染色单体结合和染色体分离所必需的。异染色质可以加强着丝粒区，以确保染色体的分离，并能使着丝点稳定化。同源染色体可通过其异染色质区的重复序列在减数分裂时配对，这种配对可在维持基因组稳定方面发挥作用，异染色质在进化和细胞分化过程中的基因表达调控方面起核心作用。常染色质经过染色体重排而移位到异染色质区或附近，在异染色质影响下，常染色质异染色质化，产生位置效应斑，使其中的基因表达受到抑制。因此，异染色质的异常有可能影响生殖细胞在减数分裂时的染色体配对联会，甚至影响配子的正常形成，或者因为 PEV 而使一些与生殖相关的基因沉默，从而引起不孕不育。在 88 例 qh+患者中，女性患者有 16 例，其中 1qh+有 9 例，9qh+有 5 例，16qh+有 2 例，均表现为原发或继发不孕，其中生殖器官发育不良 1 例，有胚胎停育史者 7 例（43.75%），其中有 2 次以上胚胎停育史者 5 例（31.25%），较一般人群的复发性流产率（1%～5%）显著增加（Lee and Silver，2000）。1 号、9 号、16 号染色体异染色质区是易发生自发和

诱发断裂的部位，其增加也可能影响到着丝粒-动粒复合体，减数分裂时引起染色体的不分离，使胎儿染色体异常，导致流产、死胎或畸形儿等不良妊娠结局。

### 2.2 Y 染色体异染色质多态变异

Y 染色体由长臂和短臂组成。Y 染色体上有 Y 染色体性别决定区（SRY）及精子发生相关的 *AZF* 基因。Y 染色体数目或结构异常可导致男性不育，并增加流产、胎儿畸形的风险。Y 染色体异染色质区位于 Y 染色体长臂远端即 Yq12 区段，这一段为 DNA 串联重复序列，这些 DNA 的增加或减少会使这一区段延长或变短，导致异染色质区变异。Y 染色体异染色质区变异有 2 类：延长，即形成大 Y 染色体（Yqh+）；变短，即形成小 Y 染色体（Yqh–）。Yqh+是染色体的一种多态变异，通常认为无遗传及临床效应。Yqh+染色体核型与精子生成、流产、胎儿异常相关。造成 Y 染色体长度增加的原因可能有许多，如果高度重复的 DNA 序列不含编码基因，则大 Y 染色体患者不会有临床表型和生育障碍；若 DNA 序列过度重复产生剂量效应，可能会干扰位于相邻常染色质区的精子生成相关基因功能的正常发挥，影响精子正常形成（Hu et al.，2006）。Y 长臂异染色质区的主要组成部分是 Y 染色体特有的串联重复序列 D2Y1，该区域 DNA 过多的重复可能产生剂量效应，在某些方面与有丝分裂发生错误有关或与基因调节及细胞分化有关，从而导致不良妊娠结局。在 160 例大 Y 染色体病例中，有 96 例患者的妻子发生自然流产、胚胎停育（李建华，2009），在 117 例大 Y 染色体病例中，有 60.7%例患者的妻子有过胎儿丢失情况（黄海燕等，2007）。大 Y 染色体与流产频率的增加有关，对 Yqh+的遗传机制有待进一步研究。

Yqh–由于 Y 染色体部分缺失或者异染色质的减少，影响了相关基因功能的发挥。Y 染色体异染色质附近的精子发生相关基因 *AZF* 的异常可导致男性性腺发育不良，或无精子症、弱精子症。对于 Yqh–患者，建议进一步检测 *AZF* 基因是否缺失。在 Yqh–无精子症患者中，微缺失发生率高达 56.2%（汪小波等，2018），Yqh–在无精子症患者中有较高的发生率，发生机制可能是在异染色质减少的同时丢失了 *AZF* 基因，造成生精功能障碍，使得男性生育力受损。*AZF* 基因家族共有 *AZFa*、*AZFb*、*AZFc* 三个座位，其中任何一个基因座的微缺失都可导致生精障碍。在不孕不育患者中，Yqh–发生频率明显高于 Yqh+。Yqh–患者需要做进一步的基因检测。目前，多采用 PCR 技术检测序列标签位点（STS），获取 Y 染色体 AZF 微缺失信息，以明确 Y 染色体微缺失的基因型和临床表型的关系。

## 3 D/G 组染色体随体多态变异

D/G 组染色体的随体变异是这种染色体多态性中的一种，包括随体增加、减少或重复（双随体），随体柄增长等。判断标准：随体的体积等于或大于同一核型中其他随体的 2 倍，随体柄长度等于或大于同一核型中其他随体柄的 2 倍。近端着丝粒染色体短臂的结构和功能突变，有可能在染色体不分离及三体形成中起了作用。一些自然流产与 ps+

的存在有关联（Akbas et al.，2012）。随体区的变异是由核糖体 RNA 的增多引起的，属中性突变，虽然不引起转录过程中的有效突变，但核糖体 RNA 的增多可引起 D/G 组染色体随体区联合，导致染色体不分离及重排发生率增加。D/G 组染色体随体及短臂的异态，给细胞分裂带来的直接影响是，染色体多态性变异部分造成同源染色体配对困难，从而影响细胞分裂，导致胚胎发育障碍，致使流产、胚胎死亡或不育（叶兹礼等，2010）。有报道称，有 71 例随体变异的夫妇其表型均正常，其中不孕不育的发生率最高为 66.2%，反复流产发生率为 16.7%，少弱精子症发生率为 4.2%，胚胎停育发生率为 7%，生育畸形儿发生率为 2.8%（陈竞茜等，2017）。D/G 组染色体随体变异可导致不平衡配子产生，引起自然流产或早产，但大多携带者还可以生育表型正常的胎儿。

对 1368 例复发性流产患者进行统计分析，结果表明，在复发性流产患者中染色体多态性变异发生频率达到 13.3%，显著高于普通人群的 3.5%（冯晓琴等，2018）。因此，复发性流产可能与染色体的多态性有一定的相关性。临床应重视染色体多态性与复发性流产等临床症状的相关性，利用基因组测序技术对多态患者进行进一步检测，明确致病片段，这对于指导优生优育及提高人口素质具有重要意义。

## 参考文献


陈竞茜，马燕琳，黎明红，等. 2017. D、G 组染色体随体多态性的临床生殖异常分析. 中国优生与遗传杂志, 25(8): 44-45.

冯晓琴，刘建荣，王毅民，等. 2018. 染色体异常及多态性与复发性流产的相关性分析. 中国优生与遗传杂志, 26(9): 26-30.

高雪峰，杨丽萍，邵敏杰，等. 2006. Y 染色体倒位的细胞遗传学和分子生物学研究. 中国优生与遗传杂志, 14(12): 44-45.

郭东花，任晨春，梁玥宏，等. 2017. 117 例 9 号染色体倒位患者外周血染色体核型分析. 中国妇幼保健, 32(8): 1728-1730.

黄海燕，张香改，高羽，等. 2007. 117 例大小 Y 染色体临床意义分析. 中国计划生育学杂志, 2: 105-107.

李建华. 2009. 160 例大 Y 染色体的细胞遗传学研究及其临床效应分析. 中国优生与遗传杂志, 17(2): 51.

汪小波，陈向锋，平萍，等. 2018. 染色体多态性对男性生精能力及生育结局的研究. 中华生殖与避孕杂志, 38(5): 380-385.

王贺，肖晓素，纪玲. 2017. 9 号染色体臂间倒位与不孕不育相关性的探讨. 中国优生与遗传杂志, 25(3): 47-48.

王贺，肖晓素，纪玲. 2018. Y 染色体臂间倒位与精子质量相关性分析. 中国优生与遗传杂志, 26(9): 24-25.

王丽娟，林奇，陈文娜，等. 2012. Y 染色体臂间倒位携带者临床效应分析及其辅助生育治疗妊娠结局的探讨. 中国优生与遗传杂志, 20(9): 111-113.

叶兹礼，崔娓，郭小宝，等. 2010. D、G 组染色体随体变异与不良孕产史关系分析. 中国优生与遗传杂志, 18(1): 40-41.

张清健，郑立新，田佩玲，等. 2006. 人类男性 Y 染色体变异对男性生育力影响的临床分析. 中国计划生育学杂志, 5: 289-292.

Akbas H, Isi H, Oral D, et al. 2012. Chromosome heteromorphisms are more frequent in couples with recurrent abortions. Genet Mol Res, 11(4): 3847-3851.

Hu X D, Zeng Y, Mo M L, et al. 2006. Big Y chromosome not significantly influences outcomes of *in vitro* fertilization and embryo transfer. National J Andrology, 12(12): 1088-1090.

Lee R M, Silver R M. 2000. Recurrent pregnancy loss: summary and clinical recommendations. Semin Reprod Med, 18(4): 433.

Misteli T. 2001. Protein dynamics: implications for nuclear architecture and gene expression. Science, 29: 843-847.

Munne S, Sandalinas M, Escudero T, et al. 2000. Outcome of preimplantation genetic diagnosis of translocations. Fertil Steril, 73(6): 1209-1218.

Nielsen J, Sillesen I. 1975. Incidence of chromosome aberrations among 11148 new born children. Hum Genet, 30: 1-12.

# 性发育异常诊治进展

褚　晗[*]　曹永胜　邓其飞

安徽省儿童医院，合肥

**摘　要**　性发育异常（DSD）包括一组异质性的先天性疾病，其与内生殖器和外生殖器的非典型性发育有关。这些紊乱通常归因于偏离典型的性发育进展。性发育异常可以分为性染色体异常、性腺异常和解剖异常。对性发育异常的患者进行染色体性别、性腺性别、外生殖器性别和社会性别的鉴定与确定，是处理此类疾病的基础。患者的治疗需要个体化、整体化，还要考虑到社会性别、手术干预、激素治疗及保留其生育能力的潜力。本文对性发育异常的发生、诊断及治疗进行了综述。

**关键词**　性发育异常，儿童，病因

性发育异常（disorder of sex development，DSD）又称两性畸形或性别畸形，分为性染色体异常、性腺异常和解剖异常。这些变化与基因、胚胎发育和激素的变化有关。部分患儿出生时因外生殖器模糊而被发现确认，其他可能表现为出生后男性化、青春期延迟或缺失或不孕而被发现。DSD 的治疗是一个涉及多方面的复杂的临床问题，目前国际上一致认为应该建立多科协作组模式，进行“以患者为中心”的个体化、综合性治疗。据报道，DSD 的发病率为 1/4500～1/2000（Ediati et al.，2016）。发病率因种族而异，在南部非洲人群中发病率最高。

## 1　正常性发育

在正常情况下，直到妊娠第 6 周，男性和女性胚胎在表型上都是相同的。双向分化潜能的性腺在泌尿生殖道脊部形成中胚层增厚，同时有中肾管（Wolffian duct）和米勒管（Müllerian duct）。男性或女性的发育始于双向分化潜能性腺分化为睾丸或卵巢，分别存在 46,XY 或 46,XX 核型。这种性别决定的过程依赖于许多遗传因素（Croft et al.，2016）。

在有 Y 染色体的情况下，双向分化潜能性腺将启动睾丸分化和男性发育的发育程序。第一步是产生在支持细胞表达的 Y 染色体性别决定区（SRY）编码的睾丸决定因子。SRY 触发了许多下游基因的表达，这些基因在睾丸中协调细胞类型的进一步分化。在睾

*通讯作者：love5217758@126.com

丸间质细胞产生睾丸素的影响下，中肾管将发育成男性内生殖器：附睾、输精管和精囊。男性外生殖器的发育依赖于睾酮通过 5α-还原酶转化为双氢睾酮（DHT）。由支持细胞产生的抗米勒管激素（AMH）导致米勒管结构的退化。

卵巢分化是一个需要特定因素存在的活跃过程。在 XX 胚胎中，在缺乏 AMH 和睾酮合成的情况下，米勒管发育成女性内生殖器：子宫、输卵管和阴道上部的 1/3。在没有睾酮的情况下，中肾管消失。

男性和女性胚胎的外生殖器最初是相同的。在 DHT 的作用下，生殖结节形成阴茎，尿道褶皱形成尿道，生殖器褶皱形成阴囊。在女性发育过程中，生殖结节形成阴蒂，尿道折叠成小阴唇，生殖器膨胀成大阴唇。

# 2 DSD 分类

## 2.1 46,XX DSD

21-羟化酶（*CYP21a2*）基因突变，导致 21-羟化酶缺乏，是先天性肾上腺皮质增生症的最常见形式。由于生殖器官模糊，典型的盐丢失 21-羟化酶缺乏症通常出现在新生女婴身上。对于受影响的女婴，外生殖器的男性化范围从阴蒂肿大到会阴尿道下裂伴脊索蒂到阴唇和阴唇皱褶完全融合。外生殖器男性化有时非常严重，如有些受影响的女婴看起来像双侧睾丸未显影的男性（Witchel，2017）。通过新生儿筛查可以确定，男婴通常在 2～3 周岁时出现先天性肾上腺皮质增生症，表现为发育不良、喂养不良、嗜睡、脱水、低血压、低钠血症、高钾血症和男性性发育异常，阴囊色素沉着可能很明显。如果诊断延迟或漏诊，先天性肾上腺增生可能致命，多因电解质紊乱危及患儿生命安全，故早期诊断可以降低患儿死亡率（Pearce et al.，2016）。

其他与 46,XX DSD 相关的类固醇生成障碍包括 11β-羟化酶缺乏、3β-羟类固醇脱氢酶缺乏、P450 氧化还原酶缺乏和芳香化酶缺乏，分别由 *CYP11b1*、*HSD3b2*、*POR* 和 *CYP19a1* 突变引起。自相矛盾的是，*HSD3b2* 和 *POR* 突变的男婴可能由于睾酮生物合成受损而出现男性化不足（Krone et al.，2012）。妊娠期母体高雄激素血症可能是妊娠黄体瘤、分泌雄激素的肿瘤及暴露于外源性雄激素所致。

编码卵巢因子的基因功能缺失突变与卵巢发育不全和/或原始卵泡的加速丢失有关，导致卵巢早衰。*FOXL2* 与小睑裂综合征有关，小睑裂综合征又称睑裂狭小-上睑下垂-反向内眦赘皮综合征（blepharophimosis-ptosis-epicanthus inversus syndrome，BPES），该综合征 I 型合并有卵巢早衰。卵巢中 *FOXL2* 的持续表达对于维持卵巢表型至关重要，因为成年小鼠中 *Foxl2* 表达的缺失将颗粒细胞和卵泡膜细胞分别重编程为与支持细胞和间质细胞相似的细胞（Krem et al.，2017）。其他与卵巢发育不全和卵巢早衰相关的基因包括 *lhx8*、*mcm8*、*mcm9*、*nobox* 和 *fshr*（Ren et al.，2015；Desai et al.，2017）。

## 2.2 46,XY DSD

这类患者包括睾丸分化异常、睾酮生物合成缺陷和睾酮作用受损的患者。表型可能局限于异常睾丸分化或其他异常。功能缺失的 *SOX9* 突变通常与性腺发育不全和端粒发育不全有关。*GATA4* 突变可能与睾丸异常和先天性心脏病有关。与 7-脱氢胆固醇还原酶（DHCR7）基因突变相关的史-莱-奥综合征（Smith-Lemli-Opitz syndrome）患者通常表现出特征性面部及第二和第三脚趾的联合。*WT1* 突变患者的表型包括德尼-德拉什综合征（Denys-Drash syndrome）、Frasier 综合征、Meacham 综合征和 11p 缺失综合征（WAGR syndrome）。与 XY 性腺发育不全相关的其他基因包括 *cbx2*、*dhh*、*dmrt1*、*dmrt2*、*map3k1*（Katari et al.，2015）。在 XY 个体中，*MAP3K1* 突变似乎改变了信号通路，以抑制 *SOX9* 的表达和促进卵巢分化（Yatsenko and Witchel，2017）。

睾酮生物合成所必需的蛋白质的突变与男性化不足有关。编码这些蛋白质的基因包括 lh 受体（*lhr*）基因、类固醇生成急性调节肽（*star*）基因、胆固醇去糖酶（*CYP11a1*）基因、17α-羟化酶/17,20-裂合酶（*CYP17a1*）基因、3b-羟类固醇脱氢酶 2 型（*HSD3b2*）基因、17b-羟类固醇脱氢酶 3 型（*HSD17b3*）基因、3a-羟类固醇脱氢酶（*akr1c2/4*）基因、P450 氧化酶基因（Yatsenko and Witchel，2017；Loke et al.，2014）。

雄激素受体基因（*AR/NR3C4*）的突变位于 Xq12，干扰睾酮信号转导（Mendonca et al.，2017）。*AR/NR3C4* 突变患者的表型范围从正常女性外生殖器、唇部肿块和子宫缺失到成年时可能出现男性不育的部分形式。

## 2.3 性染色体 DSD

特纳综合征（Turner syndrome）描述了 X 染色体非整倍体或结构重排患者的表型，其发病率为 1/4000～1/2000，是常见的人类染色体异常疾病之一。特纳综合征患者可能在新生儿期被诊断为低出生体重、短脖子和手足淋巴水肿，其他典型表现包括身材矮小和青春期延迟，其特征包括上睑下垂、低位耳、小腭、左侧心脏异常和马蹄形肾。心脏异常包括主动脉狭窄、二叶主动脉瓣（中华医学会儿科学分会内分泌遗传代谢学组和《中华儿科杂志》编辑委员会，2018）。若高度怀疑嵌合体存在，则需计数至少 50 个间期和更多的分裂中期细胞或进行荧光原位杂交（fluorescence *in situ* hybridization，FISH）分析。Y 染色体的遗传信息需要进一步评估，因为这些女孩儿可能会发展成男性化，并增加罹患性腺母细胞瘤和非生殖细胞瘤的风险。患有特纳综合征的女孩儿患其他疾病的风险增加，如桥本甲状腺炎、腹腔疾病、神经感觉性听力损失、高血压和糖尿病。大约 50%受影响的女孩儿患有先天性心脏病，包括主动脉缩窄或二叶主动脉瓣，增加了主动脉夹层的风险。这些共病发生的可能性在 45,X 核型的女孩儿中最大（Mongan et al.，2015）。报道显示，患有特纳综合征的妇女乳腺癌的发病率下降，但患性腺胚胎瘤、子宫体癌和儿童时期脑肿瘤的风险增加（Cameron-Pimblett et al.，2017）。

克氏综合征的特征是 47,XXY 核型，在男性中的发病率约为 1/500。受影响的男孩儿外生殖器发育正常。但他们可能会出现身材高大、睾丸小、青春期延迟、不能生育等特征。患有克氏综合征的男孩儿通常表现为阅读困难、行为困难和执行功能缺陷（Gravholt et al.，2017），且其自闭症的发病率比普通人群高（Tishelman et al.，2016）。

# 3 诊　　断

在对生殖器不明确的患儿进行管理的过程中，一个由儿科内分泌学家、外科医生、心理学家及遗传学家组成的经验丰富、多学科团队是重要的。调查期间应通知家长，了解家族史，如是否有不孕、流产、新生儿早期死亡情况，父母接触毒素的可能，并让家长参与决策过程。

体格检查：对儿童进行评估时应记录儿童的一般状况，如血压、是否有黄疸等，对外生殖器的详细调查包括阴茎/生殖器结节的大小、其延伸的背部长度、有无脉络膜和尿道开口的位置。尿道下裂时，尿道口位于腹侧，可能是近端/会阴、中轴或远端/腺。在阴道开放的情况下，应测量后唇部融合的程度，即从肛门到四趾的距离。体格检查内容应尝试通过触诊定位性腺，并描述其大小和一致性；触诊性腺通常是睾丸。其他涉及手指、脚趾和中线缺陷的畸形体征也可能提供重要信息。

实验室检查：实验室检查是诊断的基础。应尽早进行性染色体调查，最好是先进行快速定量荧光聚合酶链反应或荧光原位杂交分析，然后进行完整的核型分析。在出生的最初几天和几周内反复测量激素通常是有用的。在出生早期，睾酮和肾上腺素发生了很大的变化。在随后的研究中进行性腺活检和人绒毛膜促性腺激素（HCG）刺激试验会有所帮助（Desai et al.，2017）。生殖器模糊的新生儿均应行染色体核型检查，检测基因组中是否存在 Y 染色体性别决定区。激素检测包括 17-羟孕酮、睾酮、双氢睾酮、促性腺激素、抗米勒管激素，以及必要的激素兴奋试验。其中表现为尿道下裂和隐睾症的男婴也应该行染色体核型检查，因为二者可能为性发育疾病的一种表现。

影像学检查：用于评估内生殖器的解剖情况、米勒管衍生结构，以及腹内/腹股沟内性腺。超声检查的灵敏度高，因为此时在母亲激素的作用下，新生儿的子宫和卵巢相对较大。计算机断层成像（CT）、磁共振检查同样可识别米勒管衍生结构，内镜检查则可评估尿生殖窦的情况（Tartaglia et al.，2017）。

当性腺性别不能确定时，可利用腹腔镜检查及组织活检，以确定是否为卵睾、条索状性腺，或发育不良的睾丸，以明确诊断。需要强调的是，二者均以诊断为目的，尽量避免同期切除性腺，性腺切除术应该在诊断完全明确及全面的讨论后进行（丁健和李强，2012）。

# 4 治　　疗

DSD 患者需要个体化激素替代治疗。对性机能减退的男性，需要用雄激素来诱导青春期来临，而女性则要用雌激素替代以诱导第二性征出现和月经来潮，激素治疗有利于患者性心理的发育。接受治疗的个体应该具备一定的治疗依从性，否则需考虑是否有性别矛盾的可能性。雌激素一般可口服或外用，初始要低剂量，逐渐缓慢地增加，最终过渡到成年期的剂量。有学者认为特纳综合征患者如果在 12～13 岁开始经皮外用雄激素治疗，其最终身高受影响不大，不良反应小，但该治疗方法对患者精神心理方面的作用更加明显，优于传统的15岁之后开始治疗的方法（Kutney et al.，2016）。但是最佳的成年期剂量目前尚无定论。对于手术方式的选择应根据不同的疾病及手术者的习惯决定，但在外观和功能之间应更重视功能。手术时，健康的和有功能的性腺应当保留，除非患者在已经充分知情后仍坚持切除，潜在的生育能力及快速发展的辅助生殖技术均可能使目前认为可能不育的患者在未来获得生殖机会，健康性腺组织的移除也使产生内源性激素的潜力丧失（Bakula et al.，2017）。

“性幸福感”是DSD治疗中需要考虑的一个重要目标，它是一个包括性健康、性生理和心理等在内的整体概念，特别指与性伴侣建立并长期维持的私密配对关系，也通常指那种长期自我感觉良好的性伴侣关系，其中减少患者羞涩和增强患者自信是促进性幸福感的重要内容。在患者的自我报告中，性腺切除、外源性激素的使用，以及反复的生殖器检查、正确或不太正确的生殖器手术（包括其留下的瘢痕）等均会影响到其性功能和性心理，并损害到性幸福感，反过来，为避免这些不良结果又将进一步增加干预因素，以至于形成恶性循环（Kearsey and Hutson，2017）。因此，医务人员应充分认识到这些，并在所有治疗措施中加以考虑。健康性腺组织的移除需要让患者充分知情，而且需要注意性腺组织的癌变危险是与病因相关的，其中雄激素不敏感综合征的癌变风险最高，完全性雄激素不敏感综合征（CAIS）的癌变风险最低。在帮助父母考虑手术选择方面，医务人员应该对父母或合适年龄的患儿直言，他们有哪些选择及关于这些选择结果的证据。目前关于各种治疗措施实施的年龄尚缺乏一致性意见，因此也就不可避免地影响了患者参与决策的能力，心理社会学家和精神卫生学家对患儿认知状态做出正式评价，以决定其是否具有参与决策过程的能力（Ediati et al.，2016）。

DSD患者发生恶性肿瘤的概率高，特别是患生殖细胞瘤、精原细胞瘤和非精原细胞瘤的风险增加。XY染色体和男性化不足患者发生恶性肿瘤的风险似乎更高。然而，预防性性腺切除术已不再适用于所有患者，尤其是在CAIS中，这类患者的性腺发生癌变概率较低。DSD患者增加性腺癌变的相关风险及机制仍有待阐明，患者应行前瞻性的随访研究（Spoor et al.，2018；伊鹏等，2018）。

## 参考文献


丁健, 李强. 2012. 性发育疾病的诊断和治疗进展. 中华整形外科杂志, 28(5): 389-392.

伊鹏, 牛会林, 高秋, 等. 2018. 儿童性发育异常性腺病理学观察. 中华病理学杂志, 47(7): 531-535.

中华医学会儿科学分会内分泌遗传代谢学组，《中华儿科杂志》编辑委员会. 2018. Turner综合征儿科诊疗共识. 中华儿科杂志, 56(6): 406-413.

Bakula D M, Sharkey C M, Wolfe-Christensen C, et al. 2017. Recommendations for the establishment of disorders/differences of sex development interdisciplinary care clinics for youth. J Pediatr Nurs, 37: 79-85.

Cameron-Pimblett A, La Rosa C, King T F J, et al. 2017. The Turner syndrome life course project: karyotype-phenotype analyses across the lifespan. Clin Endocrinol (Oxf), 87(5): 532-538.

Croft B, Ayers K, Sinclair A, et al. 2016. Review disorders of sex development: the evolving role of genomics in diagnosis and gene discovery. Birth Defects Res C Embryo Today, 108(4): 337-350.

Davis S, Howell S, Wilson R, et al. 2016. Advances in the interdisciplinary care of children with Klinefelter syndrome. Adv Pediatr, 63(1): 15-46.

Desai S, Wood-Trageser M, Matic J, et al. 2017. MCM8 and MCM9 nucleotide variants in women with primary ovarian insufficiency. J Clin Endocrinol Metab, 102: 576-582.

Ediati A, Maharani N, Utari A. 2016. Sociocultural aspects of disorders of sex development. Birth Defects Res C Embryo Today, 108(4): 380-383.

Gravholt C H, Andersen N H, Conway G S, et al. 2017. Clinical practice guidelines for the care of girls and women with Turner syndrome: proceedings from the 2016 Cincinnati International Turner Syndrome Meeting. Eur J Endocrinol, 177(3): G1-G70.

Katari S, Wood-Trageser M A, Jiang H, et al. 2015. A novel inactivating mutation of the FSH receptor in two siblings of Indian origin with premature ovarian failure. J Clin Endocrinol Metab, 100: 2154-2157.

Kearsey I, Hutson J M. 2017. Disorders of sex development (DSD): not only babies with ambiguous genitalia. A practical guide for surgeons. Pediatr Surg Int, 33(3): 355-361.

Kremen J, Chan Y M, Swartz J M. 2017. Recent findings on the genetics of disorders of sex development. Curr Opin Urol, 27(1): 1-6.

Krone N, Reisch N, Idkowiak J, et al. 2012. Genotype-phenotype analysis in congenital adrenal hyperplasia due to P450 oxidoreductase deficiency. J Clin Endocrinol Metab, 97: 257-267.

Kutney K, Konczal L, Kaminski B, Uli N. 2016. Challenges in the diagnosis and management of disorders of sex development. Birth Defects Res C Embryo Today, 108(4): 293-308.

Loke J, Pearlman A, Radi O, et al. 2014. Mutations in *MAP3K1* tilt the balance from SOX9/FGF9 to WNT/β-catenin signaling. Hum Mol Genet, 23: 1073-1083.

Mendonca B B, Gomes N L, Costa E M, et al. 2017. 46, XY disorder of sex development (DSD) due to 17β-hydroxysteroid dehydrogenase type 3 deficiency. J Steroid Biochem Mol Biol, 165: 79-85.

Mandel H, Shemer R, Borochowitz Z U, et al. 2008. SERKAL syndrome: an autosomal-recessive disorder caused by a loss-of-function mutation in *WNT4*. Am J Hum Genet, 82(1): 39-47.

Mendonça B B, Gomes N L, Costa E M, et al. 2017. 46, XY disorder of sex development (DSD) due to 17b-hydroxysteroid dehydrogenase type 3 deficiency. J Steroid Biochem Mol Biol, 165: 79-85.

Mongan N P, Tadokoro-Cuccaro R, Bunch T, et al. 2015. Androgen insensitivity syndrome. Best Pract Res Clin Endocrinol Metab, 29: 569-580.

Pearce M, DeMartino L, McMahon R, et al. 2016. Newborn screening for congenital adrenal hyperplasia in New York State. Mol Genet Metab Rep, 7: 1-7.

Ren Y, Suzuki H, Jagarlamudi K, et al. 2015. Lhx8 regulates primordial follicle activation and postnatal folliculogenesis. BMC Biol, 13: 39.

Spoor J A, Oosterhuis J W, Hersmus R, et al. 2018. Histological assessment of gonads in DSD: relevance for clinical management. Sex Dev, 12(1-3): 106-122.

Tartaglia N R, Wilson R, Miller J S, et al. 2017. Autism spectrum disorder in males with sex chromosome aneuploidy: XXY/Klinefelter syndrome, XYY, and XXYY. J Dev Behav Pediatr, 38: 197-207.

Tishelman A C, Shumer D E, Nahata L. 2016. Disorders of sex development: Pediatric psychology and the genital exam. J Pediatr Psychol, 42(5): 530-543.

Witchel S F. 2017. Congenital adrenal hyperplasia. J Pediatr Adolesc Gynecol, 24(16): 30343-30346.

Yatsenko S A, Witchel S F. 2017. Genetic approach to ambiguous genitalia and disorders of sex development: what clinicians need to know. Semin Perinatol, 41: 232-243.

# 串联质谱技术在新生儿遗传代谢病筛查中的应用进展

路　遥　曹东华*

大连市妇幼保健院，大连

**摘　要**　遗传代谢病又称为先天性代谢缺陷，是基因突变导致机体代谢紊乱的一组疾病。遗传代谢病对新生儿的健康危害严重，其种类繁多，总体发病率较高且严重危害患儿的身体和智力发育，甚至引起患儿死亡。新生儿疾病筛查可以使遗传代谢病得以被早期诊断及治疗，这对提高出生人口素质有重要作用。新生儿疾病筛查经过几十年的不断发展，筛查病种逐步增多，筛查技术也不断提高。近年来串联质谱技术在国内外广泛应用于遗传代谢病的筛查研究中，提高了筛查效率及筛查特异性、敏感性，促进了新生儿疾病筛查的发展。

**关键词**　新生儿疾病筛查，遗传代谢病，串联质谱

遗传代谢病（inherited metabolic disorder，IMD）又称先天性代谢缺陷（inborn error of metabolism，IEM），是指因维持机体正常代谢所必需的某些由多肽和/或蛋白质组成的酶、受体、载体及膜泵生物的合成发生遗传缺陷，即编码这类多肽（蛋白质）的基因发生突变而导致对应功能发生改变，出现相应临床症状的一组疾病。患儿在新生儿期通常没有症状，一旦出现异常表现就表明疾病已进入晚期，对患儿的身体和智力已造成不可逆性损伤。到目前为止，已发现500多种遗传代谢病，虽然单一病种发生率较低，但累积发病率高，而且多数是在新生儿期发病。

新生儿遗传代谢病筛查（简称新生儿疾病筛查）是指在新生儿期对严重危害儿童健康的先天性、遗传性疾病实行专项检查，并早期诊断和治疗，以减少出生缺陷发生，提高出生人口素质。随着医学的不断发展，新生儿疾病筛查的病种逐渐增多，筛查方法也越来越灵敏、可靠。近年来随着串联质谱技术［tandem mass spectrometry，又称质谱-质谱法（mass spectrometry/mass spectrometry，MS/MS）］的发展，一些发达国家和地区将其应用于新生儿疾病筛查，而我国该技术仍处于推广阶段。MS/MS 大大提高了实验的效率和准确性，实现了由“一种试验检测一种疾病”向“一种试验检测多种疾病”的转变。本文就串联质谱技术在新生儿遗传代谢病筛查中的应用进展进行综述。

*通讯作者：dhchao0427@sina.com

# 1 新生儿疾病筛查概况

## 1.1 国外新生儿疾病筛查概况

1934年，挪威生物化学家Folling首次发现苯丙酮尿症（phenylketonuria，PKU）患者尿液中存在一种特异性物质即苯丙酮酸。1961年，美国Guthrie采用细菌抑制法对血中苯丙氨酸进行半定量测定并创立了干血滤纸片法，开创了新生儿疾病筛查的新时代（Guthrie and Susi，1963）。1962～1963年，Guthrie等用细菌抑制法在美国29个州对40万新生儿进行PKU筛查，共确诊PKU患儿39例，发病率约为万分之一。1962～1967年，美国全国智障儿童协会（National Association for Retarded Children）强烈建议对新生儿疾病筛查进行立法，1967年有37个州进行立法筛查PKU（Guthrie，1996）。20世纪60年代，只有少数发达国家（包括加拿大、英国、新西兰、澳大利亚）开展了PKU筛查。首届国际新生儿疾病筛查大会于1966年在南斯拉夫召开。1973年，Dussault等采用干血滤纸片放射免疫方法对出生后4～7天的新生儿测定末梢血T4含量，进行先天性甲状腺功能减退症（congenital hypothyroidism，CH）筛查（Dussault and Coulombe，1973）。1975年，Irie和Naruse通过测定干血滤纸血片上的促甲状腺激素（thyrotropin，TSH）进行CH筛查取得成功。以PKU和CH两种疾病为主的新生儿疾病筛查在欧美国家逐步开展并普及，20世纪70～80年代，越来越多的国家认识到新生儿疾病筛查的重要性并相继开展新生儿疾病筛查工作。1982年，第二届国际新生儿疾病筛查大会在日本东京召开，大会提出了PKU、CH、先天性肾上腺皮质增生症（congenital adrenal hyperplasia，CAH）与半乳糖血症（galactosemia，GAL）4种疾病适合大规律筛查（赵正言，2012）。

20世纪90年代，新生儿疾病筛查在全世界快速发展，串联质谱技术开始应用于新生儿疾病筛查，使新生儿疾病筛查得到了质的飞跃（Levy，1998）。随着新生儿疾病筛查技术的不断发展，可筛查的疾病也越来越多，如葡糖-6-磷酸脱氢酶（glucose-6-phosphate dehydrogenase，G6PD）缺乏症、酪氨酸血症、组氨酸血症、高胱氨酸尿症、枫糖尿症、囊性纤维化、镰状细胞贫血、地中海贫血、生物素酶缺乏症等数十种疾病也被列入了新生儿疾病筛查的范围。

## 1.2 国内新生儿疾病筛查概况

我国新生儿疾病筛查开始于20世纪80年代，1981年，上海市儿科医学研究所陈瑞冠教授等以项目形式对先天性甲状腺功能减退症（CH）、苯丙酮尿症（PKU）和半乳糖血症（GAL）这3种遗传代谢病进行了筛查。对31 862例新生儿的筛查结果显示，CH发病率为1/6309，PKU发病率为1/15930，未检出半乳糖血症患者（Chen et al.，1984）。1982～1985年，由北京医科大学第一医院（现北京大学医学部）组织全国11个省市PKU筛查协作组筛查近20万新生儿，结果显示，PKU发病率为1/16 500（马燮琴和顾学范，2000）。1988年，上海市儿科医学研究所应用Guthrie细菌抑制法，大大地提高了PKU

筛查的实验准确性和可靠性，此方法在国内各实验室得到推广采纳（潘星时等，1988）。1992～1993 年，卫生部与世界卫生组织合作，在我国 7 个城市（北京、上海、天津、成都、广州、济南和沈阳）开展了 CH 和 PKU 筛查。1994 年，《中华人民共和国母婴保健法》颁布，使新生儿疾病筛查有了法律保障。随后一系列有关新生儿疾病筛查的法律法规和政策不断出台，推进了我国新生儿疾病筛查的开展。2002 年，卫生部和中国残疾人联合会制定了《中国提高出生人口素质、减少出生缺陷和残疾行动计划（2002—2010 年）》，将新生儿疾病筛查作为降低出生缺陷的三级预防措施之一，使新生儿疾病筛查在全国推广。2006 年，全国建立了 167 家新筛中心，但全国新筛覆盖率仅为 31.3%（Cao et al.，2009）。2006～2009 年，我国东部、中部、西部地区新筛覆盖率逐年增加，但地区差距较大，目前我国新筛覆盖率达 90%以上，东部、中部、西部地区新筛覆盖率差异逐渐缩小，但不同省份的新筛中心发展水平仍不均衡（赖婷等，2018）。目前全国各地主要筛查 CH 和 PKU 两种疾病，广东及广西根据当地疾病谱的特点增加了葡糖-6-磷酸脱氢酶缺乏症筛查，南京和上海部分地区增加了先天性肾上腺皮质增生症筛查，深圳增加了半乳糖血症筛查。

## 2　串联质谱技术

### 2.1　串联质谱技术原理

串联质谱主要由离子源、一级质量分析器、碰撞室、二级质量分析器、检测器和数据分析系统组成。被测物质在离子源内被电离成各种质荷比（$m/z$）的带电粒子，通过一级质量分析器检测被测物质的整体质荷比，通过碰撞室形成质荷比不同的碎片，再通过二级质量分析器，检测碎片的质荷比，按照不同的检测模式得到不同的质谱图，根据质谱峰的质荷比进行定性。同时加入被测物质对应的内标或者外标，质谱峰的强度与它代表的分析物的浓度成正比，通过测定离子峰的强度进行定量（黄新文，2011）。

### 2.2　串联质谱技术在新生儿遗传代谢病筛查中的应用

遗传代谢病患者体内正常的代谢途径受阻，其代谢产物异常，根据异常代谢产物的分子大小可分为小分子代谢病和大分子代谢病。其中小分子代谢病包括氨基酸代谢病、有机酸血症、脂肪酸氧化代谢病、糖代谢病、嘌呤或嘧啶代谢病和金属代谢病等；大分子代谢病包括溶酶体贮积症、过氧化酶体病、线粒体功能性疾病等。氨基酸代谢病患者血中氨基酸水平异常，有机酸血症和脂肪酸氧化代谢病患者血中的游离肉碱或者不同种类的酰基肉碱水平异常，因此可以通过串联质谱检测干血片中氨基酸、游离肉碱和酰基肉碱水平，从而筛查氨基酸代谢病、有机酸血症和脂肪酸氧化代谢病。

1990 年，美国杜克大学的 Millington 等首先提出了利用串联质谱仪进行新生儿筛查（Millington et al.，1990）。美国 Chace 等（1999）对以宾夕法尼亚州、北卡罗来纳州和华盛顿特区新生儿为主，以及俄亥俄州东部等地区少量新生儿，共计 710 000 例新生儿采用串联质谱进行新生儿疾病筛查，检出氨基酸代谢病发病率为1/9000，脂肪酸氧化代谢病发病率为1/15 000，有机酸血症发病率为1/21 000。Schulze等（2003）采用串联质谱对1998～2001年在德国巴登-符腾堡出生的25万婴儿进行了新生儿疾病筛查，确诊106例阳性病例，总体发病率为1/2400，与传统筛查方法相比，遗传代谢病检出率提高2倍。106例阳性病例中包括氨基酸代谢病65例（发病率为1/3800）、脂肪酸氧化缺陷疾病24例（发病率为1/10 400）、有机酸血症17例（发病率为1/14 700），假阳性率仅为0.33%，阳性预测值达11.3%。

一些发达国家和地区相继将串联质谱应用到新生儿疾病筛查。随着串联质谱在新生儿筛查领域的应用，新生儿疾病筛查的病种及规模都发生了很大变化，2006年，美国医学遗传学学会（the American College of Medical Genetics，ACMG）颁布的《新生儿筛查指南》中，将54种遗传代谢病纳入筛查范围，其中的38种疾病可以采用串联质谱仪进行分析，包括18种首要筛查疾病和20种次级筛查疾病（Copeland，2008）。奥地利国家新生儿遗传代谢和内分泌疾病筛查项目于1966年开始实施。该项目通过扩大筛查范围，从苯丙酮尿症和半乳糖血症到先天性甲状腺功能减退症、生物素酶缺乏症、囊性纤维化和先天性肾上腺皮质增生症，不断发展。2002年，串联质谱技术的引入大大增加了可检测的先天性代谢缺陷的数量。2002～2009年，奥地利共有622 489名新生儿通过串联质谱筛查了20多种疾病，遗传性代谢紊乱的总体发病率为1/2855（Kasper et al.，2010）。Vilarinho等（2010）筛选了葡萄牙316 243名新生儿，使用串联质谱技术检测新生儿滤纸血片中氨基酸和酰基肉碱，132名患者被鉴定出24种不同的遗传代谢病（经典形式和变异），总代谢紊乱发病率为1/2396，总体特异性为99.9%，阳性预测值为26%，反映了该方法的高诊断特异性。

在国内，上海和广州率先建立了MS/MS实验室，开展新生儿/高危儿遗传代谢病的MS/MS筛查研究。近年来，国内各地也已逐步开展利用串联质谱技术进行群体新生儿遗传疾病筛查工作，包括北京、上海、广州、浙江、湖北、山东、河北等在内的十几家医疗机构已建立起串联质谱技术。采用串联质谱技术对2016年6月至2017年5月广东省江门市妇幼保健院出生的3475例新生儿进行筛查，确诊16例遗传代谢病，发病率为0.46%（杨应松等，2018）。应用串联质谱技术对2015年3月至2016年12月湖南怀化地区43 005例新生儿进行遗传代谢病筛查，确诊10种遗传代谢病共14例，总发病率为1/3072（沈玉燕等，2017）。用串联质谱技术对江苏常州地区20 027例新生儿进行27种氨基酸、有机酸、脂肪酸氧化代谢疾病的筛查，最终确诊8例新生儿遗传代谢病，总体发病率为1/2503，总阳性预测值为3.38%（杨宇奇等，2018）。

甲基丙二酸血症（methylmalonic acidemia，MMA）是一种常染色体隐性遗传病，主要由甲基丙二酰辅酶A变位酶自身缺陷或其辅酶腺苷钴胺素代谢缺陷所致。利用串联质谱对徐州市妇幼保健院出生的236 368名新生儿进行MMA筛选，共确诊14例，其中包括11例为*MMACHC*突变和3例为*MUT*突变，总发病率为1/16 883（Zhou et al.，2018）。通过MS/MS对济宁地区48 297名新生儿进行筛查，确诊9种遗传代谢病共41例，总发生率为1/1178，氨基酸紊乱、脂肪酸紊乱和有机酸紊乱的发生率分别为1/2841、1/5366和1/3019。其中甲基丙二酸血症、苯丙酮尿症和原发性肉碱缺乏症的发病率在所有检测的遗传代谢病中排名前 3 位，发生率分别为 1/3220、1/4391 和 1/9659（Guo et al.，2018）。

## 3 结 语

新生儿遗传代谢病筛查是出生缺陷预防体系中重要的预防措施，应用高效的筛查技术可尽早将患儿筛查、诊断出来，从而及时给予有效的干预治疗，可避免对患儿造成不可逆性的智力损伤和发育损伤。串联质谱技术具有高精确度、高灵敏度和高检查效率等优点，在国内外已广泛应用于新生儿遗传代谢病筛查，对出生缺陷防控、人口素质提升具有重要意义。目前，国内部分地区已在逐步开展串联质谱技术筛查遗传代谢病，但因为质谱仪价格昂贵，对仪器掌握的技术要求较高，结果的分析解释也较复杂，串联质谱在国内新生儿疾病筛查方面作为常规筛查技术仍然任重道远。随着技术、经济的不断发展，串联质谱技术必将在我国得到普及。

## 参 考 文 献

黄新文. 2011. 应用串联质谱技术进行新生儿遗传代谢病筛查. 中国儿童保健杂志, 19(2): 99-101.

赖婷, 李小洪, 邓奎, 等. 2018. 2006-2016 年中国新生儿疾病筛查覆盖率分析. 中国妇幼保健, 33(16): 3601-3604.

马燮琴, 顾学范. 2000. 新生儿筛查现状和展望. 广东医学, 21(7): 533-534.

潘星时, 张雅芬, 陈瑞冠. 1988. 用青霉素酶消除 PKU 筛查的盖茨利细菌抑制试验中出现的抑菌环. 上海医学检验杂志, 3: 312.

沈玉燕, 黎剑, 肖刚. 2017. 应用串联质谱技术进行新生儿遗传代谢病筛查 43005 例结果分析. 中国优生与遗传杂志, 25(4): 95-97.

杨应松, 钟志来, 李秋丽, 等. 2018. 串联质谱在新生儿遗传代谢性疾病筛查中的应用. 实用医技杂志, 25(12): 1350-1351.

杨宇奇, 蒋曙红, 韩小亚, 等. 2018. 20027 例新生儿遗传代谢病串联质谱筛查的初步报告. 重庆医学, 47(2): 246-249.

赵正言. 2012. 国际新生儿疾病筛查进展. 中国儿童保健杂志, 20(3): 193-195.

Cao Y, Yuan P, Wang Y P, et al. 2009. The profile of newborn screening coverage in China. J Med Scr, 16(4): 163-166.

Chace D H, DiPerna J C, Naylor E W. 1999. Laboratory integration and utilization of tandem mass spectrometry in neonatal screening: a model for clinical mass spectrometry in the next millennium. Acta Pediatr, 88: 45-47.

Chen R G, Sun M, Ni Y Y, et al. 1984. Neonatal hypothyroidism phenylketonuria and galactosemia screening in metropolitan Shanghai. J Chin Med, 97(1): 61-65.

Copeland S. 2008. A review of newborn screening in the era of tandem mass spectrometry: What's new for the pediatric neurologist. Semin Pediatr Neurol, 15(3): 110-116.

Dussault J H, Coulombe P. 1973. Evaluation of thyroid response. Union Med Can, 102(12): 2480.

Guo K, Zhou X, Chen X, et al. 2018. Expanded newborn screening for inborn errors of metabolism and genetic characteristics in a Chinese population. Front Genet, 9: 122.

Guthrie R. 1996. The introduction of newborn screening for phenylketonuria. A personal history. J Eur Pediatr, 155(1): S4-S5.

Guthrie R, Susi A. 1963. A simple phenylalanine method for detecting phenylketonuria in large populations of newborn infants. Pediatrics, 32: 338-343.

Kasper D C, Ratschmann R, Metz T F, et al. 2010. The National Austrian Newborn Screening Program—eight years experience with mass spectrometry. Past, present, and future goals. Wien Klin Wochenschr, 122(21-22): 607-613.

Levy H L. 1998. New born screening by tandem mass spectrometry: a new era. Clin Chem, 44(12): 2401-2402.

Millington D S, Kodo N, Norwood D L, et al. 1990. Tandem mass spectrometry: a new method for acylcarnitine profiling with potential for neonatal screening for inborn errors of metabolism. J Inherit Metab Dis, 13: 321-324.

Schulze A, Lindner M , Kohlmùller D, et al. 2003. Expanded newborn screening for inborn errors of metabolism by electrospray ionization-tandem mass spectrometry: results, outcome, and implications. Pediatrics, 111: 1399-1406.

Vilarinho L, Rocha H, Sousa C, et al. 2010. Four years of expanded newborn screening in Portugal with tandem mass spectrometry. J Inherit Metab Dis, 33(3): S133-138.

Zhou W, Li H, Wang C, et al. 2018. Newborn screening for methylmalonic acidemia in a Chinese population: molecular genetic confirmation and genotype phenotype correlations. Front Genet, 9: 726.

# 单基因遗传病的基因诊断与治疗

姜久盛　曹东华*

大连市妇幼保健院，大连

**摘　要**　单基因遗传病是指受一对等位基因控制而发生的遗传疾病，它的发生不受环境因素影响，遗传方式遵循孟德尔定律，所以又称为孟德尔式遗传病。高通量测序技术成本的降低，使其广泛应用于单基因遗传病的基因诊断成为可能，使患者的病种能在基因水平得到确诊。只有精准的基因诊断才能够指定个性化疾病管理和治疗。目前，除了传统的治疗方法，针对单基因遗传病致病机制的基因药物，加快其研发进程、进入临床试验和上市，使得对单基因遗传病的治疗具有更多的可能性。

**关键词**　单基因遗传病，高通量测序技术，基因诊断，基因药物

单基因遗传病（single-gene disease，monogenic disease）是指受一对等位基因控制而发生的遗传疾病，它的发生不受环境因素影响，遗传方式遵循孟德尔定律，所以又称为孟德尔式遗传病。单基因遗传病种类多、发病率低、难以治疗、病情复杂。常见病有4000 多种，而根据在线人类孟德尔遗传数据库的最新统计，单基因遗传病接近 10 000 种，其中约 5400 种有较明确致病机制的研究。虽然单基因遗传病绝大多数发病率低，但累积发病率达到 1%～2%。我国每年新增约 90 万例出生缺陷儿，出生缺陷率高达 5.6%（出自《中国出生缺陷防治报告（2012）》），其中单基因遗传病在其中占有很大比重。

单基因遗传病具有致死、致残、难以治疗的特点，对患者及其家庭将产生极大的影响，产前诊断预防单基因遗传病患儿的出生尤为重要。随着测序技术的发展和对单基因遗传病的深入研究，越来越多的单基因遗传病可以通过基因筛查来预防，可以使用小分子药物缓解病情，甚至随着基因编辑技术的发展，可以对患者进行基因治疗。

## 1　单基因遗传病的概述

目前，根据权威数据库统计，单基因遗传病接近 10 000 种，其中约 5400 种有较明确致病机制的研究，如血友病、软骨发育不全、苯丙酮尿症、非综合征性耳聋、进行性假肥大性肌营养不良等。根据单基因遗传病的致病基因所处位置和发病模式，可分成 6 类：常染色体显性遗传病、常染色体隐性遗传病、X 连锁显性遗传病、X 连锁隐性遗传

*通讯作者：dhcao427@sina.com

病、Y 连锁遗传病、线粒体遗传病。

常染色体显性遗传病患者的双亲之一为患者，致病基因由患病亲代传来，但也不排除有基因突变的可能性，无男女发病差异，一般见于突变率高的病种，如软骨发育不全、成骨不全、家族性多发性结肠息肉、成人多囊肾等。

常染色体隐性遗传病患者（除了新发突变的情况）的双亲在不发病的情况下肯定是携带者（carrier），其子女中出现患者、携带者、健康人的概率分别为 1/4、1/2 和 1/4，无男女发病差异。患者的子女，一般不出现发病患儿，不出现连续传递现象，多为散发或隔代遗传。常见的有苯丙酮尿症、黑尿症、白化病、半乳糖血症等。

X 连锁显性遗传病患者的家族系谱中女性患者多于男性患者，约为 2∶1，女性患者的病情通常较轻，可见到连续几代都有患者，即连续传递现象，如遗传性肾炎等。

X 连锁隐性遗传病患者的家族系谱中男性患者远多于女性患者，男女发病率差异极大，甚至极少见到女性患者。双亲不患病，父亲正常，母亲为携带者，儿子有 1/2 的机会患病；女儿无患病风险，但有 1/2 为携带者。常见的有血友病、进行性假肥大性肌营养不良、鱼鳞病等。

Y 连锁遗传病患者均为男性，亲代男方致病基因仅传递给儿子，女儿正常，只出现男传男的现象。Y 连锁遗传病的致病基因较少，大多与睾丸形成、性别分化有关，如 *SRY* 基因、*AZF* 基因等。

# 2　单基因遗传病的诊断

## 2.1　单基因遗传病的诊断技术

单基因遗传病最好的确诊方式为基因诊断。基因诊断的方法多种多样，各有各的适用范围。随着 DNA 测序技术的飞速发展，高通量测序（high-throughput sequencing）技术［即二代测序技术、下一代测序（next-generation sequencing，NGS）技术］应用广泛，已经逐步取代旧有的技术，但目前二代测序具有读长较短和碱基偏好性的特性，在分析高度可变区及结构变异区时存在较大的限制，不仅要对 NGS 所得基因测序数据检出的可疑突变使用 Sanger 法测序进行验证，有的病种还需要其他检测技术进行辅助诊断。

例如，甲型血友病的基因诊断就需要应用长距离 PCR（long distance PCR，LD-PCR）和倒位 PCR（inversion PCR，I-PCR）技术，对 *F8* 基因的第 22 内含子进行倒位的检测（Rossetti，2005）。*F8* 基因定位于 Xq28，全长 186kb，包含有 26 个外显子和 25 个内含子，其突变的异质性非常丰富，使得该疾病的直接基因诊断难度较大，第 22 内含子倒位是 *F8* 基因上最为集中的一种突变，约占甲型血友病的 50%（Křepelová et al.，1992），所以该倒位的检测具有重要意义。目前，NGS 技术还无法起到相同的作用，需要两种 PCR 技术辅助检测。

近年随着第三代测序技术的发展，上述问题在理论上能够得到有效解决，但目前第三代测序技术还只适合科研方面使用，主要是由于测序数据质量达不到临床使用标准，并且成本偏高。目前，较成熟的测序平台有 Oxford Nanopore 和 Pacific Biosciences，两种平台各有优缺点。Oxford Nanopore 平台具有碱基读长更长、测序速度更快、产生的数据量更大、设备小型化等多方面的优势，但是由于测序依靠蛋白质纳米孔设备，其稳定性较差、产生的数据质量也不高（Weirather et al.，2017）。Pacific Biosciences 平台更为成熟，产生的数据质量更好，但是碱基读长相对较短，同时产生的数据量较少。

## 2.2　基于高通量测序的单基因遗传病诊断策略

以高通量测序为基础，根据不同的需求，形成了 Panel 靶向测序、全外显子组测序（whole exome sequencing，WES）、全基因组测序（whole genome sequencing，WGS）几种形式（Xue et al.，2015）。

Panel 可分为单基因靶向捕获高通量测序和多基因靶向捕获高通量测序。单基因靶向捕获高通量测序针对片段较长的基因，如 *DMD* 基因检测采用单基因 Panel 检测效率远优于 Sanger 测序。对于遗传异质性较强的疾病，如遗传性神经肌肉病、遗传性免疫系统疾病、线粒体遗传病、非综合征性耳聋等疾病，Panel 可对样本的多个致病基因同时测序分析，具有快速高效的特点（Glöckle et al.，2014）。但是目前新的致病基因被陆续报道，就需要对 Panel 进行不断地更新，但目前实验室多使用标准化试剂盒，使得更新速度较慢，Panel 有滞后性。

目前，全外显子组测序的主流方法是利用探针杂交捕获、富集基因组中所有具有蛋白编码功能的外显子序列，再进行高通量测序分析。人类的全基因组中有多达 180 000 个外显子，约占全基因组的 1%（Ng et al.，2009），通过全外显子组测序能更有效地确定致病基因及突变位点的遗传变异（Choi et al.，2011）。但是使用杂交捕获技术就存在捕获效率的问题，可能导致数据偏差，不能获得完整的基因组信息且不适用于 DNA 结构变异和高度同源区变异体的检测。全外显子组测序除了可以快速检测单基因遗传病，还可以通过在标准化试剂盒中添加其他探针或者通过生物信息学算法的设计，在一定程度上检测拷贝数变异（copy number variation，CNV），这样可以通过一次测序检测两方面病因（Yao et al.，2017）。

全基因组测序是对标本的基因组序列进行全基因组的重测序。全外显子组测序只对外显子区域进行有效测序，通过全基因组测序可对全基因组进行有效检测（Orhant et al.，2016）。但人类基因组数据庞大，在保证数据质量的前提下，全基因组测序成本高昂，如果降低测序深度，则结果准确性会降低，目前临床应用尚有局限性。

高通量测序数据需要再比对分析，寻找和患者对症的疑似突变位点进行 Sanger 测序验证，由于目前对测序数据的解读能力有限，如基因的错义突变在无报道情况下只能通过生物信息学算法进行预测，这给确诊和治疗造成了一定困扰，所以目前高通量测序还不能作为独立检测项目存在，必须和其他项目联合（Xue et al.，2015），选择符合患者临床指征的可疑位点进行验证和确诊。

## 2.3　单基因遗传病的异质性

诊断机构除了对高通量测序数据解读能力不足外，单基因遗传病本身还具有临床异质性、基因异质性和基因突变谱异质性的特点，这三点是目前单基因遗传病诊断的难点。

单基因遗传病的临床异质性是指一个基因的突变可能导致不同种类的临床表型。基因突变的基因型和临床症状相关性不明确，会使得单基因遗传病的诊断具有不确定性。目前，在新生儿筛查工作中广泛使用串联质谱技术，该技术对生成高灵敏度代谢产物的部分遗传代谢病具有确诊能力。但是很大一部分单基因遗传病缺乏明确的临床表型或者表现为不同临床表型，如离子通道病中由 *SCN4A* 基因突变引起的遗传病就有多种临床表型，如低钾性周期性麻痹、高钾性周期性麻痹、钾离子相关性周期性瘫痪、先天性副肌强直、微管聚集性肌病、先天性肌无力综合征（Brunklaus et al.，2014）。随着对单基因遗传病的深入研究越来越多，之前未曾注意到的临床表型被归纳了出来，出现表型扩展（phenotype expansion）现象，这虽然加深了我们对疾病的认识，但也对前期的诊断造成了一定困扰。

基因异质性是指根据病理、生化、临床表型等指征诊断为某种疾病，但其致病基因可能不同。只有明确致病基因才能实现个性化管理和治疗。例如，遗传性神经肌肉病就具有这样的特性，在临床上可分为先天性肌病、肢带型肌营养不良、遗传性运动感觉神经病（CMT）、代谢类肌病、肌强直综合征、离子通道病等。可以根据神经源性和肌源性损伤的程度，将神经肌肉病简单区分为神经类和肌肉类，但这两类神经肌肉病初期都多表现为肌无力、强直、肌肉萎缩或疼痛等指征，最新研究显示，约有 236 个相关基因可以产生类似症状，使用全外显子组测序目前确诊率可达 80%左右（Xia et al.，2015），测序技术的进步，使得可能具有多种致病基因的疾病的确诊率大大提高。

致病基因突变大体上可分为点突变和多核苷酸的拷贝数变异（CNV）。例如，进行性假肥大性肌营养不良（Duchenne muscular dystrophy，DMD）和贝克肌营养不良（Becker muscular dystrophy，BMD），两者都是由 *DMD* 基因突变引起的单基因遗传病。DMD 病情更为严重，患者一般 20 岁左右死于呼吸衰竭或心力衰竭，而 BMD 患者部分在青少年发病，部分在 50 岁以后发病，但总体生存期较长。这是由 *DMD* 基因突变谱异质性造成的，DMD 多以 *DMD* 基因大片的缺失为主，少部分为点突变（Oshima et al.，2009），而 BMD 则多以剪接位点和内含子等次要区域突变为主（Tufferygiraud et al.，2005）。

单基因遗传病的异质性造成了疾病确诊具有一定困难性，这就要求临床医生和实验室人员要对单基因遗传病有较深刻的认识，才能准确无误地确诊疾病种类和突变位点，为下一步的个体化管理和治疗提供依据，也为先证者或先证者双亲的再生育提供产前诊断的指导（Wieacker and Steinhard，2010）。

## 3 单基因遗传病的防治

### 3.1 单基因遗传病的筛查

目前，单基因遗传病没有彻底治愈的手段，甚至只有小部分疾病有有效的疗法，所以单基因遗传病重在预防。由于很多人对单基因遗传病缺乏认识，发生了一些本可避免的遗传病，因此开展广泛的宣教，才能更好地推进单基因遗传病携带者筛查的工作。早期的携带者筛查主要针对特定人群、特定地域的少数病种，如针对北美地区高发的囊性纤维化和脊髓性肌萎缩的筛查，针对地中海沿岸、东南亚、我国南方部分地区的血红蛋白病的筛查。随着测序技术的发展，目前欧美国家广泛推广并被接受的是针对孕前人群的扩展性携带者筛查（expanded carrier screening，ECS），一次性可筛查多种单基因遗传病，主要集中在高频隐性遗传病方面（Chokoshvili et al.，2017），最新统计显示，在美国每年有超过 20 万人次接受这项筛查。我国目前广泛开展的是针对遗传性耳聋（韩明昱等，2011）、地中海贫血等单一疾病的筛查项目，虽然有康孕 20、康孕 100 之类的 ECS 产品，但是缺乏行业规范、标准，以及专业协会的声明、指南。2013 年，ACMG 发表了首个专业指导意见，其针对 ECS 的产品设计、知情同意、遗传咨询给出了指导意见（Grody et al.，2013）。在 ACOG 发表的最新指导意见中，建议对常见隐性遗传病给予广泛筛查，同时也提醒临床医生 ECS 作为一项有效方法，在缺少更大样本的研究下不能替代传统筛查项目。

随着无创产前 DNA 检测（non-invasive DNA prenatal testing）的广泛应用，单基因遗传病的无创产前 DNA 检测也获得了快速发展，是目前的研究热点。已经有相当多的对单基因遗传病的无创产前研究，主要是对三种样本：母体血液中的胎儿游离 DNA（cell free fetal DNA）（Lo et al.，1997）、母体血液中的循环胎儿细胞（Byeon et al.，2015）及来源于子宫颈的滋养细胞（Bolnick et al.，2014）进行研究，也因此开发了很多新技术，但目前没有有力的分析技术、更高效稳定的分离方法和更低的成本让临床应用可行。但是相信随着技术进步，未来单基因遗传病的无创产前基因检测一定会服务于广大人群。

## 3.2　单基因遗传病的治疗

单基因遗传病没有有效的治愈手段，只能通过各种疗法改善患者的生活质量。传统的疗法有替代疗法、药物防治、手术疗法、器官移植、代谢疗法、饮食疗法等。当前研究的热点是基因类药物的开发和患者的基因编辑疗法。

替代疗法最具代表性的就是给血友病患者补充凝血因子，从最早的从血液中分离凝血因子，到如今合成凝血因子蛋白再通过添加功能基团延长半衰期，已经取得良好的临床效果。手术疗法和器官移植有很多应用，如通过手术切除结肠息肉病患者的过多结肠息肉，对地中海贫血患者进行骨髓移植等。饮食疗法是目前患者经济压力最小的有效疗法，但是只对很少一部分单基因遗传病有效果。例如，苯丙酮尿症患者减少苯丙氨酸的摄入，在新生儿期就控制饮食，对患者后期的生长发育有积极意义。

随着生物医学的发展，我们在对单基因遗传病药物的开发上也取得了显著进展。早期的药物治疗，如对高胆固醇血症患者使用考来烯来降低血液中胆固醇的含量，是在已有药物的基础上寻找缓解病症的可能，适用范围较小。所以开发基因类药物才是对单基因遗传病治疗的最有效途径之一。世界上最早上市的基因类药物是 Gendicine，其对脂蛋白脂酶缺乏症有显著疗效（Ylä-Herttuala，2012），但是由于费用昂贵，患者较少，现已停产。目前，在市场上流通良好的基因类药物是由 Biogen 公司开发的 Spinraza（nusinersen），其是治疗脊髓性肌萎缩（spinal muscular atrophy，SMA）的特效药。脊髓性肌萎缩是一种遗传性神经退行性疾病，由单基因运动神经元存活基因 *SMN1* 缺陷引起的合成 SMN 蛋白不足导致。据统计，每 6000～10 000 个新生儿中就有一个患 SMA，而 90%患儿生存期不超过 2 年或永久依赖呼吸机生存。在人基因组中含有 *SMN1* 基因和 *SMN2* 基因，两个基因都能够生成 SMN 蛋白，但是 *SMN2* 基因通过 RNA 剪接后通常低表达 SMN 蛋白，因此在 *SMN1* 基因发生突变后，*SMN2* 基因表达的蛋白数量不足以弥补 *SMN1* 基因功能的缺失（Lunn and Wang，2008）。Spinraza 作为反义寡核苷酸（antisense oligonucleotide，ASO）药物，通过与 *SMN2* 基因转录形成的 mRNA 相结合，改变 RNA 的剪接过程，从而增加正常 SMN 蛋白的表达量，最终提高患儿的存活率和生活质量。如今，该药物已在欧盟、巴西、日本、韩国、加拿大等国家获得批准治疗 SMA（Simoens and Huys，2017），不久前也在中国获批上市。

## 4 结　语

目前，随着测序成本的降低，对单基因遗传病患者进行基因测序将会广泛开展，同时在获得更多测序结果后，相信对测序结果的解读将会有质的飞跃，能真正做到对每个单基因遗传病患者进行分子层面的精确诊断。很多单基因遗传病的致病机制已经研究清楚，相信越来越多治疗单基因遗传病的药物将被研发出来并广泛应用于临床，从而造福单基因遗传病患者。

## 参考文献


韩明昱, 楚严, 卢彦平, 等. 2011. 孕期女性常见耳聋基因筛查与耳聋出生缺陷干预. 中华耳科学杂志, 9(3): 289-295.

Bolnick J M, Kilburn B A, Bajpayee S, et al. 2014. Trophoblast retrieval and isolation from the cervix (TRIC) for noninvasive prenatal screening at 5 to 20 weeks of gestation. Fertil Steril, 102(1): 135-142.

Brunklaus A, Ellis R, Reavey E, et al. 2014. Genotype phenotype associations across the voltage-gated sodium channel family. J Med Genet, 51(10): 650-658.

Byeon Y, Ki C S, Han K H. 2015. Isolation of nucleated red blood cells in maternal blood for non-invasive prenatal diagnosis. Biomed Microdevices, 17(6): 118.

Choi M, Scholl U I, Ji W, et al. 2011. Genetic diagnosis by whole exome capture and massively parallel DNA sequencing. Proc Natl Acad Sci USA, 106(45): 19096-19101.

Chokoshvili D, Vears D, Borry P. 2017. Expanded carrier screening for monogenic disorders: Where are we now? Prenat Diagn, 38(1): 59-66.

Glöckle N, Kohl S, Mohr J, et al. 2014. Panel-based next generation sequencing as a reliable and efficient technique to detect mutations in unselected patients with retinal dystrophies. Eur J Hum Genet, 22(1): 99-104.

Grody W W, Thompson B H, Gregg A R, et al. 2013. ACMG position statement on prenatal/preconception expanded carrier screening. Genet Med, 15(6): 482-483.

Křepelová A, Vorlová Z, Zavadil J, et al. 1992. Factor VIII gene deletions in haemophilia A patients in Czechoslovakia. Br J Haematol, 81(2): 271-276.

Lo Y M, Corbetta N, Chamberlain P F, et al. l997. Presence of fetal DNA in maternal plasma and serum. Lancet, 350(9076): 485-487.

Lunn M R, Wang C H. 2008. Spinal muscular atrophy. The Lancet, 371(9630): 2120-2133.

Ng S B, Turner E H, Robertson P D, et al. 2009. Targeted capture and massively parallel sequencing of twelve human exomes. Nature, 461(7261): 272.

Orhant L, Anselem O, Fradin M, et al. 2016. Droplet digital PCR combined with minisequencing, a new approach to analyze fetal DNA from maternal blood: application to the non-invasive prenatal diagnosis of achondroplasia. Prenat Diagn, 36(5): 397-406.

Oshima J, Magner D B, Lee J A, et al. 2009. Regional genomic instability predisposes to complex dystrophin gene rearrangements. Hum Genet, 126(3): 411-423.

Rossetti L C. 2005. Genotyping the hemophilia inversion hotspot by use of inverse PCR. Clin Chem, 51(7): 1154-1158.

Simoens S, Huys I. 2017. Market access of Spinraza (Nusinersen) for spinal muscular atrophy: intellectual property rights, pricing, value and coverage considerations. Gene Ther, 24(9): 539-541.

Tufferygiraud S, Saquet C, Thorel D, et al. 2005. Mutation spectrum leading to an attenuated phenotype in dystrophinopathies. Eur J Hum Genet, 13(12): 1254-1260.

Weirather J L, Cesare M D, Wang Y, et al. 2017. Comprehensive comparison of pacific biosciences and oxford nanopore technologies and their applications to transcriptome analysis. F1000Res, 6: 100.

Wieacker P, Steinhard J. 2010. The prenatal diagnosis of genetic diseases. Dtsch Arztebl Int, 107(48): 857.

Xia T, Liang W C, Feng Y, et al. 2015. Expanding genotype/phenotype of neuromuscular diseases by comprehensive target capture/NGS. Neurol Genet, 1(2): e14.

Xue Y, Ankala A, Wilcox W R, et al. 2015. Solving the molecular diagnostic testing conundrum for mendelian disorders in the era of next-generation sequencing: single-gene, gene panel, or exome/genome sequencing. Genet Med, 17(6): 444-451.

Yao R, Zhang C, Yu T, et al. 2017. Evaluation of three read-depth based CNV detection tools using whole-exome sequencing data. Mol Cytogenet, 10(1): 30.

Ylä-Herttuala S. 2012. Endgame: glybera finally recommended for approval as the first gene therapy drug in the European union. Mol Ther, 20(10): 1831-1832.

# 线粒体遗传学在辅助生殖技术中的作用

郗　磊　曹东华*

大连市妇幼保健院，大连

**摘　要**　线粒体是细胞内最敏感、最易受伤害的细胞器，是细胞的能量中心。线粒体形态、数目、酶活性、DNA 完整性及活性氧水平等的改变，都会影响卵母细胞的发育、精子的生成与功能、受精卵及胚胎的发育等。近年来，不育症发生率呈全球增加的趋势，线粒体的改变对人类辅助生殖（ART）技术成功率的影响备受人们关注。进一步了解线粒体的自身特性及其与配子生成、胚胎发育、卵巢衰老的关系，将有助于为更多不育患者提供更好的治疗策略，提高 ART 的妊娠率。

**关键词**　线粒体，配子生成，胚胎发育，卵巢衰老

细胞器存在于真核细胞内。在体细胞增殖过程中，细胞器必须被适当地分配给子细胞；在生殖遗传中，许多有功能的细胞器必须传递给子代，其中线粒体的传代和分配是一个重要过程。线粒体最重要的功能是氧化磷酸化，为细胞活动提供能量，除此之外，还有其他功能，如调节细胞内钙稳态、调节神经信号通路、调节细胞凋亡与免疫（Mishra and Chan，2014）。线粒体作为“能量工厂”，为卵母细胞发育、精子生成与功能、胚胎发育提供所需的能量（Zeng et al.，2007）。

## 1　线粒体与线粒体 DNA（mtDNA）

### 1.1　线粒体

线粒体是人体细胞中唯一具有自主 DNA 的细胞器。电镜显示，线粒体由内外双层膜封闭环绕成杆形或颗粒形，内膜向线粒体基质方向皱褶形成嵴（Johnston and Williams，2016）。每个细胞通常具有一百至数百个线粒体，每个线粒体中都有二至十几个 mtDNA，因此每个细胞可有数百至数千个 mtDNA。

### 1.2　mtDNA

在真核细胞中存在两种不同的基因组。线粒体内含有独立于核 DNA（nDNA）之外

*通讯作者：dhcao427@sina.com

的一组遗传物质，称为线粒体 DNA（mitochondrial DNA，mtDNA），mtDNA 是一组大小为 16 569bp、缺少组蛋白的高度扭曲的双链闭合环状 DNA 分子，具有复制、转录、翻译、传递与表达完整的遗传信息的特点。

### 1.3 mtDNA 的遗传特性

先前的研究认为，受精时精子的 mtDNA 不进入卵子，mtDNA 都是由母亲传递给下一代的，即母系遗传。但是，2002 年科学家发现了一名男性携带了来自父母双亲的 mtDNA（Schwartz and Vissing，2002）。直至 2018 年，科学家再次发现了 17 个携带父母双亲 mtDNA 的案例，并使用多种测序确保了结果的准确性。科学家认为，当父亲携带了防止精子中 mtDNA 被破坏的基因突变时，父亲的 mtDNA 就能够遗传给后代。经测算，mtDNA 通过父亲传递给后代的现象，在人群中的发生率约为 0.02%（Shi et al.，2018）。

## 2 线粒体在卵母细胞发育中的作用

### 2.1 卵母细胞发生中线粒体的变化

卵母细胞中 mtDNA 是最多的。mtDNA 在卵母细胞成熟过程中不断复制，成熟卵母细胞 mtDNA 拷贝数至少为 100 000，卵母细胞成熟后复制停止，直到囊胚期复制才恢复（Shoubridge and Wai，2007）。在生发泡（germinal vesicle，GV）期，线粒体处于幼稚状态，多呈圆形，少嵴，分布于细胞质中；在生发泡破裂（germinal vesicle break down，GVBD）期，线粒体已成熟，聚集于细胞核周围，呈长梭形，多嵴；第二次减数分裂中期（MⅡ）期间，线粒体沿纺锤体分布，以辅助纺锤体的形成和染色体的分离。

### 2.2 卵母细胞减数分裂过程中线粒体的变化

线粒体遗传具有异质性和阈值效应。在正常组织中，所有 mtDNA 分子都是相同的（即同质性）。异常情况下，部分 mtDNA 发生基因突变，即异质性。线粒体疾病是否有临床表现，主要取决于不同组织中正常和突变线粒体的相对比例。最小临界突变负荷（通常是 80%～90%甚至以上）引起特定组织或器官线粒体功能障碍和线粒体疾病，这就是阈值效应。在细胞分裂时，mtDNA 随机分配到子细胞中，突变 mtDNA 的比例在子细胞中可能发生改变。

卵母细胞受精后，通过卵裂使胚胎细胞数量不断增多，而线粒体数目从 MⅡ到胚胎着床期是不增加的，为了提供维持胚胎发育所需的更多的 ATP，线粒体只能通过改变自身结构来提高工作效率（Chappel，2013）。在卵母细胞减数分裂时期，纺锤体的形成和染色体的分离需要线粒体提供一定的能量，当线粒体功能受损而 ATP 产生减少时，会影响染色体的重排，胚胎非整倍体的发生率也会明显升高，并且卵裂期胚胎内 DNA 碎片形成率明显增加，降低了胚胎发育潜能（Takumi et al.，2005）。mtDNA 拷贝数减少及 mtDNA 突变率增加导致线粒体功能及分配异常，从而影响卵母细胞质量及胚胎发育状况。

# 3 线粒体在精子发生中的作用

## 3.1 线粒体与精子发生

人类精子发生是精原细胞发育为成熟精子的过程，包括精原细胞有丝分裂、精母细胞减数分裂和精子变态 3 个阶段。研究表明，线粒体在精子发生过程中扮演着重要角色（Spiropoulos et al.，2002；St John et al.，2000）。

### 3.1.1 线粒体生理变化与精子发生

精子线粒体超微结构分析显示，线粒体可呈椭圆形、细丝状、圆形等，精子发生过程中线粒体重新分布，围绕着轴丝形成螺旋，成熟的精子线粒体规则地排列在尾部中段，不育男性患者与弱精子症患者的精子尾部线粒体分布异常，部分线粒体呈囊性扩张（Pelliccione et al.，2011）。

### 3.1.2 mtDNA 变化与精子发生

人类精子中 mtDNA 的拷贝数远远小于卵细胞中的拷贝数。研究表明，下调 mtDNA 拷贝数是正常精子的重要功能。在精子生成过程中，选择性下调线粒体转录因子 A（TFAM）和线粒体多聚酶（POLG），可显著性降低 mtDNA 拷贝数（St John et al.，2010）。少精子症和弱精子症患者精子中的 mtDNA 水平显著升高，提示精子 mtDNA 拷贝数的降低可减少活性氧（ROS）介导的精子损伤，从而有效避免影响精子功能的潜在有害因素（Tremellen，2008）。

## 3.2 线粒体与精子受精

激活精子鞭毛运动是精子穿过卵透明带，完成精卵结合的前提条件，其能量来源于精子线粒体。受精过程中，精子需要为鞭毛运动提供大量能量，而线粒体作为精子中唯一的细胞器，它通过氧化磷酸化的形式为精子运动提供支持（Piombomi et al.，2012）。精子受精过程中需要大量能量将精子运送到输卵管中，当线粒体发生突变时，线粒体功能受到影响，导致 ATP 合成减少，精子活力下降（Ni et al.，2016）。

# 4 线粒体在受精过程中的变化

## 4.1 卵母细胞受精过程中线粒体的变化

卵母细胞中线粒体的变化表现为线粒体膜电位、线粒体状态、线粒体分布的变化。

线粒体基质中的质子被质子泵泵出膜外，产生线粒体膜电位，泵出的质子数也关系到线粒体活性的大小，进而反映出线粒体的状态（van Blerkom and Davis，2007）。受精过程中，卵母细胞的线粒体处于高度极化状态，精子易穿过卵透明带，反之，则精子无法穿过卵透明带，受精失败。受精的卵子中 mtDNA 拷贝数比退化卵子中的数量要高许多（Santos et al.，2006）。

### 4.2　精子受精过程中线粒体的变化

线粒体的变化对精子受精过程会有影响。受精过程中，精子线粒体的变化表现为被损坏、被卵母细胞蛋白酶体降解、被自身吞噬降解（Hajjar et al.，2014）。线粒体还会发生自噬。自噬是一种通过形成双层膜的自噬体包裹细胞质、细胞器和蛋白质聚合物，并运送至溶酶体进行分解代谢的过程（Youle and Narendra，2011）。当线粒体遭受损伤或发生功能障碍时，线粒体形态、膜电位、ATP 或 ROS 产物及钙离子稳态可能发生变化，这些变化会触发细胞发生自噬，降解受损或衰老的线粒体（Yen and Klionsky，2008），从而影响精子的受精。

## 5　线粒体对早期胚胎发育的影响

### 5.1　mtDNA 遗传瓶颈效应

mtDNA 遗传瓶颈效应是指在线粒体 DNA 遗传过程中，仅有一小部分的线粒体 DNA 能“被选中”在后代个体中保留下来。mtDNA 遗传瓶颈效应主要发生在两个时期：卵子发生时期及胚胎发育时期。第一次瓶颈效应早于卵母细胞成熟，使成熟的卵母细胞中线粒体 DNA 异质性降低，至于 mtDNA 的选择性保留机制目前尚未明了。有研究结果指向这样一种猜测：卵子发生时清除的是易致病的 mtDNA，即母体自身存在清除缺陷 mtDNA 的机制。第二次瓶颈效应发生在胚胎发育时期，体细胞 mtDNA 异质性明显下降，目前仍不清楚生殖细胞与体细胞 mtDNA 遗传瓶颈效应之间的联系与差别（Lee et al.，2012）。

### 5.2　线粒体在胚胎发育早期的变化

早期胚胎发育过程中线粒体的变化表现在线粒体状态的改变、mtDNA 的复制与突变、线粒体内的氧化磷酸化及氧自由基的产生与堆积等。早期胚胎发育过程中线粒体数目不变，通过结构状态的改变来提高氧化磷酸化效率从而促进胚胎发育（St John，2014）。在此期间，mtDNA 变化较大。mtDNA 拷贝数下降，可影响线粒体呼吸链上 13 种蛋白质亚基的转录及翻译，导致线粒体供能异常，影响受精卵和胚胎发育的质量。研究表明，mtDNA 拷贝数可作为预测卵母细胞和胚胎发育潜能的标志物（Ravichandran et al.，2017）。在缺乏线粒体的胚胎中可见细胞碎片，胚胎等级评分较低并且后续发育潜能降低（Chi et al.，2011）。

# 6 线粒体与卵巢衰老的联系

## 6.1 线粒体对卵巢衰老的影响

### 6.1.1 线粒体 ROS 与卵巢衰老

女性随着年龄的增长，机体的抗氧化能力逐渐降低，细胞内的氧自由基减少，ROS 堆积，卵母细胞线粒体长期暴露在 ROS 堆积的环境中，线粒体出现基因突变、功能异常的可能性会增加，会使卵巢发生衰老性变化，进而直接影响到卵母细胞的质量（De Paula et al.，2013）。与 nDNA 相比，mtDNA 没有组蛋白的保护，无有效的修复系统，处于高自由基环境中，故 mtDNA 更容易遭受氧化应激，导致线粒体结构改变，引起呼吸链功能障碍，ATP 减少，从而加剧 mtDNA 突变率及 ROS 产生，导致发生恶性循环。mtDNA 突变率是 nDNA 的 20 倍左右（Wang et al.，2013）。

### 6.1.2 mtDNA 突变与卵巢衰老

女性随着年龄的增长，卵巢中卵母细胞 mtDNA 的突变率和缺失率会显著增加（Takahashi et al.，2013）。到目前为止，已经找出了超过 150 种不同的 mtDNA 突变方式，其中最常出现的是位于第 8470～12 477 位的 mtDNA 4977 片段缺失，其缺失影响 ATPase 6、ATPase 8、细胞色素氧化酶Ⅲ和 NADQ-CoQ 氧化还原酶的几个亚基的表达，造成上述蛋白亚基缺失或异常，氧化磷酸化功能异常，产能障碍，导致细胞功能受损和组织衰老。该片段重排突变现象成为卵巢衰老的一个重要标志（Wang and Lü，2009）。

## 6.2 线粒体替代疗法

线粒体替代疗法即体外分离供体细胞的线粒体，通过显微注射植入 MⅡ卵细胞中，进而促进卵细胞成熟并提高受精发育能力，包括原核移植、线粒体移植或胞质移植、纺锤体移植和极体移植等，并取得了一定疗效（马翔和刘嘉茵，2016）。异体线粒体移植有异质性问题及伦理问题，故线粒体移植必须取自自身细胞并且含有高质量、没有基因缺失或突变的线粒体（Darbandi et al.，2016）。2001 年首次报道了应用患者自体卵丘颗粒细胞线粒体移植至卵母细胞进行辅助生殖，成功实现了 3 例临床妊娠（Tzeng et al.，2001）。但有研究认为，颗粒细胞并不适合用于分离提取线粒体，人成熟卵母细胞通常具有未分化状态的圆形线粒体，具有高电子密度基质，通常含有空泡嵴，而颗粒细胞中的线粒体处于分化状态，另外，人卵母细胞与其周围的颗粒细胞存在紧密联系，有研究表明“坏的”卵母细胞被含有“不健康”线粒体的颗粒细胞包围（Ogino et al.，2016）。

自体生殖系干细胞线粒体移植（autologous germline mitochondrial energy transfer，AUGMENT），为改善卵细胞质量提供了新的方向（Woods and Tilly，2015）。它通过单精子卵细胞质内注射（ICSI）术，将来源于卵巢干细胞的线粒体与精子一起注射到卵母细胞中，最大限度地避免了异质化风险，并改善了卵母细胞质量。

将线粒体从自体骨髓间充质干细胞中分离并移植到卵母细胞中，对胚胎质量差提供了一种新的潜在的治疗方法，可以拯救受损的卵母细胞，使胚胎发育正常化，最终获得满意的妊娠结局（方丛和黄睿，2018）。骨髓间充质干细胞是一种自我更新的多能干细胞，可以较容易从骨髓中分离获得，具有再生、免疫调节和抗微生物等作用。骨髓间充质干细胞的这些特征及丰富性，说明了骨髓间充质干细胞可作为线粒体分离的合适细胞类型之一（Jackson et al.，2016）。

## 参考文献


方丛，黄睿. 2018. 卵母细胞内注射自体骨髓线粒体获得男婴活产 1 例病例报道. 中华生殖与避孕杂志, 38(11): 937-939.

马翔，刘嘉茵. 2016. 卵巢储备功能减退患者再生育的治疗策略. 国际生殖健康/计划生育杂志, 35: 191-195.

Chappel S. 2013. The role of mitochondria from mature oocyte to viable blastocyst. Obstet Gynecol Int, 2013(2013): 183024.

Chi H J, Koo J J, Choi S Y, et al. 2011. Fragmentation of embryos is associated with both necrosis and apoptosis. Fertil Steril, 96(1): 187-192.

Darbandi S, Darbandi M, Khorshid H R, et al. 2016. Experimental strategies towards increasing intracellular mitochondrial activity in oocytes: a systematic review. Mitochondrion, 30: 8-17.

De Paula W B, Lucas C H, Agip A N, et al. 2013. Energy, ageing, fidelity and sex: oocyte mitochondrial DNA as a protected genetic template. Philos Trans R Soc Lond B Biol Sci, 368(1622): 20120263.

Hajjar C, Sampuda K M, Boyd I. 2014. Dual roles for ubiquitination in the processing of sperm organelles after fertilization. BMC Dev Biol, 2014: 6-14

Jackson M V, Morrison T J, Doherty D F, et al. 2016. Mitochondrial transfer via tunneling nanotubes is an important mechanism by which mesenchymal stem cells enhance macrophage phagocytosis in the *in vitro* and *in vivo* models of ARDS. Stem Cells, 34(8): 2210-2223.

Johnston I G, Williams B P. 2016. Evolutionary inference across eukaryotes identifies specific pressures favoring mitochondrial gene retention. Cell Syst, 2: 101-111.

Lee H S, Ma H, Juanes R C, et al. 2012. Rapid mitochondrial DNA segregation in primate preimplantation embryos precedes somatic and germline bottle neck. Cell Rep, 2012(1): 506-515.

Mishra P, Chan D C. 2014. Mitochondrial dynamics and inheritance during cell division, development and disease. Nat Rev Mol Cell Biol, 15(10): 634-646.

Ni F, Zhou Y, Zhang W X, et al. 2016. Mitochondrial variations in the *MT-ND4* and *MT-TL1* genes are associated with male infertility. Syst Biol Reprod Med, 63(1): 2-6.

Ogino M, Tsubamoto H, Sakata K, et al. 2016. Mitochondrial DNA copy number in cumulus cells is a strong predictor of obtaining good-quality embryos after IVF. J Assist Reprod Genet, 33(3): 367-371.

Pelliccione F, Micillo A, Cordeschi G, et al. 2011. Altered ultrastructure of mitochondrial membranes is strongly associated with unexplained asthenozoospermia. Fertil Steril, 95(2): 641-646.

Piombomi P, Focarelli R, Stendardi A, et al. 2012. The role of mitochondria in energy production for human sperm motility. Int J Androl, 35(2): 109-124.

Ravichandran K, Mccaffrey C, Grifo J, et al. 2017. Mitochondrial DNA quantification as a tool for embryo viability assessment: retrospective analysis of data from single euploid blastocyst transfers. Hum Reprod, 32(6): 1282-1292.

Santos T A, El Shourbagy S, St John J C. 2006. Mitochondrial content reflects oocyte variability and fertilization outcome. Fertil Steril, 85: 584-591.

Schwartz M, Vissing J. 2002. Paternal inheritance of mitochondrial DNA. N Engl J Med, 347: 576-580.

Shi Y L, Valencia A, Zhang J, et al. 2018. Biparental inheritance of mitochondrial DNA in humans. PNAS, 115(51): 13039-13044.

Shoubridge E A, Wai T. 2007. Mitochondrial DNA and the mammalian oocyte. Curr Top Dev Biol, 77(77): 87-111.

Spiropoulos J, Turnbull D M, Chinnery P F. 2002. Can mitochondrial DNA mutations cause sperm dysfunction? Mol Hum Reprod, 8(8): 719-721.

St John J. 2014. The control of mtDNA replication during differentiation and development. Biochim Biophys Acta, 1840(4): 1345-1354.

St John J C, Facucho-Oliveira J, Jiang Y, et al. 2010. Mitochondrial DNA transmission, replication and inheritance: a journey from the gamete through the embryo and into offspring and embryonic stem cells. Hum Reprod Update, 16(5): 488-509.

St John J C, Sakkas D, Barratt C L. 2000. A role for mitochondrial DNA and sperm survival. J Androl, 21(2): 189-199.

Takahashi T, Inaba Y, Bathgate R, et al. 2013. Supplementation of culture medium with L-carnitine improves development and cryotolerance of bovine embryos produced *in vitro*. Reprod Fertil Dev, 25(4): 589-599.

Takumi T, Neri Q V, Katagiri Y, et al. 2005. Effect of treating induced mitochondrial damage on embryonic development and epigenesis. Bio Reprod, 72(3): 584-590.

Tremellen K. 2008. Oxidative stress and male infertility-a clinical perspective. Hum Reprod Update, 14(3): 243-258.

Tzeng C, Hsieh R, Chang S, et al. 2001. Pregnancy derived from mitochondria transfer (MIT) into oocyte from patient's own cumulus granulosa cells (cGCs). Fertil Steril, 76: S67-S68.

van Blerkom J, Davis P. 2007. Mitochondrial signaling and fertilization. Mol Hum Reprod, 13(11): 759-770.

Wang C H, Wu S B, Wu Y T, et al. 2013. Oxidative stress response elicited by mitochondrial dysfunction: implication in the pathophysiology of aging. Exp Biol Med, 238: 450-460.

Wang J, Lü Y Y. 2009. Mitochondrial DNA 4977-bp deletion correlated with reactive oxygen species production and manganese superoxide dismutase expression in gastric tumor cells. Chin Med J (Engl), 122: 431-436.

Woods D C, Tilly J L. 2015. Autologous germline mitochondrial energy transfer (AUGMENT) in human assisted reproduction. Semin Reprod Med, 33: 410-421.

Yen W L, Klionsky D J. 2008. How to live long and prosper: autophagy, mitochondria, and aging. Physiology (Bethesda), 23(5): 248-262.

Youle R J, Narendra D P. 2011. Mechanisms of mitophagy. Nat Rev Mol Cell Biol, 12(1): 9-14.

Zeng H T, Ren Z, Yeung W S, et al. 2007. Low mitochondrial DNA and ATP contents contribute to the absence of birefringent spindle imaged with PolScope in *in vitro* matured human oocytes. Hum Reprod, 22(6): 1681-1686.

# 植入前遗传学诊断技术的临床应用进展

黄伟伟　胡　蓉　卢　建　尹爱华*

广东省妇幼保健院，广州

**摘　要**　植入前遗传学诊断适用于患有遗传病的夫妇，利用单精子卵细胞质内注射（ICSI）进行授精，在胚胎植入前对胚胎进行活检，并对遗传物质进行分子遗传学检测，通过评估筛选将条件最优的胚胎移植。随着基于芯片杂交技术及全基因组扩增技术的不断优化和成熟，尤其是近年来第二代测序技术的不断进步，以辅助生殖技术及分子遗传学诊断为基础的PGD也日益发展。本文主要就PGD的检测范围、活检方法及目前该领域中应用的分子遗传学检测技术进行总结。

**关键词**　植入前遗传学诊断，染色体异常，单基因病，全基因组扩增，第二代测序技术

植入前遗传学诊断（preimplantation genetic diagnosis，PGD）和植入前遗传学筛查（preimplantation genetic screening，PGS），均是指在植入母体前对胚胎进行一系列遗传学检测。目前，PGD主要用于有明确致病基因的单基因病、染色体异常的携带者及人类白细胞抗原（human leucocyte antigen，HLA）配型的靶向检测，而PGS则是一种低危险度的PGD，即对染色体非整倍体进行遗传学筛查，主要适用于高龄产妇、复发性自然流产者、反复种植失败者和严重的男性因素不育症患者（《胚胎植入前遗传学诊断/筛查技术专家共识》编写组，2018）。1990年Handyside用聚合酶链反应（polymerase chain reaction，PCR）筛选出了女性胚胎，可预防X连锁隐性遗传病的男性患儿出生，完成了世界首例PGD诊断（Handyside et al.，1990）。早期主要通过PCR、荧光原位杂交（fluorescence *in situ* hybridization，FISH）技术进行单基因病、染色体异常的胚胎遗传学检测，随着分子生物学技术的发展，特别是胚胎冷冻、活检、单细胞全基因组扩增（whole genome amplification，WGA）技术的进步，染色体微阵列分析技术、第二代测序在PGD中的应用越来越广泛（张宁媛等，2018）。

## 1　PGD检测范围

### 1.1　单基因病

随着人类基因组测序的完成和高通量测序技术的发展，越来越多的致病基因被发

*通讯作者：yinaihua@vip126.com

现。单基因病是由单个基因突变引起的疾病，符合孟德尔遗传规律。单基因病的遗传方式包括常染色体显性遗传、常染色体隐性遗传、X 连锁显性遗传、X 连锁隐性遗传、Y 连锁遗传和线粒体遗传。基因突变类型有碱基置换、缺失突变、插入突变、重复序列等（Kearns et al.，2005）。常见的常染色体隐性遗传病主要有囊性纤维化、β-地中海贫血、镰状细胞贫血和脊髓性肌萎缩，而常染色体显性遗传病主要包括神经纤维瘤病、亨廷顿病（HD）、强直性肌营养不良 1 型和进行性神经性腓骨肌萎缩症（CMT）等（Wu et al.，2014）。囊性纤维化是高加索人群中最常见的常染色体隐性遗传病，主要是 *CFTR* 基因突变影响肺部功能，有超过 1000 多种突变，但最常见的是三碱基对缺失（p.Phe508del）；世界范围内影响最广泛的遗传疾病是地中海贫血，特别是我国的华南地区，该遗传病是由 α-珠蛋白基因、β-珠蛋白基因突变导致的，常见的有 3 种 α-珠蛋白缺失型突变和 17 种 β-珠蛋白点突变（Ben-Nagi et al.，2016）。大多数遗传病在婴幼儿期、儿童期发病，而有些遗传病在成人期发病，如亨廷顿病和脊髓小脑性共济失调等，这两种病是基因突变或三核苷酸序列重复导致的，患者在他们的生命后期病情发展越来越严重，呈渐进式，一般只能对症治疗（Lee et al.，2017）。另外，还有一些易感性基因突变的遗传病也可以进行 PGD，最常见的癌症易感性基因是 *BRCA1* 和 *BRCA2*，该基因的突变与乳腺和卵巢肿瘤相关，女性 *BRCA1* 突变携带者患乳腺癌或卵巢癌的风险分别为 60%～80%和 30%～60%，*BRCA2* 突变的女性携带者患乳腺癌的风险为 5%～20%（Ben-Nagi et al.，2016）。

## 1.2 人类白细胞抗原配型

PGD 的另一种适应证是人类白细胞抗原（HLA）配型，6 号染色体上的基因座含有许多编码细胞表面抗原呈递蛋白的基因，这些基因在免疫系统中起主要作用。当一个家庭有镰状细胞贫血、地中海贫血或白血病等严重疾病的患儿时，有 HLA 匹配的脐血或骨髓就可以进行干细胞移植治疗，然而，寻找到与患者 HLA 相容的脐血、骨髓捐献者很难。

PGD-HLA 配型是选择与患儿 HLA 相匹配的正常胚胎进行移植，对移植成功的胚胎在婴儿出生时收集脐带血干细胞用于移植，可以为家庭中患病的兄弟姐妹提供治愈疾病的机会，另外家庭中也多了一个健康的成员。地中海贫血是我国广东、广西地区常见的遗传性疾病，脐血或骨髓移植是一种有效的治疗地中海贫血患儿的方法，能减少定期输血的次数及铁超载的并发症，已经有越来越多的 PGD-HLA 成功应用病例（刘新颜等，2016；Ben-Nagi et al.，2016；Wu et al.，2014）。

## 1.3 染色体异常

染色体异常可分为数目异常和结构异常。染色体数目异常（非整倍体）是减数分裂或有丝分裂过程中染色体不能平均地分到 2 个子细胞内而导致的。染色体数目异常的携带者（47,XXX/47,XYY 及其嵌合体）一般没有生育问题，但可能有异常的配子产生，导致胚胎染色体异常，主要是性染色体非整倍性，另外染色体 13、16、18 和 21 数目异常也被检测到（Rubio，2010）。

在减数分裂或有丝分裂过程中，非同源染色体之间进行交换，可以导致染色体结构异常。染色体结构异常包括缺失、重复、插入、易位、倒位等，结构性重排可以同时发生在相同或不同的染色体间。结构重排（罗伯逊易位和相互易位，倒位）的携带者，染色体拷贝数无变化，表型正常，但有可能产成异常配子，从而对生育的子代染色体有影响。染色体易位是最常见的染色体结构异常，平衡易位发生率为 1/1000～1/500，在因染色体结构异常而行 PGD 的夫妻中，大部分是染色体易位（罗伯逊易位、相互易位）的携带者。染色体相互易位引起胚胎染色体异常的发生率最高，罗伯逊易位和倒位引起的不平衡胚胎百分比相似。对染色体数目、结构异常携带者进行 PGD，减少了孕妇流产和后代染色体不平衡的风险（范俊梅等，2015；刘茜桐等，2016）。

## 1.4 植入前遗传学筛查

植入前遗传学筛查（PGS）又称为植入前胚胎非整倍体检测（preimplantation genetic testing for aneuploidy，PGT-A），欧洲人类生殖与胚胎学会（ESHRE）PGD 协作组报告，PGS 占 PGD 一半以上（Goossens et al.，2009）。利用 PGS 技术对 24 条染色体进行非整倍体检测，可改善体外受精（*in vitro* fertilization，IVF）胚胎妊娠结果。PGS 适用于核型正常，但伴有不良生殖结局的夫妇。在 PGS 中，数目异常的染色体主要是 13、14、15、16、17、18、21、22、X 和 Y，占胚胎非整倍体异常的 82%（Kearns et al.，2005），染色体非整倍体的胚胎可引起胚胎发育不良、流产，从而导致 IVF 失败。

### 1.4.1 复发性流产及高龄产妇

复发性流产（recurrent miscarriage，RM）是指在妊娠 20 周之前或胎儿体重＜500g，发生 2 次及以上的自然流产（或胚胎停育），在妊娠妇女中的发生率为 2%～5%，且随流产次数增加，复发风险增加。RM 病因比较复杂，主要包括子宫、感染、内分泌、免疫、遗传因素等，在这些可识别的病因中，50%～60%是由胚胎染色体非整倍性异常引起的。高龄女性（≥38 岁）自然妊娠和 IVF 妊娠的成功率都显著下降，而卵母细胞和胚胎非整倍体发生率增加，引起流产概率增加或患有遗传病（如唐氏综合征）婴儿的出生。胚胎染色体异常是导致早期流产和胎儿先天性畸形、发育迟缓等异常的重要原因之一，PGS 能减少临床流产率，相对缩短获得成功受孕的时间，但费用高，不能提高活产率（杨春凤和张建平，2015）。

### 1.4.2 反复植入失败

反复植入失败（repetitive implantation failure，RIF）是指连续种植 3 次及以上、植入 4～6 个卵裂期优质胚胎或 3 个及以上的囊胚期优质胚胎，没有获得临床妊娠。虽然辅助生殖技术不断进步，但 IVF 临床种植成功率只有 40%～60%。有多种因素与反复种植失败有关，如子宫内膜接受性障碍、病理子宫、不成熟的移植技术，但胚胎非整倍体被认为是导致 RIF 最常见的因素。在 RIF 患者中，胚胎染色体异常的发生率是正常对照的 2 倍，提示 PGS 对 RIF 有改善作用（Wang et al.，2010）。

### 1.4.3 严重的男性因素不育症

在 PGS 中，严重的男性因素（severe male factor，SMF）不育包括以下几种情况：严重的少精子症，无精子症和畸形精子症；精子染色体异常增加；男性异常减数分裂和化疗（Rubio，2010）。精子数目及形态异常的男性不育患者中，精子非整倍体概率增加，有 27%～34%的精子是非整倍体（Kearns et al.，2005）。有研究报道在精子异常的患者中，胚胎染色体异常的发生率较高，主要有染色体非整倍体及嵌合，最常见的是性染色体异常（Rodrigo et al.，2010）。对 SMF 夫妇行单精子卵细胞质内注射（intracytoplasmic sperm injection，ICSI）后进行 PGS，SMF 夫妇更有可能获得一个正常的婴儿。

# 2 PGD 中的活检方法

## 2.1 极体活检

极体是卵母细胞第一减数分裂或受精后第二减数分裂产生的物质。极体活检（polar body biopsy）只能检测来自母系的遗传物质，虽然极体活检比胚胎活检侵入性小，但不能反映父系遗传物质对胚胎的影响；极体活检的单细胞少，PCR 过程中可能存在等位基因丢失（allele dropout，ADO），另外极体活检操作难度也较大，目前临床应用较少（Traeger，2017）。

## 2.2 卵裂球活检

卵裂球活检（blastomere biopsy），是指卵子体外受精后第 3 天，胚胎发育到 6～8 细胞的卵裂期，从中取出 1～2 个细胞。卵裂球活检相对于极体活检，优势在于能够同时反映父母源遗传因素；缺点是卵裂期胚胎染色体嵌合率较高，检测结果不能反映胚胎染色体实际情况，从而导致误诊；另外，卵裂球细胞被称为全能细胞，活检对胚胎移植和活产率有影响（Sullivan-Pyke and Dokras，2018）。

## 2.3 囊胚活检

囊胚活检（blastula biopsy），是指在受精后的第 5～6 天，胚胎生长到囊胚期，胚胎细胞发育成滋养外胚层细胞和内胚层细胞，取滋养外胚层 5～10 个细胞进行检测。随着胚胎冷冻和复苏技术日益成熟，越来越多的 PGD 中心从卵裂球活检转向优点更多的囊胚活检。胚胎从卵裂球到囊胚期发育过程中，有优胜劣汰、自然选择的过程；取滋养外胚层细胞进行活检，对胎儿细胞损伤小；囊胚期胚胎嵌合率较低；单细胞扩增总是有扩增失败、污染和等位基因丢失（allele dropout，ADO）等风险。囊胚活检取得的细胞量大，可以降低这些风险，检测结果更准确；卵裂球活检后，胚胎继续培养到囊胚期移植，中间只有2～3天检测时间，而囊胚活检后，冻存胚胎，等PGD完成后再进行胚胎复苏、移植，检测时间比较充裕（Sueoka，2016）。

# 3 PGD中遗传学分析技术的应用

## 3.1 聚合酶链反应技术

聚合酶链反应（PCR）是最早用于PGD的技术，对致病基因相关位点设计靶向引物对活检细胞DNA进行PCR扩增，主要用于单基因病的诊断，可结合限制性片段长度多态性（RFLP）、第一代测序、毛细管电泳等方法，实现对基因突变的快速检测。PCR在单细胞水平的PGD检测中主要存在扩增失败、PCR污染、等位基因丢失等问题（蔡笑梅和黄家学，2014），扩增失败主要是由于单细胞水平DNA模板量很低，操作过程中细胞自发裂解，活检的是无核或退化细胞等。PCR污染主要是扩增底物被其他基因组DNA及PCR产物污染，可在分区实验室、严格实验操作等方面进行控制，在PCR过程中设置阴性对照进行质控。单细胞扩增ADO发生率为5%～15%，对于常染色体显性遗传病，ADO会导致异常胚胎的植入而发生误诊，临床中常采用多重PCR方法进行短串联重复序列（STR）连锁分析以提高诊断的准确性，减少ADO误诊（刘嘉茵，2013；Sermon，2017）。

## 3.2 荧光原位杂交技术

荧光原位杂交（FISH）技术是用荧光标记的探针与细胞染色体DNA进行杂交，通过荧光显微镜观察荧光信号的有无来诊断染色体相关疾病，主要用于染色体非整倍体、易位和性连锁疾病检测，具有污染的概率小、检测时间短等优点。但FISH过程中单细胞不易固定、荧光显微镜每次只能进行4～5种不同荧光探针信号的检测，需要对单细胞进行多轮杂交来提高FISH的检测通量，而荧光信号也会随着杂交次数的增多而减弱，其准确性会受影响，通常检测不超过10条染色体，不能对染色体非整倍体、染色体重排进行全面检测；另外，针对不同的染色体病需要定制不同的探针，FISH现在渐渐被染色体微阵列分析技术或第二代测序所取代（鲁琳琳和白晓红，2012；Demko et al.，2010）。

## 3.3 单细胞全基因组扩增技术

在单细胞水平直接进行PGD检测，只能进行一次PCR扩增，检测的通量有限，而单细胞全基因组扩增（WGA）技术能够对单细胞全基因组进行扩增，使单细胞DNA量从皮克（pg）级放大到微克（μg）级，充足的WGA产物使得可以进行后续遗传检测，特别是能满足染色体微阵列分析技术、高通量测序对样本量的需要。目前，WGA常用的有三种方法：基于 PCR 的方法、多重置换扩增法（multiple displacement amplification，MDA）、多次退火环状循环扩增法（multiple annealing and looping-based amplification cycle，MALBAC）（范俊梅等，2014）。基于 PCR 的方法主要有简并寡核苷酸引物 PCR（DOP-PCR）、扩增前引物延伸 PCR（PEP）；多重置换扩增法（MDA）主要是利用 φ29 DNA 聚合酶、随机引物进行全基因组扩增；多次退火环状循环扩增法（MALBAC）通过线性预扩增来无选择偏见地扩增整个基因组。基于 PCR 的方法、MDA 这两种方法在临床中应用较为广泛，MDA 在单基因病 PGD 中应用较多（Sueoka，2016），MALBAC 为最近几年的新方法，在临床中应用也越来越多。WGA 存在一定程度的 ADO 和覆盖度偏差，许多实验室使用植入前遗传学单体型（preimplantation genetic haplotype，PGH）的方法进行 PGD（Campbell and Porteous，2018），通过构建与疾病相关的等位基因的单体型，进行连锁分析，来确定胎儿是否遗传了致病基因，减少 ADO 误诊（Sanders and Griffin，2017）。

## 3.4 染色体微阵列分析技术

目前 PGD 染色体微阵列分析（chromosome microarray analysis，CMA）技术最常用的基因芯片有两种：比较基因组杂交（comparative genome hybridization，CGH）基因芯片与单核苷酸多态性（single nucleotide polymorphism，SNP）基因芯片（朱洁茹等，2016），这两种技术也有着很大的差异。

CGH 技术首先将待测样本 DNA 和正常对照 DNA 分别用两种不同荧光标记，然后与高密度探针的芯片进行竞争性杂交结合，以激发产生荧光信号，通过比较两者荧光信号强度值，判断待测样本遗传物质是否发生异常（Wou et al.，2016）。由于其检测时间短（24h），无需对异常位点设计特殊探针，可覆盖 24 条染色体进行染色体非整倍体数目异常、染色体结构微重复和微缺失的遗传学检测，从而获取全基因组水平上异常区域的位置及大小信息。但其只能检测染色体非平衡重排引起的拷贝数异常（微缺失或微重复），对于无拷贝数变化的染色体异常（如染色体平衡易位及倒位等）则无法检测。此外，对于多倍体、单倍体及嵌合体、单亲二倍体胚胎的检测也具有一定的局限性（范俊梅等，2014）。

SNP 技术是基于单核苷酸多态性位点探针的一种染色体微阵列分析技术。相比于 CGH 技术，SNP 技术不仅能检测全部染色体的数目异常及染色体非平衡重排引起的异常，还能检测嵌合比例大于 20%的嵌合体、单倍体及多倍体、单亲二倍体等（Stosic et al.，2018）。另外，SNP 还能在 PGD 胚胎家系样本中进行 SNP 分型，建立 SNP 单体型图，从而对部分单基因病进行分子遗传学检测。此外，通过检测父母及家系成员的遗传信息，可进一步判断鉴别单亲二倍体胚胎（明确来源），在 PGD 应用中具有更加明显的优势（Handyside et al.，2010）。但染色体微阵列分析技术不能鉴别染色体平衡易位胚胎与正常胚胎（Bisignano et al.，2011）。

## 3.5 第二代测序技术

第二代测序（next generation sequencing，NGS）技术是基于高通量的边合成边测序的一种分子检测技术。它不仅能全面检测染色体非整倍性及染色体非平衡异常，还能检测单核苷酸水平上的基因突变（单基因病）。故应用 NGS 可对胚胎进行多种染色体异常、单基因病等遗传相关检测（Treff et al.，2013；Talkowski et al.，2011）。由于胚胎活检等辅助生殖技术的不断成熟，全基因组扩增及高通量测序技术的不断进步，NGS 逐渐成为更具优势的新 PGD 方法，大多数 PGD 中心正在朝着基于 NGS 的方向发展。近来有研究报道低测序深度、低覆盖度的 NGS 就可准确地检测胚胎非整倍体和非平衡染色体重排，成本较 SNP 技术更低，检测时间更短，更具经济性和及时性（Yin et al.，2013）。此外，NGS 不仅可检测已知突变位点，还能获取未知的新的突变位点，并可根据实际需要调整覆盖度、测序深度进行遗传检测，分辨率更高，这对于胚胎植入前的单基因病的诊断十分必要。

由于 WGA 存在一定的偏倚如 ADO、优势偏移扩增等，以单细胞 WGA 产物进行 NGS，会对 NGS 结果的分析造成一定的干扰。此外，NGS 对于染色体上一些特殊结构如着丝粒和端粒区域仍不能准确检测（邱碧原和杨季云，2018）。NGS 产出信息覆盖全基因组，数据量大，使得胚胎筛选过程中的考虑因素更多，这需要较好的生物信息分析能力。

# 4　结　语

自 1990 年首例 PGD 应用于临床以来，PGD 帮助很多家庭获得了健康的婴儿，避免了有遗传缺陷的患儿出生，以及孕妇终止妊娠所造成的身体伤害。随着技术的进步，PGD 检测遗传病的范围不断扩大，同时也有越来越多的分子生物学技术可供选择，然而这些技术各有优缺点（张静等，2015）。PCR 主要用于检测单基因病，具有检测时间短的优点，但也有检测通量有限、易污染、扩增失败、ADO 等缺点。FISH 主要用于检测染色体非整倍体、易位和性连锁疾病，具有污染的概率小、检测时间短等优点，但只能对少数几条染色体检测。染色体微阵列分析技术主要是对染色体非整倍体、微缺失和微重复进行检测，能覆盖所有染色体，分辨率可达 3～5Mb，但针对单基因病的基因芯片较少，且基因芯片价格也较高。近 10 年来，NGS 在 PGD 中的应用快速发展，NGS 除了能对所有染色体拷贝数异常进行检测，还能通过单体型家系分析进行单基因病检测，具有通量高、检测结果准确等特点。囊胚活检具有低嵌合率和低 ADO 率等优点，可以预见越来越多的 PGD 中心将会采用囊胚活检、NGS 进行胚胎植入前遗传学检测。

## 参 考 文 献

蔡笑梅，黄家学. 2014. 胚胎植入前遗传诊断技术的应用分析. 中国优生与遗传杂志, 22(5): 1-3.

范俊梅，David C，刘忠宇，等. 2015. 染色体易位-胚胎植入前诊断的研究进展. 生殖与避孕, 35(6): 415-419.

范俊梅，李娜，刘忠宇，等. 2014. 应用基因组杂交、单核苷酸芯片及二代测序技术开展植入前染色体异常诊断. 中国实用妇科与产科杂志, 30(7): 565-570.

刘嘉茵. 2013. 胚胎植入前遗传学诊断进展. 中国产前诊断杂志(电子版), 5(2): 1-3.

刘茜桐, 田莉, 师娟子. 2016. 胚胎植入前遗传学诊断和筛查的研究进展. 中国妇幼健康研究, 27(1): 123-126.

刘新颜, 王静, 曾艳红, 等. 2016. β地中海贫血基因检测结合HLA配型的胚胎植入前遗传学诊断技术的临床应用. 中华妇产科杂志, 51(7): 491-496.

鲁琳琳, 白晓红. 2012. FISH在罗伯逊易位携带者胚胎植入前遗传学诊断中的应用. 国际生殖健康/计划生育杂志, 31(2): 115-118.

《胚胎植入前遗传学诊断/筛查技术专家共识》编写组. 2018. 胚胎植入前遗传学诊断/筛查技术专家共识. 中华医学遗传学杂志, 35(2): 151-155.

邱碧原, 杨季云. 2018. 高通量测序技术在胚胎植入前诊断中的应用. 医学综述, 24(12): 2318-2327.

杨春凤, 张建平. 2015. 复发性流产相关染色体异常问题. 中国实用妇科与产科杂志, (9): 876-880.

张静, 吕睿, 吕永焕, 等. 2015. 胚胎植入前遗传学诊断和筛查的研究进展. 国际生殖健康/计划生育杂志, 34(3): 243-247.

张宁媛, 黄国宁, 范立青, 等. 2018. 胚胎植入前遗传学诊断与筛查实验室技术指南. 生殖医学杂志, 29(9): 819-826.

朱洁茹, 欧建平, 朱伟杰. 2016. 基因测序在胚胎植入前遗传学诊断应用的研究进展. 生殖与避孕, 36(8): 666-671.

Ben-Nagi J, Serhal P, Sengupta S, et al. 2016. Preimplantation genetic diagnosis: an overview and recent advances. Obstet Gynaecol, 18(2): 99-106.

Bisignano A, Wells D, Harton G, et al. 2011. PGD and aneuploidy screening for 24 chromosomes: advantages and disadvantages of competing platforms. Reprod Biomed Online, 23(6): 677-685.

Campbell J, Porteous M. 2018. Preimplantation genetic diagnosis. Obstet Gynaecol Reprod Med, 28(2): 31-38.

Demko Z P, Rabinowitz M, Johnson D. 2010. Current methods for preimplantation genetic diagnosis. J Clin Embryol, 13(1): 6-12.

Goossens V, Harton G, Moutou C, et al. 2009. ESHRE PGD Consortium data collection IX: cycles from January to December 2006 with pregnancy follow-up to October 2007. Hum Reprod, 24(8): 1786-1810.

Handyside A H, Harton G L, Mariani B, et al. 2010. Karyomapping: a universal method for genome wide analysis of genetic disease based on mapping crossovers between parental haplotypes. J Med Genet, 47(10): 651-658.

Handyside A H, Kontogianni E H, Hardy K, et al. 1990. Pregnancies from biopsied human preimplantation embryos sexed by Y-specific DNA amplification. Nature, 344(6268): 768-770.

Kearns W G, Pen R, Graham J, et al. 2005. Preimplantation genetic diagnosis and screening. Semin Reprod Med, 23(4): 336-347.

Lee V C Y, Chow J F C, Yeung W S B, et al. 2017. Preimplantation genetic diagnosis for monogenic diseases. Best Pract Res Clin Obstet Gynaecol, 44: 68-75.

Rodrigo L, Mateu E, Peinado V, et al. 2010. Impact of sperm chromosomal abnormalities on the chromosomal constitution of preimplantation embryos. Reprod Biomed Online, 94(4): 1380-1386.

Rubio C. 2010. Update on preimplantation genetic diagnosis for chromosomal abnormalities. Expert Rev Mol Diagn, 10(8): 973-976.

Sanders K D, Griffin D K. 2017. Chromosomal preimplantation genetic diagnosis: 25 years and counting. J Fetal Med, 4(2): 51-56.

Sermon K. 2017. Novel technologies emerging for preimplantation genetic diagnosis and preimplantation genetic testing for aneuploidy. Expert Rev Mol Diagn, 17(1): 71-82.

Stosic M, Levy B, Wapner R. 2018. The Use of chromosomal microarray analysis in prenatal diagnosis. Obstet Gynecol Clin North Am, 45(1): 55-68.

Sueoka K. 2016. Preimplantation genetic diagnosis: an update on current technologies and ethical considerations. Reprod Med Biol, 15(2): 69-75.

Sullivan-Pyke C, Dokras A. 2018. Preimplantation genetic screening and preimplantation genetic diagnosis.

Obstet Gynecol Clin North Am, 45(1): 113-125.
Talkowski M, Ernst C, Heilbut A, et al. 2011. Next-generation sequencing strategies enable routine detection of balanced chromosome rearrangements for clinical diagnostics and genetic research. Am J Hum Genet, 88(4): 469-481.
Traeger S J. 2017. Pre-implantation genetic diagnosis. Best Pract Res Clin Obstet Gynaecol, 39: 74-88.
Treff N R, Fedick A, Tao X, et al. 2013. Evaluation of targeted next-generation sequencing-based preimplantation genetic diagnosis of monogenic disease. Fertil Steril, 99(5): 1377-1384.
Wang N, Zheng Y M, Li L, et al. 2010. Preimplantation genetic screening: an effective testing for infertile and repeated miscarriage patients? Obstet Gynecol Int, 2010(1): 120130.
Wou K, Levy B, Wapner R J. 2016. Chromosomal microarrays for the prenatal detection of microdeletions and microduplications. Clin Lab Med, 36(2): 261-276.
Wu P, Whiteford M L, Cameron A D. 2014. Preimplantation genetic diagnosis. Semin Reprod Med, 24(3): 67-73.
Yin X Y, Tan K, Vajta G, et al. 2013. Massively parallel sequencing for chromosomal abnormality testing in trophectoderm cells of human blastocysts. Biol Reprod, 88(3): 69.

# 无创产前检测技术应用于防控出生缺陷

刘丽丽*

沈阳东方菁华医院，沈阳

**摘　要**　传统的产前诊断采用侵入性取样方法，如绒毛取样、羊水穿刺和胎儿脐静脉穿刺等，这些操作虽然可以确诊胎儿是否患有染色体非整倍体，但穿刺伤口可能导致感染、一定概率的流产等风险。无创产前检测技术是通过采集孕妇外周血，提取胎儿游离 DNA，采用新一代高通量测序技术，结合生物信息分析，得出胎儿患染色体非整倍体［21 三体（21 三体综合征又称唐氏综合征）、18 三体、13 三体）］的方法。随着科技发展，该技术有望扩大临床应用范围，防控更多种遗传病导致的缺陷儿出生。

**关键词**　无创产前检测技术，胎儿游离 DNA，出生缺陷，优生优育

据世界卫生组织的数据，全球的出生缺陷发生率为 3%～6%，每年有近 800 万的出生缺陷儿降生。目前，我国出生缺陷总发生率约为 5.6%，每年新增出生缺陷儿 80 万～90 万例。出生缺陷是危害人类健康的三大疾病之一（Lobo and Zhaurova，2008），而发生率排在前三位的比较严重的出生缺陷疾病分别为先天性心脏病、神经管缺陷及唐氏综合征。预防出生缺陷，势在必行。在各项防控措施中，无创产前检测（non-invasive prenatal testing，NIPT）技术是目前有效的产前筛查手段。NIPT 是一项基于孕妇外周血中胎儿游离 DNA 的新型产前检测技术，这项技术由香港中文大学卢煜明教授发明（Lo et al.，1997），卢教授于 1997 年通过荧光定量 PCR 技术，在怀有男性胎儿的孕妇外周血液中扩增到 Y 染色体特异 DNA 序列，从而证实了在母体外周血液中存在少量胎儿游离 DNA（cell free fetal DNA，cff-DNA）。

## 1　NIPT 技术在染色体非整倍体筛查方面的应用

通过对孕妇血浆游离 DNA 的测序及定量分析，可以实现对胎儿唐氏综合征的临床诊断（Chiu et al.，2008）。通过对母体血浆中胎儿游离 DNA 的分析测序，绘制出胎儿的全基因组图谱（Lo et al.，2010）。女性妊娠以后，在孕 4～8 周时即可在外周血中检测到胎儿游离 DNA 片段成分，在妊娠 7 周后检测结果最为可靠，胎儿游离 DNA 浓度随着孕周的增加而不断提高，孕 12～24 周胎儿游离 DNA 含量比较稳定（吴丽芳等，2016），

*通讯作者：1298360028@qq.com

从孕妇外周血中提取的 DNA 成分有两种：一种是来源于胎盘滋养层细胞的 cff-DNA，以短片段形式存在，长度峰值约为 143bp；另一种来源于母体自身 DNA 片段，长度峰值约为 166bp。前者占后者的 15%～20%。胎儿游离 DNA 片段半衰期比较短，胎儿出生后在母体中快速分解，2h 后几乎检测不到，因此不会影响再次妊娠的胎儿无创产前筛查结果检测（Lo et al.，1998）。随着高通量测序技术的飞速发展，提取孕妇外周血中胎儿游离 DNA 进行胎儿非创伤性产前诊断技术，开始逐渐在世界范围内得到广泛的认可并临床应用于唐氏综合征的筛查（Taneja et al.，2017；Zhu et al.，2017）。

但目前该技术仅作为临床一项产前筛查手段，针对的目标疾病为 21 三体综合征、18 三体综合征和 13 三体综合征。我国于 2016 年发布的 NIPT 临床应用规范，明确了现阶段 NIPT 的目标疾病仅限于此 3 个综合征。美国于 2011 年开始将 NIPT 应用于高风险人群、2012 年开始应用于低风险人群，2016 年美国妇产科医师学会（American College of Obstetricians and Gynecologists，ACOG）、母胎医学协会（Society for Maternal-Fetal Medicine，SMFM），以及美国医学遗传学与基因组学学会（American College of Medical Genetics and Genomics，ACMGG）都更新了各自的指南，提出 NIPT 可应用于全年龄段的孕妇筛查。

## 2 NIPT 技术在单基因遗传病诊断方面的应用

一些生物公司近年推出了扩展检测范围的升级版 NIPT（NIPT-plus），升级之后的 NIPT 不仅可以检测 21 三体综合征、18 三体综合征及 13 三体综合征，还可以同时筛查出性染色体非整倍体疾病及大于 2Mb 的染色体非整倍体片段的异常。国内外也有将 NIPT 扩展应用于单基因遗传病临床诊断的报道。

采用等位基因特异性荧光 PCR 为夫妻双方均为不同 β-地中海贫血基因突变者进行产前诊断，在不携带 β-地中海贫血 CD41/42（–CTTT）突变的妊娠妇女血浆中，定性检测胎儿中的父源性这一突变基因的存在状况，从而通过排除父源性突变来判断检测对象是否为受累胎儿（Chiu et al.，2002）。2010 年 Lo 等也提出无创产前诊断对地中海贫血的临床应用（Lo et al.，2010）。多篇文献报道（Ding et al.，2004；Li et al.，2005；Chan et al.，2010；Yan et al.，2011），针对基因突变类型相同的双亲，采用基于单核苷酸多态性（SNP）单体型的连锁分析方法检测胎儿的基因型，通过连锁信息间接诊断父源性突变等位基因是否遗传给了胎儿。此方案应用于 β-地中海贫血点突变及 α-地中海贫血常见缺失类型的无创产前诊断。还有一例先天性耳聋家庭，通过胚胎植入前遗传学诊断（preimplantation genetic diagnosis，PGD）技术成功妊娠后，对孕妇的无创产检样本做唐氏综合征产前筛查时，进行耳聋靶基因的检测，从而确认胎儿的情况，最终使孕妇生育出健康婴儿。英国也针对 X 连锁致病基因携带者或先天性肾上腺皮质增生症（congenital adrenal hyperplasia，CAH）基因携带者家庭出台了相关指南，可通过 NIPT 确认胎儿的性别以助后期的妊娠和治疗（高媛和陈子江，2016；Xiong et al.，2015）。

## 3 NIPT 技术在恶性肿瘤的意外发现方面的应用

近年通过 NIPT 意外发现孕期合并恶性肿瘤的案例陆续被报道。Osborne 等（2013）在无创产前基因检测失败的孕妇中，检出一名孕妇同时出现了 13 号和 18 号染色体多倍体，但胎儿核型正常，后来确诊为阴道来源的小细胞癌。Bianchi 等（2015）在 125 426 例接受无创产前基因检测的孕妇中，发现 3757 例出现 13、18、21、X 或 Y 多倍体的孕妇，其中 10 例被确诊为孕期恶性肿瘤。对 4000 例孕妇进行无创产前基因检测，有 3 例检测结果异常，分别被确诊为 1 例双侧卵巢癌、1 例滤泡性淋巴瘤和 1 例霍奇金淋巴瘤（Amant et al.，2015）。通过对 43 205 例肿瘤样本细胞遗传学和染色体分析，检出其中有 68%的实体瘤会出现染色体非整倍体（Duijf et al.，2013）。这是由于母亲罹患肿瘤时，肿瘤细胞 DNA 脱落或凋亡后释放进入母体循环系统，这些 DNA 称为循环肿瘤 DNA（ctDNA）。ctDNA 被认为是一种具临床应用前景的新型肿瘤标志物。当 NIPT 受检孕妇伴有恶性肿瘤时，受到基因组异常的 ctDNA 影响，孕妇会出现全基因组拷贝数严重变异，多条染色体离群，从而干扰对胎儿染色体异常结果的精确评估，导致 NIPT 检测结果与核型结果不一致的重要生物学现象。

2016 年国家卫生和计划生育委员会发布《国家卫生计生委办公厅关于规范有序开展孕妇外周血胎儿游离 DNA 产前筛查与诊断工作的通知》，明确规定已经被确诊为肿瘤患者的孕妇不适宜进行无创产前基因检测，正是因为母亲身患肿瘤可能会严重影响胎儿染色体检测结果的准确性。因此，当 NIPT 结果出现常染色体单体、多染色体非整倍体等较为罕见的变异时，应进行介入性产前诊断，以避免 NIPT 假阳性结果造成不当妊娠终止。同时，也提醒孕妇进一步做肿瘤相关项目排查，以确诊是否罹患肿瘤，起到早发现、早诊断、早治疗等提示作用。

## 4 NIPT 技术的局限性及面临的挑战

影响 NIPT 检测结果准确性的因素还有很多，如染色体嵌合，包括限制性胎盘嵌合（confined placental mosaicism，CPM）和真性胎儿嵌合（true fetal mosaicism，TFM）；孕妇细胞污染；孕妇体重指数（BMI）过高，血液稀释导致 cff-DNA 浓度降低；双胎之一死亡，如果双胎中的一个胎儿因为染色体异常而死亡，自胎儿死亡后 8 周，来自死亡胎儿的 cff-DNA 仍可在母体外周血中被检测到（Kelley et al.，2016）。诸多因素都可能导致实验失败或检测结果误判，以及假阴性、假阳性结果的发生。

任何技术都会因为各种原因而具有它自身的局限性，NIPT 技术也不例外。由于 cff-DNA 片段短、含量低，应用于单基因病的无创产前诊断面临着许多技术挑战。例如，检测方法必须具备足够的敏感度从高母源性 DNA 背景下检测低拷贝胎儿 DNA；母源性 DNA 分子的基因突变与胎儿突变相同时，无法直接鉴定胎儿的基因型；母体外周血中的短片段胎儿 DNA 不适于采用聚合酶链反应（PCR）扩增技术检测缺失突变等。解决这些技术难题的可行性诊断策略仍在不断的探索中（Fan et al.，2012）。其中最引人注目的进展是采用第二代测序技术已经可以实现胎儿全基因组范围的无创突变分析，且能够在检测胎儿全基因组的基础上对胎儿的遗传性和新发突变进行鉴定。这些新方法有望成为包括单基因病在内的遗传病无创检测临床应用的重要技术基础。与此同时，近年对母体血浆中游离 DNA 的定量检测技术取得了重要进展，基于母体外周血 cff-DNA 的第二代测序技术，可通过对基因组范围的目标序列的精确定量分析，进行染色体非整倍体的无创产前检测。

## 5　结　语

NIPT 技术由于条件所限，目前仅作为产前筛查手段进行 21 号、13 号和 18 号三条染色体的三体型风险值预判，高风险病例仍需通过羊水穿刺验证诊断。但临床遗传学发展日新月异，相信在历经探索和创新的道路上，无创产前基因检测技术能够广泛应用于临床多种单基因病及其他疾病的诊断，扩大多病种所致出生缺陷的防控，在优生优育、提高出生人口质量方面发挥其优势作用。

## 参 考 文 献


高媛，陈子江. 2016. NIPT：产前诊断发展史上的里程碑. 中国科学：生命科学, 46: 1441-1443.

吴丽芳，林小玲，徐雪琴，等. 2016. 不同孕周胎儿游离 DNA 含量变化及其影响因素. 中华围产医学杂志, 19(8): 572-574.

Amant F, Verheecke M, Wlodarska I, et al. 2015. Presymptomatic identification of cancers in pregnant women during noninvasive prenatal testing. JAMA Oncol, 1(6): 814-819.

Bianchi D W, Chudova D, Sehnert A J, et al. 2015. Noninvasive prenatal testing and incidental detection of occult maternal malignancies. JAMA, 314(2): 162-169.

Chan K, Yam I, Leung K Y, et al. 2010. Detection of paternal alleles in maternal plasma for non-invasive prenatal diagnosis of beta-thalassemia: a feasibility study in southern Chinese. Eur J Obstet Gynecol Reprod Biol, 150(1): 28-33.

Chiu R W, Chan K C, Gao Y, et al. 2008. Noninvasive prenatal diagnosis of fetal chromosomal aneuploidy by massively parallel genomic sequencing of DNA in maternal plasma. Proc Natl Acad Sci USA, 105: 20458-20463.

Chiu R W, Lau T K, Leung T N, et al. 2002. Prenatal exclusion of beta thalassemia major by examination of maternal plasma. Lancet, 360(9338): 998-1000.

Ding C, Chiu R W, Lau T K, et al. 2004. MS analysis of single-nucleotide differences in circulating nucleic acids: application to noninvasive prenatal diagnosis. Proc Natl Acad Sci USA, 101(29): 10762-10767.

Duijf P H, Schultz N, Benezra R. 2013. Cancer cells preferentially lose small chromosomes. Int J Cancer, 132(10): 2316-2326.

Fan H C, Gu W, Wang J, et al. 2012. Non-invasive prenatal measurement of the fetal genome. Nature, 487(7407): 320-324.

Kelley J F, Henning G, Ambrose A, et al. 2016. Vanished twins and misdiagnosed sex: a case report with implications in prenatal counseling using noninvasive cell-free DNA screening. JAMA Board Fam Med, 29: 411-413.

Li Y, Di Naro E, Vitucci A, et al. 2005. Detection of paternally inherited fetal point mutations for beta-thalassemia using size-fractionated cell-free DNA in maternal plasma. JAMA, 293(7): 843-849.

Lobo I, Zhaurova K. 2008. Birth defects: causes and statistics. Nature Education, 1: 18.

Lo Y M, Chan K C, Sun H, et al. 2010. Maternal plasma DNA sequencing reveals the genome-wide genetic and mutational profile of the fetus. Sci Transl Med, 2: 61-91.

Lo Y M, Chiu R W. 2010. Noninvasive approaches to prenatal diagnosis of hemoglobinopathies using fetal DNA in maternal plasma. Hematol Oncol Clin North Am, 24(6): 1179-1186.

Lo Y M, Corbetta N, Chamberlain P F, et al. 1997. Presence of fetal DNA in maternal plasma and serum. Lancent, 350(976): 485-487.

Lo Y M, Tein M S, Lau T K, et al. 1998. Quantitative analysis of fetal DNA in maternal plasma and serum: implications for noninvasive prenatal diagnosis. Am J Hum Genet, 62(4): 768-775.

Osborne C M, Hardisty E, Devers P, et al. 2013. Discordant noninvasive prenatal testing results in a patient subsequently diagnosed with metastatic disease. Prenat Diagn, 33(6): 609-611.

Taneja P A, Prosen T L, De Feo E, et al. 2017. Fetal aneuploidy screening with cell-free DNA in late gestation. J Matern Fetal Neonatal Med, 30(3): 338-342.

Xiong W P, Wang D, Gao Y, et al. 2015. Reproductive management through integration of PGD and MPS-based noninvasive prenatal screening/ diagnosis for a family with GJB2-associated hearing impairment. Sci China Life Sci, 58: 829-838.

Yan T Z, Mo Q H, Cai R, et al. 2011.Reliable detection of paternal SNPs with in deletion breakpoints for non-invasive prenatal exclusion of homozygous α-thalassemia in maternal plasma. PLoS One, 6(9): e24779.

Zhu L, Cheng J, Zhou B, et al. 2017. Diagnosis for choroideremia in a large Chinese pedigree by next Generation sequencing (NGS) and noninvasive prenatal testing (NIPT). Mol Med Rep, 15(3): 1157-1164.

# 新兴家用精子分析技术

王　维*

广州市第一人民医院，广州

**摘　要**　全球约有7000万例不育症患者，其中约一半是男性因素引起的，精子是决定男性生育潜力的关键因素。传统的精子分析方法包括用显微镜进行复杂的手工检查，费时费力。由于缺乏快速和方便用户使用的精子分析工具，加上传统方法必须在医院实验室中进行，许多男性担心受到社会歧视而不愿意去医院检查。家用精子分析设备可以是一种解决方法，让男性不用去医院就可以测试他们的精液。本文综述了当前的家用精子分析技术，并将它们与传统的基于实验室的方法进行比较。

**关键词**　不育症，精子分析，家用，新技术

精子参数的异常可导致男性不育。为了评估男性的生育能力，需要对精液的主要参数进行分析和评价。目前，实验室主要是利用显微镜和计数板通过标准的精子分析方法来评估这些参数。在一个给定的样本中，对每个个体的精子进行评估，计算出前向的、非前向的和不动的精子数量与活力百分比。精子形态是染色后通过显微镜观察并计数一定数量的精子，对精子头部和尾部（中段和主段）的形态进行评估。精液体积主要是通过称重的方法或用有标记的容器进行直接测量。精子浓度则是通过计算样本中精子的数量除以精液体积来确定，为了减小取样误差，每份样本重复检测至少评估400个精子。

由于传统的精子分析方法需要显微镜人工观察和手工检查，费时费力，形态学分析甚至需要几天的时间。此外，技术人员的评价往往带有主观性，容易出现人为误差。计算机辅助精子分析（computer-aided sperm analysis，CASA）使用尾部检测算法来自动跟踪精子，评估精子浓度及精子活力。然而，CASA需要使用大型、昂贵的设备，不易广泛使用。传统的手工方法和CASA也受到小视野的限制，测得的精子数量有限。此外，由于这两种方法都必须在医院实验室中进行，许多男性认为缺乏隐私性，担心因为异常的精液结果而受到社会歧视。相反，家用精子分析是一种经济的、私密的、快速的评估男性生育力的方法，能帮助不愿寻求医学评估的男性自己进行精液评估。家用精子分析系统能对样本提供简单的分析报告，使患者知道是否需要进行进一步的检查。此外，也可用于输精管切除患者术后的评估。本文回顾了目前家用精子分析技术，并与世界卫生

*通讯作者：wangwei98@163.com

组织（WHO）标准的精子分析进行比较，以确定哪一种设备可提供准确、完整的分析结果，以及家用精子分析设备的局限性和未来的发展方向。

# 1 标准精子分析

WHO 颁布了标准的《WHO 人类精液检查与处理实验室手册》（第五版）（WHO，2010）。根据 WHO 的标准，精子分为三类：前向运动（PR）精子、非前向运动（NP）精子和不活动（IM）精子。前向运动精子主动地呈直线或沿一大圆周运动，不管其速度如何；非前向运动精子包括所有其他除前向运动形式以外的运动形式，如小圆周泳动，仅尾部摆动精子。不运动是不可见的运动。总的精子活动率（PR+NP）的参考限为 40%，而前向运动的精子活动率参考限为 32%。

人类精子形态的多样性，造成精子形态评估困难。大多数具有生育能力的男性都有 4%～25%的正常形态精子。精子包括头、颈、中段、主段和末段。由于通过光学显微镜很难观察到精子末段，因此可以认为精子由头、颈和尾（中段和主段）组成。只有头和尾形态都正常的精子才是正常的。所有处于临界形态的精子都是异常的。此外，过量的残留细胞质（excess residual cytoplasm，ERC）是另一个值得注意的形态缺陷。正常形态精子百分率的参考值下限为 4%，精液中正常形态精子的总数更具有生物学意义。

精液体积是单次射精产生的精液量，精子浓度是每单位体积的精子数。体积和浓度都是重要的，用来计算总精子数，即单次射精的精子总数（WHO，2010）。

精液参数有多项指标，不同地区或人群，精子参数对男性不育的影响各不相同。研究表明，在印度中部，不育夫妇的男性伴侣中有 34.1%的精子浓度异常，10.7%的男性精子活力低于 30%，超过 60%的男性精子形态异常，约有 19.4%的男性无精子（Kumar et al.，2015）。在加利福尼亚州洛杉矶进行的研究显示，所调查的育龄男性中，18%的育龄男性精子浓度异常，51%的男性精子活力异常，14%的男性精子形态异常，而只有 4%的男性无精子（Acacio et al.，2000）。在尼日利亚的阿巴卡利基（Abakaliki），70%的男性精子浓度低于 1000 万条/ml，和洛杉矶一样，4%的男性没有精子（Ugwuja et al.，2008）。虽然不同地区的男性精液异常特征不同，但精子浓度和精子活力异常是最突出的。比较不同研究的结果，前向运动精子的浓度似乎能代表精液质量，但目前仍没有一个单独的参数可以被认为是生育能力的最佳预测因子（Tomlinson et al.，2013）。

# 2 家用精子分析设备

## 2.1 SpermCheck 生育力测试盒

SpermCheck 生育力测试盒是一种检测精子浓度的产品，其浓度阈值为 2000 万条/ml。该测试盒包括测试板、收集杯、移液管和溶液瓶。测试板为白色的塑料板，其上有一个加样孔和一个用户读取结果的条带区。按照说明书操作，10min 左右读结果，一条质控线，一条检测线，出现两条线表示精子浓度大于 2000 万条/ml，否则，小于 2000 万条/ml，根据检测结果确定是否需要进一步临床评估，准确率达 98%，它的零售价为 39.99 美元。该测试盒检测快速、结果易读，但它只表明精子浓度是否高于或低于给定的阈值，使用者并不知道精确的精子浓度和精子其他参数，如形态学和活力是否正常。

## 2.2　Micra 家用精子计数和活力检测装置

Micra 家用精子计数和活力检测装置可以检测三个主要的精液参数：精子数量、精子活力和精液量。该产品包括一个用于分析精子的显微镜，要求用户收集并稀释一次精液，然后将稀释后的样本加入样本池，样本池表面带有网格便于计数活动的精子。结果快速易懂，从排精到结果解释只需 30min。通过自带的显微镜和提供的图片分析精子。根据试剂盒说明书提供的参考范围，准确判断精子数量、精子活力和精液量是否正常。零售价大约 85 美元。尽管 Micra 测试装置能够检查三个精液参数，但它需要用户手动观察样本，容易出现人为错误，难以获得准确的结果。

## 2.3　Trak 家用系统

Trak 是一种小型的便携式设备，在一次性测试芯片上的微流体腔室添加少量样品，离心分离，离心 6min 后，根据细胞团的大小来估算细胞的浓度。精子团的高度与精子细胞的浓度有关。该设备将精子的浓度分为低、中和高三级，有两个标记，分别是 1500 万条/ml 和 5500 万条/ml。与标准的实验室评估相比，准确率可达 97%。此外，该设备还附带了一款扩展应用，用户可以输入数据并追踪他们的精子数量，从而对他们的精子发生状态做出评估，最终做出合适的决定。这款应用有专门评估用户健康、饮食、锻炼、压力、暴露于热源和毒素的部分，以确定风险因素和需要改善的领域。它还可以让用户记录由第三方实验室进行的临床精子分析结果，包括记录日期、禁欲天数、精液体积、精液黏稠度和精液的 pH，以及精子数量、活力和形态。零售价为 199 美元，可进行 4 次测试。与其他家用精子测试装置类似，Trak 系统只是粗略地表明精子浓度是否在一定范围内，并且不能分析其他重要的参数。

## 2.4　Fertell 男性生育力家用测试装置

Fertell 男性生育力家用测试装置是一种评估活动精子浓度的装置，往样本中加入透明质酸溶液，加热样本，精子通过透明质酸向上游，活动的精子与抗体反应，集中在条带上，可形成一条肉眼可见的红线，即为阳性。该装置只检测到阳性或阴性结果，以 $10^7$ 条/ml 为检测限。若为阴性，则不显示红线，告知用户需要寻求更全面的测试。与 CASA 和透明质酸迁移试验（HMT）相比，该设备的准确率为 95.3%。同样，Fertell 装置仅提供阴性或阳性结果，在生育潜力上不能为用户提供更多的数据信息。

## 2.5 SwimCount 精子质量测试盒

SwimCount 精子质量测试盒是另一种家用的用于测试前向运动精子浓度的测试盒。该测试盒有使用说明、一个收集杯、一个注射器及测试装置。用户在收集杯中收集样品，等待 30min，用注射器将样品搅拌 10 次，用注射器收集 0.5ml 的样品，将其转移到测试装置上。然后，推进侧面的一个滑块，激活装置。有三个小腔室：一个样品室，加精液；一个分离室，只有前向运动的精子才能游入；一个检测室，检测被染色的前向运动的精子。30min 后，拉回滑块，将检测孔最终的颜色与孔旁的参考颜色进行比较。如果与最浅的颜色接近，则说明活动精子浓度低于 500 万条/ml；如果与最深的颜色接近，则说明活动精子浓度超过 2000 万条/ml；如果与中间的颜色相似，则说明活动精子浓度接近 WHO 建议的生育男性精液的正常值水平。与手动显微镜方法相比，SwimCount 精子质量测试盒测试的准确率为 95%，零售价为 49.99 美元。与其他产品一样，该测试装置也不能提供除活动精子参数以外的其他参数信息，这意味着仍然需要进行进一步的测试。

## 2.6 纸基家用精子分析装置

纸基分析装置应用于微流控、诊断学和即时检验（point-of-care testing，POCT）等多个方面（Asghar et al.，2014a，2014b，2014c；Rappa et al.，2016）。这些纸基分析装置打破了目前可用的家用精子分析工具的一些局限性，如多步骤、主观性、高成本和单参数等。纸基的精子分析装置能够测量三个精子参数——精子存活率、精子浓度和精子活力，约需 10min。另外，生产这种纸基装置经济高效。其由一个压板层和两个用双面胶带粘在一起的蜡纸层组成，通过显示区颜色变化反映活精子数量。当活精子中的黄素酶与黄色四氮唑染料发生反应时，显示区由黄色变为紫色。同样的方法检测精子活力，在与染料发生反应之前，活动的精子必须成功地通过一个黏性的缓冲液和微孔的滤过膜。该装置的检测结果与 CASA 和染料法检测的存活率结果完全一致（Nosrati et al.，2016）。与目前可用的家用精子分析设备一样，纸基精子分析设备只能粗略地评估精液样本的质量，无法提供特定的定量数据，且仍不能评估精子形态。

## 2.7 基于微流体家用精子分析设备

微流体设备是目前的研究热点，研究人员利用微流体原理开发了用于多疾病诊断、组织培养和低温贮藏等医学领域的微流体设备。和纸基精子分析装置一样，微流体设备也能提供一种快速易读的评估精液的方法。利用活动精子自由泳动的特点，通过产生一个流场来对抗精子的迁移。在给定的时间内，用电阻脉冲测量来计算成功游出的精子数，不需要任何标签或生物标记（Chen et al.，2013）。Chen 等（2013）设计了一种微流体装置，该装置能够量化精子总数和活动精子数量。在这个装置中，活动精子游过一个屏障，与缓冲液混合。一定时间后，活动精子被分选，离心沉淀，得到精子总数和活动精子数。该装置测定结果迅速、易读、准确，与 Makler 计数板人工评估相比，差异不到 5%。尽管这些设备有许多优势，但它们也有一些限制，这些微流体设备需要额外的配件，包括泵和管，因此其便携性差、价格昂贵，可能不适合在当前阶段进行家用测试。

最近，有研究人员开发了一种基于智能手机的家用微流控设备“YO Sperm Test”，它可以检测活动精子的浓度。该设备安装在手机上，并使用手机的摄像头和闪光灯记录样品中精子运动视频，用户需要下载相应的应用程序。将样本收集于提供的容器中，并添加液化粉，等待 10min 让精液液化，用吸液管将样品转移到检测片上，然后将检测片插入设备中。3min 内读结果，检测报告可以在应用程序上显示。用户还可以查看和保存他们的精子录制视频。“YO Sperm Test”设备测试的准确率超过了 97%，售价为 49.95 美元。和其他家用精子分析装置一样，“YO Sperm Test”设备无法进行完整的精子分析，仅有活动精子浓度的信息。此外，它只适用于特定的手机型号，这意味着如果用户没有适配的机型或购买新手机，他们将无法使用该设备。

又有研究人员开发了另一种微流控设备，用于评估精子总量、浓度、活力、速度和精液体积（Kanakasabapathy et al.，2017）。该设备需要配置一部智能手机、一个便携式光学系统提供光源和定位，通过无线网络对微流控装置上的精液进行分析。利用智能手机应用程序引导用户按步骤完成测试并存储结果以进行长期监视。与 CASA 相比，该设备准确率达到 97.71%（Kanakasabapathy et al .，2017）。虽然该设备具有操作简便、能测量多个精子参数等优点，但仍然无法评估精子形态，有时还把非精子细胞误认为精子，而且改变智能手机的类型和型号可能会严重影响检测结果。

## 3 家用精子分析方法的局限性和未来发展方向

与传统的精子分析方法相比，尽管家用的、纸基的和微流体的精子分析产品有实用、方便、隐私性好等特点，但它们仍然有很多局限性。最主要的问题是，最多只能提供一个或几个精子参数的信息，虽然这些信息是有帮助的，但不全的精子数据会导致男性不育症的假阴性诊断，因为精子在一个参数上可以被认为是正常的，但同时在另一个参数上可能是不正常的。一个单一的精子参数并不能定义一个人是否有生育潜力或不育。

由于这些原因，家用设备对输精管切除术患者可能更有用。全球大约有 3300 多万男性接受输精管切除术作为一种安全且廉价的避孕方法，对他们来说，重新测试他们的精液以确保手术成功是很重要的。然而，由于不方便，实际随访的患者数量非常少，但是家用设备的简易性有可能提高患者的依从性。对这些患者来说，测试的主要参数是精子浓度，在进行手术后 8～16 周，精子浓度应该低于 10 万条/ml，这意味着能测试精子浓度的家用设备对他们来说很有价值（Kanakasabapathy et al.，2017）。

目前正在寻找能弥补当前技术不足的分析精子的新方法，如无透镜的芯片显微镜和成像系统。研究人员发明了一种使用数字全息摄影技术的无透镜芯片显微镜，可以自动分析精子数量、速度和活动精子运动轨迹，而不需要任何笨重、昂贵的镜头、激光或其他部件（Su et al.，2010；Sobieranski et al.，2015；Fennell and Asghar，2017）。此外，还开发了一种无透镜状的电荷耦合装置（CCD）成像系统，可以快速分析精子，同时在微流体通道中对精子进行分选。这两种设备有更大的视野，能够定量地跟踪更多的精子

（Zhang et al.，2011）。因此，能自动、准确和定量评估传统分析方法中所包含的所有参数，不需要笨重昂贵的设备，不需要漫长的等待时间，不需要专业技术人员，操作简便的检测系统将有可能成为一个常用的选择，甚至取代当前常规精子分析方法的系统。

## 4 结　语

家用精子分析设备是检测精液质量的一个补充工具，适用于不育症夫妇及输精管切除者作自行检查。有了这些工具，男性就能以较低的成本在家中轻松地评估他们的生育能力。尽管目前可用的家用系统只提供简单的结果，但可以给用户一个关于生育能力的基本判断并促使他们追求更全面的测试。家用精子分析系统因为不能像医院实验室分析精液一样提供更全面的评估生育能力的多项参数，容易产生假阴性结果，限制了它们的使用，因此可能会延误男性寻求更全面的评估。尽管如此，但家用精子分析设备仍然可以让犹豫的男人迈出第一步以评估他们的生育潜力。随着微流体和成像技术方面的进展，将来设计的家用精子分析设备将会提供更可靠的结果。

## 参 考 文 献


Acacio B D, Gottfried T, Israel R, et al. 2000. Evaluation of a large cohort of men presenting for a screening semen analysis. Fertil Steril, 73: 595-597.

Adenmosun O O, Asghar W, Kumi-Diaka J. 2017. Sickle cell sperm selection with Hb-S mab: a future application for intracytoplasmic genotypically selected sperm injection (IGSI). Arch Clin Microbiol, 8: 34-36.

Aitken R J, Bronson R, Smith T B, et al. 2013a. The source and significance of DNA damage in human spermatozoa；a commentary on diagnostic strategies and straw man fallacies. Mol Hum Reprod, 19: 475-485.

Aitken R J, Smith T B, Lord T, et al. 2013b. On methods for the detection of reactive oxygen species generation by human spermatozoa: analysis of the cellular responses to catechol oestrogen, lipid aldehyde, menadione and arachidonic acid. Andrology, 1: 192-205.

Asghar W, El Assal R, Shafiee H, et al. 2014a. Preserving human cells for regenerative, reproductive, and transfusion medicine. Biotechnol J, 9: 895-903.

Asghar W, Shafiee H, Velasco V, et al. 2014b. Toxicology study of single-walled carbon nanotubes and reduced graphene oxide in human sperm. Sci Rep, 6: 30270.

Asghar W, Velasco V, Kingsley JL, et al. 2014c. Selection of functional human sperm with higher DNA integrity and fewer reactive oxygen species. Adv Healthc Mater, 3: 1671-1679.

Asghar W, Wan Y, Ilyas A, et al. 2013. Electrical finger printing, 3D profiling and detection of tumor cells with solid state micropores. Lab Chip, 12: 2345-2352.

Asghar W, Yuksekkaya M, Shafiee H, et al. 2016. Engineering long shelf life multi-layer biologically active surfaces on microfluidic devices for point of care applications. Sci Rep, 6: 21163.

Brown D B, Merryman D C, Rivnay B, et al. 2013. Evaluating a novel panel of sperm function tests for utility in predicting intracytoplasmic sperm injection (ICSI) outcome. J Assist Reprod Genet, 30: 461-477.

Butt F, Akram N. 2013. Semen analysis parameters: experiences and insight into male infertility at a tertiary care hospital in Punjab. J Pak Med Assoc, 63: 558-562.

Chen C Y, Chiang T C, Lin C M, et al. 2013. Sperm quality assessment via separation and sedimentation in a microfluidic device. Analyst, 138: 4967-4974.

Coarsey C T, Esiobu N, Narayanan R, et al. 2017. Strategies in Ebola virus disease (EVD) diagnostics at the point of care. Crit Rev Microbiol, 43: 779-794.

Fennell R, Asghar W. 2017. Image sensor road map and solid-state imaging devices. Nano World, 1: 10-14.

Garolla A, Cosci I, Menegazzo M, et al. 2014. Sperm selected by both birefringence and motile sperm organelle morphology examination have reduced deoxyribonucleic acid fragmentation. Fertil Steril, 101: 647-652.

Hafeez A, Asghar W, Rafique M M, et al. 2012. GPU-based real-time detection and analysis of biological targets using solid-state nanopores. Med Biol Eng Comput, 50: 605-615.

Hammoud A O, Gibson M, Peterson C M, et al. 2008. Impact of male obesity on infertility: a critical review of the current literature. Fertil Steril, 90: 897-904.

Henkel R. 2012. Sperm preparation: state of the art physiological aspects and application of advanced sperm preparation methods. Asian J Androl, 14: 260-269.

Islam M, Asghar W, Kim Y T, et al. 2014. Cell elasticity-based microfluidic label-free isolation of metastatic tumor cells. Br J Med Med Res, 4: 2129-2140.

Kanakasabapathy M K, Pandya H J, Draz M S, et al. 2017. Rapid, label-free CD4 testing using a smartphone compatible device. Lab Chip, 17: 2910- 2919.

Kumar N, Choudhari A R, Singh A K. 2015. Prevalence of male factor infertility in last ten years at a rural tertiary care centre of central India: a retrospective analysis. Indian Journal of Obstetrics and Gynaecology Research, 2(3): 132-136.

Nosrati R, Gong M M, San Gabriel M C, et al. 2016.Paper-based quantification of male fertility potential. Clin Chem, 62: 458-465.

Nosrati R, Vollmer M, Eamer L, et al. 2014. Rapid selection of sperm with high DNA integrity. Lab Chip, 14: 1142-1150.

Rappa K L, Rodriguez H F, Hakkarainen G C, et al. 2016. Sperm processing for advanced reproductive technologies: where are we today? Biotechnol Adv, 34: 578-587.

Safavieh M, Coarsey C, Esiobu N, et al. 2017. Advances in *Candida* detection platforms for clinical and point-of-care applications. Crit Rev Biotechnol, 37: 441-458.

Seiringer M, Maurer M, Shebl O, et al. 2013. Efficacy of a sperm-selection chamber in terms of morphology, aneuploidy and DNA packaging. Reprod Biomed Online, 27: 81-88.

Sobieranski A C, Inci F, Tekin H C, et al. 2015. Portable lens less wide-field microscopy imaging platform based on digital inline holography and multi-frame pixel super-resolution. Light Sci Appl, 4: e346.

Su T W, Erlinger A, Tseng D, et al. 2010. Compact and light-weight automated semen analysis platform using lens free on-chip microscopy. Anal Chem, 82: 8307-8312.

Tomlinson M, Lewis S, Morroll D. 2013. Sperm quality and its relationship to natural and assisted conception: British Fertility Society Guidelines for practice. Human Fertility, 16(3): 175-193.

Ugwuja E, Ugwu N, Ejikeme B. 2008. Prevalence of low sperm count and abnormal semen parameters in male partners of women consulting at infertility clinic in Abakaliki, Nigeria. Afr J Reprod Health, 12: 67-73.

WHO. 2010. WHO Laboratory Manual for the Examination and Processing of Human Semen. 5th ed. Geneva: WHO Press.

Worrilow K C, Eid S, Woodhouse D, et al. 2013. Use of hyaluronan in the selection of sperm for intracytoplasmic sperm injection (ICSI): significant improvement in clinical outcomes— multicenter, double-blinded and randomized controlled trial. Hum Reprod, 28: 306-314.

Zahedi A, Tavalaee M, Deemeh M R, et al. 2013. Zeta potential vs apoptotic marker: which is more suitable for ICSI sperm selection? J Assist Reprod Genet, 30: 1181-1186.

Zhang X, Khimji I, Gurkan U A, et al. 2011. Lens less imaging for simultaneous microfluidic sperm monitoring and sorting. Lab Chip, 11: 2535-2540.

# 女性生殖系统成纤维细胞生长因子 8 家族的研究进展

朱荣妍[1]　张学红[1,2*]

1 兰州大学第一临床医学院，兰州

2 兰州大学第一医院生殖医学专科医院，兰州

**摘　要**　成纤维细胞生长因子（FGF）家族的主要成员——FGF8 家族（包括 FGF8、FGF17 和 FGF18）在女性生殖系统中发挥重要作用，卵母细胞来源的 FGF8 在小鼠卵丘细胞糖酵解过程中发挥重要作用。本综述聚焦于 FGF8 家族在女性卵巢和子宫、妇科肿瘤中的表达模式及生物学活性，以及相应受体和细胞内负反馈调节，并强调不同物种之间存在的潜在差异，特别是关于卵泡内 FGF18 的信号转导。提出目前仍需探究的主要问题：①FGF8 家族成员在卵巢和子宫中的生理浓度；②子宫内膜基质和卵泡膜中表达 FGF8 家族的具体细胞类型；③在生殖系统中哪些受体能被 FGF8 家族成员激活。

**关键词**　成纤维细胞生长因子 8 家族，女性生殖系统，生物学活性，妇科肿瘤

成纤维细胞生长因子（fibroblast growth factor，FGF）家族是女性生殖系统中具有最大表达谱的生长因子家族之一，在女性生育中发挥着重要作用。该家族由 18 种分泌蛋白组成，根据序列同源性分组为不同亚家族，每个亚家族的成员都具有相似的受体结合特性。FGF 家族共有 4 种 FGF 受体（FGFR）基因，即 *FGFR1*、*FGFR2*、*FGFR3* 和 *FGFR4*，其中 *FGFR1*～*FGFR3* 经过可变剪接产生两种变体，其形式通常为“b”和“c”（如 *FGFR1b* 和 *FGFR1c*），有明显的配体结合特异性（Zhang et al.，2006）。FGF 家族在细胞增殖和分化中具有重要作用，实验证明缺乏 FGF 家族成员的小鼠在子宫内或围产期死亡，这说明 FGF 家族在胚胎发育过程中起关键作用（Ornitz and Itoh，2015）。随着对 FGF 家族认识的深入，研究发现，FGF 对活跃组织增殖或再生起重要作用，如肿瘤发展、伤口修复、毛发生长和卵泡生长发育（Chaves et al.，2012）。本综述聚焦于女性生殖系统中 FGF 家族的主要成员——FGF8 家族，以加深对这些蛋白质的认识。

## 1　FGF8 家族概况

FGF8 家族与生殖生物学和医学有着密切的联系。FGF8 最早是从乳腺癌细胞系分离出来的，被称为雄激素诱导的生长因子。目前已在人类乳腺癌、前列腺癌上皮组织

*通讯作者：zhangxueh@lzu.edu.cn

（Mattila and Härkönen，2007）和卵巢癌细胞系（Valve et al.，2000）中检测出过量表达的 FGF8。哺乳动物 FGF8 家族的另外两个成员是 FGF17 和 FGF18，它们分别在前列腺癌和乳腺癌细胞系中被检测到（Heer et al.，2004；Mustacchi et al.，2013）。FGF8 家族有时是同源表达组，如三者都在内皮细胞中表达（Chui et al.，2014）。它们具有相似的受体结合特性，能够不同程度地激活 *FGFR1*～*FGFR3* 的"c"剪接变体和非剪接的 *FGFR4*（Zhang et al.，2006）。与配体结合后，受体细胞内的酪氨酸激酶结构域磷酸化并激活多种细胞内信号通路，常见的有促分裂原活化的蛋白激酶（mitogen-activated protein kinase，MAPK）、磷脂酶 C/蛋白激酶 C、PI3K-Akt 和信号转导子及转录激活子（STAT）。这些通路在细胞核中诱导转录因子的表达，包括 FOS、NR4A、ETS 和 EGR 家族成员等（Jiang et al.，2013）。其他 FGF 应答基因包括 Sprouty 家族（*SPRY*）基因和白细胞介素 17 受体 D（*IL17RD*）基因，它们作用于 MAPK 信号转导途径的不同位点（Ornitz and Itoh，2015）。

## 2　FGF8 家族在卵巢中的表达及作用

### 2.1　配体

最初，仅在成年小鼠的睾丸和卵巢中通过 RNA 印迹（Northern blot）检测到编码 Fgf8 的 mRNA（Lorenzi et al.，1995；MacArthur et al.，1995），随后在正常人类的前列腺、肾、心脏、肺、血管、皮肤、肠道和大脑皮层中均发现该 mRNA 的存在（Antoine et al.，2005）。虽然人正常卵巢中尚未检测到该 mRNA，但通过免疫组织化学（immunohistochemistry，IHC）证明了黄体中可表达 FGF8（Zammit et al.，2002）。*FGF17* mRNA 在牛卵母细胞呈低水平表达，微阵列数据表明其丰度接近基础水平，但 TaqMan 探针未在牛单个卵母细胞中检测到 *FGF17* mRNA（Ferreira et al.，2016）。*Fgf18* mRNA 在小鼠卵母细胞中呈高水平表达，但在牛卵母细胞中没有检测到，反而在卵泡膜细胞中检测到该 mRNA。通过 IHC 技术在牛卵泡膜细胞、颗粒细胞、黄体细胞中均可检测到 FGF18（Portela et al.，2010）。现有证据表明，不同物种 FGF8 家族不同成员的表达模式存在差异，其在人类卵巢中的表达模式仍需进一步研究。

### 2.2　受体

已证实卵巢中存在所有 *FGFR* mRNA。早期研究发现了大鼠卵泡膜细胞和颗粒细胞中仅存在 *Fgfr1* mRNA 和 *Fgfr2* mRNA，最新研究通过 PCR 证实了大鼠、小鼠和人卵巢中均存在 *FGFR3* mRNA（Furukawa et al.，2014）。另外，在小鼠颗粒细胞（Puscheck et al.，1997）、牛卵泡膜细胞（Mishra et al.，2016）、人卵巢组织（Ben-Haroush et al.，2005）中检测到 *FGFR4* mRNA。

PCR 证实了牛颗粒细胞和卵泡膜细胞中存在剪接变体 *FGFR1c*、*FGFR2c* 和 *FGFR3c* mRNA（Mishra et al.，2016）。而在人卵巢组织样品中，只检测到 *FGFR1c* 和 *FGFR2c* mRNA（Valve et al.，2000），但从市售的人卵巢总 RNA 中可以检测到所有"c"剪接形

式和 *FGFR4* mRNA（Cole et al.，2010）。此外，FGFR mRNA 的丰度随卵泡发育而变化，如牛大卵泡的颗粒细胞中 *FGFR2c* mRNA 丰度比小卵泡的高（Mishra et al.，2016）。

需要注意的是，关于受体及其剪接变体的 PCR 研究几乎没有提供细胞表面活性受体蛋白的相对丰度，也没有提供目标扩增子的 Ct 值。另外，缺乏剪接变体的特异性抗体也阻碍了相关研究的进展。

### 2.3 调控因子

*SPRY2* mRNA 首次在牛颗粒细胞中被发现，随后在人颗粒黄体细胞中也检测到该 mRNA，通过 IHC 技术将 SPRY2 蛋白定位于人颗粒黄体细胞（Haimov-Kochman et al.，2005）。牛颗粒细胞中的 FGF（包括 FGF8）能提高 *SPRY1*、*SPRY2* 和 *SPRY4* mRNA 的丰度，但对 *SPRY3* mRNA 无此效应（Jiang et al.，2013）。在人颗粒细胞、卵泡膜细胞和卵母细胞中检测到 IL17RD 蛋白和编码该蛋白的 mRNA，但在小鼠的卵泡膜细胞中未发现该蛋白（Lutwak et al.，2014）。这种明显的物种差异性有待进一步证实。

### 2.4 FGF8 家族在卵巢中的作用

卵母细胞衍生蛋白 FGF8b 和 BMP15 协同促进卵丘细胞糖酵解，这证明了 FGF8 是卵母细胞-体细胞信号分子（Sugiura et al.，2007）。向牛颗粒细胞加入 FGF8b，可抑制 FSH 诱导的雌二醇分泌，同时促进 MAPK3/1 和 MAPK8 磷酸化（Jiang et al.，2013）。尽管对卵母细胞 FGF8 的表达和调节知之甚少，但有研究表明，FSH 可提高小鼠卵母细胞的 *Fgf8* mRNA 水平（Sánchez et al.，2010）。Kit 配体（Kitl）可以使大鼠卵母细胞 *Fgf8* mRNA 的表达水平增高（Miyoshi et al.，2012），FGF8 能够增加牛卵丘细胞中 *KITL* mRNA 的丰度（Lima et al.，2016），因此可以认为 Fgf8 和 Kitl 之间存在前馈回路。牛颗粒细胞中 FGF17 和 FGF18 能够抑制类固醇的生成（Machado et al.，2009；Portela et al.，2010）。在牛体外受精培养基中添加 FGF17 可增大卵丘扩张的程度，并且与 BMP15 协同作用增加囊胚内细胞团中细胞的数量（Machado et al.，2009）。FGF18 的配体增加颗粒细胞体外凋亡的比例，可能与细胞内死亡配体 BBC3（也称为 PUMA）有关（Portela et al.，2015）。

## 3 FGF8 家族在子宫的表达及作用

现已能够在人子宫内膜腺体和肌层中检测到 FGF8 蛋白，而在子宫内膜基质、输卵管上皮内其表达是阴性的（Zammit et al. 2002）。此外，研究证实人子宫内膜存在 *FGF18* mRNA（Yerlikaya et al.，2016）。

迄今为止，有关人类子宫 FGFR 表达的信息有限，尽管所有 FGFR 都能在胎盘中被检测到，但在母体蜕膜中尚未发现（Anteby et al.，2005）。FGFR2 蛋白主要表达于分泌期的人子宫内膜上皮，而在增殖期仅检测到微量（Gatius et al.，2011）。

子宫内膜上皮增殖受 FGF 信号调控，用药物抑制 FGFR 活性可以降低小鼠的内膜上皮增殖活力。为了胚胎着床，孕酮诱导碱性螺旋-环-螺旋（basic helix-loop-helix）转录因子 Hand2 使上皮细胞停止增殖，Hand2 缺失可以增加小鼠子宫中几种 FGF 的表达，包括 *Fgf18*（Li et al.，2011）。另一种转录因子 Msx1 对小鼠的胚胎种植也十分重要，Msx1 的缺失可增加 *Fgf18* 和 *Fgf10* 的表达（Nallasamy et al.，2012）。因此，Hand2 和 Msx1 等转录因子能够使孕酮抑制子宫基质中 FGF 的表达，导致子宫内膜上皮的 FGF 信号转导减少，抑制其增殖活性，从而提高子宫内膜容受性。此外，通过 IHC 在人子宫内膜腺体中检测到 RTK 负性调节因子 SPRY2，其丰度分泌期高于增殖期（Velasco et al.，2011）。SPRY4 和 IL17RD 蛋白定位于人子宫内膜上皮，且无周期性变化（Guo et al.，2014）。

# 4 FGF8 家族与妇科肿瘤的关系

当前研究认为，FGF18 蛋白水平高是卵巢肿瘤预后不良的标志，绝经后卵巢癌患者血清中 FGF18 蛋白浓度明显高于绝经后健康人群对照组（El-Gendi et al.，2016）。其中，*FGF18* 5′侧翼区域的多态性与铂类化疗的改善反应相关（Meng et al.，2013）。与正常人相比，子宫内膜腺癌患者增殖期子宫内膜中的 *FGF18* mRNA 丰度升高，而 *HAND2* mRNA 水平降低（Flannery et al.，2016）。目前尚缺乏 FGF8 或 FGF17 在子宫内膜癌细胞系中异常表达的证据。

*FGFR* 基因结构和信号转导的改变与妇科肿瘤有关，如 *FGFR2* 突变位点 Ser252Trp 改变了受体的特异性，使得突变的 *FGFR2c* 被通常只激活“b”剪接变异体的 FGF（FGF7 和 FGF10）激活（Gatius et al.，2011）；另一项研究发现，突变的 *FGFR2b* 能够被通常只激活“c”剪接变异体的配体激活（Yu et al.，2000）。这能否证明 FGF8 家族成员能够激活突变的 *FGFR2b*，有待进一步证实。

RTK 负性调节因子的表达水平随肿瘤中 FGF 配体表达水平的升高而降低，与正常人卵巢组织相比，卵巢肿瘤中 *SPRY1*、*SPRY2*、*SPRY4* 和 *IL17RD* 等 RTK 负性调节因子的 mRNA 水平普遍较低（Zisman-Rozen et al.，2007；Masoumi-Moghaddam et al.，2015a，2015b）。如果 FGF8 和 FGF18 是导致癌细胞中 FGFR 异常活性的主要因子，那么 MAPK 信号级联内源性负反馈的缺失可能会增强女性生殖系统内 FGF 的致癌作用。但目前尚未明确 FGF18 合成与肿瘤发展之间是否存在因果关系。

# 5 问题及展望

女性生殖系统中 FGF 家族的相关研究还存在许多尚未解决的问题。

首先是 FGF 在体液和组织中的生理浓度。健康人血浆中 FGF18 浓度约为 160pg/ml，如果根据同样作为旁分泌因子的 FGF2 血浆：卵泡液浓度比率 1：10（Hammadeh et al.，2003）估算，可以预测 FGF18 在卵泡液中的浓度大约为 1.6ng/ ml，是大多数关于 FGF18 的研究中使用浓度的 1/5，因此确定细胞外浓度对于确定 FGF18 的实验剂量是否具有生理效应具有重要意义。

其次是 FGF8 家族在非上皮细胞中的精确定位仍有待阐明。例如，子宫内膜基质和卵泡膜含有许多间充质细胞，它们是否产生 FGF 尚不清楚，推测 FGF18 可能由子宫内膜基质内的成纤维细胞或内皮细胞产生，因为已经在其他组织的相同细胞类型中检测到（Kapoun et al.，2004；Antoine et al.，2005）。

再次是 FGFR 的特异性。Fortin 及其团队使用特异性受体阻断抗体处理大鼠少突胶质细胞，以证明 FGF8 不能激活 FGFR1（Fortin et al.，2005），而在单个 FGFR 转染的小鼠前 B 细胞（BaF3）中 FGF8 却可以激活 FGFR1（Zhang et al.，2006），但目前很少有实验证明原代细胞中存在同样的受体激活模式。最后，应该关注物种差异问题。例如，*IL17RD* mRNA 在小鼠颗粒细胞和卵母细胞中表达，却在人的卵泡膜细胞中表达。因此，在得出任何结论之前，都必须扩大物种范围以验证其适用性。

## 参 考 文 献


Anteby E Y, Natanson-Yaron S, Hamani Y, et al. 2005. Fibroblast growth factor-10 and fibroblast growth factor receptors 1-4: expression and peptide localization in human decidua and placenta. Eur J Obstet Gynecol Reprod Biol, 119: 27-35.

Antoine M, Wirz W, Tag C G, et al. 2005. Expression pattern of fibroblast growth factors (FGFs), their receptors and antagonists in primary endothelial cells and vascular smooth muscle cells. Growth Factors, 23: 87-95.

Ben-Haroush A, Abir R, Ao A, et al. 2005. Expression of basic fibroblast growth factor and its receptors in human ovarian follicles from adults and fetuses. Fertil Steril, 84 (Suppl 2): 1257-1268.

Chaves R N, Tavares de Matos M H, Buratini J, et al. 2012. The fibroblast growth factor family: involvement in the regulation of folliculogenesis. Reprod Fertil Dev, 24: 905-915.

Chui A, Murthi P, Gunatillake T, et al. 2014. Altered decorin leads to disrupted endothelial cell function: a possible mechanism in the pathogenesis of fetal growth restriction? Placenta, 35: 596-605.

Cole C, Lau S, Backen A, et al. 2010. Inhibition of FGFR2 and FGFR1 increases cisplatin sensitivity in ovarian cancer. Cancer Biol Ther, 10: 495-504.

El-Gendi S, Abdelzaher E, Mostafa M F, et al. 2016. FGF18 as a potential biomarker in serous and mucinous ovarian tumors. Tumour Biol, 37: 3173-3183.

Ferreira R M, Chiaratti M R, Macabelli C H, et al. 2016. The infertility of repeat-breeder cows during summer is associated with decreased mitochondrial DNA and increased expression of mitochondrial and apoptotic genes in oocytes. Biol Reprod, 94: 66.

Flannery C A, Fleming A G, Choe G H, et al. 2016. Endometrial cancer-associated FGF18 expression is reduced by bazedoxifene in human endometrial stromal cells *in vitro* and in murine endometrium. Endocrinology, 157: 3699-3708.

Fortin D, Rom E, Sun H, et al. 2005. Distinct fibroblast growth factor (FGF)/FGF receptor signaling pairs initiate diverse cellular responses in the oligodendrocyte lineage. J Neuroscience, 25(32): 7470-7479.

Furukawa S, Matsuno Y, Emori C, et al. 2014. Expression and regulation of FGF receptors in mouse granulosa cells. J Mamm Ova Res, 31: 86-92.

Gatius S, Velasco A, Azueta A, et al. 2011. FGFR2 alterations in endometrial carcinoma. Modern Pathology, 24: 1500-1510.

Guo Q, Zhang H, Zhao X, et al. 2014. Loss of expressions of Dusp6, Sprouty4, and Sef, negative regulators of FGF2/ERK1/2 signaling, in the endometrium of women with adenomyosis. Int J Gynecol Pathol, 33: 288-297.

Haimov-Kochman R, Ravhon A, Prus D, et al. 2005. Expression and regulation of Sprouty-2 in the granulosa-lutein cells of the corpus luteum. Mol Hum Reprod, 11: 537-542.

Hammadeh M E, Fischer-Hammadeh C, Hoffmeister H, et al. 2003, Fibroblast growth factor (FGF), intracellular adhesion molecule (sICAM-1) level in serum and follicular fluid of infertile women with polycystic ovarian syndrome, endometriosis and tubal damage, and their effect on ICSI outcome. Am J Reprod Immunol, 50: 124-130.

Heer R, Douglas D, Mathers M E, et al. 2004. Fibroblast growth factor 17 is over-expressed in human prostate cancer. J Pathol, 204: 578-586.

Jiang Z, Guerrero-Netro H M, Juengel J L, et al. 2013. Divergence of intracellular signaling pathways and early response genes of two closely related fibroblast growth factors, FGF8 and FGF18, in bovine ovarian granulosa cells. Mol Cell Endocrinol, 375: 97-105.

Kapoun A M, Liang F, O'Young G, et al. 2004. B-type natriuretic peptide exerts broad functional opposition to transforming growth factor-β in primary human cardiac fibroblasts. Circ Res, 94: 453-461.

Li Q, Kannan A, DeMayo F J, et al. 2011. The antiproliferative action of progesterone in uterine epithelium is mediated by Hand2. Science, 331: 912-916.

Lima P F, Ormond C M, Caixeta E S, et al. 2016. Effect of kit ligand on natriuretic peptide precursor C and oocyte maturation in cattle. Reproduction, 152: 481-489.

Lorenzi M V, Long J E, Miki T, et al. 1995. Expression cloning, developmental expression and chromosomal localization of fibroblast growth factor 8. Oncogene, 10: 2051-2055.

Lutwak E, Price C A, Abramovich S S, et al. 2014. Expression and regulation of the tumor suppressor, SEF, during folliculogenesis in humans and mice. Reproduction, 148: 507-517.

MacArthur C A, Shankar D B, Shackleford G M. 1995. FGF-8, activated by proviral insertion, cooperates with the Wnt-1 transgene in murine mammary tumorigenesis. J Virol, 69: 2501-2507.

Machado M F, Portela V M, Price C A, et al. 2009. Regulation and action of fibroblast growth factor 17 in bovine follicles. J Endocrinol, 202: 347-353.

Masoumi-Moghaddam S, Amini A, Wei A Q, et al. 2015a. Sprouty 1 predicts prognosis in human epithelial ovarian cancer. Am J Clin Cancer Res, 5: 1531-1541.

Masoumi-Moghaddam S, Amini A, Wei A Q, et al. 2015b. Sprouty 2 protein, but not Sprouty 4, is an independent prognostic biomarker for human epithelial ovarian cancer. Int J Cancer, 13: 560-570.

Mattila M M, Härkönen P L. 2007. Role of fibroblast growth factor 8 in growth and progression of hormonal cancer. Cytokine Growth Factor Rev, 18: 257-266.

Meng Q H, Xu E, Hildebrandt M A T, et al. 2013. Genetic variants in the fibroblast growth factor pathway as potential markers of ovarian cancer risk, therapeutic response, and clinical outcome. Clin Chem, 60(1): 222-232.

Mishra S R, Thakur N, Somal A, et al. 2016. Expression and localization of fibroblast growth factor (FGF) family in buffalo ovarian follicle during different stages of development and modulatory role of FGF2 on steroidogenesis and survival of cultured buffalo granulosa cells. Res Vet Sci, 108: 98-111.

Miyoshi T, Otsuka F, Nakamura E, et al. 2012. Regulatory role of kit ligand–c-kit interaction and oocyte factors in steroidogenesis by rat granulosa cells. Mol Cell Endocrinol, 358: 18-26.

Mustacchi G, Sormani P M, Bruzzi P, et al. 2013. Identification and validation of a new set of five genes for prediction of risk in early breast cancer. Int J Mol Sci, 14: 9686-9702.

Nallasamy S, Li Q, Bagchi M K, et al. 2012. Msx homeobox genes critically regulate embryo implantation by controlling paracrine signaling between uterine stroma and epithelium. PLoS Genet, 8: 1002500.

Ornitz D M, Itoh N. 2015. The fibroblast growth factor signaling pathway. Wiley Interdiscip Rev Dev Biol, 4: 215-266.

Portela V M, Dirandeh E, Guerrero-Netro H M, et al. 2015. The role of fibroblast growth factor-18 in follicular atresia in cattle. Biol Reprod, 92: 11-18.

Portela V M, Machado M, Buratini J Jr, et al. 2010. Expression and function of fibroblast growth factor 18 in the ovarian follicle in cattle. Biol Reprod, 83: 339-346.

Puscheck E E, Patel Y, Rappolee D A. 1997. Fibroblast growth factor receptor (FGFR)-4, but not FGFR-3 is expressed in the pregnant ovary. Mol Cell Endocrinol, 132: 169-176.

Sánchez F, Adriaenssens T, Romero S, et al. 2010. Different follicle-stimulating hormone exposure regimens during antral follicle growth alter gene expression in the cumulus-oocyte complex in mice. Biol Reprod, 83: 514-524.

Sugiura K, Su Y Q, Diaz F J, et al. 2007. Oocyte-derived BMP15 and FGFs cooperate to promote glycolysis in cumulus cells. Development, 134: 2593-2603.

Valve E, Martikainen P, Seppanen J, et al. 2000. Expression of fibroblast growth factor (FGF)-8 isoforms and FGF receptors in human ovarian tumors. Int J Cancer, 88: 718-725.

Velasco A, Pallares J, Santacana M, et al. 2011. Promoter hypermethylation and expression of sprouty 2 in endometrial carcinoma. Hum Pathol, 42: 185-193.

Yerlikaya G, Balendran S, Pröstling K, et al. 2016. Comprehensive study of angiogenic factors in women with endometriosis compared to women without endometriosis. Eur J Obstet Gynecol Reprod Biol, 204: 88-98.

Yu K, Herr A B, Waksman G, et al. 2000. Loss of fibroblast growth factor receptor 2 ligand-binding specificity in Apert syndrome. PNAS, 97: 14536-14541.

Zammit C, Coope R, Gomm J J, et al. 2002. Fibroblast growth factor 8 is expressed at higher levels in lactating human breast and in breast cancer. Br J Cancer, 86: 1097-1103.

Zhang X, Ibrahimi O A, Olsen S K, et al. 2006. Receptor specificity of the fibroblast growth factor family. The complete mammalian FGF family. J Bio Chem, 281: 15694-15700.

Zisman-Rozen S, Fink D, Ben-Izhak O, et al. 2007. Downregulation of Sef, an inhibitor of receptor tyrosine kinase signaling, is common to a variety of human carcinomas. Oncogene, 26: 6093-6098.

# 人未成熟卵母细胞体外成熟培养技术研究进展

李晨阳　于　潇　王乃辉　岳　丰　张学红*

兰州大学第一医院生殖医学专科医院，兰州

**摘　要**　人未成熟卵母细胞体外成熟（IVM）技术的快速发展及临床的大量应用，为不孕妇女，尤其是多囊卵巢综合征（PCOS）患者、卵巢过度刺激综合征（OHSS）高危人群、多次促排卵失败人群、卵巢高反应及低反应患者、癌症患者生育力保存等的治疗带来了希望，但仍有体外成熟率低、受精率低、优质胚胎率低及妊娠率低等问题。本文就未成熟卵母细胞体外成熟技术的研究进展和发展前景做简要综述。

**关键词**　未成熟卵母细胞体外成熟，多囊卵巢综合征，不孕，体外培养

人未成熟卵母细胞体外成熟（*in vitro* maturation，IVM）是指将卵巢内小卵泡中处于生发泡（germinal vesicle，GV）期或第一次减数分裂前期（MⅠ期）的未成熟卵子取出，置于模拟体内卵泡微环境的培养液中进行体外培养到成熟阶段即第二次减数分裂中期（MⅡ期），并使其具有受精能力的技术。人卵母细胞 IVM 技术作为辅助生殖技术的重要组成部分，不但能充分利用体外受精/单精子卵细胞质内注射（*in vitro* fertilization/intracytoplasmic sperm injection，IVF/ICSI）周期中未成熟卵母细胞（Chian et al.，2013），而且临床上可以扩展应用于治疗多囊卵巢综合征（polycystic ovary syndrome，PCOS）、卵巢高反应及低反应患者、癌症患者生育力保存等领域，降低促性腺激素对卵巢的过度刺激，减少卵巢过度刺激综合征（ovarian hyperstimulation syndrome，OHSS）的发生，提高卵母细胞的利用效率，还能为年轻女性癌症患者提供生育保险，具有很好的发展前景（Sauerbrun-Cutler et al.，2015；Abir et al.，2016）。自 1991 年韩国学者报道了第一例由 IVM 技术诞生的婴儿以来，通过这项技术诞生的婴儿越来越多（Prasath et al.，2014；Hatlrnaz et al.，2015）。但此项技术仍有成熟率低、受精率低、优质胚胎率低及妊娠率低等问题。下文从人未成熟卵母细胞 IVM 的机制、影响因素、临床应用及不足方面进行阐述。

## 1　人未成熟卵母细胞 IVM 的机制

### 1.1　人未成熟卵母细胞减数分裂阻滞的维持

C-型利尿钠肽（C-type natriuretic peptide，NPPC）在卵泡壁颗粒细胞上表达，而利尿钠肽受体 2（natriuretic peptide receptor 2，NPR2）在卵母细胞周围的卵丘细胞有表达，

*通讯作者：zhangxueh@lzu.edu.cn

卵母细胞旁分泌因子可激活卵丘细胞的 NPR2，颗粒细胞中的 NPPC 与卵丘细胞中的 NPR2 结合，产生环鸟苷酸（cyclic guanosine monophosphate，cGMP），环鸟苷酸通过缝隙连接进入卵母细胞中抑制磷酸二酯酶（phosphodiesterase 3A，PDE3A）的活性，使卵母细胞维持较高水平的 cAMP，从而保持卵母细胞减数分裂的阻滞。研究表明，NPPC 促进 cGMP 产生对于卵母细胞减数分裂停滞是必需的，并且通过其同源受体 NPR2 起作用（Zhang et al.，2014）。

### 1.2 人未成熟卵母细胞减数分裂的恢复

当 PDE3A 被黄体生成素（luteinizing hormone，LH）激活后，下调卵母细胞中的 cAMP 水平，启动卵母细胞的成熟，使处于生发泡（GV）期或第一次减数分裂中期的未成熟卵母细胞解除阻滞，完成第一次减数分裂，进入第二次减数分裂中期（MⅡ）发育为成熟卵母细胞（Zhang et al.，2010）。微 RNA 可能通过卵丘细胞的相互作用及旁分泌改变卵丘细胞的基因表达和功能从而影响卵母细胞的成熟。Let-7C 是卵巢中含量最丰富的微 RNA 之一，上调 Let-7C 可以提高卵母细胞的成熟率，推测其可能参与卵母细胞与其周围颗粒细胞间的信息交流（Gilchrist et al.，2016）。另外，促成熟因子（maturation promoting factor，MPF）、细胞静止因子（cytostatic factor，CSF）、卵母细胞成熟抑制物（oocyte maturation inhibitor，OMI）和促丝裂原活化的蛋白激酶（mitogen-activated protein kinase，MAPK）参与卵子成熟分裂（Zhang et al.，2011）。

## 2 人未成熟卵母细胞 IVM 的影响因素

卵子的成熟包括细胞核成熟和细胞质成熟。细胞核成熟是指生殖泡破裂，同源染色体分离，卵周间隙出现和第一极体的排出。细胞质成熟是指细胞完成了蛋白质的磷酸化和去磷酸化，以及细胞器的重新排列。只有细胞核和细胞质同步成熟的卵母细胞才具备良好的受精能力及胚胎发育潜能（徐红等，2018）。

### 2.1 颗粒细胞共培养对人未成熟卵母细胞 IVM 的影响

颗粒细胞（granulosa cell，GC）与卵丘细胞及卵泡液共同组成了卵母细胞体内成熟环境。研究表明，颗粒细胞共培养可以改善裸卵的细胞核成熟进程，使细胞核成熟减慢，同时可增加裸卵中谷胱甘肽的含量，降低裸卵中葡糖-6-磷酸脱氢酶的活性，提高细胞质成熟率，有利于核质同步发育（Casillas et al.，2015）。脱去了颗粒细胞的未成熟卵母细胞虽然能发育成熟，但不能正常受精及发育，其原因就在于细胞核质未同步成熟（Abdel et al.，2012）。在培养液中加入一定量的颗粒细胞，用于延缓细胞核成熟，从而让细胞核与细胞质成熟更加同步，但加入的量目前还没有统一标准。将卵冠丘复合物与裸卵按 1∶5 共培养，显著提高了胚胎发育潜力（Choi et al.，2013）。

### 2.2 激素对人未成熟卵母细胞 IVM 的影响

促性腺激素可促进卵丘细胞扩展、刺激卵母细胞细胞核和细胞质的成熟，有利于卵裂及囊胚的形成，在卵泡发育中发挥重要作用（Grynberg et al.，2016）。在人未成熟卵母细胞的成熟培养液中加入卵泡刺激素（FSH）可以促进卵细胞细胞质成熟，有学者认为其作用效果与浓度有关，当浓度为 5g/ml 时可获得较高的卵裂率（79.1%）和囊胚率（16.1%）（Pereira et al.，2013）。在 IVM 培养液中加入黄体生成素（LH）或人绒毛膜促性腺激素（HCG）可促进蛋白质合成，提高卵母细胞代谢，有利于卵母细胞成熟。人体内雌二醇（$E_2$）的浓度随着卵泡体积的增大而升高，参与维持卵子减数分裂停滞，具有促进细胞质成熟的作用。人未成熟卵母细胞体外培养时细胞核的成熟快于细胞质的成熟，因此在培养基中加入 $E_2$ 有助于未成熟卵母细胞核质发育同步化。

### 2.3 抗氧化剂对人未成熟卵母细胞 IVM 的影响

在 IVM 过程中，氧化应激有可能导致卵母细胞成熟阻滞、基因表达异常，使细胞质和细胞核发育受到影响，从而不能获得高质量的卵母细胞，导致受精率、发育力下降。在 IVM 培养基中加入抗氧化剂可以减少氧化应激的损伤。例如，毛喉素（forskolin，FSK）是一种疏水性激活剂，可以提高哺乳动物细胞内腺苷酸环化酶的活性，使细胞内 cAMP 浓度升高。将 FSK 添加到 IVM 培养基中，GV 期卵母细胞的发育能力显著提高（Ezoe et al.，2015），促进了核质成熟的同步，提高了成熟率、卵裂率及优质胚胎率（Zeng et al.，2013）。将 α-硫辛酸加入培养基，降低了活性氧含量，提高了总抗氧化能力，促进了卵母细胞细胞质、细胞核体外成熟（Zavareh et al.，2016）。研究结果显示，适宜浓度的天然抗氧化剂藏红花素（100g/mL）及藏红花水提取物（40g/mL）可以增加谷胱甘肽（GSH）浓度，保护卵母细胞，显著提高体外成熟率和受精率（Mokhber et al.，2014，2016）。

### 2.4 培养时间对人未成熟卵母细胞 IVM 的影响

人未成熟卵母细胞体外培养大多数在 24～48h 内能达到成熟。体外培养时间的长短影响胚胎的发育潜能，体外成熟培养 48h 细胞核的成熟率显著高于培养 24h 细胞核的成熟率，但培养 48h 细胞质的成熟率与培养 24h 细胞质的成熟率无明显差异。培养时间过长，导致卵子老化闭锁，其相关的遗传学风险也会增加；培养时间过短，细胞质和细胞核的成熟不同步，影响后期发育潜力。研究发现，卵母细胞在发育的最后阶段才具备成熟能力，适当延长体外成熟时间可促进卵母细胞必要的成熟过程，提高未成熟卵母细胞的细胞核成熟率，显著提高卵母细胞体外发育潜能和优质胚胎率（Wrenzycki and Stinshoff，2013）。

## 3 人未成熟卵母细胞 IVM 的临床应用

### 3.1 在体外受精/单精子卵细胞质内注射周期中的应用

在传统辅助生殖治疗过程中，患者经控制性超排卵周期往往可获得大量卵母细胞，但在这些卵母细胞中有 15%由于未成熟而无法受精，其中约 4%为 GV 期卵母细胞，约

11%为 M Ⅰ 期卵母细胞，最终这些未成熟卵母细胞多将被丢弃。研究者将控制性超排卵周期中的 M Ⅰ 期卵母细胞行 IVM，并对培养成熟的卵母细胞行 ICSI，然后将获得的胚胎进行移植获得成功妊娠并分娩健康后代，可见 IVF/ICSI 周期中部分未成熟卵母细胞是可以经过 IVM，从而提高累计妊娠率的（De Vos et al.，1999）。超排卵周期中未成熟卵母细胞可通过 IVM 获得成熟卵母细胞，且受精率、卵裂率及优质胚胎率等指标与其他来源未成熟卵母细胞进行 IVM 后的结果相似（陈华等，2014）。

### 3.2 在多囊卵巢综合征中的应用

多囊卵巢综合征（PCOS）是育龄期女性不孕不育的最常见原因之一，其发病率已经达到了 10%，在不孕不育致病因素中所占比例已达到了 15.4%（Lim et al.，2009）。治疗 PCOS 的传统方案常需使用大剂量的外源性促性腺激素，虽获卵数多，但 OHSS 发生率较高，且目前尚无有效的临床方法避免 OHSS 的发生。IVM 可以在自然周期或小剂量促性腺激素（gonadotropin，Gn）刺激下获取未成熟卵母细胞，对于因 PCOS 而不孕的患者，IVM 能避免 OHSS 的发生。利用 IVM 技术使 PCOS 患者获得了首次成功妊娠（Trounson et al.，1994）。随着人未成熟卵母细胞体外成熟技术的逐步完善与优化，大量 PCOS 不孕患者常规 IVF 周期失败补救行 IVM 方案治疗获得了成功妊娠，据统计，目前通过 IVM 技术出生的健康婴儿已超过 5000 个，在因多囊卵巢而不孕的妇女中通过 IVM 可使其临床妊娠率达 35%～40%，胚胎着床率达 10%～15%（Chian and Cao，2014）。

### 3.3 在年轻女性癌症患者中的应用

对于尚未生育的年轻肿瘤患者，生育力的保存显得尤为重要，目前临床常用方法如下：①冷冻卵巢组织，在放化疗前将卵巢组织取出进行冷冻保存，当需要生育时，将冷冻保存的卵巢组织解冻后，采用 IVM 技术使未成熟卵母细胞在体外培养成熟并进行体外受精、胚胎移植，使患者实现生育梦；②冷冻卵母细胞，可在月经周期的任一时间，在超声引导下或肿瘤手术的术中穿刺取出未成熟的卵母细胞进行冷冻保存，未成熟卵母细胞冷冻主要应用于激素依赖性肿瘤（如子宫内膜癌）而不愿意行激素药物刺激的患者。对于成熟卵母细胞的冷冻保存，其成功妊娠患者的比例在近年来不断得到提高，研究表明，新鲜成熟卵母细胞与冷冻成熟卵母细胞的妊娠率基本相同（乔杰等，2014）。

### 3.4 在卵巢反应不良和卵泡发育迟缓中的应用

在 IVF/ICSI 治疗周期中，部分患者促排卵后卵泡发育不良，甚至发育停滞，多数卵泡直径<14mm，同时 $E_2$ 水平也较低，即使加大用药剂量、延长用药时间，也不能得到较好的结果，此时患者往往会放弃本周期的治疗，增加周期取消率。研究显示，在取卵前 36h 应用 HCG，可使未成熟卵母细胞的体外成熟率、受精率、妊娠率均得到提高（Tan and Child，2002）。研究者利用 IVM 技术使患者获得了成功妊娠并诞生了新生儿（Rienzi et al.，1998）。

# 4 结 语

人未成熟卵母细胞体外成熟技术虽然取得了很大的进步，但仍然存在很多问题需要解决：①卵母细胞 IVM 机制未充分认识，所以在调控卵母细胞 IVM 时增加了难度。②卵母细胞 IVM 细胞核和细胞质发育同步性研究有待深入。③IVM 培养时间和培养液的成分有待标准化。④颗粒细胞共培养需进一步研究验证。随着生物医学的快速发展和生殖医学的进步、研究的不断深入，人未成熟卵母细胞 IVM 技术必将取得理想效果，为人类辅助生殖技术发展做出重要贡献。

**致 谢** 本项工作得到了甘肃省自然科学基金项目“高龄 IVF 患者卵丘颗粒细胞的转录组和代谢组研究”（18JR3RA350）、甘肃省科技重大专项“人类克隆胚胎干细胞系的建立与再生项目”（092NKDA009）的资助，谨此致谢！

## 参 考 文 献

陈华, 武新梅, 侯晓红, 等. 2014. 不同来源人未成熟卵细胞体外成熟及胚胎发育的临床观察. 中国计划生育学杂志, 22(4): 259-261.

乔杰, 夏曦, 李红真. 2014. 生育力保护与妇科恶性肿瘤治疗后患者的辅助生育问题. 实用妇产科杂志, 30(10): 729-731.

徐红, 刘伟信, 曾琴, 等. 2018. 卵母细胞体外成熟技术研究进展. 中国计划生育和妇产科, 10(1): 11-14.

Abdel G M, Shimizu T, Asano T, et al. 2012. *In vitro* maturation of canine oocytes co-cultured with bovine and canine granulosa cell monolayers. Theriogenology, 77(2): 347-355.

Abir R, Ben-Aharon I, Garor R, et al. 2016. Cryopreservation of *in vitro* matured oocytes in addition to ovarian tissue freezing for fertility preservation in paediatric female cancer patients before and after cancer therapy. Hum Reprod, 31(4): 750-762.

Casillas F, Ducolomb Y, Lemus A, et al. 2015. Porcine embryo production following *in vitro* fertilization and intracytoplasmicsperm injection from vitrified immature oocytes matured with a granulosa cell co-culture system. Cryobiology, 71(2): 299-305.

Chian R C, Cao Y X. 2014. *In vitro* maturation of immature human oocytes for clinical application. Methods Mol Biol, 1154: 271-288.

Chian R C, Uzelac P S, Nargund G. 2013. *In vitro* maturation of human immature oocytes for fertility preservation. Fertil Steril, 99(5): 1173-1181.

Choi B H, Bang J I, Jin J I, et al. 2013. Coculturing cumulus oocyte complexes with denuded oocytes alters zona pellucida ultrastructure in *in vitro* matured bovine oocytes. Theriogenology, 80(9): 1117-1123.

De Vos A, Van D V, Joris H, et al. 1999. *In-vitro* matured metaphase-I oocytes have a lower fertilization rate but similar embryo quality as mature metaphase-II oocytes afterintracytoplasmic sperm injection. Hum Reprod, 14(7): 1859-1863.

Ezoe K, Yabuuchi A, Tani T, et al. 2015. Developmental competence of vitrified-warmed bovine oocytes at the germinal-vesicle stage is improved by cyclic adenosine monophosphate modulators during *in vitro* maturation. PLoS One, 10(5): e0126801.

Gilchrist G C, Tscherner A, Nalpathamkalam T, et al. 2016. MicroRNA expression during bovine oocyte maturation and fertilization. Int J Mol Sci, 17(3): 396.

Grynberg M, Poulain M, Le Parco S, et al. 2016. Similar *in vitro* maturation rates of oocytes retrieved during the follicular or luteal phase offer flexible options for urgent fertility preservation in breast cancer patients. Hum Reprod, 31(3): 623-629.

Hatlrnaz S, Hatlrnaz E, Bakacak M, et al. 2015. Live birth from ICSI-TESA into *in vitro* matured oocytes: a case report. Reprod Infertil, 16(4): 236-238.

Lim J H, Yang S H, XU Ye, et al. 2009. Selection of patients for natural cycle *in vitro* fertilization combined with *in vitro* maturation of immature oocytes. J Fertil Steril, 91(4): 1050-1055.

Mokhber M E, Bigdeli M R, Bigdeli M R, et al. 2014. A comparative study of saffron aqueous extract and its active ingredient, crocin onthe *in vitro* maturation, *in vitro* fertilization and *in vitro* culture of mouse oocytes. Obstet Gynecol, 53(1): 21-25.

Mokhber M E, Eimani H, Bigdeli M R, et al. 2016. Effects of crocin supplementation during *in vitro* maturation of mouse oocytes on glutathione synthesis and cytoplasmic maturation. Int J Fertil Steril, 10(1): 53-61.

Pereira G R, Lorenzo P L, Carneiro G F, et al. 2013. Influence of equine growth hormone, insulin-like growth factor-I and its interaction with gonadotropins on *in vitro* maturation and cytoskeleton morphology in equine oocytes. Animal, 7(9): 1493-1499.

Prasath E B, Chan M L, Wong W H, et al. 2014. First pregnancy and live birth resulting from cryopreserved embryos obtained from *in vitro* matured oocytes after oophorectomy in an ovarian cancer patient. Hum Reprod, 29(2): 276-278.

Rienzi L, Ubaldi F, Anniballo R, et al. 1998. Preincubation of human oocytes may fertilization and embryo quality after infra-cytoplasmic sperm injection. Hum Reprod, 13(4): 1014-1019.

Sauerbrun-Cutler M, Vega M, Keltz M, et al. 2015. *In vitro* maturation and its role in clinical assisted reproductive technology. Obstet Gynecol Surv, 70(1): 45-57.

Tan S L, Child T J. 2002. *In-vitro* maturation of oocytes from unstimulated polycystic ovaries. Reprod Biomed Online, 4(suppl 1): 18-23.

Trounson A, Wood C, Kausche A. 1994. *In vitro* maturation and the fertilization and developmental competence of oocytes recovered from untreated polycystic ovarian patients. Fertil Steril, 62(2): 353-362.

Wrenzycki C, Stinshoff H. 2013. Maturation environment and impact on subsequent developmental competence of bovine oocytes. Reprod Domest Anim, 48 Suppl 1: 38-43.

Zavareh S, Karimi I, Salehnia M, et al. 2016. Effect of *in vitro* maturation technique and alpha lipoic acid supplementationonoocyte maturation rate: focus on oxidative status of oocytes. Int J Fertil Steril, 9(4): 442-451.

Zeng H, Ren Z, Guzman L, et al. 2013. Heparin and cAMP modulators interact during pre-*in vitro* maturation to affect mouse and human oocyte meiosis and developmental competence. Hum Reprod, 28(6): 1536-1545.

Zhang M, Su Y Q, Sugiura K, et al. 2010. Granulosa cell ligand NPPC and its receptor NPR2 maintain meiotic arrest in mouse oocytes. Science, 330(6002): 366-369.

Zhang M, Su Y Q, Sugiura K, et al. 2011. Estradiol promotes and maintains cumulus cell expression of natriuretic peptide receptor2 (NPR2) and meiotic arrest in mouse oocytes *in vitro*. Endocrinology, 152(11): 4377-4385.

Zhang Y, Hao X, Xiang X, et al. 2014. Porcine natriuretic peptide type B (pNPPB) maintains mouse oocyte meiotic arrest via natriuretic peptide receptor 2 (NPR2) in cumulus cells. Mol Reprod Dev, 81(5): 462-469.

# 外泌体在子宫内膜异位症发病机制中的研究进展

苏　宁[1*]　夏　薇[1]　朱伟杰[2]

1 广州市第一人民医院，广州

2 暨南大学生命科学技术学院，广州

**摘　要**　外泌体是一种存在于多种体液中、具有双层脂质膜的囊泡状结构，其携带的蛋白质、脂质、DNA 和 RNA 等参与许多细胞间的信息传递与信号调节，在很多病理生理过程中发挥作用，与多种疾病的发生发展有密切关系。子宫内膜异位症（EMT）好发于生育年龄女性，具有侵袭性强、病变广泛和易复发等特点，可以引起慢性盆腔痛和不孕症，影响妇女的生活质量。外泌体作为重要的信号调节器，参与 EMT 中信号转导，在 EMT 的发生发展过程中起作用，但具体机制尚不明确。本文综述了外泌体在 EMT 发病机制中的研究进展。

**关键词**　外泌体，子宫内膜异位症，发病机制

子宫内膜异位症（endometriosis，EMT）是一种良性妇科疾病，指具有生长功能的子宫内膜组织出现在子宫腔被覆黏膜及宫体基层以外的其他部位，慢性盆腔痛和不孕症是其最主要的临床特征，在生育年龄妇女中的发病率为 10%～15%，且有逐年升高的趋势，对女性的身心健康影响巨大（Zondervan et al.，2018）。

目前，尚不明确 EMT 的发病机制，现有发病机制学说包括经血逆流种植学说、诱导学说、体腔上皮化生学说和“在位内膜决定论”等。1927 年，Sampson 提出的“经血逆流种植学说”是目前学界广泛认可的学说（Sampson，1927），然而该学说无法解释以下两个现象：首先，多达 90%的女性发生经血逆流，但是只有少部分女性患有 EMT；其次，女性月经初潮后就开始出现子宫内膜组织碎片逆流，但是 EMT 患者发病年龄却集中于 25～45 岁，而在动物试验中，采用腹腔注射法进行 EMT 造模后，两周即可以观察到典型的异位病灶且合并痛觉过敏症状。因此，该学说无法解释在人体子宫内膜逆流从发生到 EMT 发病延迟的 10 年。

近年来许多研究表明，外泌体与多种疾病的发生发展有密切关系，这些研究为早期无创诊断、药物靶向治疗提供了新途径，本文就外泌体在 EMT 发病机制中的研究进展进行了综述。

*通讯作者：ningxiaosu66@163.com

# 1 外泌体的生物学特征

## 1.1 外泌体的产生及结构特点

外泌体是细胞外囊泡（extracellular vesicle，EV）的独特子集，是一种直径为30～100nm、呈碟形或扁平球形的膜性小囊泡。外泌体于1983年在绵羊网织红细胞中被首次发现，其可由几乎所有细胞分泌释放，能够从多种类型的体液如血浆、血清、母乳、唾液、尿液、关节液等中分离出来。普通细胞外囊泡是通过细胞膜向外出芽形成的，而外泌体的产生与普通细胞外囊泡不同，首先细胞膜内陷形成早期内吞体，早期内吞体随后成熟为晚期内吞体，晚期内吞体通过内向出芽作用包裹蛋白质、核酸等物质形成多个管腔囊泡（intraluminal vesicle，ILV），晚期内吞体包含多个ILV后成为多泡体（multivesicular body，MVB），其中，降解型MVB与溶酶体融合后被降解，少数膜表面有溶酶体跨膜蛋白1（lysosomal membrane protein 1，LAMP1）、LAMP2、CD63等MVB与胞质膜融合，向胞外释放成为外泌体（Fujita et al.，2015）。

外泌体由脂质双分子层构成膜型囊泡，外泌体膜能保护蛋白质、RNA、DNA、脂质等物质在细胞外不被降解，然后将这些信息传递给受体细胞，引起受体细胞相应的生物学变化。其表面有CD9、CD63等跨膜分子，内部携带可释放的具有功能活性的蛋白质、微RNA（microRNA，miRNA）和长链非编码RNA（lncRNA）等，这些物质可作为特异性标志物通过各种方法被检测出来，以便于外泌体的分离、纯化。

## 1.2 外泌体的功能

外泌体最初被认为是一种细胞向外排泄蛋白或代谢产物的方式，但近年来研究证实，外泌体可以通过运输不同的信号因子介导细胞与细胞的通信，是细胞间信号传递和信息交流的重要方式，可参与机体免疫应答、抗原呈递、细胞迁移、细胞分化、肿瘤侵袭等病理生理过程，在炎症（Zhang et al.，2018）、神经系统疾病（Iranifar et al.，2019）、免疫相关疾病（Nawaz et al.，2018）、肿瘤（Lobb et al.，2017）等在内的多种疾病的发病机制中起重要作用，同时在卵母细胞发育、精子发生等生殖细胞发育中发挥功能（da Silveira et al.，2018；Du et al.，2016）。在多囊卵巢综合征（polycystic ovary syndrome，PCOS）患者的卵泡液中发现了外泌体miRNA（exmiRNA）的表达差异，可能与PCOS的发生发展有关（刘凯鲁等，2018；杨倩等，2017）。在辅助生殖技术领域，已有研究初步探索了卵泡液外泌体所释放的miRNA与卵母细胞受精和胚胎质量存在潜在关系（Machtinger et al.，2017）。外泌体中还含有多种功能性因子，含有黏附因子的外泌体能够使细胞黏附性组分减少，从而促进肿瘤细胞的转移。此外，外泌体能够转运具有侵袭潜能的miRNA，介导肿瘤细胞侵袭。外泌体还能作用于免疫细胞，肿瘤源性外泌体可能促进肿瘤细胞的免疫逃逸等。

# 2　外泌体在EMT发病机制中的作用

## 2.1　EMT发生过程中外泌体介导的信号转导的变化

围绕外泌体在子宫内膜异位症中作用的研究尚少。对狒狒的研究显示，患有EMT的狒狒，其宫颈阴道样本的细胞外囊泡（EV）群体减少，表明外泌体合成途径发生了变化（Muth et al.，2015），以此推测可以将宫颈阴道分泌物中的外泌体作为EMT新型、非侵入性早期诊断的标志物。与简单的卵巢囊肿相比，从EMT患者卵巢子宫内膜异位囊肿抽吸物中分离的外泌体表达高水平的外核苷酸酶，可通过上调细胞外ATP和细胞外腺苷酸水平，从而促进子宫内膜异位症的进展和局部抑制免疫反应（Texido et al.，2014）。采用人子宫内膜异位组织，种植在小鼠体内，构建的异种移植EMT小鼠模型，从异位子宫内膜基质细胞分离出富含 miR-214 的外泌体，这种外泌体可以抑制纤维化并调节EMT的病变发展（Wu et al.，2018）。细胞外囊泡可以影响疾病发生前微环境的形成，由此调节疾病的发展（Lobb et al.，2017）。因此，作为细胞外囊泡的一个子集，外泌体介导的信号转导可能在EMT发生进展过程中产生重要作用。

## 2.2　外泌体调控腹腔巨噬细胞极化

巨噬细胞极化状态被认为在EMT病变发展中起关键作用。巨噬细胞是高度可塑的细胞，不同的组织微环境可以激活巨噬细胞表现出M1和M2极化状态。“经典活化”的M1型巨噬细胞表现出炎症表型，主要起到抗原呈递作用；“替代活化”的M2型巨噬细胞具有抗炎表型，以调节炎症应答和适应性免疫。腹膜巨噬细胞在EMT患者和小鼠EMT模型中，分化为M2型巨噬细胞，巨噬细胞的吞噬能力下降，不能及时清除异位至盆腔内的子宫内膜组织，加速异位病灶进展。

Gazvani 等（2011）提出，经血倒流的子宫内膜组织，只有在免疫发生改变的基础上才会产生EMT。EMT是炎症状态导致的一种免疫反应，免疫功能异常在异位内膜组织的种植、黏附及生长过程中发挥着决定性作用。子宫内膜碎片随经血逆流进入腹腔后，被腹腔巨噬细胞识别并向异位组织聚集和浸润，被激活的巨噬细胞分泌大量细胞因子，参与形成异位病灶的新生血管和神经纤维。M2型巨噬细胞通过其伤口愈合和组织重塑特性促进EMT病变发展（Bacci et al.，2009；Hull et al.，2012）。转化生长因子-β（TGF-β）在M1、M2型巨噬细胞的平衡中有重要性，TGF-β缺陷限制了病变大小和M2型巨噬细胞的存在（Hull et al.，2012；Young et al.，2017）。

外泌体可以调控巨噬细胞极化状态，改变巨噬细胞的信号转导通路，以此改变各种细胞群中的分子网络和细胞行为，促进或抑制子宫内膜异位症的发生发展。在EMT患者腹腔中巨噬细胞衍生的外泌体含有丰富的 miR-223（Ohlsson Teague et al.，2009），miR-223 可被内皮细胞、上皮细胞和成纤维细胞摄取（Ismail et al.，2013），增强M2型巨噬细胞活性，抑制其吞噬能力，从而促进EMT病变发展（Zhuang et al.，2012）。从

EMT 小鼠模型的在位子宫内膜中分离出外泌体，体外将外泌体与巨噬细胞 RAW264.7 共培养，发现从 EMT 小鼠模型的在位子宫内膜中分离出的外泌体可以将巨噬细胞极化为 M2 型，M2 型巨噬细胞吞噬能力下降，该研究进行的体内实验也表明，将从 EMT 小鼠模型在位子宫内膜中分离出的外泌体重新注入小鼠腹腔后，M2 型巨噬细胞数量增加，异位病灶的重量和体积增加，促进了病灶发展（Sun et al.，2019）。

### 2.3 外泌体促进血管形成

EMT 的形成和建立与血管的形成密不可分。子宫内膜异位细胞释放的有生物功能的外泌体，可以在体外起到有效的促进血管生成的作用。外泌体通过经血逆流被输送到其他部位，存在于腹膜微环境中，并以自分泌或旁分泌的方式经相关信号分子的介导，通过细胞间隙对自身或邻近的其他细胞发挥作用。外泌体可能通过释放具有促进血管形成的 miRNA 来促进病灶周围的血管生成，为异位病灶的存活、种植和发展提供条件。Harp 等（2016）的研究显示，与无 EMT 对照组相比，从 EMT 患者子宫内膜基质细胞培养物中获得的外泌体含有不同的 miRNA，这些 miRNA 具有明显的促进血管生成的特性，外泌体通过转移、释放具有促进血管生成的 miRNA 来促进 EMT 的发生发展。外泌体携带的 miR-138 通过血管内皮生长因子（vascular endothelial growth factor，VEGF）/核因子-κB 信号通路，促进炎症反应和细胞凋亡，参与 EMT 的发生发展（Zhang et al.，2019）。外泌体可能比经血逆流中的子宫内膜碎片更容易通过输卵管进入腹腔，改变腹腔微环境，促进神经血管生成，影响疾病的发生发展（Sun et al.，2018）。新近一项研究表明，外泌体释放的长链非编码 RNA（lncRNA）如反义缺氧诱导因子（aHIF）在 EMT 患者血清中表达增加，促进异位病灶中血管的形成，这不仅在血管形成方面阐释了 EMT 的可能发病机制，还为 EMT 的早期诊断和干预提供了方法（Qiu et al.，2019）。

## 3 结 语

外泌体作为异位病灶中细胞间通信的调节剂，其作用机制还知之甚少，尚待进一步探究和明确。未来研究可以进一步探讨 EMT 外泌体的组成、释放内容物的差异，以及 EMT 发生发展各个环节外泌体发挥作用的信号转导通路，目的是阐明外泌体组成或释放内容物的差异，尤其是外泌体释放 miRNA 的差异，寻找生物标志物作为 EMT 早期、非侵入性诊断指标和病情监测指标，并通过靶向治疗阻断外泌体的作用，抑制异位病灶发展，为 EMT 的治疗提供新途径。

## 参 考 文 献

刘凯鲁，胡梦婷，蔡令波，等. 2018. 多囊卵巢综合征患者卵泡液中 6 种 miRNAs 表达的检测. 国际生殖健康/计划生育杂志, 37(1): 5-10.

杨倩，刘兰心，黄荷凤. 2017. 多囊卵巢综合征患者卵泡液外泌体的提取鉴定及其 miRNAs 的提取和检测. 上海交通大学学报(医学版), 37(8): 1085-1089.

Bacci M, Capobianco A, Monno A, et al. 2009. Macrophages are alternatively activated in patients with endometriosis and required for growth and vascularization of lesions in a mouse model of disease. Am J Pathol, 175: 547-556.

da Silveira J C, de Ávila A C F C M, Garrett H L, et al. 2018. Cell-secreted vesicles containing microRNAs as regulators of gamete maturation. J Endocrinol, 236(1): R15-R27.

Du J, Shen J, Wang Y, et al. 2016. Boar seminal plasma exosomes maintain sperm function by infiltrating into the sperm membrane. Oncotarget, 7(37): 58832-58847.

Fujita Y, Kosaka N, Araya J, et al. 2015. Extracellular vesicles in lung microenvironment and pathogenesis. Trends Mol Med, 21(9): 533-542.

Gazvani R, Coyne L, Anttila T, et al. 2011. Antibodies to *Chlamydia trachomatis* in serum and peritoneal fluid of women with endometriosis. Hum Fertil (Camb), 14(1): 64-67.

Harp D, Driss A, Mehrabi S, et al. 2016. Exosomes derived from endometriotic stromal cells have enhanced angiogenic effects *in vitro*. Cell Tissue Res, 365: 187-196.

Hull M L, Johan M Z, Hodge W L, et al. 2012. Host-derived TGFB1 deficiency suppresses lesion development in a mouse model of endometriosis. Am J Pathol, 180: 880-887.

Iranifar E, Seresht B M, Momeni F, et al. 2019. Exosomes and microRNAs: new potential therapeutic candidates in Alzheimer disease therapy. J Cell Physiol, 234(3): 2296-2305.

Ismail N, Wang Y, Dakhlallah D, et al. 2013. Macrophage microvesicles induce macrophage differentiation and miR-223 transfer. Blood, 121: 984-995.

Klemmt P A B, Starzinski-Powitz A. 2018. Molecular and cellular pathogenesis of endometriosis. Curr Womens Health Rev, 14(2): 106-116.

Lobb R J, Lima L G, Moller A. 2017. Exosomes: key mediators of metastasis and pre-metastatic niche formation. Semin Cell Dev Biol, 67: 3-10.

Machtinger R, Rodosthenous R S, Adir M, et al. 2017. Extracellular microRNAs in follicular fluid and their potential association with oocyte fertilization and embryo quality: an exploratory study. J Assist Reprod Genet, 34(4): 525-533.

Muth D C, McAlexander M A, Ostrenga L J, et al. 2015. Potential role of cervicovaginal extracellular particles in diagnosis of endometriosis. BMC Vet Res, 11: 187.

Nawaz M, Shah N, Zanetti B R, et al. 2018. Extracellular vesicles and matrix remodeling enzymes: the emerging roles in extracellular matrix remodeling, progression of diseases and tissue repair. Cells, 7: E167.

Ohlsson Teague E M, van der Hoek K H, van der Hoek M B, et al. 2009. MicroRNA regulated pathways associated with endometriosis. Mol Endocrinol, 23: 265-275.

Qiu J J, Lin X J, Zheng T T, et al. 2019. The exosomal long noncoding RNA aHIF is upregulated in serum from patients with endometriosis and promotes angiogenesis in endometriosis. Reprod Sci, doi: 10.1177/1933719119831775.

Sampson J A. 1927. Metastatic or embolic endometriosis, due to the menstrual dissemination of endometrial tissue into the venous circulation. Am J Pathol, 3: 93-110, 143.

Sun H, Li D, Yuan M, et al. 2018. Eutopic stromal cells of endometriosis promote neuroangiogenesis via exosome pathway. Biol Reprod, 100(3): 649-659.

Sun H, Li D, Yuan M, et al. 2019. Macrophages alternatively activated by endometriosis-exosomes contribute to the development of lesions in mice. Mol Hum Reprod, 25(1): 5-16.

Texido L, Romero C, Vidal A, et al. 2014. Ecto-nucleotidases activities in the contents of ovarian endometriomas: potential biomarkers of endometriosis. Mediators Inflamm, 2014: 120673.

Wu D, Lu P, Mi X, et al. 2018. Exosomal miR-214 from endometrial stromal cells inhibits endometriosis fibrosis. Mol Hum Reprod, 24: 357-365.

Young V J, Ahmad S F, Duncan W C, et al. 2017. The role of TGF-beta in the pathophysiology of peritoneal endometriosis. Hum Reprod Update, 23: 548-559.

Zhang A, Wang G, Jia L, et al. 2019. Exosome-mediated microRNA-138 and vascular endothelial growth factor in endometriosis through inflammation and apoptosis via the nuclear factor-κB signaling pathway. Int J Mol Med, 43(1): 358-370.

Zhang W, Jiang X, Bao J, et al. 2018. Exosomes in pathogen infections: a bridge to deliver molecules and link functions. Front Immunol, 9: 90.

Zhuang G, Meng C, Guo X, et al. 2012. A novel regulator of macrophage activation: miR-223 in obesity-associated adipose tissue inflammation. Circulation, 125: 2892-2903.

Zondervan K T, Becker C M, Koga K, et al. 2018. Endometriosis. Nat Rev Dis Primers, 4: 9.

# 子宫内膜细胞在薄型子宫内膜治疗方面的研究进展

周 娜 任海琴 许 蓬*

沈阳东方菁华医院，沈阳

**摘 要** 子宫内膜厚度是评价子宫内膜容受性的一个重要指标。在辅助生殖技术（ART）中，通常认为子宫内膜厚度≤7mm 可称为薄型子宫内膜。在 ART 治疗项目中，薄型子宫内膜约占体外受精周期所有子宫内膜类型的 2.4%，其显著降低临床妊娠率。薄型子宫内膜病因以宫腔操作和炎症最多见，另有部分病因及发病机制尚不明了。目前，治疗薄型子宫内膜的方法众多，但尚无公认确切有效的治疗方法。随着 ART 的飞速发展，原有治疗方法不断被改善，新的治疗方法不断被尝试，通过增加子宫内膜厚度，改善子宫内膜的容受性，可在一定程度上提高妊娠率、着床率、活产率。本文对薄型子宫内膜的发病机制、治疗进展等相关因素进行综述。

**关键词** 子宫内膜细胞，薄型子宫内膜，宫腔粘连

不育症已经成为全球性的生殖健康问题和社会问题。目前，全球 10%～15%育龄夫妻有生育障碍，我国 7%～8%的育龄女性患有不育症，且呈逐年上升趋势。育龄女性无避孕、性生活至少一年未孕则为不育症，根据不育史可分为原发性不育与继发性不育。原发性不育是指既往从未有过妊娠史，无避孕而从未妊娠者；继发不育是指有过妊娠史，暴露于妊娠可能 12 个月或以上未能再妊娠者。影响不育的因素较多，其中以生理因素和精神因素为主，炎性反应、输卵管不通、排卵障碍、子宫异常、免疫性不育等因素均是不育症的常见病因，其中有 10%～26%原因不明。子宫内膜是卵巢分泌的激素重要的作用靶点，呈周期性的改变，可以对卵巢的功能进行间接的反映，子宫内膜厚度异常会影响到受精卵的正常着床和发育，从而引起不育。本文对薄型子宫内膜的发病机制、治疗进展等相关因素进行综述。

## 1 导致子宫内膜异常的病因分析

阻碍受孕的因素女方占 60%，其中的具体原因很多，以排卵障碍和输卵管因素居多。子宫内膜是人类受孕过程中不可缺少的一个重要环节，这主要是由于在正常妊娠时，在雌激素的作用下成为增生期内膜，可以为受精卵着床及胚胎生长发育提供良好的条件。

*通讯作者：2285852636@qq.com

子宫内膜是受精卵着床的基础，是卵巢分泌的激素重要的作用靶点，呈周期性的改变，可以对卵巢的功能进行间接的反映，排卵前子宫内膜对卵巢激素的反应很敏感，在卵巢性激素作用下，子宫内膜增厚，可以为受精卵着床及胚胎生长发育提供良好的条件。排卵后在孕激素和雌激素的作用下成为分泌期内膜；而在卵巢功能失调时，激素分泌缺乏，减少、过多或雌激素与孕激素的比例失调等，都可能影响子宫内膜的变化。

## 1.1 薄型子宫内膜

子宫内膜从形态学上可分为功能层和基底层。子宫内膜功能层是胚胎植入的部位，受卵巢激素变化的调节，周期性增殖、分泌和脱落（Gargett and Masuda，2010）。有着床能力的胚胎、容受性良好的子宫内膜及胚胎和母体的相互作用，是胚胎成功种植的主要因素。子宫内膜厚度仍是目前临床评价子宫内膜容受性的重要指标。月经周期中子宫内膜厚度可以反映内膜功能状态，子宫内膜充分地增殖和向分泌期转化是胚胎成功着床的前提条件之一。目前认为，薄型子宫内膜可显著降低胚胎种植率，此外，薄型子宫内膜也是导致女性不孕的重要原因之一（Shufaro et al.，2008）。但其机制尚不完全清楚，致使目前仍缺乏有效的治疗手段。

子宫内膜厚度随着月经周期而改变，月经期子宫内膜较薄，为 1～4mm，早卵泡期为 4～8mm，晚卵泡期为 8～14mm，分泌期为 7～14mm。适当厚度的子宫内膜是获得成功妊娠的重要条件之一，若子宫内膜厚度低于 6mm，则妊娠的可能性极低。薄型子宫内膜是指子宫内膜厚度低于能够获得妊娠的阈厚度（Mahajan and Sharma，2016）。目前，这一阈值的标准尚不一致。体外受精（IVF）周期中子宫内膜厚度与妊娠率呈正相关关系（Cryle，2012）。然而，测量时间亦是定义薄型子宫内膜的一个重要问题。大部分学者选择对人绒毛膜促性腺激素（HCG）注射日和移植日的子宫内膜厚度进行比较。目前大多数学者认为（Vaegter et al.，2017；Fang et al.，2016；Kasius et al.，2014），在辅助生殖技术（ART）中，HCG 日或给予黄体支持当天，经阴道超声测定子宫内膜厚度＜7mm 即可认为是薄型子宫内膜，≤5mm 则为超薄型子宫内膜。

薄型子宫内膜的主要病因有以下几方面。

（1）医源性损伤：在刮宫术、诊断性刮宫、子宫内膜消融术、子宫整形术等各种宫腔操作中，如果内膜组织过于脆弱或手术操作过于用力，可导致内膜基底层损伤，其中较为常见的是人工流产后宫颈或宫腔粘连，即子宫腔粘连综合征（Asherman syndrome，简称 Asherman 综合征）。Asherman 综合征是由于刮宫时损伤宫颈管黏膜或子宫内膜基底层、功能层，局部创面形成而致粘连，是导致薄型子宫内膜的一个重要原因。在 Asherman 综合征中，子宫动脉血流灌注受到损伤，生长受限的子宫内膜及宫腔粘连可使输卵管口阻塞或宫颈管闭塞，从而导致不孕。

（2）药物性损伤：长期应用口服避孕药可能引起薄型子宫内膜，口服避孕药可使子宫内膜厚度由 7mm 降至 3.9mm。此外，用于促排卵的氯米芬（clomiphene citrate，CC）（Talukdar et al.，2012）具有抗雌激素作用，能直接影响子宫内膜发育，减少子宫血液供应，从而影响子宫内膜容受性，降低妊娠率。药物因素的影响基本上是可逆的，停药一段时间，子宫内膜一般会自然恢复。

（3）炎症：如子宫内膜结核、自然流产引起的炎症或继发感染，以及其他累及子宫腔的非特异性炎性疾病。炎性改变可造成内膜细胞损伤、死亡，同时引起细胞微环境改变。子宫内膜结核可形成结核肉芽肿，损害内膜全层组织，削弱腺体对甾体激素的反应性。在这些情况下，维持子宫内膜增殖的内膜干细胞功能受损或数量减少，导致子宫内膜偏薄，腺体和间质萎缩，同时宫腔纤维组织增生，造成瘢痕化。

（4）不明原因性薄型子宫内膜：传统观点认为薄型子宫内膜形成的主要原因是雌激素受体（ER）异常，有研究认为不明原因性薄型子宫内膜可能与 *ER* 基因（*ERα*、*ERβ*）多态性有关，并认为基质细胞孕激素受体（PR）的高表达与子宫内膜三线征有关（Cicinelli et al.，2015；Weiss et al.，2017）。

## 1.2　宫腔粘连

宫腔粘连（intrauterine adhesion，IUA）亦称 Asherman 综合征，于 1894 年由 Fritsch 首次报道，1948 年 Asherman 首次命名，并明确定义其为子宫内膜基底层损伤后修复障碍导致宫腔部分或全部粘连闭塞，常伴发月经异常、周期性腹痛、不孕及反复流产等临床表现（Yu et al.，2008）。目前，尽管宫腔镜下宫腔粘连分离术及术后众多的辅助方案能改善 IUA 患者的宫腔形态，甚至增加或恢复部分患者的月经量，但术后粘连复发和后续的不孕使得 IUA 的治疗仍不理想。因此，积极寻求有效的 IUA 治疗方法，尤其是针对其发病机制的靶向治疗，已成为临床上亟待解决的难题。然而，IUA 的确切发病机制尚不清楚。任何引起子宫内膜损伤的事件都可以导致 IUA，其中宫腔操作尤其是妊娠子宫刮宫被认为是其主要病因，但是并非所有具有宫腔操作史的患者都会发生 IUA。少数无宫腔操作史的患者也可能发生 IUA，说明除了宫腔操作以外还有其他因素参与 IUA 的发病机制，提示这些因素可能通过某些共同分子效应促进 IUA 形成。

宫腔粘连发病率有逐年上升的趋势。1.7%的继发性闭经和 40%的不育症患者均有不同程度的 IUA。手术创伤和术后感染是宫颈粘连的原因。

正常子宫内膜从形态学上可分为功能层和基底层。子宫内膜功能层是胚胎植入的部位，具有周期性增殖、分泌和脱落性变化；基底层在月经后再生并修复子宫内膜创面，重新形成子宫内膜功能层。宫腔粘连组织病理学表现为宫腔内附着稠厚的纤维组织，纤维组织附着部位残留少量甚至完全缺乏正常的内膜组织，纤维附着部位子宫内膜稀薄、萎缩、腺体无活性，缺乏有血管的间质，粘连局部处于低氧缺血的微环境。

目前，与 IUA 发病有关的因素包括：①雌激素受体表达异常。IUA 患者子宫内膜雌激素受体对雌激素的敏感性下降，生理剂量的雌激素不足以发挥促进内膜修复的作用。②宫腔微环境改变。感染、刮宫破坏了内膜屏障，缺乏上皮细胞覆盖的宫腔表面，间质裸露，加上炎症反应引起水肿、炎性细胞浸润、上皮细胞坏死等，间质纤维活性增加，胶原沉积，导致子宫内膜的纤维化，从而形成宫腔粘连。③信号通路调节异常。转化生长因子-β1（TGF-β1）是迄今发现的最主要的促纤维形成细胞因子，其信号主要经下游中介分子 Smad2、Smad3 进行转导。研究显示，宫腔粘连患者子宫内膜 TGF-β1 的表达明显高于正常组（Schenker and Margalioth，1982）。④任何使子宫内膜基底层损伤而造成上皮细胞及间质细胞再生障碍、新生血管形成受阻、成纤维细胞增生，以及细胞外基质过度沉积等的因素，均可导致纤维结缔组织增生，瘢痕形成。

宫腔粘连与子宫体积的关系显示，宫腔粘连尤其是中、重度宫腔粘连患者的子宫体积明显小于正常子宫体积，提示子宫体积小与宫腔粘连，尤其是中、重度宫腔粘连的发生有关。目前，关于宫腔粘连与子宫体积关系的报道较少。根据子宫解剖结构及病理生理特点，子宫体积小、易发生宫腔粘连的原因可能有以下几个方面：①子宫发育不良，宫腔狭小，尤其是在刮宫后宫颈内口发生反射性痉挛，使宫腔狭小进一步加重，血液供应不足，不利于子宫内膜的修复；②内膜基底层的基底动脉及功能层的螺旋动脉血供差，导致子宫内膜发育差，刮宫后更容易发生内膜基底层的损伤，导致宫腔粘连的发生；③在子宫内膜发生损伤后，宫腔内的炎性渗出物和积血等物质清除及引流不通畅，以致在宫腔内形成异物，容易发生宫腔粘连。

宫腔粘连的发生与以往的子宫手术或宫内感染有密切关系，是造成女性不孕的原因。妊娠子宫在高雌激素的影响下变软，子宫内膜基底层更容易在宫腔操作时受损伤。对 1856 例 IUA 患者进行病因分析，人工流产、自然流产刮宫占 66.7%，产后刮宫占 22%，均为妊娠子宫刮宫。宫腔粘连是宫腔镜手术后的远期并发症之一，近年来关于宫腔镜手术后继发宫腔粘连的报道呈增多趋势，一般认为宫腔粘连的发生率和严重程度与最初手术的病变有关。当宫腔内手术操作破坏了大面积的子宫内膜基底层，同时合并术后感染时，则可能继发术后宫腔粘连。宫内感染也是促进宫腔粘连发生的重要原因。

子宫内膜的再生修复源自基底层的干细胞，因此 IUA 发生可能与子宫内膜干细胞的损伤和/或缺失密切相关。当子宫内膜基底层受损时，定植于此处的干细胞出现数量减少甚至缺失和/或功能受损，不足以很好地支持子宫内膜腺上皮的完全再生修复，使得内膜瘢痕化，最终形成 IUA。2006 年，Chan 等首次报道了人子宫内膜中 0.22%的上皮细胞和 1.25%的间充质干细胞具有形成克隆集落、高度增殖的能力，为子宫内膜上皮细胞和间充质干细胞的存在提供了依据（Chan and Gargett，2006）。随后许多研究证实了在子宫内膜中存在着干细胞或祖细胞，这些细胞具备自我更新、高度增殖及多向分化的潜能。另有研究首次应用 W5C5 抗原标记物鉴定出子宫内膜间质的血管周围中存在间充质干细胞（Xiang et al.，2014）。也有研究检测出约 2%的子宫内膜细胞具有侧群细胞表型，在体内和体外均具有分化为腺体、间质细胞、上皮细胞和平滑肌细胞的能力。子宫内膜各种干细胞数量异常或分化异常均可能引起内膜修复不良，因此推测干细胞数量减少甚至缺失和/或功能受损，很可能是 IUA 发生的重要原因。近年来陆续有个案或病例报道，将自体子宫内膜或骨髓来源的干细胞移植应用于重度 IUA 患者，子宫内膜生长和妊娠均得到了改善。

子宫内膜包括基底层和功能层，其中前者不受卵巢激素周期性变化的影响，而后者是由前者再生而来的，且受卵巢激素的影响而发生周期性变化。雌激素在子宫内膜增殖过程中至关重要，主要是通过与子宫内膜雌激素受体（estrogen receptor，ER）结合发挥生物学效应。IUA 患者子宫内膜腺上皮细胞核中 ER 的表达明显高于对照组（Vaegter et al.，2017）。IUA 患者子宫内膜中 ER 表达异常，但各研究结果不完全一致，可能与各研究中不同的研究人群、标本采集方法等有关（Chan and Gargett，2006）。因此，倾向于认为，当子宫内膜基底层受损时，ER 表达下调，雌激素应答不足，导致子宫内膜修复不良，最终促进 IUA 形成。

1948 年，Asherman 曾提出神经反射学说，认为子宫颈内口作为一处特殊的神经分布区域，存在大量的神经节及高度分化的感觉小体，宫腔手术或搔刮可引起子宫颈内口反射性痉挛。若这种痉挛持续存在，可能引起宫颈管和/或宫腔无完整上皮的裸露部分形成粘连，出现宫腔积血、闭经、月经过少等临床表现，还可能使子宫内膜失去对卵巢激素的反应。之后鲜有文献报道该学说的相关验证，不排除当时实验条件的限制使之不能开展，也可能存在阴性结果未曾发表的原因。

总之，IUA 的发病机制不是单一的，尚有许多问题有待深入研究。纤维细胞增生活跃学说在 IUA 发病中占主导地位，但这仅代表发病过程中的组织细胞学改变，并不能说明发病的始动因素，究竟哪些转录因子可以直接调控这些纤维化相关因子，抑或这些纤维化相关因子是否通过调控某些转录因子及其下游分子参与 IUA 发病。相信随着对 IUA 发病机制的进一步揭示，用药物或基因治疗来靶向干扰 IUA 的进程将可能成为现实。

# 2 细胞移植治疗子宫内膜异常导致不育症

## 2.1 骨髓间充质干细胞

近年来关于间充质干细胞在子宫内膜损伤修复中的作用的报道逐渐增多，其中 IUA 的治疗以骨髓间充质干细胞为主。建立 IUA 动物实验模型，证明间充质干细胞联合雌激素治疗能促进子宫内膜再生，有效改善宫腔粘连（Kilic et al.，2014）。Alawadhi 等（2014）通过损伤小鼠子宫内膜建立 IUA 模型，对比骨髓间充质干细胞移植组、损伤组及正常对照组子宫内膜上 Y+CD45 细胞的表达及对小鼠生育能力的影响，结果显示，损伤组小鼠子宫内膜上 Y+CD45 细胞是正常对照组的 2 倍，而移植组小鼠子宫内膜上 Y+CD45 细胞较正常对照组子宫内膜 Y+CD45 减少 0.1%。骨髓间充质干细胞移植组小鼠受孕率达 90%，损伤组仅有 30%，正常对照组均怀孕。表明骨髓间充质干细胞在修复子宫内膜损伤、提高生育能力方面起重要作用。

应用机械损伤和细菌脂多糖感染的双重损伤法建立新西兰大白兔宫腔粘连动物模型，将 60 只新西兰大白兔分为对照组、模型组、移植组、雌激素组、干细胞移植+雌激素组。结果显示，单纯移植骨髓间充质干细胞和单纯雌激素治疗能使子宫内膜腺体数量增加，间质纤维化面积减少，基本修复子宫内膜，而联合治疗再生的子宫内膜各方面均与正常子宫内膜更为相似（刘芳等，2017）。

对一例经联合周期性激素替代疗法治疗后仍有严重宫腔粘连的患者，尝试行自体骨髓间充质干细胞移植治疗（Zhao et al，2015）。自体骨髓间充质干细胞在阴道超声引导下移植至子宫内膜，配合周期性激素治疗 3 个月后，超声评估子宫内膜部分恢复，超声回声增强。Singh 等（2014）用患者自体骨髓干细胞治疗 6 例诊断为Ⅲ～Ⅳ级宫腔粘连，并且于宫腔镜下粘连松解术及雌激素治疗失败的患者，结果显示，治疗后 3 个月、6 个月、

9 个月，所有患者的内膜厚度均较治疗前有明显增厚。6 例患者治疗前都有继发性闭经或不孕史，治疗后有 5 例月经恢复（Singh et al.，2014）。说明骨髓间充质干细胞能促进子宫内膜再生，具有修复内膜的功能。骨髓间充质干细胞能有效治疗 IUA 并提高生育力，但成人骨髓源间充质干细胞数量及增殖分化潜能随年龄的增大而下降，且供者间充质干细胞的采集需行骨髓穿刺，对供者有损伤；有骨髓疾病、感染或体质较弱时都不宜采集。这些因素也限制了自体骨髓间充质干细胞的应用。

## 2.2 子宫内膜干细胞

子宫内膜干细胞是一种来源于子宫内膜的具有克隆形成能力的细胞群。在体外实验及免疫缺陷动物体内，已经证实从子宫内膜中分离出来的子宫内膜干细胞，均有分化为成熟的内皮细胞、子宫内膜上皮腺体及基质的能力。对子宫内膜细胞进行硫酸软骨素和Ⅱ型胶原蛋白的检测，以及通过侧群细胞表型分选细胞，结果表明子宫内膜上皮细胞和基质细胞为间充质干细胞。通过对 8 个接受骨髓移植患者的子宫内膜进行检测，在子宫内膜基质层中发现了供者源的腺体细胞和血管内皮细胞的存在；这些均提示子宫内膜多能干细胞可能源自骨髓细胞，从而为预防 IUA 术后再次粘连的干细胞治疗提供了依据。

早在 1978 年 Prianishnikov 便提出了子宫内膜组织的修复增生是通过子宫内膜干细胞介导的（Prianishnikov，1978）。2004 年，Chan 等在对人类子宫内膜上皮细胞和间质细胞的集落生成能力进行鉴定时，首次证明了人类子宫内膜干细胞的存在（Chan et al，2004）。一些对药物治疗无反应（如宫腔粘连术后）及不明原因的薄型子宫内膜，也可能和子宫内膜干细胞的缺失或减少有关。

Gargett 等（2009）首次发现异体骨髓衍生细胞（bone marrow derived cell，BMDC）可以迁移至受体的子宫内膜组织，由此提出非子宫内膜来源干细胞（即骨髓干细胞）可能参与到子宫内膜的修复中。随后有研究发现，骨髓间充质干细胞（bone marrow mesenchymal stem cell，BMMSC）不仅能够分化为子宫内膜间质细胞，还可以分化为上皮细胞，并且内皮祖细胞（endothelial progenitor cell，EPC）也有助于子宫内膜血管的新生。BMMSC 向子宫内膜定位分化成多个细胞表型，其在薄型子宫内膜的再生中起到重要作用。成人干细胞在人类子宫内膜有高度再生的功能，成人干细胞可以在体内重建子宫内膜组织，提示成人干细胞可以用于治疗 IUA 等子宫内膜缺乏相关的疾病（Gargett et al.，2009）。Nagori 等报道了一位严重 Asherman 综合征的患者，曾行宫腔分离后置入宫内节育器，经 6 个月雌激素替代治疗后子宫内膜厚度从未超过 3.6mm。随后尝试在月经周期第二天对该患者行刮宫术加自体骨髓干细胞宫腔内注射，术后结合雌激素治疗 4 个月，最终子宫内膜厚度长到 7.1mm，胚胎种植成功并在超声下观察到了心管搏动阳性（Nagori et al.，2011）。

子宫内膜干细胞可能来源于胎儿时期的干细胞残留，也可能来源于骨髓干细胞的迁移。干细胞强大的再生潜力，提示可通过激活内源性子宫内膜干细胞/祖细胞治疗薄型子宫内膜，也可移植骨髓干细胞/祖细胞到宫腔，促进子宫内膜再生。

# 3　子宫内膜干细胞治疗薄型子宫内膜效果的评价指标

## 3.1　主要观察指标

（1）子宫内膜厚度（EMT）：经阴道B超测定患者治疗前与治疗后的子宫内膜双层最大厚度，将初步治疗成功定义为治疗后EMT最大值≥7mm；之后在自然排卵周期卵泡成熟时，或补充外源性雌激素进行人工内膜周期的第14～20天通过经阴道B超测定子宫内膜厚度，如EMT≥7mm，则视为最终治疗成功。

（2）血清$E_2$水平：需测定基础血清$E_2$，并在治疗过程中监测血清$E_2$水平。

（3）妊娠情况：患者治疗后的妊娠结局及母婴状况。

（4）患者在治疗过程中出现的不良反应及其诊治结果。

## 3.2　安全性评价

对不良事件分别统计发生例数、类别和严重程度。统计、描述治疗前后实验室指标正常和异常变化的情况。

# 4　结　语

目前要确诊IUA不是难事，但在中、重度IUA患者人群中，现有治疗方式的疗效均欠佳。虽然对于干细胞及其相关的研究较多，但都停留在动物试验阶段，临床应用很少，其临床实际治疗效果尚待商榷。但理论基础及实验数据的日益完善，有望为有生育要求的患者带来福音。此外，单纯移植干细胞的效果并不理想，可能原因在于移植的干细胞受宫腔内环境的影响而无法产生定植、分泌的效果。因此，如何在一段时间内维持和增强细胞的生存能力需要进行深入研究。更为理想的治疗方案是分离出有效的细胞因子，代替干细胞对宫腔粘连及子宫内膜损伤进行治疗，但更全面的机制仍需要进一步的探索。随着研究的深入，基于子宫内膜干细胞的子宫内膜修复和治疗将会更加准确、有效。

**致　谢**　本项工作得到了国家重点研发计划重点专项课题（2016YFC1000601）和沈阳市卫生和计划生育委员会课题（2016084）的资助，谨此致谢！

## 参 考 文 献

刘芳，朱志军，李福霞. 2017. 骨髓间充质干细胞移植治疗宫腔粘连的体内实验研究. 中国妇幼保健，32(19): 4809-4813.

Alawadhi F, Du H, Cakmak H, et al. 2014. Bone marrow-derived stem cell (BMDSC) transplantation improves fertility in a murine model of Asherman's syndrome. PLoS One, 9(5): e96662.

Chan R W, Gargett C E. 2006. Identification of label-retaining cells in mouse endometrium. Stem Cells, 24(6): 1529-1538.

Chan R W, Schwab K E, Gargett C E. 2004. Clonogenicity of human endometrial epithelial and stromal cells. Biol Reprod, 70(6): 1738-1750.

Cicinelli E, Matteo M, Tinelli R, et al. 2015. Prevalence of chronic endometritis in repeated unexplained implantation failure and the IVF success rate after antibiotic therapy. Hum Reprod, 30(2): 323-330.

Cryle P. 2012. Vaginismus: a Franco-American story. J Hist Med Allied Sci, 67(1): 71-93.

Fang R, Cai L, Xiong F, et al. 2016. The effect of endometrial thickness on the day of hCG administration on pregnancy outcome in the first fresh IVF/ICSI cycle. Gynecol Endocrin, 32(6): 4.

Gargett C E, Masuda H. 2010. Adult stem cells in the endometrium. Mol Hum Repord, 16(11): 818-834.

Gargett C E, Schwab K E, Zillwood R M, et al. 2009. Isolation and culture of epithelial progenitors and mesenchymal stem cells from human endometrium. Biol Reprod, 80(6): 1136-1145.

Kasius A , Smit J G , Torrance H L, et al. 2014. Endometrial thickness and pregnancy rates after IVF: a systematic review and meta-analysis. Hum Reprod Update, 20(4): 530-541.

Kilic S, Yuksel B, Pinarli F, et al. 2014. Effect of stem cell application on Asherman syndrome, an experimental rat model. J Assist Reprod Genet, 31(8): 975-982.

Mahajan N, Sharma S. 2016. The endometrium in assisted reproductive technology: how thin is thin? J Hum Reprod Sci, 9(1): 3-8.

Nagori C B, Panchal S Y, Patel H. 2011. Endometrial regeneration using autologous adult stem cells followed by conception by *in vitro* fertilization in a patient of severe Asherman's syndrome. J Hum Reprod Sci, 4(1): 43-48.

Prianishnikov V A. 1978. On the concept of stem cell and a model of functional morphological structure of the endometrium. Contraception, 18(3): 213-223.

Schenker J G, Margalioth E J. 1982. Intrauterine adhesions: an updated appraisal. Fertil Steril, 37(5): 593-610.

Shufaro Y A, Simon A, LauferN, et al. 2008. Thin unresponsive endometriuma possible complication of surgical curettage compromising ART outcome. Assist Reprod Genet, 25(8): 421-425.

Singh N, Mohanty S, Seth T, et al. 2014. Autologous stem cell transplantation in refractory Asherman's syndrome: a novel cell based therapy. J Hum Reprod Sci, 7(2): 93-98.

Talukdar N, Bentov Y, Chang P T, et al. 2012. Effect of long-term combined oral contraceptive pill use on endometrial thickness. Obstet Gynecol, 120(2 Pt 1): 348-354.

Vaegter K K, Lakic T G, Olovsson M, et al. 2017. Which factors are most predictive for live birth after *in vitro* fertilization and intracytoplasmic sperm injection (IVF/ICSI) treatments? Analysis of 100 prospectively recorded variables in 8, 400 IVF/ICSI single embryo transfers. Fertil Steril, 107(3): 641-648, e2.

Weiss N S, van Vliet M N, Limpens J, et al. 2017. Endometrial thickness in women undergoing IUI with ovarian stimulation. How thick is too thin? A systematic review and Meta-analysis. Hum Reprod, 23: 1-10.

Xiang L, Chan R W S, Ng E H Y, et al. 2014. Nanoparticle labeling identifies slow cycling human endometrial stromal cells. Stem Cell Res Ther, 5(4): 84.

Yu D, Wong Y M, Cheong Y, et al. 2008. Asherman syndrome-one century later. Fertil Steril, 89(4): 759-779.

Zhao J, Zhang Q, Wang Y, et al. 2015. Uterine infusion with bone marrow mesenchymal stem cells improves endometrium thickness in a rat model of thin endometrium. Reprod Sci, 22(2): 181-188.

# 特发性低促性腺素性功能减退症病因学的研究进展

卢剑齐 1　张学红 [1,2]*

1 兰州大学第一医院生殖医学专科医院，兰州
2 甘肃省生殖医学与胚胎重点实验室，兰州

**摘　要**　下丘脑-垂体-性腺轴（HPG 轴）良好的发育及协调功能是生殖系统正常发育至关重要的前提。促性腺激素释放激素（GnRH）是调节 HPG 轴功能非常关键的因子，而且青春期的开始及后续的性成熟均依赖于 GnRH 的适时释放。HPG 轴调节紊乱会导致青春期的丧失。特发性低促性腺素性功能减退症（IHH）和卡尔曼综合征（KS）是由于缺乏 GnRH 而导致的一类遗传病，常伴有非生殖系统的一些表型（如嗅觉丧失，骨骼、眼、耳、肾、心脏发育异常）。IHH/KS 的遗传模式也较为复杂多样，目前已报道的有常染色体显性遗传、常染色体隐性遗传和伴 X 连锁隐性遗传三种模式。而且此类疾病由于遗传异质性和表型的多样性，在临床诊断中往往难以与其他相关综合征进行区分。随着测序技术的日趋完善，产生了大量关于 IHH/KS 患者遗传组成的数据信息，使得我们能够了解人类神经内分泌系统的复杂性。同时，对此类疾病的分子基础和所涉及的各种信号通路得以进一步研究，这将有助于改善 IHH/KS 患者的诊断、治疗和管理，以及更精确的遗传咨询。本文主要通过 IHH/KS 的临床表型、遗传基础及诊断几个方面综述此类疾病的研究进展。

**关键词**　低促性腺素性功能减退症，卡尔曼综合征，GnRH，性发育迟缓

人类生殖能力与种族繁衍及人口素质息息相关。近年来生殖障碍已引起医学界和公众的高度关注。在所有能进行正常性生活的育龄夫妻当中，有 12%～15%为不育症夫妇（Chandra et al.，2014），男女双方因素各占一半。因此，深入了解引起生殖障碍的各种致病因素及其分子调控机制显得尤为重要。

目前认为其致病机制是一个多因素多阶段的复杂过程，是外源性因素和内源性因素共同作用的结果。外源性因素主要包括：电离辐射；直接或间接的生殖器创伤；环境因素，如局部高温（久坐、桑拿等）；外源的神经损伤等。内源性因素主要包括：自身免疫、炎症、基因突变或染色体异常；不育相关基因突变导致的神经内分泌紊乱（如 IHH/KS）、Y 染色体微缺失、免疫缺陷、纯睾丸支持细胞综合征、克氏综合征等。本文

*通讯作者：zhangxueh@lzu.edu.cn

概述了导致 IHH/KS 的病因学研究进展。

# 1 特发性低促性腺素性功能减退症

## 1.1 IHH 概述

特发性低促性腺素性功能减退症（idiopathic hypogonadotropic hypogonadism，IHH）被定义为青春期第二性征不明显或无青春期的性发育缺失或性发育迟缓，普遍认为该病是一种先天性的下丘脑疾病，主要是由于下丘脑或垂体功能障碍，导致促性腺激素、黄体生成素（Luteinizing Hormone，LH）和卵泡刺激素（follicle-stimulating hormone，FSH）分泌不足，低于正常范围（Seminara and Hayes，1998）。促性腺激素的缺失，导致其对生殖腺的刺激作用减弱，以至于性甾醇合成及配子生成障碍，致使生殖干细胞减少、睾丸萎缩、功能减退，最终导致性发育不全或不育。

IHH/KS 是一类发病率较低的疾病，最常见的表现为促性腺激素缺乏（并非直接导致性激素低下）。由于地域或种族的差异，IHH/KS 在人群中的发病率不尽相同，已报道的数据显示，男性的发病率为 1/29 000～1/8000，女性的发病率为 1/130 000～1/40 000（Laitinen et al.，2011；Meczekalski et al.，2013），男性的发病率是女性的近 5 倍。50%～60%的 IHH 患者有嗅觉减退或者缺失现象，将这种伴有嗅觉异常的 IHH 定义为卡尔曼综合征（Kallmann syndrome，KS）（Quinton et al.，2001）。

## 1.2 IHH 的遗传模式及分类

大多数 IHH 患者是散发病例，而且他们有一个相同的特征就是不育。IHH/KS 可以造成个体不育，而且 IHH 相关基因突变可以通过母亲或以外显不完全、表现度的差异，在家族中遗传给后代。在人体胚胎发育过程中，较常见的情况是促性腺激素释放激素（GnRH）神经元细胞从嗅基板向下丘脑迁移过程中受到阻滞而导致疾病的发生（Bouligand et al.，2009）。

到目前为止，IHH 的遗传模式可归纳为：常染色体显性（AD）遗传、常染色体隐性（AR）遗传和伴 X 连锁隐性（XR）遗传三种模式，其中伴 X 连锁隐性模式在 KS 病例里早已被证实 *KAL1* 基因为致病基因。除此之外，还有促性腺激素释放激素受体（gonadotropin-releasing hormone receptor，*GNRHR*）基因突变，造成嗅觉正常的 IHH（normosmic IHH，nIHH），其遗传模式为常染色体隐性遗传；成纤维细胞生长因子受体 1（fibroblast growth factor receptor 1，*FGFR1*）基因突变造成 KS，其遗传模式一直被认为是常染色体显性遗传等（Dode et al.，2003）。

临床上将 IHH 分为 KS 和嗅觉正常的 IHH（nIHH）（Falardeau et al.，2008）。相似性分析认为 KS 和 nIHH 形成了这类疾病一个比较宽的突变范围，因为个体之间虽然共同享有同样的基因型，但是他们之间出现了可育和不育两种差异较大的表型。例如，较为典型的例子是 *FGFR1* 基因的杂合突变不仅会造成常染色体显性遗传的 KS，还会造成 nIHH、单纯的嗅觉丧失、单纯的唇裂、青春期延迟，甚至患者表现为正常表型（Pitteloud et al.，2006；Trarbach et al.，2006；Xu et al.，2007）。诸如此类的多表型的突变还出现在成纤维细胞生长因子 8 基因及其受体基因（*FGF8/FGFR1*）、前动力蛋白 2 基因及其受体基因（*PROK2/PROKR2*）中（Sarfati and Dode，2010）。此外，有研究发现，杂合的 IHH 相关基因突变，女性个体中有 10%是由于自身体重较小、缺乏锻炼及神经紧张而表现为下丘脑性闭经（hypothalamic amenorrhea，HA）症状（Caronia et al.，2011），这个例子也正好说明了基因和环境间的互作对患者表型的影响起着重要的作用。

### 1.3 卡尔曼综合征（KS）

KS 可视为 IHH 的一个特例，即伴有嗅觉异常的 IHH 被称为 KS，此类患者先天性 GnRH 缺乏和嗅觉功能异常。早在 1856 年西班牙病理学家 Maestre de San Juan 就已首次描述了 KS 的病例特征，他发现了一例脑部缺失嗅觉结构并伴有小睾丸症的患者。这种疾病的临床表型 1944 年被美国的医学遗传学家卡尔曼（Kallmann）完全确定下来。他研究了 3 个小睾丸症家系，发现患者中有 3/4 个体伴有嗅觉的丧失，从而阐明了这种疾病是可以遗传的，并将这种疾病命名为卡尔曼综合征（Kallmann syndrome）。KS 的遗传形式也有伴 X 连锁隐性遗传、常染色体显性遗传、常染色体隐性遗传三种方式。

KS 致病基因 *KAL1* 首次通过体外克隆被定位在 Xp22.3 上。*KAL1* 全长 210kb，具有 14 个外显子，编码的蛋白质为 Anosmin-1，它是一种胞外基质蛋白，具有调控神经轴突生长的功能，并参与 GnRH 神经元的迁移过程（Cariboni and Maggi，2006）。所以 *KAL1* 基因突变可以阻滞 GnRH 神经元的迁移，从而造成 GnRH 功能障碍。

目前，KS 较为经典的致病基因包括 *KAL1*、*FGF8*、*FGFR1*、*GNRH1*、*GNRHR*、*PROK2*、*PROKR2*、*LEP*、*LEPR*、*TAC3*、*TACR3*、*KISS1*、*KISS1R* 等（Mitchell et al.，2011；Topaloglu，2017），但是目前所知道的致病基因只能解释部分的 IHH 患者，加之这类疾病复杂的遗传模式，故仍然存在着很多未知的领域需要进一步的研究。

## 2 IHH 的临床表型及生理特征

IHH 男性患者占大多数，临床表现各异，个体差异较大。临床表现主要特征为睾丸发育不良和嗅觉减退或丧失，并可伴有其他先天缺陷。主要表现在以下几个方面。

### 2.1 下丘脑-垂体-睾丸轴功能障碍

部分 IHH 相关基因突变涉及激素神经元细胞的发育及迁移，使得下丘脑分泌 GnRH 障碍，进而导致 FSH 和 LH 分泌不足，最终导致患者表现为低促性腺素性功能减退症。

### 2.2 嗅觉功能障碍

一半的 IHH 患者有不同程度的嗅觉障碍，有的嗅觉功能退化，有的嗅觉丧失，尤其是 KS 患者几乎都有不同程度的嗅觉异常。

### 2.3 睾丸发育不良

无自发的青春期发育患者，睾丸小，平均容积约为3ml，睾丸组织活检显示，其与青春期前儿童发育程度一般，且患者常常伴有嗅觉障碍。青春期不完全发育患者，有过不完全的自发性青春期发育，但中途发生了停滞，所以睾丸较大，容积可达 3～8ml，睾丸组织活检显示，无精子发生或精子成熟停滞，嗅觉一般正常。

### 2.4 绝大部分 IHH 患者表现为少精子症或无精子症

大部分 IHH 患者是不育的，精液常规检查显示无精子或严重少精子。

### 2.5 伴有多种出生缺陷

出生缺陷包括听力减退、智力障碍、唇腭裂、隐睾、尿道下裂、单侧肾发育不全、先天性心脏病等。

## 3 IHH 的遗传基础

### 3.1 GnRH 神经元发育与迁移

GnRH 神经元细胞起源于嗅基板，通过筛状板到达嗅觉球，GnRH 神经元细胞再经嗅神经迁移至下丘脑，并在下丘脑成熟和分泌促性腺激素释放激素（Mitchell et al.，2011）。下丘脑内侧基底神经元细胞的神经末梢将 GnRH 以不连续的脉冲形式分泌到垂体门脉循环，它可以刺激促性腺激素从脑垂体前叶释放。所以，在这个复杂通路上任何一个环节的异常都将会导致 IHH 的发生。首先是 GnRH 神经元细胞发生和迁移过程出现异常，如在嗅基板处 GnRH 神经元的形成及发生过程出现障碍，导致很少甚至没有 GnRH 神经元产生；或者在沿嗅觉神经迁移的途中，神经元细胞被困或阻滞；当到达下丘脑时，神经元细胞很可能由于某些突变而发育不良，不能产生正常的突触以连接形成有功能的 GnRH 神经元网络。其次是某些神经网络外部的神经递质的缺乏导致神经网络不能正常工作。最后是神经元自身的一些缺陷导致 GnRH 分泌异常。

### 3.2 IHH 相关基因

IHH/KS 的致病基因有很多，除了经典的一些致病基因如 *KAL1*、*FGF8*、*FGFR1*、*GNRH1*、*GNRHR*、*PROK2*、*PROKR2*、*CHD7*、*LEP*、*LEPR*、*TAC3*、*TACR3*、*KISS1*、*KISS1R* 之外，最新研究发现了许多与 GnRH 神经元迁移相关的新致病基因，如 *FEZF1*、*SEMA3E*、*IGSF10*、*SMCHD1*、*CCDC141*、*KLB* 等（Topaloglu，2017）。IHH 相关基因可归为两大类（表 3）。第一类是由于 GnRH 介导的促性腺激素分泌障碍而导致的神经

**表 3　IHH/KS 相关基因列表**

| 基因 | 别名 | 分类 | 名称 | 基因座 | 功能 | 有无嗅觉缺失 | 生育类表型 | 非生育类表型 | 遗传模式 |
|---|---|---|---|---|---|---|---|---|---|
| *NR0B1* | *DAX1* | 造成 GnRH、FSH、LH 等激素的分泌障碍 | 核受体亚家族 0B 簇成员 1 基因 | Xp21.2 | 抑制转录活性 | 无 | IHH、睾丸衰竭 | 肾上腺功能减退 | XR |
| *KISS1R* | *GPR54* | | KISS1 蛋白受体基因 | 19p13.3 | 调节 GnRH 脉冲分泌 | 无 | IHH | 无 | AR |
| *KISS1* | *KISS-1* | | KISS-1 转移抑制因子基因 | 1q32 | 调节 GnRH 脉冲分泌 | 无 | IHH | 无 | AR |
| *LEPR* | — | | 瘦素受体基因 | 1p31.3 | 调节脂代谢，促进 GnRH 分泌 | 无 | IHH | 过食性肥胖 | NA |
| *LEP* | — | | 瘦素蛋白基因 | 7q32.1 | 调节脂代谢，促进 GnRH 分泌 | 无 | IHH | 过食性肥胖 | NA |
| *GnRHR* | *HH7* | | 促性腺激素释放激素受体基因 | 4q13.2 | 促进下丘脑 FSH、LH 分泌 | 无 | IHH、HA、不完全 IHH | 无 | AR |
| *GnRH1* | *HH12* | | 促性腺激素释放激素 1 基因 | 8p21.2 | 促进下丘脑 FSH、LH 分泌 | 无 | IHH、HA、不完全 IHH | 无 | AR |
| *TAC3R* | *HH11* | | 速激肽受体 3 基因 | 4q25 | 调节神经肽及 GnRH 的分泌 | 无 | IHH、小阴茎、性逆转 | 无 | AR |
| *TAC3* | *HH10* | | tachykinin 3 | 12q13.3 | 调节神经肽及 GnRH 的分泌 | 无 | IHH、小阴茎、性逆转 | 无 | AR |
| *ANOS1* | *KAL1* | 造成 GnRH 神经元发生及迁移过程障碍 | anosmin 1 基因 | Xp22.3 | 促进 GnRH 神经元细胞迁移 | 99% | 重度 IHH、HA | 联带运动、耳聋 | XR |
| *FGFR1* | *KAL2* | | 成纤维细胞生长因子受体 1 基因 | 8p11.23 | 控制细胞分化及神经元迁移 | >60% | IHH、HA、青春期迟缓 | 联带运动、耳聋、唇腭裂 | AD |
| *FGF8* | *KAL6* | | 成纤维细胞生长因子 8 基因 | 10q24.32 | 控制细胞分化及神经元迁移 | >60% | IHH、HA、青春期迟缓 | 联带运动、耳聋、唇腭裂 | AD |
| *PROKR2* | *KAL3* | | 前动力蛋白 2 受体基因 | 20p12.3 | 调节嗅觉及 GnRH 神经元发育 | >60% | 重度 IHH、HA | 联带运动、耳聋 | AD |
| *PROK2* | *KAL4* | | 前动力蛋白 2 基因 | 3p13 | 调节嗅觉及 GnRH 神经元发育 | >60% | 重度 IHH、HA | 联带运动、耳聋 | AD |
| *CHD7* | *KAL5* | | 染色质解螺旋酶结合蛋白 7 基因 | 8q12.2 | 调节 rRNA 生成 | >60% | 重度 IHH | CHARGE 综合征 | AD |
| *WDR11* | — | | WD 重复结构域 11 基因 | 10q26 | 调节细胞周期及信号转导 | 16% | 重度 IHH、不完全 IHH | NA | NA |
| *SEMA3A* | — | | 脑信号蛋白 3A 基因 | 7q21.11 | 抑制轴突自然生长 | 无 | IHH | 类风湿关节炎 | AD |
| *KLB* | — | | β KLOTHO 基因 | 4p14 | 起到对 FGF 信号放大的作用 | >60% | 青春期迟缓、生育力低下 | 体重显著降低 | AR |
| *HS6ST1* | — | | 硫酸肝素 6-硫转移酶 1 基因 | 2q14.3 | 细胞间通信 | NA | KS/nIHH | NA | oligo |
| *CCDC141* | — | | 卷曲螺旋结构域成员 141 基因 | 2q31.2 | 调节细胞的形态及运动 | 无 | nIHH | NA | AD |
| *FEZF1* | — | | FEZ 家族锌指蛋白 1 基因 | 7q31.32 | 调节 GnRH 神经元迁移 | 99% | KS | NA | AR |
| *SOX10* | — | | Y 染色体性别决定框 10 基因 | 22q13.1 | 调节细胞潜能及分化 | 无 | KS、瓦登伯革氏症候群 | 听力障碍 | AD |

注：导致 IHH/KS 的基因突变大致可分为两类，一类是造成 GnRH、FSH 和 LH 分泌异常的突变；另一类是造成 GnRH 神经元发生及迁移过程障碍的突变。

NA：未获取到信息；AR：常染色体隐性；AD 常染色体显性；XR：伴 X 连锁隐性；oligo：寡基因遗传；nIHH：嗅觉正常的 IHH；HA：下丘脑性闭经

内分泌异常表型。通过研究这些基因及其在所处通路上的功能，可以更好地理解神经内分泌控制人类生育的机制。第二类是与 GnRH 神经元自身发育相关的基因，这些基因也占有一定的数量。虽然目前没有足够的人类神经解剖学上的相关数据和证据去支持这些基因突变的真实性，但可以通过动物模型或体外实验去预测和评估神经元细胞迁移障碍问题（Shaw et al.，2011）。通过对这两大类基因的认识，可以更清楚地了解正常人体发育中基因间的协调机制。

大多数 IHH 患者都是散发病例，大概有 1/3 的病例是有家族遗传性的。到目前为止，针对 *KAL1*、*FGF8/FGFR1*、*PROK2/PROKR2*、*GNRH1/GNRHR* 调控网络中单基因或多基因突变导致 IHH 的分子机制研究较多（Bianco and Kaiser，2009）。绝大多数 IHH 相关基因编码 G 蛋白偶联受体及其配体，但受体上的基因突变要比配体上的更为普遍，这反映出针对某个受体而言，有其他内源性配体对其进行了补偿。故此，对于配体的基因突变，这种补偿效应抵消了它的致病性。从文献中可以看到，*GNRHR* 基因突变导致的 nIHH 要比 *GNRH1* 基因突变导致的疾病更普遍（Topaloglu，2017）。

在家族性的 nIHH 中，常染色体隐性遗传模式的 *GNRHR* 突变占到了 40%～50%，而在散发病例中占到了 17%左右（Stamou and Georgopoulos，2018）。到目前为止，已报道的 *GNRHR* 突变类型可达 25 种左右。有趣的是，*GNRH1* 基因突变导致的 IHH 在几年前才被首次报道出来。而且在 *GNRH1* 基因突变的个体中，可以通过外源管理控制 GnRH 的摄入来缓解患者的症状（Bouligand et al.，2009）。

IHH 的发生还和多种罕见的遗传综合征相关，IHH 患者除了 IHH 表型之外，还有其他一些综合征的表型，这种复杂的情况在临床上也占有重要地位。到目前为止，造成这种复杂型 IHH 的致病基因包括：核受体亚家族 OB 簇成员 1 基因 *NORB1*（Skinningsrud et al.，2009）、瘦素及其受体基因 *LEP/LEPR*（Valdes-Socin et al.，2014）、染色质解螺旋酶结合蛋白 7 基因 *CHD7* 等（Balasubramanian and Crowley，2017）。

# 4 IHH 的诊断

## 4.1 IHH/KS 诊断

IHH 通常在青春期晚期或成年早期可被诊断。青春期延迟通常被定义为男性 14 岁之前无生育能力及睾丸增大（睾丸体积<4ml），而且睾丸中无精子产生或精子产生能力低下；女性 13 岁之前无乳房发育（Chan，2013）。故此，任何伴有嗅觉缺失或嗅觉减退的青春期发育不良迹象，都应以 KS 的诊断标准进行确定。在婴儿期，男性有阴茎短小（5%～10%病例）或隐睾现象（30%病例），并且新生儿在 3～6 个月时伴有 HPG 轴活性缺乏现象时，可进行 IHH 的早期诊断，然后通过血清促性腺激素、性激素、抗米勒管激素、胰岛素样生长因子 3 和抑制素 B 的激素谱检测进行确认（Kuiri-Hanninen et al.，2011）。出现严重的生殖器异常（如尿道下裂）可能表明人绒毛膜促性腺激素缺乏，患者还可能表现出各种非生殖异常，包括颅面缺陷（如唇腭裂和牙缺失）、眼缺陷（如虹膜缺损、上睑下垂）、高血压和动眼神经麻痹。此外，还可能存在神经系统异常的症状

（如胼胝体发育不全和听力损伤）（Kaplan et al.，2010）。

嗅觉球发育不全可以用高分辨率磁共振成像来证实，但这并不总是与嗅觉功能的临床状态相关，因此，嗅觉缺失的诊断应该通过正式的嗅觉测试和详细的询问来确认（Maione et al.，2016）；评估骨龄和骨骺闭合状态，可以使用骨密度测定；肾、卵巢、子宫或睾丸的畸形可使用腹部或骨盆超声检测（Kaplan et al.，2010）。

FSH 和 LH 浓度低下，并伴有睾酮（<3.7mmol/L）和雌二醇（<0.18pg/ml）水平低下，通常是 GnRH 分泌减少的结果。因此，必须对垂体前叶功能进行详细评估，包括甲状腺和肾上腺功能，以排除其他内分泌疾病。高催乳素血症可能导致获得性的低促性腺素性功能减退症（acquired hypogonadotropic hypogonadism，AHH），因此，也应确认催乳素的情况（Rabijewski，2018）。

### 4.2 鉴别诊断

临床上有些复杂综合征的特征与 IHH/KS 相似，如 CHARGE 综合征、瓦登伯革氏症候群（Waardenburg syndrome）、巴尔得-别德尔综合征（Bardet-Biedl syndrome）、戈登-霍姆斯综合征（Gordon Holmes syndrome）、牵牛花综合征（morning glory syndrome）、Hartsfield 综合征（Hartsfield syndrome）和丹迪-沃克综合征（Dandy-Walker syndrome）等（Boehm et al.，2015）。

此外，需鉴别诊断是否为“青春期发育迟缓”（constitutional delay of puberty and growth，CDPG）。CDPG 在没有嗅觉缺失的情况下，尽管 GnRH 和人绒毛膜促性腺激素刺激试验的结合可能有所帮助，但激素辅助鉴定并不总是能充分证实为 KS（Segal et al.，2009）。

骨骺长时间发育导致手臂和腿变长，这些特征似乎提示患者为 IHH，然而真正的 IHH 患者虽然比正常人矮，但他们的身材比例较为均称、骨骼成熟迟滞。通常生长速度较慢的个体更有可能患有 CDPG。与 IHH/KS 不同的是，GDPG 患者的青春期是自发开始的，并最终结束。此外，在青春期发育迟缓的患者中并未观察到阴茎短小、隐睾、腭裂、神经性耳聋和嗅觉缺失等症状。尽管如此，目前还是没有结论性的鉴别诊断试验来区分 IHH/KS 与青春期发育迟缓（Kim，2015）。

CHARGE 综合征患者同时具有性腺机能减退和嗅觉发育不全的特征，而且与 KS 患者会有其他的一些共同特征（如唇腭裂），这使得想要对其与 KS 进行区分是极其困难的。在确诊之前，还应消除潜在的系统性原因，如乳糜泻、饮食失调、过度运动及肝肾的慢性病变等，另外，血色素沉积症、垂体腺瘤或脑肿瘤等均应被排除（Boehm et al.，2015）。

## 5 结 语

随着测序技术的进步，更为精确地检测和诊断、个性化的遗传咨询和筛查为 IHH/KS 患者的治疗带来了很大希望（Maione et al.，2018）。此外，基因型-表型相关性的预测，寡基因性状、新遗传标记的发现和靶向治疗的发展，很有可能成为 IHH/KS 新的诊断的方法。

最近发现寡基因遗传和可逆性的 IHH/KS 有易变的表型，这与先天缺陷的传统认知有很大差距，也是对过去 IHH 观念的一种挑战。由于 GnRH 功能缺失，早先一直认为 IHH/KS 是一种继发性性腺功能减退（Wierman and Kiseljak-Vassiliades.，2011）。许多与 IHH/KS 相关的基因在 HPG 轴上也广泛表达，所以这些基因突变不仅会影响下丘脑 GnRH 神经元的正常功能，而且可能会导致垂体或下游性腺 GnRH 受体等的原发性缺陷。

多年的研究发现，IHH 和 KS 之间的区别并没有明显化。早期认为 IHH 和 KS 之间在表型上只有嗅觉的差异，但随着研究的深入，以及与 IHH/KS 相似特征的其他综合征陆续被发现，反而使得 IHH 和 KS 之间的界限变得更加模糊了。这可能并不是一个简单的“有或无”的事件，而是一种涉及多反馈调节的复杂机制。因此，可以用新的观念去定义先天性疾病，并改变现有的看法。利用新一代测序技术为那些没有明确表型支撑的罕见变异做更精准的诊断、为患者提供更为精确的遗传咨询。

## 参 考 文 献


Balasubramanian R, Crowley W F Jr. 2017. Reproductive endocrine phenotypes relating to *CHD7* mutations in humans. Am J Med Genet C Semin Med Genet, 175(4): 507-515.

Bianco S D, Kaiser U B. 2009. The genetic and molecular basis of idiopathic hypogonadotropic hypogonadism. Nat Rev Endocrinol, 5(10): 569-576.

Boehm U, Bouloux P M, Dattani M T, et al. 2015. Expert consensus document: European Consensus Statement on congenital hypogonadotropic hypogonadism--pathogenesis, diagnosis and treatment. Nat Rev Endocrinol, 11(9): 547-564.

Bouligand J, Ghervan C, Tello J A, et al. 2009. Isolated familial hypogonadotropic hypogonadism and a *GNRH1* mutation. N Engl J Med, 360(26): 2742-2748.

Cariboni A, Maggi R. 2006. Kallmann's syndrome, a neuronal migration defect. Cell Mol Life Sci, 63(21): 2512-2526.

Caronia L M, Martin C, Welt C K, et al. 2011. A genetic basis for functional hypothalamic amenorrhea. N Engl J Med, 364(3): 215-225.

Chan Y M. 2013. Effects of kisspeptin on hormone secretion in humans. Adv Exp Med Biol, 784: 89-112.

Chandra A, Copen C E, Stephen E H, et al. 2014. Infertility service use in the United States: data from the National Survey of Family Growth, 1982-2010. Natl Health Stat Report, (73): 1-21.

Dode C, Levilliers J, Dupont J M, et al. 2003. Loss-of-function mutations in *FGFR1* cause autosomal dominant Kallmann syndrome. Nat Genet, 33(4): 463-465.

Falardeau J, Chung W C, Beenken A, et al. 2008. Decreased FGF8 signaling causes deficiency of gonadotropin-releasing hormone in humans and mice. J Clin Invest, 118(8): 2822-2831.

Kaplan J D, Bernstein J A, Kwan A, et al. 2010. Clues to an early diagnosis of Kallmann syndrome. Am J Med Genet A, 152A(11): 2796-2801.

Kim S H. 2015. Congenital hypogonadotropic hypogonadism and Kallmann syndrome: past, present, and future. Endocrinol Metab (Seoul), 30(4): 456-466.

Kuiri-Hanninen T, Seuri R, Tyrvainen E, et al. 2011. Increased activity of the hypothalamic pituitary testicular axis in infancy results in increased androgen action in premature boys. J Clin Endocrinol Metab, 96(1): 98-105.

Laitinen E M, Vaaralahti K, Tommiska J, et al. 2011. Incidence, phenotypic features and molecular genetics of Kallmann syndrome in Finland. Orphanet J Rare Dis, 6: 41.

Maione L, Cantone E, Nettore I C, et al. 2016. Flavor perception test: evaluation in patients with Kallmann syndrome. Endocrine, 52(2): 236-243.

Maione L, Dwyer A A, Francou B, et al. 2018. Genetics in Endocrinology: genetic counseling for congenital hypogonadotropic hypogonadism and Kallmann syndrome: new challenges in the era of oligogenism and next-generation sequencing. Eur J Endocrinol, 178(3): R55-R80.

Meczekalski B, Podfigurna-Stopa A, Smolarczyk R, et al. 2013. Kallmann syndrome in women: from genes to diagnosis and treatment. Gynecol Endocrinol, 29(4): 296-300.

Mitchell A L, Dwyer A, Pitteloud N, et al. 2011. Genetic basis and variable phenotypic expression of Kallmann syndrome: towards a unifying theory. Trends Endocrinol Metab, 22(7): 249-258.

Pitteloud N, Acierno J S Jr, Meysing A, et al. 2006. Mutations in fibroblast growth factor receptor 1 cause both Kallmann syndrome and normosmic idiopathic hypogonadotropic hypogonadism. Proc Natl Acad Sci USA, 103(16): 6281-6286.

Quinton R, Duke V M, Robertson A, et al. 2001. Idiopathic gonadotrophin deficiency: genetic questions addressed through phenotypic characterization. Clin Endocrinol (Oxf), 55(2): 163-174.

Rabijewski M. 2018. Stimulation of spermatogenesis in men with hypogonadotropic hypogonadism. Pol Merkur Lekarski, 45(267): 126-130.

Sarfati J, Dode C. 2010. Kallmann syndrome caused by mutations in the *PROK2* and *PROKR2* genes: pathophysiology and genotype-phenotype correlations. Front Horm Res, 39: 121-132.

Segal T Y, Mehta A, Anazodo A, et al. 2009. Role of gonadotropin-releasing hormone and human chorionic gonadotropin stimulation tests in differentiating patients with hypogonadotropic hypogonadism from those with constitutional delay of growth and puberty. J Clin Endocrinol Metab, 94(3): 780-785.

Seminara S B, Hayes F J. 1998. Gonadotropin-releasing hormone deficiency in the human (idiopathic hypogonadotropic hypogonadism and Kallmann's syndrome): pathophysiological and genetic considerations. Endocr Rev, 19(5): 521-539.

Shaw N D, Seminara S B, Welt C K, et al. 2011. Expanding the phenotype and genotype of female GnRH deficiency. J Clin Endocrinol Metab, 96(3): 566-576.

Skinningsrud B, Husebye E S, Gilfillan G D, et al. 2009. X-linked congenital adrenal hypoplasia with hypogonadotropic hypogonadism caused by an inversion disrupting a conserved noncoding element upstream of the *NR0B1* (*DAX1*) gene. J Clin Endocrinol Metab, 94(10): 4086-4093.

Stamou M I, Georgopoulos N A. 2018. Kallmann syndrome: phenotype and genotype of hypogonado-tropic hypogonadism. Metabolism, 86: 124-134.

Topaloglu A K. 2017. Update on the genetics of idiopathic hypogonadotropic hypogonadism. J Clin Res Pediatr Endocrinol, 9(Suppl 2): 113-122.

Trarbach E B, Costa E M, Versiani B, et al. 2006. Novel fibroblast growth factor receptor 1 mutations in patients with congenital hypogonadotropic hypogonadism with and without anosmia. J Clin Endocrinol Metab, 91(10): 4006-4012.

Valdes-Socin H, Rubio Almanza M, Tome Fernandez-Ladreda M, et al. 2014. Reproduction, smell, and neurodevelopmental disorders: genetic defects in different hypogonadotropic hypogonadal syndromes. Front Endocrinol (Lausanne), 5: 109.

Wierman M E, Kiseljak-Vassiliades K. 2011. Gonadotropin-releasing hormone (GnRH) neuron migration: initiation, maintenance and cessation as critical steps to ensure normal reproductive function. Front Neuroendocrinol, 32(1): 43-52.

Xu N, Qin Y, Reindollar R H, et al. 2007. A mutation in the fibroblast growth factor receptor 1 gene causes fully penetrant normosmic isolated hypogonadotropic hypogonadism. J Clin Endocrinol Metab, 92(3): 1155-1158.

# 体外受精-胚胎移植技术中影响妊娠结局的因素

盛立红[*] 夏 薇

广州市第一人民医院，广州

**摘 要** 体外受精-胚胎移植（IVF-ET）技术是目前治疗不育症的重要手段，胚胎移植是其中重要的步骤。胚胎移植是IVF-ET辅助生殖技术的关键环节，决定妊娠的结局，通过改进胚胎移植过程中的某些环节可以提高胚胎种植率和临床妊娠率。妊娠结局的主要预测因素包括女性年龄、卵巢储备、胚胎质量、子宫内膜容受性和胚胎移植技术等。本文综述了IVF-ET技术中影响妊娠结局的因素。

**关键词** 体外受精，胚胎移植，临床妊娠率

体外受精-胚胎移植（*in vitro* fertilization-embryo transfer，IVF-ET）技术是治疗不育症的重要手段。胚胎移植后的临床妊娠率仅为40%～60%，妊娠后流产率高达18%。胚胎移植决定妊娠的结局，通过改进胚胎移植过程中的某些环节可以提高胚胎种植率和临床妊娠率。

## 1 胚胎移植前影响IVF-ET妊娠结局的因素

### 1.1 女性自身因素

很多研究集中于女性自身压力、年龄及体重指数等对IVF-ET妊娠率的影响。一项前瞻性研究（Cheung et al.，2019）针对女性自身压力，在胚胎移植前后把生理压力和心理压力联系起来，评价其对胚胎移植结局的影响：在197名入组的女性中，心理压力与胚胎移植后妊娠率或流产率无关，压力评估并不能预测妊娠结局。年龄是影响IVF-ET结局的重要因素。符合IVF-ET治疗指征的不育妇女，应尽早借助这项辅助生殖技术来实现妊娠（von Wolff et al.，2019）。比较正常女性和超重女性的IVF-ET结局，两者在胚胎植入率和活产率方面无显著差异（Insogna et al.，2017）。

### 1.2 预移植

针对患者子宫呈极度前屈位置、宫口狭窄等问题，移植前可进行对应的处理以降低

*通讯作者：642706287@qq.com

移植难度，提高胚胎移植的成功率。预移植可在开始卵巢刺激前、卵母细胞提取时或实际移植前进行，预移植的时间（卵母细胞提取时、胚胎移植前 3～5 天或胚胎移植时）对胚胎移植的生殖结局无不良影响（Katariya et al.，2007）。超声引导下的预移植能够更准确地评估宫腔的深度，为胚胎移植带来额外的益处（Shamonki et al.，2005）。预移植的作用还没有得到验证，目前仍不清楚预移植是否会提高妊娠成功率。

### 1.3　宫颈黏液及血液污染移植管

移植前清理宫颈黏液缩短置管时间，降低黏液将胚胎带出再次置管移植的可能性。宫颈黏液的存在可降低胚胎移植种植率和妊娠率；胚胎移植前去除宫颈黏液有助于胚胎移植顺利进行并获得较高的临床妊娠率（Eskandar et al.，2007）。宫颈黏液可用无菌棉签清除，或用生理盐水或培养基缓慢冲洗，也可用无菌注射器抽吸，不推荐使用阴道消毒剂。

导管被血液污染也是胚胎移植困难的标志，与不良的 IVF-ET 结局有关系。临床无血液污染的 IVF-ET 妊娠率为 50%，有大量血液污染时妊娠率甚至下降到 10%。因此，在进行胚胎移植时要避免损伤，勿使导管有血液黏附。

### 1.4　胚胎质量

大数据表明，选择“最佳”精子进行单精子卵细胞质内注射治疗，可提高胚胎种植率（Mirroshandel et al.，2016）。胚胎质量是移植成功的决定因素。进一步提高胚胎质量，选择高质量胚胎进行移植，是未来需要重点解决的问题。

### 1.5　子宫内膜容受性

移植前对反复移植失败患者进行子宫内膜螺旋动脉血流的评估，选择子宫内膜容受性好的周期进行移植，可增加妊娠率。

### 1.6　子宫收缩性

子宫收缩性是否会影响自然受孕过程备受关注。1997 年首次报道了子宫收缩性在孕期要弱于非孕期，子宫的收缩频率与胚胎移植后的种植率及妊娠率呈负相关关系（Ijland et al.，1997）。在 286 例前瞻性队列研究中有类似的结论。肌肉放松疗法能够降低子宫收缩率，提高胚胎移植后的妊娠率（Chung et al.，2017）。

胚胎移植前需要静脉输注阿托西班（催产素的拮抗剂），以抑制子宫内膜的过多运动，增加胚胎种植率和妊娠率。胚胎移植前阿托西班治疗可以有效启动胚胎着床（Moraloglu et al.，2010）。胚胎移植当天给予阿托西班可提高胚胎植入率，但不能提高临床妊娠率或降低流产率。未来仍需要进行更多的、大规模的、前瞻性随机研究以进一步证实阿托西班的作用。

### 1.7 胚胎移植前针灸

针灸作为辅助治疗技术来改善 IVF-ET 结局越来越受欢迎。针灸的作用机制尚未充分阐明，研究人员对其有效性仍存在不同见解。一项前瞻性随机对照试验中，314 例患者在胚胎移植前 30min 和移植后 30min 接受针灸治疗，321 例患者在 4 个相似的时间框架内接受安慰剂治疗，结果显示针灸组和安慰剂组的妊娠率分别为 27%和 32%，无统计学差异（Andersen et al.，2010）。

### 1.8 胚胎移植前行子宫内膜搔刮术的影响

子宫内膜搔刮术是一种机械手段，通过搔刮能清除部分不规则的内膜，以促进胚胎植入和增加妇女怀孕的可能性。有假说认为，子宫内膜损伤或“刮伤”可能通过炎症和免疫机制促进胚胎植入（Granot et al.，2012）。在多中心、开放标签、随机、对照的试验中，1364 名女性接受随机分组，子宫内膜搔刮组活胎生产率为 180/690 例（26.1%），对照组为 176/674 例（26.1%），在持续妊娠、临床妊娠、多次妊娠、异位妊娠或流产的发生率方面无显著差异，说明子宫内膜搔刮术在改善胚胎移植结果方面无优势（Lensen et al.，2019）。

## 2 胚胎移植过程的影响因素

对胚胎移植过程有影响的因素包括医生的移植技术、移植难度、是否使用 B 超引导及胚胎放置宫腔的位置等。另外，移植管的选择作为胚胎移植中的一个重要环节，对移植后的胚胎着床率、相应的临床妊娠率和最终活产率有显著影响，选择合适的移植管有助于提高妊娠率，改善助孕结局。

### 2.1 是否使用 B 超引导

胚胎移植中使用常规的超声引导，而不是依赖于临床触诊，是改善 IVF-ET 结果的方法。在 B 超引导下轻柔地插入导管，可避免直接接触子宫底部，有效地减少了子宫收缩。新一代超声可视化导管能更好地评估子宫内膜的情况及胚胎置放的深度。在 B 超引导下的胚胎移植可显著提高妊娠成功率（Pope et al.，2004）。

在 B 超引导下的胚胎移植不仅可以增加胚胎移植的安全性，而且可以将胚胎放于合适的位置。自利用超声引导胚胎移植技术以来，许多研究探讨了移植管头端到子宫底部的距离与妊娠率的关系。在 B 超引导下将胚胎放置在宫腔下端会有较高的妊娠率（Frankfurter et al.，2004）。有研究认为在 B 超引导下将胚胎放置在宫腔的中心位置最有利于着床（Oliveira et al.，2004），也有研究认为在 B 超引导下将胚胎放置在宫腔的上部和下部，妊娠率无差异（Franco et al.，2004）。一项 Meta 分析表明（Abou-Setta，2007），胚胎移植位置远离宫底（大于 2cm）有提高妊娠率的趋势，将胚胎放置在宫腔的特定部位，似乎有可能改善胚胎着床，但是胚胎在进入宫腔后，移植的位置可能随子宫收缩频率及方向而发生变化，若是这样考虑，胚胎移植位置似乎不是影响胚胎移植结局的因素。

### 2.2 移植术操作中的技巧

胚胎移植时，推注培养液的推注动作要轻柔，这样对宫腔内环境的影响小，有利于胚胎充分选择有利的内膜着床部位。吸入培养液过多、用力过大等会损伤胚胎，可能会将胚胎直接推入输卵管，增加宫外孕发生率，用力过大碰触子宫底部易刺激子宫内膜发生过多不规则收缩而不利于胚胎着床或将胚胎排出宫腔（Eytan et al.，2007a）。

### 2.3 胚胎移植中软硬导管的选择

多项研究评估了胚胎移植中导管的选择与辅助生殖技术结果之间的关系。多数研究比较了软性导管和硬性导管，结果表明，在胚胎移植时使用软性导管可显著增加临床妊娠率（Abou-Setta，2007）。理想的胚胎移植导管应足够柔软，以避免对子宫颈和子宫内膜的损伤。对于子宫过前倾或宫颈狭窄等移植较困难的情况，可能需要坚硬的导管，但会产生子宫内膜出血和诱导子宫收缩的问题。另一项研究观察到，在超声引导下进行胚胎移植，导管的选择对临床妊娠率没有显著影响（Aboulfotouh et al.，2008）。因此，除了在胚胎移植较困难的情况下可能会选用硬性导管，多数情况下选择软性导管可能对胚胎移植更有利，最理想的是在超声引导下进行胚胎移植。

### 2.4 含胚胎的培养液的注射速度

胚胎移植时，对含胚胎的培养液的注射速度，可能也是影响 IVF-ET 结局的因素。有研究通过快速和缓慢注射含胚胎培养液，进行胚胎模拟移植，将两组胚胎与未完成 ET 的对照胚胎进行比较：快速注射组中，萎缩和裂解的胚胎比例增加，胚胎细胞凋亡率增加，提示注射速度可能会造成胚胎创伤，胚胎移植时应慢速度注射含胚胎的培养液（Grygoruk et al.，2012）。体外模型试验表明，快速注射会促进胚胎异位植入，可能导致异位妊娠（Eytan et al.，2007b）。

## 3 胚胎移植后的影响因素

### 3.1 胚胎移植后是否应该卧床休息

胚胎移植早期是否卧床休息是患者经常关心的问题。胚胎移植后卧床休息 24h 与卧床休息 20min 相比，两组的怀孕率相似，因此不建议延长胚胎移植后卧床休息时间。比较胚胎移植后卧床休息 24h 与卧床休息 1h，观察到前者胚胎着床率降低。卧床休息与完全不卧床休息的比较结果表明，卧床休息没有显著改善妊娠率（分别为 50%和 46.3%）。有研究显示，胚胎移植后卧床休息对临床妊娠无明显改善，甚至可能对胚胎移植产生负影响。目前多不推荐胚胎移植后长时间卧床休息。

### 3.2 胚胎具有被排出体外的可能

使用不透明染料模拟移植，观察到胚胎移植后染料主要停留在宫腔内的病例占58%。46 例患者中有 4 例（8.7%）常规胚胎移植后，在阴道窥镜上观察到胚胎（Modest et al.，2018）。为了解决胚胎注射后可能被排出体外的问题，在胚胎液柱注入后注入一定量的空气，可以提高着床率和妊娠率（Madani et al.，2010）。但气泡的存在没有降低移植后胚胎被排出的可能，277 例患者注入空气，60min 后用超声进行评估，12.4%的患者气泡转向子宫颈（Saravelos et al.，2016）；这些气泡转向子宫颈的患者中，植入率和妊娠率明显低于气泡/胚胎保持静态或向宫底移动的病例。类似研究提示，胚胎移植后被排出体外可能是胚胎移植不成功的原因。需要进一步分析哪些因素导致胚胎被排出体外，从而寻找对策，提高胚胎移植的妊娠成功率。

## 4 结 语

IVF-ET 后是否能获得成功妊娠取决于多方面的因素，胚胎移植前、中、后等各环节的因素都可能影响成功率，胚胎移植是在非直视下进行的，其关键是要将胚胎放入宫腔合适位置，而且要动作轻柔，避免引起子宫的收缩及对内膜的损伤，从而影响胚胎移植的成功。

## 参 考 文 献


Aboulfotouh I, Abou-Setta A M, Khattab S, et al. 2008. Firm versus soft embryo transfer catheters under ultrasound guidance: does catheter choice really influence the pregnancy rates? Fertil Steril, 89(5): 1261-1262.

Abou-Setta A M. 2007. What is the best site for embryo deposition? A systematic review and meta-analysis using direct and adjusted indirect comparisons. Reprod Biomed Online, 14(5): 611-619.

Andersen D, Lossl K, Nyboe Andersen A, et al. 2010. Acupuncture on the day of embryo transfer: a randomized controlled trial of 635 patients. Reprod Biomed Online, 21(3): 366-372.

Cheung C, Saravelos S H, Chan T, et al. 2019. A prospective observational study on the stress levels at the time of embryo transfer and pregnancy testing following *in vitro* fertilization treatment: a comparison between women with different treatment outcomes. BJOG, 126: 271-279.

Chung C H S, Wong A W Y, Chan C P S, et al. 2017. The changing pattern of uterine contractions before and after fresh embryo transfer and its relation to clinical outcome. Reprod Biomed Online, 34(3): 240-247.

Coroleu B, Carreras O, Veiga A, et al. 2000. Embryo transfer under ultrasound guidance improves pregnancy rates after *in-vitro* fertilization. Hum Reprod, 15: 616-620.

Eskandar M A, Abou-Setta A M, El-Amin M, et al. 2007. Removal of cervical mucus prior to embryo transfer improves pregnancy rates in women undergoing assisted reproduction. Reprod Biomed Online, 14: 308-313.

Eytan O, Elad D, Jaffa A J. 2007a. Bioengineering studies of the embryo transfer procedure. Ann N Y Acad Sci, 1101: 21-37.

Eytan O, Elad D, Jaffa A J. 2007b. Evaluation of the embryo transfer protocol by a laboratory model of the uterus. Fertil Steril, 88(2): 485-493.

Franco J G J, Martins A M V C, Baruffi R L R, et al. 2004. Best site for embryo transfer: the upper or lower half of endometrial cavity? Hum Reprod, 19: 1785-1790.

Frankfurter D, Trimarchi J B, Silva C P, et al. 2004. Middle to lower uterine segment embryo transfer improves implantation and pregnancy rates compared with fundal embryo transfer. Fertil Steril, 81: 1273-1277.

Granot I, Gnainsky Y, Dekel N. 2012. Endometrial inflammation and effect on implantation improvement and pregnancy outcome. Reproduction, 144(6): 661-668.

Grygoruk C, Pietrewicz P, Modlinski J A, et al. 2012. Influence of embryo transfer on embryo preimplantation development. Fertil Steril, 97(6): 1417-1421.

Ijland M M, Evers J L, Dunselman G A, et al. 1997. Relation between endometrial wavelike activity and fecundability in spontaneous cycles. Fertil Steril, 67(3): 492-496.

Insogna I G, Lee M S, Reimers R M, et al. 2017. Neutral effect of body mass index on implantation rate after frozen-thawed blastocyst transfer. Fertil Steril, 108(5): 770-776.

Katariya K O, Bates G W, Robinson R D, et al. 2007. Does the timing of mock embryo transfer affect *in vitro* fertilization implantation and pregnancy rates? Fertil Steril, 88: 1462-1464.

Lensen S, Osavlyuk D, Armstrong S, et al. 2019. A randomized trial of endometrial scratching before *in vitro* fertilization. N Engl J Med, 380(4): 325-334.

Madani T, Ashrafi M, Jahangiri N, et al. 2010. Improvement of pregnancy rate by modification of embryo transfer technique: a randomized clinical trial. Fertil Steril, 94(6): 2424-2426.

Mirroshandel S A, Ghasemian F, Monji-Azad S. 2016. Applying data mining techniques for increasing implantation rate by selecting best sperms for intra-cytoplasmic sperm injection treatment. Comput Methods Programs Biomed, 137: 215-229.

Modest A M, Wise L A, Fox M P, et al. 2018. IVF success corrected for drop-out: use of inverse probability weighting. Hum Reprod, 33(12): 2295-2301.

Moraloglu O, Tonguc E, Var T, et al. 2010. Treatment with oxytocin antagonists before embryo transfer may increase implantation rates after IVF. Reprod Biomed Online, 21(3): 338-343.

Oliveira J B A, Martins A M V C, Baruffi R L R, et al. 2004. Increased implantation and pregnancy rates obtained by placing the tip of the transfer catheter in the central area of the endometrial cavity. Reprod Biomed Online, 9: 435-441.

Pacchiarotti A, Mohamed M A, Micara G, et al. 2007. The impact of the depth of embryo replacement on IVF outcome. J Assist Reprod Genet, 24(5): 189-193.

Pope C S, Cook E K D, Arny M, et al. 2004. Influence of embryo transfer depth on *in vitro* fertilization and embryo transfer outcomes. Fertil Steril, 81(1): 51-58.

Saravelos S H, Wong A W Y, Chan C P S, et al. 2016. Assessment of the embryo flash position and migration with 3D ultrasound within 60 min of embryo transfer. Hum Reprod, 31(3): 591-596.

Shamonki M I, Spandorfer S D, Rosenwaks Z. 2005. Ultrasound-guided embryo transfer and the accuracy of trial embryo transfer. Hum Reprod, 20: 709-716.

So E W S, Ng E H Y, Wong Y Y, et al. 2009. A randomized double blind comparison of real and placebo acupuncture in IVF treatment. Hum Reprod, 24(2): 341-348.

von Wolff M, Schwartz A K, Bitterlich N, et al. 2019. Only women's age and the duration of infertility are the prognostic factors for the success rate of natural cycle IVF. Arch Gynecol Obstet, 299(3): 883-889.

Wood E G, Batzer F R, Go K J, et al. 2000. Ultrasound-guided soft catheter embryo transfers will improve pregnancy rates in *in-vitro* fertilization. Hum Reprod, 15(1): 107-112.

# 染色体多态性对辅助生殖及助孕结局的影响

王 欢 任海琴 李 伟 许 蓬*

沈阳东方菁华医院，沈阳

**摘 要** 近年来辅助生殖技术迅速发展，子代的安全健康问题越来越受关注。染色体检查可以有效降低子代遗传疾病发生的风险。以往研究在染色体多态性与不育和流产的关系上有不同结果。越来越多的学者倾向于认为染色体多态性具有遗传学效应，可能会产生相应的临床效应。本文介绍了染色体多态性及其与辅助生殖助孕结局的关系。

**关键词** 染色体多态性，辅助生殖，助孕结局

在正常人群中，每个个体的染色体显带核型中均有一些微小变异，称为带型多态性（banding pattern polymorphism）或异态性（heteromorphism）。在进入辅助生殖助孕周期的夫妇中，染色体多态性的检出率达 3.07%（吴正沐等，2014）。以往研究在染色体多态性（chromosome polymorphism）与不育和流产的关系上有不同结果。目前有研究认为，染色体多态性可能与男性不育、女性不良孕产史有关，不能忽视其临床效应。现就染色体多态性对辅助生殖助孕结局影响的研究进展进行综述。

## 1 染色体多态性的分类及一般特性

人类染色体变异或多态性主要有：染色体长度变异，随体大小的差异，次缢痕大小和表现度的差异，Q、G、C 带的多态性。其中，1 号、9 号、16 号、Y 等染色体长臂区和 D/G 组染色体短臂区的结构异染色质区域较常发生变异。染色体多态性的一般特征为：①按孟德尔遗传方式遗传，它们在个体中是恒定的；②它们集中表现在某些染色体的一定部位，这些部位都是含有高度重复 DNA 的组成型异染色质部位；③它们不属于临床的染色体异常，所以，一般不具有明显的表型或病理学意义。

## 2 染色体多态性的检出率

研究表明，染色体多态性在正常人群的检出率为 3.74%（Chen et al.,，2017）。亚洲普通人群中 Yqh+的检出率为 0.85%～12.12%，Yqh–的检出率为 0.75%～6.06%，inv（Y）

*通讯作者：2285852636@qq.com

的检出率为 0～1.2%，1qh+、9qh+和 16qh+的检出率分别为 0～10%、0～8.3%和 0～9.0%；inv（9）在亚洲普通人群中的检出率为 0～22.5%（Bhasin，2005）。亚洲人群中，D、G 组染色体变异检出率分别为 4.4%～15.5%、1.2%～11.5%（Yuce et al.，2007）。研究结果显示，辅助生殖助孕夫妇染色体多态性检出率与正常人群检出率相比并无明显增加（吴正沐等，2014）。这是因为染色体多态性存在的频率是亲代遗传的结果，并不是靠突变来维持的，所以在人群中表现为固定的较高的发生率。但另有研究结果显示，在实施辅助生殖助孕的夫妇中染色体多态性的检出率为 6.07%，高于正常人群（郭钰英等，2018），与不育症患者的染色体多态性的检出率（6.22%）相似（松迪等，2017）。

## 3 染色体多态性与辅助生殖及助孕结局的关系

多数研究认为，在有不良孕产史的人群中，染色体多态性的检出率明显高于普通人群（常大黎和邓国良，2012；Eiben et al.，1987；Nakamura et al.，2001）。染色体多态性组人群原发性不育的发生率明显高于普通人群，这些染色体多态性不育患者行辅助生殖治疗后，可能会增加患者的早期流产率（江永辉等，2016）。辅助生殖治疗的染色体多态性患者，胚胎受精率、早期流产率和累计妊娠率与正常人群没有明显差别（吴正沐等，2014）。

### 3.1 次缢痕及随体变异

着丝粒-动粒复合体（CKC）是染色体运动和均等分离的结构与功能基础，是细胞分裂中纺锤丝微观的着力点。CKC 形态一旦发生变化，将会影响其正常功能的执行，使纺锤丝微管不能与染色体正常连接，或连接数目减少，进而干扰染色体的正常运动和分离，导致染色体数目异常，产生非整倍体（焦海燕，2001）。1 号、9 号、16 号染色体次缢痕异染色质区是易发生自发和诱发断裂的部位，它的增加或减少也可能影响 CKC，引起减数分裂时染色体的不分离，导致胎儿染色体异常而流产。D/G 组染色体为端着丝粒染色体，其 CKC 的结构与其随体区相邻，随体区的变异可能会影响 CKC 功能的发挥，从而影响染色体的正常分离而造成不良孕产。

### 3.2 9 号染色体臂间倒位

9 号染色体臂间倒位［inv（9）］常被认为是一种正常多态性，但有研究发现 inv（9）与染色体不稳定性和先天畸形有关。inv（9）的遗传效应主要取决于重复或缺失片段的长短及其所含基因的致死效应，有研究认为臂间倒位中倒位片段的大小是减数分裂产生非平衡配子的关键风险因素，但尚无造成这一影响的倒位片段大小的确切数据。有学者认为，9 号染色体臂间倒位没有遗传物质丢失，不影响患者的妊娠结局，亦有研究显示 9 号染色体臂间倒位与不良妊娠结局有关（董动丽等，2011；Demirhan et al.，2008）。

### 3.3 Y 染色体变异

大 Y 染色体表现为长臂异染色质区长度增加，而长臂异染色质区的主要组成部分是 Y 染色体特有的串联重复序列 DYZ1，该区域 DNA 过多的重复可能影响减数分裂时 X-Y 配对联会，或抑制精子生成基因表达，从而导致不良妊娠。Y 染色体变异引起的无精子症或少精子症往往是由于 Y 染色体的非常染色体区异常引起染色体配对异常，或者是包含与精子发生相关基因的核苷酸片段缺失，使精子不能正常形成。很多证据显示 X-Y 配对对于人类精子生成是必需的，非同源区域的缺失可能导致男性不育。减数分裂中 X-Y 配对变异或缺失，会使性染色体在减数分裂中配对失败，从而导致精子发生受阻。Y 染色体长臂的强荧光区存在“无精子症因子”（AZF），其缺失或突变均可导致生精受阻。Y 染色体多态性有临床意义，可引起不同的临床遗传学效应，与自然流产、胚胎发育异常、不明原因复发性流产及子代智力低下有一定的关系（郭钰英等，2018）。

## 4 结 语

综上所述，关于染色体多态性对辅助生殖助孕结局的影响，目前观点并不统一。多数学者认为，染色体多态性对辅助生殖的多项参数无显著影响，但可能会增加染色体多态性患者的早期流产率。越来越多的研究表明，染色体多态性患者妊娠后代发生染色体异常的比例更高。目前的研究病例数偏少，所得结论的说服力不足。因此，要加大样本量，提供尽可能可靠的临床数据，为以后的临床工作提供可靠的参考资料。

**致 谢** 本项工作得到了国家重点研发计划重点专项课题（2016YFC1000601）的资助，谨此致谢！

## 参 考 文 献

常大黎，邓国良. 2012. 染色体异态性与不良孕产史关系的探讨. 中国妇幼保健, 27(28): 4428-4430.

董动丽，任晨春，张海霞，等. 2011. 1169 对不良孕产史夫妇的细胞遗传学分析. 中国妇幼保健, 26: 5572-5574.

郭钰英，戴芳芳，郑波，等. 2018. 染色体多态性对辅助生殖临床结局的影响. 国际生殖健康/计划生育杂志, 37(4): 288-291.

江永辉，孔伟，宦晴，等. 2016. 105 例染色体多态性患者辅助生殖妊娠结局分析. 生殖医学杂志, 25(4): 320-324.

焦海燕. 2001. 不良孕产夫妇着丝粒-动粒复合体的细胞遗传学研究. 遗传, 23(4): 344-346.

松迪，印惠荣，张慧琴，等. 2017. 染色体多态性不影响体外受精胚胎移植技术的生殖结局. 第二军医大学学报, 38(7): 836-841.

吴正沐，陆湘，吴煜，等. 2014. 辅助生殖治疗中染色体多态性对妊娠结局的影响. 上海交通大学学报(医学版), 34(8): 1210-1219.

Bhasin M K. 2005. Human population cytogenetics: a review. Int J Human Genet, 5(2): 83-152.

Chen R, Ma Y, Nie Y, et al. 2017. Chromosomal polymorphisms are associated with female infertility and adverse reproductive outcomes after infertility treatment: a 7-year retrospective study. Repord Biomed Online, 35(1): 72-80.

Demirhan O, Pazarbasi A, Suleymanova K D, et al. 2008. Correlation of clinical phenotype with a pericentric inversion of chromosome 9 and counseling. Saudi Med J, 29(7): 946.

Eiben B, Leipoldt M, Rammelsberg O, et al. 1987. High incidence of minor chromosomal variants in teratozoospermic male. Andrologia, 19(6): 684-687.

Nakamura Y, Kitamura M, Nishimura K, et al. 2001. Chromosomal variants among 1790 infertile men. Int J Urol, 8(2): 49-52.

Yuce H, Tekedereli I, Elyas H. 2007. Cytogenetic results of recurrent spontaneous abortions in Turkey. Med Sci Monit, 13(6): CR286-CR289.